AF341832

NOUVEAU MANUEL

DE

MÉDECINE HOMOEOPATHIQUE

II

CET OUVRAGE SE TROUVE AUSSI

DANS LES VILLES ET CHEZ LES LIBRAIRES DONT LES NOMS SUIVENT :

Ville	Libraire	Ville	Libraire
AGEN	Bertrand. Chairou et Cᵉ.	MESSINE	Ant. di Stefano.
AMIENS	Prévost-Allo.	METZ	Warion.
AMSTERDAM	Van Bakkenes.	MEXICO	Maillefert.
ANGERS	Barassé frères. Cosnier et Lachèse.	MILAN	Brigola. Dumolard.
ANVERS	Manceaux.	MONTPELLIER	Patras.
ARRAS	Topino, Bradier.	MOSCOU	Gautier. Krogh.
ATHÈNES	Wilberg.	NANCY	Grosjean. Mlle Gonet.
BAR-LE-DUC	Constant Laguerre.	NANTES	Forest aîné. Guéraud.
BERLIN	Hirschwald.	NAPLES	Marghieri, Pellerano.
BERNE	Dalp.	ODESSA	Camoin.
BESANÇON	Baudin-Bintot.	PISE	Nistri frères.
BOLOGNE	Marsigli et Rocchi.	POITIERS	Hilleret, Létang.
BORDEAUX	Chaumas, Feret, Sauvat.	PORTO	A. Moré.
BREST	Alleguen, Fr. Robert.	REIMS	Brissart-Binet.
BRUXELLES	Brouwet, Decq. Muquardt, Tircher.	RENNES	Verdier.
CAEN	A. Bouchard. Legost-Clerisse.	RIGA	Kymmel.
CHERBOURG	Lecouflet.	RIO-JANEIRO	Pinto et Cᵉ.
CLERMONT-FD	Escot-Berthier, Estienne	ROCHEFORT	Proust-Branday, Giraud.
CONSTANTINOPLE	Kœhler.	ROME	P. Merle.
DIJON	Lamarche.	ROTTERDAM	Kramers.
DORPAT	Karow.	ROUEN	Dubust, Lebrument.
FLORENCE	Ricordi et Jouhaud. Lapi, Papini et Cᵉ.	SAINT-PÉTERS- BOURG	Dufour. J. Issakoff, Wolff.
GAND	Hoste.	STOCKHOLM	Bonnier. Sanson et Wallin.
GÈNES	L. Beuf, D. G. Rossi.	STRASBOURG	Derivaux. Vᵉ Berger-Levrault. Salomon. Treuttel et Würtz.
GENÈVE	J. Cherbuliez.		
GRENOBLE	Merle, Rey-Giraud.		
LA HAYE	Belinfante.		
LA ROCHELLE	Deslandes.	TOULON	Monge, Rumèbe.
LEIDE	E. J. Brill. Van der Hoeck.	TOULOUSE	Gimet et Cotelle. Delboy, Armaing.
LEIPZIG	A. Dürr, W. Gerhard.	TOURS	Bousserez.
LIÉGE	J. Desoer, Gouchon. Gnusé.	TUBINGEN	Fuës.
LIMOGES	Marmignon.	TURIN	Bocca frères. L. Toscanelli et Cᵉ.
LILLE	Beghin. Quarré.	UTRECHT	Kemink et fils.
LISBONNE	Silva junior et Cᵉ.	VARSOVIE	H. Natanson.
LOUVAIN	Van Esch, Fonteyn.	VENDOME	Devaure-Henrion.
LYON	Mégret. Méra.	VENISE	Münster.
		VIENNE	Gerold.
MARSEILLE	Camoin frères.	WURZBOURG	Stahel.

L'auteur, désirant donner à son ouvrage toute la perfection possible, recevra avec reconnaissance tous les renseignements qu'on voudra bien lui communiquer : s'adresser à M. le docteur G. H. G. JAHR, passage Saulnier, 17, à Paris. (*Affranchir.*)

PARIS. — IMP SIMON RAÇON ET COMP., RUE D'ERFURTH, 1

NOUVEAU MANUEL

DE

MÉDECINE HOMŒOPATHIQUE

PREMIÈRE PARTIE

MANUEL DE MATIÈRE MÉDICALE

OU

RÉSUMÉ DES PRINCIPAUX EFFETS DES MÉDICAMENTS HOMŒOPATHIQUES
AVEC INDICATIONS DES OBSERVATIONS CLINIQUES

PAR

LE DOCTEUR G. H. G. JAHR

SEPTIÈME ÉDITION REVUE ET CONSIDÉRABLEMENT AUGMENTÉE

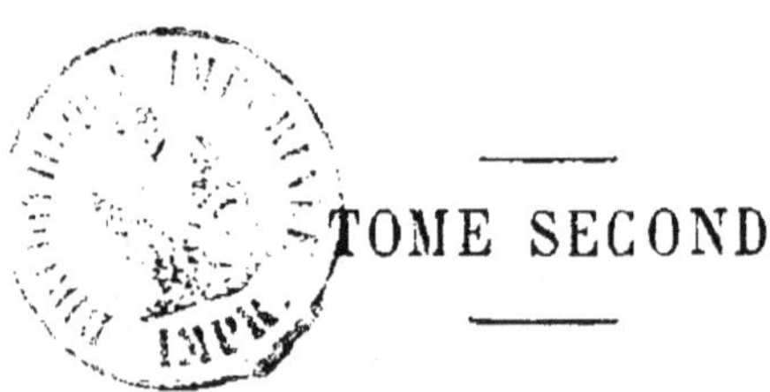

TOME SECOND

PARIS

J. B. BAILLIÈRE ET FILS

LIBRAIRES DE L'ACADÉMIE IMPÉRIALE DE MÉDECINE
Rue Hautefeuille, 19

LONDRES	NEW-YORK
Hipp. BAILLIÈRE, 219, Regent street.	BAILLIÈRE brothers, 440, Broadway.

MADRID, BAILLY-BAILLIÈRE, PLAZA DEL PRINCIPE ALFONSO, 16

1862

MANUEL

DE

MATIÈRE MÉDICALE HOMŒOPATHIQUE

LACHESIS.

LACH. — Le venin dentaire du Trigonocéphale à losanges. — HERING. — *Hist. nat. et prép.* Voy. Pharmac. homœop. —*Dose usitée :* 30. — *Durée d'action :* plusieurs semaines, dans quelques cas de maladies chroniques.
ANTIDOTES : Alum. *ars. bell. caps.* cham. chin. cocc. hep. merc. natr-m. nitr. n-mos. n-vom. phos-ac. rhus. samb. veratr. — *Contre la suite de la morsure :* Ars. bell. caps. natr-m. samb.
COMPARER AVEC : *Alum. ars. bell.* bry. *caps. carb-v.* caus. cham. cocc. *con. dulc.* hep. hyos. lyc. *merc. natr-m.* nitr-ac. n-mos. *n-vom. phos-ac. puls.* rhus. *samb.* selen. sulf. veratr. — C'est surtout après : *Ars. con.* hep. *lyc. merc. nitr-ac. n-vom.* que le lachesis fait du bien, lorsqu'il est indiqué. — Après le lachesis conviennent quelquefois : *Alum. ars. bell. carb-v. caus. con. dulc. merc. n-vom. phos-ac.*

CLINIQUE. — Se laissant guider par *l'ensemble des symptômes,* on verra les cas où l'on pourra consulter ce médicament contre : — Affections des personnes maigres, épuisées, d'un tempérament mélancolique, ou colérique, avec teint maladif; Souffrances par un temps chaud et humide, ainsi que par les changements du temps et le vent; Suites fâcheuses d'un chagrin, d'une affliction (mortification) et d'une frayeur?; *Souffrances des ivrognes; Souffrances par l'abus du mercure;* Rhumatismes aigus et chroniques; Affections arthritiques; Douleurs ostéocopes; Paralysies; *Faiblesses par perte d'humeurs* (pollutions, hémorrhagies)?; *Accès d'évanouissement;* Syncope et asphyxie?; Atrophie; Anévrisme; Convulsions et accès de tétanos, principalement chez les enfants et les jeunes gens; Épilepsies chroniques; Hémorrhagies; *Anévrisme; Gale;* Lèpre; *Érysipèles simples, flegmoneux* et vésiculeux; Scarlatine maligne?; *Panaris;* Ulcères carcinomateux; Gangrène?; *Ulcères mercuriels;* Fièvre des enfants; *Fièvres quotidiennes et tierces; Mélancolie;* Folie religieuse; Aliénation mentale à la suite d'études forcées;

Imbécillité?; *Hydrophobie?*; Accès d'apoplexie (dans l'âge viril), Congestion cérébrale avec perte de connaissance; Affections cérébrales des enfants; Encéphalite?; Hydrocéphale?; Suites d'un coup de soleil?; Fatigue nerveuse par des travaux de tête; Céphalalgies nerveuses, hystériques, congestives; Ophthalmies aiguës et chroniques?; Obscurcissement et ulcères de la cornée; Amblyopie amaurotique?; Ozène?; *Coryza chronique avec obturation du nez;* Coryza supprimé par des émotions morales?; *Érysipèle à la face;* Prosopalgies et odontalgies congestives et nerveuses (principalement chez les jeunes filles); *Angines aiguës* (principalement chez les enfants); *Angines mercurielles,* avec ulcération; Boulimie, Dyspepsie avec vomissement des aliments; Affections gastrico-bilieuses?; Hématémèse?; Vomissement des femmes enceintes, des ivrognes?; Choléra?; Affections hépatiques, aussi chez les ivrognes; Abcès hépatiques; Ramollissement du foie; *Ictère; Fièvre jaune;* Coliques spasmodiques; Coliques des femmes enceintes?; Tympanite?; *Disposition chronique à la constipation;* Diarrhées de plusieurs espèces; *Dyssenteries?;* Lienterie?; Affections vermineuses des enfants; *Coliques hémorrhoïdales;* Hémorrhoïdes fluentes, ou avec flux muqueux; Indurations dans le ventre avec selles purulentes, sanguinolentes; Hémorrhagie intestinale?; Impuissance?; *Dysménorrhée et autres souffrances dans l'âge critique;* Souffrances hystériques; Avortement; Induration et ulcération des ovaires; Affections catarrhales (et inflammatoires) des voies aériennes; Coqueluche; Croup; *Dyspnée; Souffrances asthmatiques;* Asthme de Millar?; Asthme thymique de Kopp?; *Pleurésie;* Pneumonie?; Grippe, Phthisie?; Hémoptysie; Hydrothorax; Orthopnée paralytique?; *Battements chroniques du cœur,* principalement chez des jeunes filles; Anévrismes, polypes, inflammation et autres maladies du cœur?; Cyanose?; Coxalgie; Ulcères aux jambes; *Panaris,* etc., etc.

☞ *Voir la note,* page 15.

SYMPTOMES GÉNÉRAUX. — Douleurs voluptueuses, ou épouvantables, ou fortement pressives, à plusieurs parties du corps. — Sensation de luxation et de paralysie dans les articulations. — *Roideur et tension dans les muscles, comme s'ils étaient trop courts.* — *Douleurs ostéocopes. — *Douleurs rhumatismales vives et tractives aux membres,* ou douleurs rongeantes, avec sensation de meurtrissure en se remuant. — °Douleurs nocturnes qui paraissent insupportables et ne permettent pas de rester au lit. — Les douleurs affectent alternativement l'un ou l'autre côté du corps, ou tantôt les membres, tantôt le corps, et se montrent souvent en croix. — *Souffrances intermittentes et périodiques, *souffrances *accompagnées de péril de suffocation*, et souffrances avec besoin de se coucher. — **Aggravation et renouvellement des souffrances après le sommeil*, ou la nuit, et principalement avant minuit, ou *quelques heures après le repas*, ou par un temps humide et chaud, ainsi que par les changements de temps et le vent; soulagement de beaucoup de souffrances par le grand air. — Les émotions morales, telles que les contrariétés, la peur, la frayeur, etc., renouvellent souvent toutes les souffrances. — *Paralysie avec lourdeur et roideur des membres; *paralysie semi-latérale. — **Grande faiblesse de corps et d'esprit;* ⁻épuisement comme après une perte de sang; *chute rapide des forces;* relâchement des forces musculaires. — **Accès de défaillance, avec dyspnée, nausées, sueur froide,* ⁻*vertige, pâleur du visage*, vomissements, étourdissements, obscurcissement des yeux, douleurs et point dans la région du cœur, convulsions et épistaxis. — **Accès d'asphyxie et de syncope,* ⁻avec perte des sens et du mouvement, insensibilité comme dans la mort, serrement des dents, roideur et gonflement du corps, pouls tremblant et sans nul battement. — Tremblement des membres, palpitations musculaires et tressaillement dans plusieurs parties du corps. — **Accès de convulsions et d'épilepsie, avec cris, mouvements des membres*, chute sans connaissance, yeux convulsés, écume devant la bouche, poings fermés; *avant l'accès, pieds froids, rapports, pâleur du visage, vertiges*, tête lourde et douloureuse, battements de cœur, ballonnement du ventre; après l'accès, sommeil. — Accès de tétanos avec distorsion des membres. —**Hémorrhagie et* ⁻*extravasation du sang dans différents organes.*

Peau. — Ecchymoses; *saignement facile et abondant des plaies et des ulcères;* sortie de masses de sang par les pores de la peau. — Tumeurs variqueuses. — Gonflement hydropique de tout le corps. — Tuméfactions dures et pâles. — **Peau jaune,* ⁻*verte, plombée,* ou *rouge bleuâtre*, ou *noirâtre*, principalement autour des plaies et des ulcères. — **Taches jaunes, rouges, cuivrées.* — Taches pâles, livides, avec accès de défaillance. — *Gale sèche, miliaire*, avec éruption de *grosses vésicules jaunes ou d'un noir bleuâtre*, avec gonflement des parties affectées, et douleurs qui poussent au désespoir; éruption miliaire qui, par la suite, devient semblable aux urticaires, à la scarlatine, aux morbilles. — *Erysipèle* ⁻*et éruptions vésiculeuses*, avec auréole rouge. — Plaques excoriées, avec douleurs brûlantes en les touchant. — Ulcères entourés de boutons, de vésicules et d'autres petits ulcères. — **Ulcères superficiels à fond sale*, avec auréole rouge — *Ulcération carcinomateuse* (des plaies), ou putréfaction de la chair qui se détache des os et tombe en lambeaux. — *Gangrène des plaies*, avec fièvre inflammatoire, pouls faible, accéléré et intermittent; défaillance, nausées, vomissements spasmodiques et bilieux, convulsions et sueurs froides. — Papules; verrues; *tumeurs dures. — *Panaris. — Bosses et tubérosités rouges et pruriantes.

Sommeil. — *Grande envie de dormir le jour*, et somnolence, *principalement après le repas.* — *Insomnie*, principalement avant minuit, *avec surexcitation nerveuse.* — Somnolence et insomnie alternatives, tous les deux jours. — *Sommeil léger, avec réveil fréquent et facile, agitation et jactation, gémissements et soupirs, ¯sursauts et effroi.* — *Rêves continuels et fréquents, ¯tant poétiques et méditatifs, que voluptueux;* rêves de querelles, de choses horribles, de spectres et de mort. — *La nuit, chaleur, agitation, brûlement à la paume des mains et à la plante des pieds, ¯douleurs ostéocopes, ou rhumatismales, diarrhée, émission d'urine, exaltation mentale et beaucoup d'autres souffrances. — Après le sommeil, sensation de roideur et de courbature dans les membres, érections* avec désir vénérien, douleurs au dos et aux reins, congestion de sang, lourdeur et douleur de tête, pression à l'estomac, mal à la gorge, bâillement nerveux et *aggravation de toutes les souffrances.*

Fièvre. — *Froid glacial de la peau ou des membres*, ou seulement *des pieds, avec grand désir du feu,* et quelquefois avec perte de sentiment, sueur visqueuse, faiblesse et grande fréquence du pouls. — *Frissons*, quelquefois seulement *partiels*, souvent avec *douleurs dans les membres*, maux de reins, agitation et jactation, coliques, trismus et mouvements convulsifs des membres, douleur à la poitrine, soif, claquement de dents. — *Horripilation pendant la chaleur et principalement en soulevant la couverture du lit. — Frissons, principalement après le repas ou dans l'après-midi. — Chaleur sèche, principalement la nuit ou le soir, et surtout aux pieds et aux mains, accompagnée souvent d'agitation et de jactation, de mal à la tête, délires, soif inextinguible, rapports,* vomissements bilieux, cris, gémissements, ¯sécheresse de la bouche et de la gorge, °et selles fréquentes. — *Chaleur alternant avec froid,* frissons ou horripilation. — *Fièvres nocturnes ou vespertines,* par accès *quotidiens, tierces, °ou quartes, et accompagnées souvent de mal à la tête, chute rapide des forces et faiblesse qui force à se coucher, ¯manque d'appétit,* hoquet, vomissement, sensibilité du cou au toucher, palpitations du cœur, angoisse, urines jaunes, diarrhée, douleurs aux membres, au dos, aux reins, bâillements nerveux et spasmodiques, pandiculaisons, gonflement du corps, taches et ulcères. — *Fièvres chroniques; ¯fièvres lentes; fièvres typhoïdes.* — °Renouvellement des fièvres par des aliments acides. — *Sueur fébrile, principalement après la chaleur, vers le matin;* ¯sueurs abondantes; sueurs fétides;

*sueurs froides; sueurs sanguinolentes. — *Pouls intermittent, ou faible et fréquent, ⁻ou irrégulier, ou à peine sensible, ou tremblant.

Moral. — Grande angoisse, anxiété insupportable et *inquiétude qui porte à chercher le grand air.* — Crainte et pressentiment de la mort. — *Accablement moral et mélancolie,* avec *appréhensions, inquiétude sur sa maladie, trop grande disposition à s'abandonner au chagrin, à voir tout en noir,* et à se croire persécuté, haï et méprisé des siens. — *Tristesse et dégoût de la vie. — *Méfiance, soupçons et grande disposition à prendre tout en mal, à contredire et à critiquer. — *Jalousie frénétique.* — Paresse avec *déplaisir et inaptitude à un travail quelconque de corps ou d'esprit. — *Caractère peureux,* avec *incertitude et indécision.* — — *Grande apathie et faiblesse de mémoire extraordinaire;* ⁻tout ce que l'on entend est comme effacé; on ne se rappelle plus même l'orthographe, et on oublie jusqu'à ce que l'on allait dire. — On se trompe en parlant et en écrivant, ainsi que sur les heures du jour et les jours de la semaine. — *Imbécillité et perte de toutes les facultés de l'esprit. — *Surexcitation et trop grande irritabilité nerveuse,* avec disposition à s'effrayer, *état d'extase et d'exaltation qui va jusqu'aux pleurs,* besoin de méditer et de composer des travaux intellectuels, °avec une sorte d'orgueil. — *Loquacité frénétique,* avec discours sublimes, mots choisis, et *idées qui passent rapidement et constamment d'un sujet à un autre.* — *Délires nocturnes avec beaucoup de paroles ou avec murmures. — Démence et perte de connaissance.

Tête. — °Fatigue de la tête par des travaux intellectuels. — *Vertiges principalement le matin au réveil,* ainsi que le soir, après s'être couché, en allant au grand air, en levant les bras, et souvent *avec défaillance, pâleur du visage,* ⁻nausées, vomissements, *congestion à la tête,* saignement de nez et lassitude des membres. — Ivresse, stupeur et perte de connaissance. — *Accès d'apoplexie,* ⁻avec face bleuâtre, mouvements convulsifs des membres et extravasation de sang dans le cerveau. — Ramollissement du cerveau et de ses membranes. — Douleur violente à la tête avec face jaune et rougeur des joues. — *Mal de tête, avec congestion de sang, scintillement devant les yeux,* somnolence, frissons et besoin de se coucher, ⁻ou avec nausées et vomissements; °céphalalgie par la chaleur du soleil; *douleurs profondes dans le cerveau, ⁻ou dans les orbites, *ou *au-dessus des yeux,* ou à l'occiput, avec ⁻roideur de la nuque. — Douleur de meurtrissure dans le vertex, ou *sensation de térébration, avec *coups et battements* en remuant la tête. — *Pesanteur et pression à la tête,* comme si elle allait éclater; ou ⁻tension comme par des fils tirés de l'occiput vers les yeux, ou *élancements comme par des couteaux* dans différentes parties de la tête et jusqu'aux yeux. — Douleurs qui de l'intérieur de la tête se propagent jusqu'aux oreilles, au nez et au cou. — **Maux de tête tous les matins au réveil, ou toutes les après-dînées,* ¯ou bien à tout changement de temps. — Gonflement de la tête; palpitations musculaires aux tempes, tension à l'occiput jusqu'à la nuque; sensibilité douloureuse du cuir chevelu, avec prurit pénible, forte desquamation et chute des cheveux.

Yeux. — *Yeux jaunes,* ou troubles, ternes et abattus, ou *brillants et convulsés,* avec regard fixe. — *Pupilles très-dilatées.* — Ecchymose et hémorrhagie des yeux. — *Sécheresse des yeux, comme s'ils étaient pleins de poussière;* ou **écoulement de larmes qui, quelquefois, paraissent froides. — Photophobie. — Prurit et *élancements comme par des couteaux* dans les yeux, ou **pression violente comme si le globe allait sortir de l'orbite,* aggravée en remuant les yeux. — *Yeux rouges,* enflammés, avec rougeur de la conjonctive et de la sclérotique, chaleur brûlante et larmoiement. — Sensation comme si les yeux étaient trop gros ou les orbites trop petits. — Gonflement et inflammation des paupières, ou de leurs bords. — Convulsions, pesanteur et paralysie des paupières. — *Faiblesse de la vue* et presbyopie. — Confusion des caractères en lisant. — Trouble de la vue comme par un voile. — Obscurcissement et perte de la vue. — Flammes et étincelles, ou voile bleu devant les yeux, ou cercles bleus autour de la chandelle. — Yeux petits et sans expression.

Oreilles. — Oreilles froides, sensibles au vent. — Gonflement douloureux de l'intérieur de l'oreille. — **Sécheresse des oreilles. — **Cérumen trop peu abondant, trop dur et trop pâle, ou comme de la bouillie, **et blanc avec diminution de l'ouïe.* — Battements très-désagréables, °résonnement, **bruissement,* tintement, craquement, bourdonnement et roulement, ou bruit comme si on battait le tambour, dans les oreilles. — Oreilles comme bouchées. — Sensibilité excessive ou *dureté de l'ouïe.* — Hémorrhagie par les oreilles. — Gonflement des parotides — °Excoriation et croûte derrière les oreilles.

Nez. — Douleurs nocturnes au dos du nez. — *Obturation du nez comme par un gonflement intérieur,* principalement *le matin,* ou avec le coryza. — *Gonflement, *rougeur et excoriation des bords du nez avec croûtes dans les narines.* — Mouchement de sang. — *Saignement abondant par le nez,* d'un sang rouge clair ou épais et noir. — *Écoulement de pus par le nez.* — **Coryza sec,* chronique, avec obturation du nez; ou *fluent,* avec *écoulement abondant de mucosités séreuses,* larmoiement, *éternument fréquent* et inflammation et érosion des narines. — °*Coryza incomplet,* avec beaucoup de souffrances de la tête et de l'esprit, *qui disparaissent toutes dès que le flux catarrhal s'est établi.* — *Boutons chroniques rouges sur le nez.

Visage. — *Face pâle, maladive,* défaite, cadavéreuse; *teint plombé,* ou *terreux, décoloré, jaunâtre.* — *Rougeur circonscrite des joues,* avec couleur jaune de la face. — Cercle bleu autour des yeux. — Petites veines rouges sur les joues. — Bouffissure, quelquefois effroyable, tension et *gonflement rouge du visage.* — Chaleur et rougeur du visage (pendant le délire). — *Érysipèle à la face,* quelquefois avec prurit, boutons ou vésicules, gerçures et suintement corrosif, douleurs brûlantes et gonflement. — Miliaire et boutons au visage. — °Dartre avec croûtes épaisses dans la région des favoris. — Douleurs tensives et formicantes au visage; douleurs dans les os de la face; prosopalgie avec vomissements des aliments. — Lèvres sèches et gonflées; boutons aux lèvres; tremblement des lèvres. — Faiblesse et paralysie de la mâchoire inférieure, avec distorsion des traits. — *Trismus,* avec serrement et grincement des dents; claquement des dents.

Dents. — *Douleurs térébrantes dans les dents cariées,* principalement *après le dîner,* et quelquefois avec gonflement des joues et sensation comme si les dents étaient trop longues. — *Maux de dents, tous les matins après le réveil* ou *toutes les après-dînées,* avec douleurs déchirantes, tractives et lancinantes dans la racine des dents (de la mâchoire inférieure). — *Mal aux dents, avec douleurs à la tête, frissons, chaleur et jambes lourdes. — *Les douleurs de dents se propagent jusqu'aux oreilles.* — Agacement et vacillement des dents; *les dents cariées se ramollissent et s'ébrèchent.* — Gonflement et sensibilité douloureuse des gencives. — Les boissons chaudes et froides renouvellent les douleurs.

Bouche. — Gonflement inflammatoire de la cavité buccale. — Bouche et palais excoriés et très-douloureux. — *Sécheresse de la bouche et de la langue, ou *accumulation d'eau dans la bouche,* et *salivation. — Langue luisante, rouge et fendillée; ou enflammée, gonflée, brunâtre ou noirâtre. — Roideur, immobilité et paralysie de la langue. — Aphonie ou parole confuse, indistincte; voix nasillarde; difficulté de prononcer telle ou telle lettre et tel ou tel mot; parole plus haute et plus précipitée qu'on ne le voudrait. — Bégayement.

Gorge. — *Chatouillement continuel dans la gorge,* comme par une miette de pain, ou quelque chose de semblable qui s'y serait arrêté. — *Sécheresse partielle ou générale de la gorge,* s'étendant souvent jusqu'aux oreilles, au nez et à la poitrine. — Brûlement et *douleur d'excoriation à la gorge,* principalement en avalant. — *Excoriation douloureuse et gonflement inflammatoire de la gorge,* avec rougeur des parties affectées, comme par du cinabre. — °Gonflement des amygdales. — Grandes et *petites tumeurs dans la gorge*, qui empêchent la déglutition. — *Besoin continuel d'avaler,* ‾et sensation en avalant, *comme s'il y avait une tumeur, un morceau, ou un tampon dans la gorge.* — Sensation de rétrécissement, de strangulation et de constriction à la gorge. — Gorge comme roide et paralysée. — Convulsions et spasmes dans la gorge. — *Déglutition empêchée,* ‾avec *horreur des boissons,* qui souvent sortent par les narines. — Hydrophobie. — *Aggravation des maux de gorge par le plus léger contact et la moindre pression du cou,* ainsi qu'*après avoir dormi,* et en avalant la salive; *soulagement en mangeant.* — *Maux de gorge qui n'affectent qu'*une petite partie,* ou qui, au contraire, se propagent *jusqu'aux oreilles,* au larynx, à la langue, aux gencives, souvent *avec dyspnée* et *péril de suffocation, salivation* et renâclement de mucosités. — *Accumulation abondante de mucosités tenaces dans la gorge.* — °Maux de gorge alternant avec obturation du nez, ou avec souffrances en parlant. — °Ulcères au palais, dans l'arrière-bouche et à la gorge, avec odeur fétide, suppuration abondante, et vives douleurs en avalant les aliments.

Appétit. — Goût désagréable ou sucré, acide, âpre, astringent ou métallique. — *Manque d'appétit et de faim;* inappétence complète pour les aliments ou les boissons. — *Répugnance pour le pain,* qu'on ne peut pas avaler. — *Appétit irrégulier, tantôt anorexie, tantôt boulimie. — *Faim maladive,* avec nausées, bâillements convulsifs et accès de défaillance, si l'on ne mange pas de suite, ou avec pression rongeante dans l'estomac, se renouvelant peu après avoir mangé. — *Soif inextinguible.* — *Désir de vin* ou *de lait,* qui l'un et l'autre cependant incommodent. — *Après avoir mangé, pression à l'estomac, rapports, vertiges, flatuosités, envie de vomir, ou vomissement des aliments,* faiblesse dans les genoux, paresse et lourdeur du corps, fatigue de l'esprit, malaise, régurgitation, diarrhée, gêne de la respiration, mal à la tête et aux dents, et *exacerbation de toutes les souffrances.*

Estomac. — Hoquet après avoir bu, ou fumé du tabac. — Rapports à vide, violents, avec péril de suffocation. — *Rapports qui soulagent les souffrances.* — Renvois acides, avec goût des aliments. — Pyrosis depuis la gorge, comme si tout l'œsophage était plein de choses rances. — *Nausées et envie de vomir,* principalement le matin, ou après le repas, ainsi qu'à la suite de beaucoup d'autres souffrances. — *Vomissements violents et convulsifs de tout ce que l'on prend,* ou de matières bilieuses, amères, verdâtres. — Vomissement de sang pur, ou de mucosités sanguinolentes. — Vomissements avec diarrhée, obscurcissement des yeux, douleurs d'estomac et diurèse. — *Sensibilité excessive de la région précordiale au moindre contact;* les vêtements serrés sont insupportables, et *la moindre pression est très-douloureuse.* — *Grande faiblesse de l'estomac ; il ne peut supporter ni les aliments ni les boissons. — Sensation comme si quelque chose embarrassait le cardia, et empêchait la déglutition. — *Pression dans l'estomac* et jusque dans la poitrine, et sensation comme si un ver s'y remuait et le rongeait. — (Tous les soirs) *crampes et douleurs violentes à l'estomac,* avec rapports, vomiturition et vomissement de glaires.

Ventre. — *Douleurs hépatiques,* brûlantes, tractives, ou incisives. — Inflammation et ramollissement du foie. — Abcès hépatiques. — *Douleurs et points douloureux dans la région splénique,* quelquefois en allant en voiture, ou en marchant. — Grosseur du ventre chez les jeunes filles. — *Sensation de vide dans le ventre.* — °Douleurs abdominales à la suite d'un tour de reins. — *Douleurs généralement pressives, dans la région ombilicale,* quelquefois avec gêne de la respiration, aggravation une heure après le repas, et soulagement par les rapports. — *Tranchées violentes* à rendre fou, ou *tiraillements aigus, avec contraction du ventre.* — Brûlement dans le ventre, avec pression sur la vessie. — Inflammation des intestins. — Extravasation de sang au péritoine. — *Ventre ballonné, dur, avec coliques flatulentes,* ⁻mal au dos, vomissement, diarrhée et diurèse. — Émission fréquente de vents; les vents pénètrent quelquefois dans l'anneau inguinal. — Douleur comme si une hernie allait sortir.

Selles. — Selles tardives. — *Constipation opiniâtre, avec selles dures, difficiles.* — Selles petites, insuffisantes et tenaces. — *Constipation alternant avec diarrhée. — *Diarrhées, avec coliques violentes,* nausées, vomissements, angoisse, douleurs au rectum pendant le passage des selles, ténesme et excoriation de l'anus. — *Selles diarrhéiques, principalement la nuit, ou après le repas, °ou par un temps chaud (et humide), ou pour avoir pris des fruits et des acides. — Selles involontaires et sans qu'on s'en aperçoive. — *Évacuation de matières fétides,* ou de selles molles, de la consistance de la bouillie, ou liquides ou gluantes, comme de la poix, °ou sanguinolentes et purulentes, ou de matières non digérées, ⁻ou de sang pur, ou de mucosités sanguinolentes. — Pendant les selles, douleur, ténesme et brûlement à l'anus; après la selle, congestion de sang à la tête, vertiges, faiblesse, douleurs et battements à l'anus. — Constriction douloureuse de l'anus et du rectum. — *Chute du rectum pendant la selle.* — Sortie de mucosités et de sang par le rectum, quelquefois avec coliques violentes. — *Hémorrhoïdes avec coliques,* ou avec brûlement et tranchées .dans le rectum, ou avec congestion sanguine à l'anus, et diarrhée. — *Hémorrhoïdes saignantes.*

Urines. — *Pression sur la vessie, avec envie d'uriner,* ¯ou avec tranchées et brûlement dans le ventre. — *Envie fréquente d'uriner, avec émission abondante, même la nuit.* — Douleur violente, comme si une balle roulait dans la vessie, et de là dans l'urèthre. — Ténesme violent, avec urines peu abondantes. — Paralysie de la vessie. — *Élancements incisifs, continuels,* dans l'urèthre. — Petite tumeur de l'urèthre, avec rétention d'urine. — *Urines troubles et brunes,* ou rouges, ou jaune foncé, et quelquefois avec émission fréquente, mais peu abondante, ou avec sédiment brun et sablonneux, ou rouge, ou couleur de brique. — Urines écumeuses. — Émission involontaire et inaperçue des urines. — Pendant le besoin d'uriner, douleurs au dos et aux reins. — *En urinant, sensation de brûlure dans l'urèthre,* et beaucoup d'autres souffrances qui viennent toutes par le mouvement de la voiture et après avoir bu du vin. — Douleur d'excoriation à l'urèthre et au gland. — Pissement après la selle et après avoir uriné.

Parties viriles. — Pression sur les testicules, comme si une hernie allait sortir, en faisant des efforts pour uriner. — Boutons aux parties velues. — *Beaucoup de désirs vénériens, sans besoin physique et avec flaccidité de la verge.* — *Érection* sans désirs vénériens. — Pollutions nocturnes et diurnes, quelquefois avec faiblesse et sueur. — Écoulement de liqueur prostatique en urinant ou après avoir uriné. — Sperme d'une odeur pénétrante. — Dans le coït, l'éjaculation tarde à avoir lieu, ou manque entièrement. — Sécrétion abondante derrière le gland. — Taches et boutons rouges sur le gland et sur la couronne. — Amincissement du scrotum et dureté des testicules. — Épaississement du prépuce.

Règles. — Sensation d'une boule qui monte du ventre à la poitrine, comme dans l'hystérie. — °Douleurs depuis l'ovaire jusqu'à l'utérus, avec évacuation de pus pendant les selles. — Enflure des parties, avec prurit et désirs vénériens — *Règles faibles, tardives* et de trop courte durée, souvent avec hémorrhoïdes et beaucoup d'autres souffrances. — *Spasmes abdominaux pendant les règles.* — Avant les règles, douleurs et battements dans la tête, vertiges, épistaxis, pression à l'estomac, renvois, tranchées dans l'hypogastre, écoulement muqueux par l'urèthre et crampes de poitrine. — *Avant et après les règles, diarrhée avec fortes coliques. — *A l'apparition des règles, maux de reins,* avec douleur de brisement dans les hanches et la poitrine. — °Pendant les règles, maux de reins, comme pour l'enfantement, ¯battements à la tête et tranchées. — Avortement. — Le lait des personnes mordues par ce serpent devient venimeux et se caille.

Larynx. — Catarrhe, avec toux, coryza, douleurs lancinantes à la tête, roideur de la nuque et affection de poitrine. — *Enrouement continuel*, avec sensation, *comme s'il y avait quelque chose dans la gorge* qui empêchât de parler et *qui ne pût se détacher*. — Étranglement et constriction du larynx, avec sensation de gonflement et de tension. — *Sensibilité douloureuse du larynx et du cou, au toucher et à la plus légère pression, avec péril de suffocation en tâtant le gosier* et en renversant la tête. — Sensation de pulsation et d'étouffement entre le larynx et la poitrine. — Sécheresse, brûlement et douleur d'excoriation au larynx. — Sensation d'une boule dans le larynx. — *Voix faible creuse*, nasillarde. — **Toux* souvent *fatigante, dont tous les efforts ne peuvent rien détacher*, excitée le plus souvent par un *chatouillement dans le larynx*, dans la poitrine et au creux de l'estomac, ou par la pression du gosier, ainsi que par la conversation, la marche et tout ce qui peut augmenter la sécheresse de la gorge. — **Toux toujours après avoir dormi*, ou la nuit, *en dormant*, ou *le soir*, après s'être couché, ainsi qu'en se levant de la position couchée. — **Toux sèche et courte*, suffoquante et croassante, ¯quelquefois avec vomissement. — Crachats muqueux, tenaces ou acides, et d'un goût désagréable, ou sanguinolents. — Hémoptysie. — En toussant, accumulation d'eau dans la bouche, douleurs vives au creux de l'estomac, secousses dans la tête et tension aux yeux.

Poitrine. — Respiration courte, fréquente, ou convulsive, ou râlante, ronflante et croassante, ou suspirieuse, gémissante et profonde. — Besoin fréquent de respirer profondément. — **Dyspnée* et oppression de poitrine, avec de grands efforts pour respirer. — **Haleine courte*, principalement *après le repas*, en marchant, après un effort des bras, et quelquefois avec tristesse, ou avec toux asthmatique. — **Accès d'asthme*, et gêne de la respiration, principalement *après avoir mangé*, ou le soir en se couchant, ou *la nuit, pendant le sommeil*, et quelquefois avec angoisse, soif, nausées, vomissement, défaillance et sueur froide. — **Accès de suffocation*, surtout en *étant couché, le soir* ou *la nuit* au lit, et principalement lorsque quelque chose vient se placer devant le nez ou la bouche. — Orthopnée paralytique. — Haleine d'une odeur très-désagréable. — *Pression à la poitrine, comme par un poids*, ou comme si elle était remplie de vents, et principalement *la nuit*. — Douleurs violentes, avec grande angoisse et mouvements continuels dans la poitrine. — Brûlement et douleur d'excoriation dans la poitrine, comme si tout était à vif, principalement après le repas. — Points dans le côté et dans la poitrine, aggravés en respirant, et quelquefois avec toux et crachats sanguinolents. — Extravasation de sang dans les poumons. — Gangrène des poumons. — *Battements de cœur, avec anxiété, °excités quelquefois par des douleurs crampoïdes avec toux et accès d'étouffement. — °Spasmes au cœur (avec anévrisme de la carotide droite) et pulsation désagréable aux oreilles. — Points dans la région du cœur, avec haleine courte, accès d'évanouissement et de sueur froide.

Tronc. — Enflure et bouffissure des téguments de la poitrine. — Prurit, plaques rouges et éruptions miliaires à la poitrine. — *Nuque et cou excessivement sensibles à la moindre pression.* — Roideur rhumatismale de la nuque et du cou. — Points au dos et entre les épaules. — Petite tumeur près de l'épine dorsale. — Brûlement au dos. — Spasmes des muscles du dos. — *Roideur douloureuse depuis les reins, jusqu'à la hanche, comme si les muscles étaient trop courts.* — °Douleurs nocturnes, insupportables, au dos, aux reins, à la hanche et au genou. — °Manque de force dans le dos et les genoux, qui force à marcher courbé. — Douleur de luxation dans les reins, comme après des efforts. — Papules, vésicules, dartres, boutons et taches écarlates sur le dos et les omoplates.

Bras. — Douleurs rhumatismales, arthritiques et ostéocopes, aux bras, aux mains, aux doigs et aux poignets. — °Ulcère malin au haut du bras. — Tension comme par raccourcissement des tendons, depuis le coude jusqu'aux doigts. — Inflammation érysipélateuse au coude. — Élevures aux bras, après avoir gratté. — Sensation de fatigue ou de paralysie, et douleur de luxation dans les bras. — Paralysie des mains. — *Tremblement des mains.* — Mains sèches et brûlantes. — Bouts des doigts engourdis, douloureux. — °*Piqûres au bout des doigts.* — *Prurit, *éruptions galeuses,* ⁻plaques rouges avec vésicules, furoncles, excroissances et verrues aux mains et aux doigts. — °Gonflement noir, bleuâtre, dur et froid, au dos de la main et des doigts. — °Gonflement dur de la main jusqu'au coude, avec douleurs excessives. — *Panaris.*

Jambes. — *Sensation de raccourcissement, et raccourcissement des tendons du jarret.* — Douleurs nocturnes dans la hanche et la cuisse. — Douleurs vives et tractives aux jambes pendant les changements de temps et un temps venteux. — Furoncles aux cuisses. — Sensation de pesanteur, de paralysie, d'engourdissement, et tremblement aux cuisses et aux genoux. — *Genoux comme disloqués, roides et faibles.* — Crampes et douleurs dans les mollets. — Élevures rouges aux cuisses et aux jambes après s'être gratté. — °Plaques excoriées et ulcères superficiels à fond sale aux jambes. — *Gonflement douloureux, rouge ou bleuâtre, des pieds et des jambes.* — Pesanteur, engourdissement, froid glacial, sueur des pieds. — Prurit, *éruptions galeuses,* papules et taches de brûlure aux pieds et aux jambes. — *Gerçures et rhagades entre les orteils.* — Abcès aux talons.

LACTUCA VIROSA.

LACTUCA. — Laitue vireuse. — JOURNAL F. A. M. L. t. II, 1. — *Hist. nat. et prép.* Voy. Pharmac. homœop. — *Durée d'action :* 24 heures.
ANTIDOTE : Les acides végétaux et le café.

N. B. Les symptômes suivis d'un (s) appartiennent au lactucarium, préparé avec du *lactuca sativa.*

SYMPTOMES GÉNÉRAUX. — *Semble agir de préférence sur les organes de la respiration.* — *Tiraillements* dans les membres et le dos, ou bien périodiques à diverses parties (s); *déchirements qui voyagent* d'abord dans l'articulation de l'épaule et du coude droit, puis tantôt dans le poignet, tantôt dans les genoux, la cuisse, l'articulation du pied, à la nuque, dans les tempes, etc.; bouillonnement douloureux dans les membres, l'après-midi, en étant assis tranquillement; tressaillement aigu, crampoïde, près des articulations (à la nuque, les hypochondres, les coudes, les hanches), le plus souvent le soir, et dans le repos, quelquefois aussi pire le matin, et surtout du côté des extenseurs; douleurs crampoïdes, qui reparaissent bientôt à d'autres parties et gênent l'usage de ces parties (surtout aux coudes, aux mains, aux doigts, aux jambes); brisement de tous les membres; forçant à passer tout le jour au lit. — *Démarche mal assurée,* on *bronche en marchant* (s); convulsions dangereuses chez les femmes (s). — *Abattement général,* quelquefois avec lassitude et immobilité; *forte fatigue; grande lassitude* (aussi s); quelquefois avec besoin de dormir; ou bien le matin, après s'être levé, avec inaptitude au travail; après la moindre occupation, irritation et lassitude, comme après de grandes fatigues. — *Sensation indicible de légèreté dans le corps* (s); sensation de force vivifiante chez une personne hysté-rique (s); besoin de se tenir droit, en étant assis. — *Au grand air,* bien-être plus grand et surtout la poitrine plus libre; légèreté inaccoutumée dans le corps (s); allégement des symptômes, sur-tout par le mouvement au grand air; désir du grand air.

eau. — Pincement lancinant et cuisson sous-cutanée çà et là, ou bien aussi élancements. — Inflammation et éruption (par des applications sur des parties délicates de la peau). — *Gonflement œdémateux de tout le corps*, avec affections asthmatiques, tête entreprise, position sur le dos pénible, horripilation, absence d'appétit, toux courte et pouls petit et plein.

Sommeil. — *Bâillements fréquents;* bâillements et pandiculations (s); *Grande envie de dormir* pendant le jour (s aussi); avec fatigue et lassitude; avec bâillements fréquents (s aussi), le soir de bonne heure obligeant à se coucher tôt; sommeil invincible (s); on s'endort en travaillant; *coma*, quelquefois avec dégoût (s); envie de dormir sans pouvoir s'endormir, *sommeil profond de plusieurs heures*, quelquefois même avec pouls un peu fréquent. — *Sommeil nocturne : paisible: réparateur* (s aussi); solide, rempli de rêves, ou bien aussi sans rêves; solide, avec écoulement de sperme inaperçu (s); *sommeil nocturne étourdissant*, avec difficulté de se réveiller le matin; *agité, non réparateur* (s aussi); sommeil long, agité (s); réveil fréquent, presque tous les quarts d'heure. — Impossibilité presque complète d'être couché sur le dos (à cause des symptômes asthmatiques) et en même temps tension dans le creux de l'estomac ; on aime à être couché la tête haute et du côté droit. — *La nuit au lit :* forte oppression de poitrine, qui réveille pendant le sommeil et oblige à se mettre promptement sur son séant, avec anxiété, sensation de grande fatigue le matin (s); gêne de la respiration, avec douleurs pressives et saisissantes dans la poitrine, qui ne permettent que peu de sommeil; °gêne de la respiration qui empêche de dormir, avec battement pulsatif dans la tête, et en même temps, battement de cœur, suivi de douleurs déchirantes dans la tête, avec pesanteur et hébétude, douleurs de tête; toux spasmodique et chaleur fébrile, avec rêves dont on n'a pas conscience et sommeil agité. — *Rêves :* fantastiques, pendant un sommeil agité; vifs et quelquefois *anxieux* (de suicide par arme à feu), *pendant un sommeil profond; vers le matin,* quelquefois singulier et comme s'il décrivait un cercle en tournant sur un pied; sommeil toute la nuit avec une foule de rêves. — *Le matin au réveil :* sensation comme si la tête était vide; difficulté à chasser le sommeil; grande lassitude, après un sommeil agité, avec oppression (s).

Fièvre. — *Froid parcourant souvent le dos et la tête* (s aussi), quelquefois avec chaleur de la face (s), ou bien avec frisson dans la chambre chaude, et froid aux pieds et aux mains; *frisson* facile pendant la journée, même dans la chambre chaude; *horripilation*, qui quelquefois semble glisser sous les cheveux. — *Fièvre*, avec fortes douleurs de tête, sensibilité douloureuse du cuir chevelu au toucher, déchirements dans les articulations des membres (de même que dans la nuque et la face), grande pesanteur de la tête,

le soir, qui force à la pencher en avant, *chaleur pénible et très-
sèche à la tête et à la partie supérieure du corps*, avec froid glacial des pieds, et en même temps ardeur et larmoiement des
yeux, quintes d'une toux sèche, suffoquante et spasmodique, avec
ébranlement violent dans la poitrine et la tête et contractions
spasmodiques et douloureuses des vertèbres lombaires et de la
région des hypochondres. — Sensation de *chaleur*, d'une sécheresse insupportable, surtout aux jambes, qui sont douloureuses,
comme après une très-grande course, le matin de 5 à 6 heures.
— *Pouls lent* (s aussi); lent et tendu; *rare*, même jusqu'à 10,
12 pulsations (s). — Transpirations abondantes; *fortes sueurs* (s);
sueur nocturne générale et douce (s).

Moral. — Humeur mélancolique, chagrine; semble favoriser la
tristesse, avec idées exaltées et exagérées, de telle sorte que de la
chose la plus simple, il redoute les conséquences les plus terribles
et les plus inquiétantes; après un chagrin, le soir, douleur étourdissante dans le front et contractions violentes dans la gorge, avec
envie continuelle de pleurer. — Angoisse et agitation intérieure.
— *Mauvaise humeur* excessive, à la moindre contrariété; *mauvaise
humeur, humeur chagrine, avec inaptitude au travail* et impossibilité de rester au lit; *humeur acariâtre*, la moindre chose suffit
pour le monter.

Tête. — Difficulté de réfléchir (s), inaptitude aux travaux de l'intelligence, parce que les idées s'embrouillent et qu'il lui est impossible d'embrasser l'idée générale; il cherche de côté et d'autre
avant de trouver quelque chose. — *Embarras de la tête : le matin*,
quelquefois avec pesanteur, comme par plénitude; *dans le front*,
quelquefois avec sensation de chaleur de cette partie, quelquefois
dans la bosse frontale droite, quelquefois dans la gauche (extérieurement), avec élancement qui traverse celle de gauche, en se
baissant; sensation d'étourdissement et de vertige; tête embrouillée,
quelquefois le matin, en se levant. — *Sensation comme si la tête
était vide :* avec hébétude, comme si on n'avait pas assez dormi,
avec vertige à faire tomber; *le matin*, comme après une débauche
nocturne, ou bien avec pression qui semble vouloir sortir par le
front et les orbites. — Ivresse. — *Vertige* (s aussi) : tournoyant,
avec lourdeur des jambes, avec pesanteur de la tête, surtout à
l'occiput, avec assombrissement devant les yeux; les fils se confondent, en cousant; dans la chambre chaude, avec plénitude de
la tête, avec sensation comme si on nageait dans le lit, avec sensation comme si la tête était trop grosse, ou que son volume eût
augmenté, par un mouvement rapide du haut du corps. — *Douleur dans la région du vertex*, quelquefois à une place circonscrite, comme dans le *clavus hystericus* (chez une jeune personne),

tantôt par-ci, tantôt par-là, dans la tête, surtout dans l'occiput;
céphalalgie l'après-midi. — *Douleur sourde :* dans le front; *dans
toute la tête;* avec grand accablement et paresse corporelle; dans
la région temporale gauche, en branlant fortement la tête (en se
débarbouillant) et aggravée toutes les fois qu'on la remue. —
Pesanteur de la tête : dans l'occiput, avec douleur sourde, ou bien
avec pression, ou bien l'après-midi; dans le front, avec élancements, surtout dans la bosse frontale gauche. — *Céphalalgie
pressive :* quelquefois avec sensation, comme si le cerveau se
balançait dans la tête, ou bien aggravée à la chaleur de la chambre,
ou bien encore lancinante, comme avec des instruments obtus,
ou (le soir) brûlante, avec front ardent extérieurement; très-
sensible dans la glabelle; aiguë d'un côté de la tête, comme sur
l'os; dans l'occiput, tensive, avec front ardent et mains froides.
— *Pression dans le front,* le matin, en se réveillaut, ou bien
encore après une légère tension d'esprit, s'emparant aussi des
yeux, *comme voulant sortir par les tempes,* surtout la gauche, et
de là parcourant quelquefois toute la tête. — *Compression* douloureuse dans l'occiput. — *Douleur tiraillante* des tempes vers le
front; déchirement dans la région temporale droite; secousses
sourdes dans les deux. — *Ébranlement* douloureux dans la tête,
pour peu que l'on tousse, avec balancement et pression qui durent
longtemps après. — Tressaillement et pulsation dans la tête,
pendant le repos; bourdonnement dedans et devant les oreilles,
avec sensation de plénitude dans la tête; résonnement dans le côté
droit du front, le matin. — *A l'extérieur de la tête : place douloureuse,* près du vertex, aggravation au toucher; douleur sourde
et fixe à une place circonscrite de l'os coronal, à gauche; douleur
tiraillante à une place circonscrite de l'os coronal, à droite, avec
douleur au toucher.

Yeux. — Prurit au-dessus des sourcils; pression avec sensation
d'écartement dans le globe de l'œil droit; *cuisson dans les yeux,*
surtout dans les angles externes, aggravée en les frottant, ou
bien seulement dans l'angle interne gauche; *brûlement* dans les
yeux, surtout *aux paupières* (quelquefois seulement le jour en
écrivant, ou bien surtout à l'œil droit, avec trouble de la vue et
pupilles dilatées). — *Rougeur* de la conjonctive, avec augmentation de la sécrétion muqueuse, chez des hommes d'un âge avancé,
avec pléthore abdominale. — Paupières recouvertes de *chassie.* —
— *Pupilles dilatées* (s). — *Trouble de la vue; vue faible,* quelquefois avec ardeur dans les yeux; vue faible, trouble (s); *vue
empêchée,* comme par un nuage ou un voile qui quelquefois se
dissipe en fixant attentivement un objet, mouches volant devant
les yeux, en se baissant, après le repas.

Oreilles. — Tiraillement dans les oreilles ; élancements suivis de tension dans l'oreille gauche. — Bourdonnement dans les oreilles ; résonnement devant les oreilles, le soir, au lit.

Nez. — Sensation d'écartement dans le bout du nez. — *Odeur* spécifique devant le nez et goût analogue dans la bouche. — *Éternument fréquent*, avec aggravation des symptômes de la poitrine, ou bien avec *poitrine douloureuse* (quelquefois comme une excoriation qui plus tard se transforme en pression). — *Coryza* qui laisse de l'excoriation et de la sécheresse dans le nez.

Face. — Mauvaise mine (s) ; visage pâle, défait ; chaleur de la face, avec tremblement et sensation de gonflement des lèvres (s). — Fourmillement tensif dans la face ; tiraillement picotant depuis la glande sous-maxillaire droite jusque dans l'oreille et la langue ; élancements au menton, à la sortie du nerf sous-maxillaire. — *Dans les lèvres :* frémissement ; gonflement des glandes lymphatiques.

Dents. — Douleur rapide dans les molaires gauches de la mâchoire inférieure, comme si on tournait la dent affectée. — *Gencive* douloureuse, en mâchant à la place où était une dent.

Bouche. — Sensation de tension dans le fond de la bouche et au palais, qui force à cracher constamment ; *accumulation de salive plus abondante*, quelquefois d'un goût acidulé ; sécheresse de la bouche, sans soif. — *Langue : chargée d'un enduit blanc* (s aussi) ; enduite de mucosités épaisses (s) ; douloureuse comme si elle était brûlée à la pointe ; contraction au-dessous de la langue.

Gorge. — *Brûlement léger dans la gorge*, quelquefois le soir ; sensation dans la gorge comme si cette partie était exposée à la chaleur d'un feu ardent. — *Déglutition gênée*, avec sensation comme si la luette était à vif, avec brûlement, ou bien comme si les muscles du pharynx refusaient leur service. — *Accumulation de mucosités dans la gorge ;* mucosités visqueuses dans la gorge, le matin (s aussi).

Appétit — Goût. — *Goût :* fade dans la bouche (s) ; amer, quelquefois après avoir mangé des tartines de beurre ; °amer comme du fiel, dans la gorge. — *Absence d'appétit* (s aussi) ; *l'appétit est nul à midi*, le manger répugne ; appétit nul pour le pain et la viande. — *Appétit augmenté* (s aussi) ; quelquefois surtout à midi. — *Soif augmentée.* — °Après le repas, sensation de plénitude d'estomac, qui pèse vers le bas.

Symptômes gastriques. — *Renvois : fréquents ;* répétés, qui soulagent plus tard l'oppression de poitrine ; *à vide, °quelquefois bruyants ; ¯avec goût de l'extrait ; répugnants, avec sensations de froid dans le gosier et amertume persistante dans la bouche ;

âcres, quelquefois aussi acides. — *Dégoût* (s aussi); *nausées* (s aussi); quelquefois avec gêne dans le creux de l'estomac. — Vomissements et dégoût (s).

Estomac. — *Douleurs d'estomac, avec contraction du creux de l'estomac et aggravées en appuyant dessus;* sensation dans le creux de l'estomac et le sternum, comme si on avait longtemps été courbé en étant assis; *gêne dans le creux de l'estomac, avec véritable angoisse précordiale;* sensation de mollesse dans l'estomac. — *Pression dans l'estomac* (s aussi) : avec plénitude à éclater et suivie de fourmillement au-dessous du sein droit, avec sensation comme s'il se formait là une vésicule; sensation comme si tout se portait vers le dehors, la grandeur de la paume de la main, suivie de ténesme; pression à l'orifice de l'estomac; pression et plénitude dans le creux de l'estomac; la pression dans le creux de l'estomac se transforme en angoisse au milieu de gouglous dans l'estomac, de renvois, de borborygmes dans le ventre et d'émission de vents qui soulagent, elle se rencontre davantage au-dessous du sternum, et alterne avec une sensation de brûlement ou de froid. — *Sensation de froid* dans l'estomac (s aussi) : fourmillant, dans l'estomac et le creux de l'estomac, avec renvois fréquents; *comme par de la glace dans le gosier et l'estomac,* à la suite d'une sensation de chaleur dans l'estomac, avec nausée qui remonte dans la gorge, et goût fade à la racine de la langue. — Élancements dans le pylore. — *Amélioration* des douleurs d'estomac en se courbant lorsqu'on est assis, ou bien par l'émission de vents fétides.

Hypochondres. — Coups sourds ou bien élancements dans les hypochondres, surtout dans le droit. — *Dans la région hépatique :* brisement, le matin; tiraillement périodique; douleur fouillante; *pression,* quelquefois le soir; *élancements,* quelquefois après le repas, ou bien se dirigeant vers le dos, ou bien encore avec sensation de pesanteur; *gonflement du foie,* quelquefois avec pression, ou bien avec tension en appuyant dessus. — *Dans la région splénique :* élancement rapides; serrement, surtout pendant le repos.

Ventre. — Sensation de relâchement dans le ventre. — *Pincements dans le ventre :* pendant et après le déjeuner; avec besoin d'aller à la selle, bien qu'il ne sorte que des vents; *dans la région ombilicale,* aggravés en croisant les jambes; *dans le haut du ventre,* le matin, au lit, ou bien avec tranchées et aggravés pendant et après le repas, jusqu'à forcer à se tordre. — *Douleurs incisives dans le ventre* (tranchées) : à diverses parties, avec pincements; dans tout le ventre, avec borborygmes douloureux et suivis d'une selle diarrhéique muqueuse. — Sensation de *chaleur* désagréable dans le ventre, *bouillonnement* fréquent, remontant du ventre dans la poitrine. — *Sensation de pesanteur* dans le ventre qui presse vers le bas, après le déjeuner; sensation comme si on avait un fardeau sur le ventre, principalement sur l'ombilic et le creux de l'estomac, pire étant debout. — *Affections du système de la veine-porte?* — *Hydropisie abdominale* (à la suite d'une fièvre intermittente avec constipation), avec gonflement très-volumineux du ventre, des pieds et de la face; °ou bien avec induration du foie et asthme. — *Sensation de plénitude dans le ventre*, quelquefois avec borborygmes et émission de vents; *sensation de plénitude dans le côté droit*, avec gêne de la respiration et soulagement par des renvois et l'émission de vents (s); *tension* du ventre, surtout dans la région hépatique, le soir. — Mouvement de *flatuosités* dans le ventre; *borborygmes abondants dans le ventre*, quelquefois pendant le repas, *ou bien après* (avec élancements au-dessous du précord, ou bien avec pincement dans le ventre), ou encore principalement dans la région ombilicale; *émission de vents abondants*, quelquefois fétides (à la suite de borborygmes), ou bien le soir, précédée de pincements.

Selles et Anus. — *Constipation;* point de selle le premier jour, ou bien elle ne vient que plus tard et est dure; °la constipation habituelle diminue. — Selle seulement à la suite de besoins et de pincement; besoin d'aller à la selle, avec sensation de lassitude extrême, et avec évacuation difficile et rare; selle précédée de ténesme, dure, et ne s'évacuant qu'avec effort, avec douleur persistante de meurtrissure à l'anus; selle insuffisante. — *Selles dures;* dures et tardives, *sèches, dures, difficiles*, et seulement avec efforts; dures, noueuses, avec brûlement à l'anus, à la suite d'une constipation de deux jours; selles au total plus rares et plus fermes. — *Provoque des selles faciles* (s?), facilite les évacuations intestinales (s?); selles molles, ou bien aussi en bouillie les premiers jours; évacuations fréquentes, en bouillie (s); *Diarrhée* (s); quelquefois diarrhée, une fois constipation (s). — *Pendant la selle :* lassitude générale, fatigue au point de s'endormir, bâillement et accumulation d'eau dans la bouche; *après* la selle (molle), pression à l'anus. — *A l'anus :* tiraillement; picotement, vers le soir; *boutons hémorrhoïdaux* autour de l'anus, avec ténesme dans le rectum et nouvelle évacuation d'une selle liquide après chaque selle ferme.

Voies urinaires. — Besoin d'uriner, avec tiraillements fréquents dans le gland qui parcourent tout le corps. — *Sécrétion d'urine augmentée* (s aussi); *émission d'urine plus fréquente et plus abondante; il faut se lever la nuit pour uriner;* pression sur la vessie, vers le matin, par l'accumulation de l'urine, qui est plus abondante. — *Urine, claire comme de l'eau,* et en même temps plus abondante et plus fréquente; jaune clair, avec odeur de violette; brune, chaude et brûlante dans l'urèthre. — *Dans l'urèthre,* sensation continuelle, en étant assis, comme si une goutte y coulait; ardeur à l'orifice. — *Dans la région de la vessie,* pression comme par besoin d'uriner.

Parties génitales. — *Dans la verge,* gonflement d'un vaisseau lymphatique à la suite d'érections matutinales; tiraillements à la naissance de la verge, ou bien aussi au cordon spermatique droit et le long de la face interne de la cuisse. — Appétit vénérien diminué; chasse la lascivité et les rêves voluptueux (s); *érections* douloureuses, dans le sommeil du matin; *pollutions,* quelquefois pendant des rêves lascifs dans le sommeil du matin, ou bien deux, dans une nuit, sans en avoir conscience, pendant un sommeil profond. — *Règles trop hâtives,* de 6 jours, ou bien de 4 (avec douleurs crampoïdes dans le ventre). — Favorise les règles (s). — *Augmente le lait dans les seins* (s).

Larynx et Toux. — *Voix* beaucoup plus étendue. — *Rudesse dans la gorge :* après la lecture à haute voix; dans le pharynx; dans le larynx, forçant à respirer profondément; avec grattement dans la gorge (s); sécheresse et grattement dans le pharynx et dans le haut de la poitrine; *enrouement,* le soir, ou bien aussi le matin, avec rudesse dans la gorge; sensation de plénitude dans le larynx, diminuée en renversant le tronc en arrière; besoin fréquent de toussoter; °*Sensation continuelle de plénitude dans le larynx,* avec irritation de toux suffoquante, parole gênée et toux fréquente avec expectoration. — *Toux par chatouillement dans la gorge :* quelquefois avec sensation d'oppression de la poitrine; avec sensation de sécheresse brûlante dans la gorge; fréquente; sèche de temps en temps, ou bien par *mouvements courts, avec ébranlement de la poitrine,* de même que du ventre et de l'occiput; sèche, *aboyante,* douloureuse, provenant d'une toux déjà existante, avec expectoration facile à détacher; spasmodique, creuse et sèche, ou bien *excessive et menaçant de briser la poitrine, provoquée par un chatouillement dans le gosier;* °la toux sèche provenant d'une toux déjà existante et paraissant surtout selon les variations de l'atmosphère, disparaît complétement. — Excrétion de *mucosités* par la toux (qui était sèche auparavant?) et les mouvements sont plus vigoureux et plus longs; expectoration abondante de mucosités par une toux courte. — *Pendant la toux* ou la tussiculation, aggravation des douleurs de poitrine; °*toux suffoquante sèche,* chez une personne hystérique, avec insomnie persistante et sensation rongeante de froid, dans l'estomac et le creux de l'estomac.

Poitrine et Respiration. — *Dyspnée;* respiration courte, gênée (s); *gêne de la respiration*, avec élancements dans l'aile du poumon gauche, ou bien avec pression dans le creux de l'estomac; respiration rapide, par affluence et bouillonnement dans la poitrine; *besoin fréquent de respirer profondément*, surtout en étant assis replié sur soi-même; respiration comme insuffisante, en marchant et en se tenant debout à cause d'une constriction spasmodique dans les régions ombilicale et précordiale, avec besoin fréquent de respirer profondément; en respirant profondément, sensation comme si la respiration ne remplissait pas la poitrine. — *Asthme, gêne de la respiration ou de la poitrine* (s aussi) : *comme si le bas de la poitrine était trop étroit, avec crainte de respirer profondément, parce qu'alors on éprouve chaque fois une secousse; forte, la nuit, tirant du sommeil, et forçant à se mettre promptement sur son séant, avec angoisse* (s); *fréquente, avec pesanteur sur la poitrine, besoin de respirer profondément*, et soulagement momentané en bâillant et en s'étirant; comme par des exhalaisons corrosives, le soir au lit, avec toux suffocative, creuse; °avec besoin continuel de se replier sur soi-même en étant assis, parce que sans cela tout gêne comme si c'était trop étroit; *comme si le thorax était trop étroit, comprimé ou resserré*, surtout en étant assis replié sur soi-même, ou bien avec fréquente gêne constrictive dans la partie inférieure de la poitrine; sensation de constriction spasmodique dans la région des hypochondres, surtout à droite. — *Oppression de poitrine, ou gêne de la respiration* (s aussi) : *obligeant à respirer profondément* (s aussi), quelquefois avec besoin de bâiller et anxiété, ou bien soulagée en se levant après avoir été assis plié ou en effaçant le haut du corps; avec douleur sourde au-dessous du sternum; forte, avec gêne fréquente à des parties circonscrites de la poitrine; légère des deux côtés et au-dessous du sternum, suivie de sensation de chaleur à la paroi opposée de la poitrine. — *Sensation de plénitude dans la poitrine :* anxieuse; aggravée vers le soir; au-dessous du sternum et vers la clavicule gauche, avec besoin de respirer profondément; dans toute la poitrine avec tressaillement léger et douleur de brisement dans la poitrine. — *Sensation de pesanteur sur la poitrine :* avec gêne de la respiration; *comme si on avait un quintal sur la poitrine, avec besoin d'écarter les vêtements;* le soir, avec sensation de plénitude dans le pharynx; en se promenant au grand air, comme si on avait un fardeau étranger sur la poitrine; périodique, augmentant et diminuant, avec serrement, oppression et augmentation de chaleur dans la poitrine. — Les symptômes de la poitrine sont *soulagés lorsqu'on se met sur son séant, on ne peut supporter rien de serré sur le thorax* (parce que cela gêne la respiration). — °*Asthme convulsif*, quelquefois dans une affection organique du cœur ; °*accès de suffocation*, dans une hydropisie de poitrine ; °*hydropisie de poitrine*, avec gonflement général, anxiété, manque de respiration en étant couché, forçant à se mettre sur son séant, toux courte, sèche, grande faiblesse, envie de dormir irrésistible après midi et diminution des urines. — *Douleurs* sourdes *à la poitrine*, forçant à respirer profondément, *à gauche de la poitrine*, et peu après à droite aussi, mais n'y séjournant pas ; respirer profondément aggrave la douleur sourde de la poitrine. — *Douleur pressive dans la poitrine :* dans le milieu de la poitrine ; au-dessous du sternum en appuyant la main dessus ; des deux côtés de la poitrine, le matin, et aggravée en inspirant en haut ; au-dessous du sternum, par le mouvement avec tension ; dans la partie supérieure de la poitrine, après s'être promené en plein air, avec faiblesse au point de s'affaisser sur soi ; *pression serrante*, à diverses parties de la poitrine, ou bien surtout dans la partie supérieure, avec oppression et besoin de bâiller et de s'étirer le haut du corps. — *Élancements dans la poitrine : dans le côté droit de la poitrine*, avec sensation persistante d'un tressaillement spasmodique, ou bien dans la partie inférieure de la poitrine, vers le dos (s), dans la région supérieure du cartilage des fausses côtes ; aigu, au-dessous des petites côtes gauches ; pleurétique, vers le milieu du sternum ; serrant, dans la partie supérieure du sein gauche, avec oppression de toute la poitrine ; sourde, depuis le côté gauche de la poitrine jusqu'à l'omoplate. — *Tiraillement* sourd dans la poitrine, le matin au lit, pire après le lever. — *Bouillonnement dans la poitrine :* avec serrement et forçant à respirer vite ; *avec oppression*, quelquefois après un exercice même modéré, ou bien suivi de douleurs crampoïdes à l'extérieur de la poitrine. — *Battement* douloureux, brûlant, dans la cavité droite de la poitrine, à une place limitée. — *Sensation de relâchement* dans la poitrine, depuis midi jusqu'au soir ; *sensation de froid* dedans (s). — *Douleur de fatigue*, comme après une fatigue corporelle, au bas de la poitrine et aux parois du thorax, surtout à gauche, le matin après le réveil. — *A l'extérieur*, douleur rapide dans les muscles de la poitrine et du delta, se portant ensuite vers l'épaule dans le repos.

Dos, Reins, etc. — Dans les *reins*, tiraillement vers les aines. — Dans le *dos*, douleur dans la moelle épinière jusque dans la *cauda equina* et s'étendant jusqu'au sacrum ; douleur crampoïde parcourant le dos dans diverses directions ; brisement dans la région lombaire. — *Dans la nuque*, douleur en toussant ; tiraillement et tension (quelquefois simultanément dans les épaules et les muscles du cou) ; picotement sous-cutané, qui peu à peu se fixe sous l'omoplate droite. — *Dans les muscles du cou, tension,* quelquefois spasmodique, du côté droit. — *Sous l'aisselle droite,* élancements comme par un instrument pointu, aggravés en levant les bras et en appuyant le doigt.

Extrémités supérieures. — *Dans les épaules,* douleurs (s); sensation de paralysie dans l'articulation gauche — *Dans les bras :* *tiraillements,* surtout partant de l'articulation du coude, ou bien avec tressaillement; déchirements errants, comme sur l'os, dans l'articulation de l'épaule et du coude droit, et plus tard tantôt dans le poignet, tantôt à d'autres parties; élancements déliés au-dessous du droit. — Grande fatigue du bras droit : — *Dans le haut du bras,* tiraillement et sensation de faiblesse; douleur crampoïde à l'extrémité inférieure; douleur de luxation au muscle triangulaire gauche seulement lorsque le bras est plié. — *Dans le coude,* tiraillement sourd à la pointe. — *A l'avant-bras droit,* déchirement, suivi de sensation paralytique du petit doigt. — *Dans les mains,* tressaillement douloureux; *tiraillement dans la gauche,* quelquefois spasmodique dans l'articulation; tremblement des mains (s). — *Dans les doigts,* sensation de chaleur, suivie de faiblesse persistante de ces parties; déchirements dans le métacarpe des deux mains, prurit fourmillant aux doigts de la main gauche.

Extrémités inférieures. — Dans les *jambes :* grande fatigue; tremblement et lassitude; *lourdeur,* quelquefois surtout en marchant, avec tension dans les jarrets; *elles s'endorment fréquemment,* quelquefois en étant assis. — Dans les *cuisses,* brisement avec tension dans les jarrets, en se levant de son siége; tressaillement dans la cuisse gauche. — Dans les *jambes : sensation de stagnation de sang,* quelquefois en étant assis, avec lourdeur ou bien seulement dans la droite pendant le repos et avec tiraillements; douleur tiraillante dans la droite, avec sensation de roidissement, quelquefois remontant jusqu'à la hanche; tremblement dans la jambe gauche, l'après-midi; crampe dans le mollet gauche, en marchant. — *Dans les pieds :* douleur à la plante du pied gauche, pendant le repos, comme s'il avait sauté sur une pierre, se dissipant en appuyant le pied; froid aux pieds. — *Aux orteils :* prurit formicant (au pied gauche); douleur dans le gros orteil gauche, comme s'il était difforme et renversé en arrière, en appuyant le pied; douleur comme d'ulcération sous-cutanée, au-dessous de l'ongle (le 4me).

LAUROCERASUS.

LAUR. — Laurier-cerise. — HARTLAUB ET TRINKS. *Hist. nat. et prép.* Voy. Pharmac.
homœop. — *Doses usitées :* 3, 30. — *Durée d'action :* 6 à 8 jours quelquefois.
ANTIDOTES : Camph. coff. ipec. op.
COMPARER AVEC : Amm. canth. chin. *coff. ipec.* kal. *merc.* n-vom. *op.* rhus. sec.
spig. veratr.

CLINIQUE. — On n'a jusqu'ici encore employé ce remède que
contre : *Cyanose* (?); *Phthisie florissante et Choléra.*
☞ *Voy. la note,* page 15.

SYMPTOMES GÉNÉRAUX. — *Tressaillements convulsifs et
spasmes par accès.* — Inflammation des organes internes. — Tremblement, surtout des mains et des pieds, pendant l'exercice en
plein air. — *Faiblesse subite, avec accablement nerveux, excessif.* — (*Apoplexie avec paralysie des membres.*) — Évanouissements. — Douleurs tractives et déchirement dans les membres.
—Manque d'énergie de la force vitale. — Convulsions épileptiques
avec écume à la bouche. — Tétanos. — Aggravation des souffrances, le soir; amélioration la nuit, et au grand air.

Sommeil. — *Bâillements fréquents,* souvent accompagnés d'horripilation avec chair de poule. — Envie de dormir insurmontable,
le jour et le soir de bonne heure. — *Somnolence,* parfois comme
un coma vigil. — Insomnie par surexcitation et accès de chaleur.
— *Rêves pénibles et agités.*

Fièvre. — *Frissonnement et frissons fébriles,* ne se dissipant ni à
la chaleur du feu ni à celle du lit. — Horripilation avec chair de
poule, suivie de chaleur brûlante. — *Froid de tout le corps,* mais
surtout des pieds, principalement au grand air. — Manque de
chaleur naturelle. — Pouls faible, lent et irrégulier.

Moral. — Abattement moral. — *Forte anxiété, appréhension et
agitation,* qui ne permettent de rester nulle part, ni de *s'endormir
le soir,* mais qui se dissipent au grand air. — Répugnance pour
le travail de l'esprit. — Promptitude et précipitation morale. —
Faiblesse de la mémoire. — Incapacité intellectuelle. — *Esprit
obtus et perte de connaissance.*

Tête. — *Étourdissement* avec chute et perte de connaissance. —
Ivresse et vertige, avec envie de dormir. — *Vertiges* en se rele-
vant après s'être baissé, ou en se levant de son siège, avec un
*voile devant la vue, ou avec sensation comme si tous les objets
tournaient en rond.* — *Mal de tête stupéfiant* et gravatif avec sen-

sation *comme si, en se baissant, le cerveau tombait en avant et se heurtait contre le crâne.* — Mal de tête pressif, très-violent dans l'appartement. — Froid continuel dans la tête. — *Congestion à la tête avec chaleur et battement.* — Les maux de tête se dissipent par une sensation de froid au vertex, dans le front, la nuque et jusque dans les reins.

Yeux. — Douleur brûlante dans les yeux. — Sécheresse des yeux. — *Yeux largement ouverts ou à demi fermés, convulsés, proéminents et fixes.* — *Pupilles dilatées,* immobiles. — Obscurcissement de la vue. — *Tous les objets paraissent plus gros* qu'ils ne le sont en effet.

Visage. — *Teint pâle, blafard et gris.* — Visage hâve, ou bouffi et gonflé. — Distorsion des traits. — *Crampes de la mâchoire.* — Tressaillements des muscles de la face. — Éruption autour de la bouche.

Bouche. — *Bouche sèche* et pâteuse. — *Écume à la bouche.* — Sensation de froid sur la langue. — *Perte de la parole.*

Gorge. — Mal de gorge, avec sensation douloureuse comme si elle était tirée en bas, pendant et hors le temps de la déglutition. — *Crampes dans le gosier et l'œsophage.* — On entend le bruit que font les boissons pendant qu'elles descendent. — *Déglutition empêchée* ou gênée. — Sensation de froid, ou chaleur et douleur brûlante dans la gorge et dans le fond du palais.

Appétit. — Goût douceâtre, ou âcre et excitant. — *Soif ardente,* avec sécheresse de la bouche. — Absence d'appétit avec répugnance pour tous les aliments. — Faim excessive.

Estomac. — Renvois à vide violents, ou avec goût des aliments. — *Fort dégoût, nausées et vomissement,* même des aliments. — Vomissement de matières noires. — Pression à l'estomac. — *Maux d'estomac jusqu'à faire évanouir.* — Grande angoisse dans la région précordiale. — Sensation de froid ou *brûlement dans l'estomac* et l'épigastre. — (Inflammation de l'estomac.)

Ventre. — Coliques au-dessous de l'ombilic comme si on coupait les intestins. — Sensation d'un gonflement de la grosseur d'une noix, dans le côté gauche du bas-ventre. — *Tranchées, crampes et contractions dans le ventre.* — Sensation de froid, ou *chaleur et brûlement dans le ventre.* — (Inflammation des intestins.) — Coliques flatulentes. — Borborygmes, grondement et gargouillement dans le ventre et l'estomac. — Pincement dans la région ombilicale.

Selles. — *Constipation.* — Selles dures, tenaces, avec efforts. — *Diarrhées avec ténesme,* douleurs incisives et brûlement à l'anus. Diarrhées de mucosités verdâtres, avec contraction dans les aines. *Selles involontaires.* — Paralysie du sphincter de l'anus.

Urines. — *Rétention d'urines.* — Urine aqueuse, jaune pâle — Urine écumeuse, âcre. — Sédiment épais, rougeâtre, dans les urines. — *Émission involontaire des urines.* — Paralysie de la vessie. — Pendant l'émission des urines, douleur dans la région de l'estomac.

Parties génitales. — Exaltation de l'appétit vénérien. — Gangrène des parties génitales. — *Règles trop hâtives* et trop abondantes. — Pendant les règles, déchirement dans la tête, odontalgie et tranchées.

Larynx. — *Enrouement, âpreté et grattement dans la gorge et le pharynx.* — Sensation de gonflement du pharynx. — Voix grave de basse-taille. — *Constriction spasmodique de la trachée-artère.* — *Petite toux courte,* provoquée par un chatouillement et un grattement dans la gorge. — °*Expectoration gélatineuse,* abondante, avec petits points de sang.

Poitrine. — *Respiration lente, faible, anxieuse.* — *Respiration râlante,* ronflante. — La respiration est arrêtée dans la région de l'estomac. — *Respiration asthmatique,* comme si les poumons ne pouvaient pas assez se dilater, ou comme par paralysie des poumons. — Pression à la poitrine. — *Constriction de poitrine,* avec oppression. — Brûlement et *élancements dans la poitrine.* — Douleurs dans la région du cœur. — *Battement du cœur, irrégulier et lent.*

Membres. — Tiraillements aigus et élancements dans les épaules et les bras. — Sensation brûlante dans les mains, avec gonflement des veines à ces parties. — Tremblement des mains. — Peau sèche et râpeuse, entre les doigts. — Tiraillements aigus et élancements dans les genoux. — Engourdissement des pieds.

LEDUM PALUSTRE.

LED. — Romarin sauvage. — Hahnemann. — *Hist. nat. et prép.* Voy. Pharmac. homœop.—*Doses usitées :* 15, 30. — *Durée d'action :* 6 à 7 semaines dans quelques cas de maladies chroniques.

Antidote : Camph.

Comparer avec : Alum. ars. *bry.* canth. cham. lyc. merc. *puls.* rhus. sep. thui. — Ce médicament convient quelquefois après lyc. — Après ledum conviennent quelquefois : Chin. sep.

CLINIQUE. — Se laissant guider par *l'ensemble des symptômes,* on verra les cas où l'on pourra consulter ce médicament contre : — *Affections arthritiques et rhumatismales;* Nodosités arthritiques; Affections hydropiques; Dartres et autres éruptions chroniques;

Anasarque; Furoncles; Coma somnolent?; Céphalalgie congestive ou rhumatismale?; Ophthalmies rhumatismales et arthritiques?; Dureté de l'ouïe (par refroidissement de la tête pour s'être fait couper inopportunément les cheveux); Dartres et autres éruptions à la face; Hémorrhagie nasale et buccale?; Ascite?; Diabète?; Gonorrhée chronique?; Laryngite chronique (Phthisie laryngée)?; Toux convulsive; Coqueluche?; Phthisie pulmonaire?; Pneumonie chronique?; Podagra?, etc., etc.

☞ *Voir la note,* page 15.

SYMPTOMES GÉNÉRAUX. — *Douleurs arthritiques pressives, et tiraillantes aiguës,* ou simplement pressives, dans les membres, *aggravées le soir à la chaleur du lit.* — Engourdissement et sensation de torpeur dans quelques membres. — *Douleurs dans les articulations,* déchirantes ou lancinantes, pulsatives et paralytiques, *aggravées par le mouvement.* — Les douleurs dans les articulations sont les seules qui s'aggravent par le mouvement; il n'en est pas de même des autres. — Nodosités goutteuses dans les articulations. — *Gonflements durs,* chauds, tendus, *avec douleurs déchirantes.* — *Gonflements hydropiques de quelques parties, ou de toute la peau du corps. — *Froid et manque de chaleur vitale.* — *La chaleur du lit est insupportable,* et provoque de la chaleur et un brûlement dans les membres.

Peau. — Prurit et rongement à la peau, avec brûlement après s'être gratté. — *Démangeaison rongeante,* comme par des poux. — Éruptions miliaires. — Éruptions comme la clavelée, avec desquamation. — Taches bleuâtres sur le corps, comme des pétéchies. — *Dartres sèches, furfuracées, excessivement pruriantes. — *Furoncles. — *Forte envie de dormir le jour, comme si on était ivre; sorte de somnolence, avec grand désir de se coucher. — Insomnie nocturne,* avec jactation inquiète, tressaillements, *visions et images fantastiques en fermant les yeux.* — Rêves agités, anxieux. — Rêves lascifs, avec émission de sperme.

Fièvre. — *Frisson violent et horripilation avec froid des membres.* — Chaleur aux pieds et aux mains, le soir. — Fièvre le soir, avec douleur dans la tête et les yeux. — °Sensation de forte chaleur, alternant avec sueurs. — *Sueur facilement excitée par la marche,* surtout au front, et parfois d'une odeur acide.

Moral. — Anxiété. — Dispositions à s'effrayer. — Dispositions à se fâcher et à s'emporter. — Sérieux imperturbable. — *Humeur morose et chagrine.* — Misanthropie. — Démence.

Tête. — *Ivresse.* — *Vertige étourdissant,* capable de faire tomber en avant ou en arrière, aggravé en se baissant ou en se promenant au grand air. — Tête entreprise, avec ébranlement douloureux du cerveau en faisant un faux pas. — *Maux de tête stupéfiants.* — Mal de tête pressif, comme s'il y avait un poids qui déprimât tout le cerveau. — Déchirement dans la tête et les yeux, qui sont enflammés, avec fièvre le soir. — *Violentes douleurs pulsatives dans la tête. — Impossibilité de supporter une coiffure quelconque. — Démangeaison comme si des poux rampaient sur le cuir chevelu et le front. — Refroidissement facile des téguments de la tête.

Yeux. — Prurit dans les angles internes des yeux. — *Pression dans les yeux,* surtout le soir, parfois avec brûlement. — *Inflammation des yeux,* avec agglutination et douleurs déchirantes. — *Larmoiement brûlant des yeux. — Pupilles dilatées.* — Trouble de la vue, avec scintillement devant les yeux.

Oreilles. — Bruit dans les oreilles. — *Tintement dans les oreilles.* — *Dureté de l'ouïe,* comme par obturation des oreilles.

Nez. — Nez douloureux au toucher. — Brûlement violent dans le nez. — Saignement de nez.

Visage. — Pâleur du visage. — °Face bouffie, tantôt rouge, tantôt pâle. — *Rougeur et *éruption tubéreuse au visage et au front,* comme chez les ivrognes, avec douleurs lancinantes au toucher. — *Dartres sèches et furfuracées, au visage,* avec brûlement au grand air. — *Boutons et *furoncles au front.* — Douleurs violentes et déchirantes dans le visage, la nuit, alternant avec lancinations dans une dent, et se terminant par horripilation, suivie d'un profond sommeil. — Glande engorgée, au-dessous du menton.

Bouche et Gorge. — Exhalaison d'une odeur fétide par la bouche. — Hémorrhagie buccale. — Mal de gorge, avec douleur lancinante, pendant et hors le temps de la déglutition. — Sensation comme s'il y avait une cheville dans la gorge, avec élancements en avalant.

Appétit. — Goût de moisi, ou amertume dans la bouche. — Forte soif d'eau froide. — Absence d'appétit et prompte satiété. — En mangeant vite, douleur contractive dans le sternum. — *Nausées* avec envie de vomir en crachant. — *Écoulement d'eau par la bouche, comme des pituites,* avec douleurs crampoïdes dans le ventre.

Estomac. — Urines. — *Pression à l'estomac pour peu qu'on ait mangé.* — Maux de ventre comme si les intestins étaient meurtris. — Douleur tractive dans le ventre. — Tranchées dans le ventre, le soir. — *Maux de ventre dyssentériques.* — Expulsion fréquente de vents. — Constipation. — Diarrhée d'excréments mêlés de mucosités et de sang. — *Envie fréquente d'uriner, avec émission peu abondante.* — Diminution de la sécrétion des urines. — *Émission fréquente et abondante d'urines.* — Gonflement de l'urèthre.

Parties génitales. — Érections violentes et de longue durée. — *Pollutions* de sperme sanguinolent ou séreux. — Inflammation du gland. — *Règles trop hâtives*, et trop abondantes.

Larynx. — Chatouillement au larynx. — *Toux précédée de suspension suffoquante de la respiration.* — Toux spasmodique, fatigante, qui ressemble à la coqueluche. — *Toux avec expectoration purulente*, surtout le *matin* ou la nuit. — Expectoration verdâtre et d'odeur fétide, par la toux. — *Toux creuse, ébranlante, avec expectoration d'un sang rouge vif.

Poitrine. — Respiration gênée et douloureuse. — *Respiration spasmodique et sanglotante*, comme après avoir pleuré amèrement. — Respiration gênée en montant un escalier. — *Oppression constrictive de la poitrine*, aggravée par le mouvement et la marche. — Douleur dans la poitrine en respirant, comme s'il y avait dedans quelque chose de vivant. — Élancements dans la poitrine, surtout en élevant les bras ou en les remuant. — Éruption sur la poitrine, ressemblant à la clavelée. — *Démangeaison rongeante à la poitrine, avec taches rouges, et miliaires. — *Douleur d'excoriation sous le sternum.

Tronc. — *Roideur douloureuse dans le dos et les lombes, après avoir été assis.* — Déchirement depuis les reins jusque dans l'occiput, surtout le soir. — Violente douleur crampoïde au-dessus des hanches, le soir, avec suspension de la respiration.

Bras. — *Déchirement et tiraillement pressif dans les bras.* — Élancements dans l'épaule, en élevant les bras ou en les remuant. — *Douleur pressive dans les articulations de l'épaule et du coude, aggravée par le mouvement.* — Éruption comme la clavelée, aux bras. — Douleurs déchirantes dans les mains et les doigts. — *Nodosités arthritiques aux articulations des mains et des doigts.* — Moiteur de la paume des mains. — Miliaire pruriante au poignet. — Tremblement des mains en les remuant ou en saisissant un objet.

Jambes. — *Douleur rhumatismale, paralytique, à l'articulation coxo-fémorale. — *Douleur de brisement et d'excoriation dans le périoste de la cuisse et dans les genoux.* — *Roideur tensive du genou*, avec craquement et fléchissement en marchant. — Tension crampoïde dans les genoux, les mollets et les talons. — Faiblesse et tremblement des genoux, en étant assis et en marchant. — *Gonflement dur et tendu du genou, avec élancements et douleurs nocturnes, pressives et déchirantes*, et dureté de toute la jambe. — *Gonflement de la jambe*, au-dessus et au-dessous du genou, avec chaleur et douleur lancinante tractive. — Roideur des pieds. — Douleur à la plante des pieds, en marchant, comme si elle était écorchée. — *Gonflement inflammatoire, ou même œdémateux des jambes et des pieds.* — Douleur incisive dans les orteils, la nuit, pendant le sommeil. — *Gonflement de la partie charnue du gros orteil*, avec douleur en appuyant le pied.

LYCOPODIUM.

LYC. — Lycopode, Pied-de-loup. — HAHNEMANN. — *Hist. nat. et prép.* Voy. Pharmac. homœop.—*Dose usitée :* 30.—*Durée d'action :* jusqu'à 40 jours, dans plusieurs cas de maladies chroniques.
ANTIDOTES : Camph. puls.
COMPARER AVEC : Ambr. amm. *ars.* bell. *bry. calc.* canth. caps. carb-veg. caus. cham. cic. *con. graph. led.* magn. mag-n. mag-m. *merc. mur-ac.* natr-m. *nitr-ac.* n-vom. plat. *phos. phos-ac. puls.* rhod. *rhus. sep. sil.* staph. sulf. thui. — C'est surtout après : *Calc.* et *silic.*, que ce médicament convient, lorsqu'il est d'ailleurs indiqué. — Après le lycopode, conviennent quelquefois : *Graph. led. phos. puls. silic.*

CLINIQUE. — Se laissant guider par l'*ensemble des symptômes*, on verra les cas où l'on pourra consulter ce médicament contre : — Affections, principalement des personnes (et surtout des femmes) d'un caractère doux, portées à la mélancolie, ou d'une constitution lymphatique, ou même leucophlegmatique, avec disposition à prendre des rhumes de cerveau, des catarrhes pulmonaires et autres écoulements muqueux : *Engorgement des glandes ;* Suites fâcheuses de l'abus du mercure ; affections rhumatismales et arthritiques, même avec gonflement et nodosités goutteuses ; inflammations aiguës et chroniques ; crampes et convulsions ? ; Épilepsie ? ; Affections scrofuleuses et rachitiques ; Inflammation, déviation, carie et autres maladies des os, même celles provenant de l'abus du mercure ; Paralysie ? ; *Affections hydropiques ;* Atrophie (des enfants scrofuleux) ; Excoriation de la peau ; Dartres et autres éruptions chroniques de différentes espèces ; Ulcères invétérés et fistuleux ; Anasarque ; Varices ; Anévrismes ; *Ulcères par l'abus du mercure ;* Furoncles ; *Fièvre typhoïde ;* Céphalalgie, même à la suite d'une colère ; *Céphalalgie rhumatismale ;* Migraine ? ; *Teigne ;* Calvitie ; Ophthalmies scrofuleuses ?, rhumatismales ?, arthritiques ? ; Amblyopie amaurotique ; Fongus médullaire aux yeux ? ; *Coryza chronique ou aigu ; Otite et otorrhée*, surtout à la suite de la scarlatine, ou chez des individus scrofuleux ; Névralgie faciale ; Disposition à des érysipèles à la face ; Dartres et autres éruptions faciales ; Croûte de lait ? ; *Angines chroniques*, même avec ulcération, et surtout après avoir fait abus du mercure ; Odontalgies rhumatismales ; Fistules aux gencives ? ; Dyspepsie, gastralgie et autres *affections gastriques ; Squirrhe* (cancer ?) *de l'estomac ;* Hépatite chronique ; Coliques flatulentes ; Ascite ? ; *Inertie des intestins et constipation opiniâtre ;* Calculs rénaux et gravelle ; Hématurie, Inconti-

nence d'urine ; Orchite ; Induration des testicules?, Gonorrhée secondaire?; Dysménorrhée; Souffrances chlorotiques, Varices et con-
stipations des femmes enceintes, Dispositions à l'avortement, avec
varices aux parties?; Excoriation et constipation des nouveaux nés;
Catarrhe chronique; Grippe; *Pneumonie chronique; Souffrances
phthisiques;* (Phthisie tuberculeuse;) Hémoptysie; *Affections organiques du cœur,* surtout *hypertrophie;* Goitre; Goutte aux mains;
Goutte arthritique, ou scrofuleuse; Tumeur blanche?, etc., etc.

☞ *Voy. la note,* page 15.

SYMPTOMES GÉNÉRAUX. — *Tractions et déchirements* dans
les membres, le plus souvent *la nuit et pendant le repos,* quelquefois aussi l'après-midi, tous les deux jours, et surtout par un
temps venteux ou pluvieux, soulagés par la chaleur. — *Douleurs
lancinantes* dans les parties internes et externes. — *Roideur douloureuse des muscles et des articulations, souvent avec *torpeur et
insensibilité des membres.* — *Engourdissement des membres. —
°Grande facilité à se donner un tour de reins,* qui souvent est suivi
de roideur de la nuque. — *Crampes et contraction des membres.*
— *Extension et rétraction spasmodiques* et involontaires de quelques muscles ou de quelques membres. — *Secousses et tressaillement de quelques membres et de tout le corps,* pendant le sommeil
et la veille. — Crampes dans les parties internes et externes,
même la nuit. — Attaques d'épilepsie, quelquefois avec cris,
écume à la bouche et grande angoisse de cœur. — °*Gonflements
hydropiques* et inflammatoires. — °*Varices.* — *Nodosités arthritiques.* — Gonflement des glandes. — °*Inflammation des os, avec
douleurs nocturnes.* — Déviation et ramollissement des os. —
°Ulcération des os. — Les symptômes sont aggravés fréquemment
vers quatre heures après midi, et recommencent à s'améliorer
vers huit heures du soir, à la faiblesse près. — Affections périodiques. — Bouillonnement de sang par tout le corps, surtout le
soir, avec agitation et tremblement. — Sensation comme si la circulation du sang était suspendue. — *Faiblesse intérieure.* —
Grande susceptibilité nerveuse. — *Faiblesse et lassitude dans les
membres,* sensible principalement *pendant le repos,* ou le matin au
réveil. — Après une promenade très-courte, fatigue, surtout dans
les jambes, et sensation brûlante aux pieds. — Crainte de mouvement et désir continuel d'être couché. — °Prostration totale des
forces, avec mâchoire pendante, yeux voilés et à demi fermés, et
respiration lente par la bouche. — *Grand amaigrissement,* aussi
chez les enfants. — *Accès de défaillance,* surtout le soir, et quelquefois même en étant couché, avec perte des sens, obscurcissement
de la vue et grande indifférence. — Tremblement des membres.

— *Manque de chaleur vitale. — Grand désir ou forte répugnance pour le grand air*, avec sensibilité excessive à l'air frais. — *Forte disposition à se refroidir.*

Peau. — *Rongement et prurit, le jour, en s'échauffant*, ou le soir avant de se coucher. — Tendance de la peau à se gercer facilement. — *Éruptions douloureuses. — Éruptions urticaires. — Grandes taches rouges sur la peau. — Taches hépatiques*, pruriantes. — *Éphélides abondantes. — °Dartres* insensibles d'un brun jaunâtre, ridées ou *humides, purulentes*, pleines de crevasses profondes et de croûtes épaisses. — *Gros furoncles*, qui reviennent périodiquement. — *°Ulcères* saignants, avec douleur lancinante et brûlement pendant le pansement, ou avec déchirements nocturnes et prurit. — Ulcères fistuleux à bords calleux, rouges, renversés et luisants, quelquefois avec inflammation et gonflement de la partie affectée. — *Plaques excoriées à la peau*, chez les enfants. — *Verrues*, °surtout celles à queue. — Engelures. — *Grande sécheresse de la peau. — °Anasarque, avec grande inactivité des intestins et de la peau.*

Sommeil. — *Bâillements fréquents et quelquefois avortés. — *Envie de dormir le jour, ¯et le soir de bonne heure; avec sommeil tardif;* par affluence d'idées et forte surexcitation nerveuse. — *Sommeil agité et inquiet, avec rêves anxieux, effrayants, et réveil fréquent* avec effroi. — Rêves voluptueux, vifs, tristes; rêves de meurtres ou des occupations de la journée, etc. — Tressaillements, cris, sursauts avec effroi, ou éclats de rire, ou pleurs et gémissements pendant le sommeil. — *La nuit, tressaillement et inquiétudes* dans les jambes, mal à la tête, ¯angoisse, cauchemar, *ébullition de sang et battement du cœur*, mal à l'estomac, coliques, souffrances asthmatiques, etc. — Difficulté de rester couché sur le côté gauche, à cause de battements de cœur et d'élancements. — Impossibilité de rester couché, la nuit, parce qu'on ne se trouve bien dans aucune position.

Fièvre. — *Frisson le soir*, quelquefois d'un seul côté, ou tous les deux jours, avec chaleur, ou suivi de sueur sans chaleur. — *Manque de chaleur vitale. — °Fièvre tierce, avec vomissements acides et bouffissure de la face et des mains après le frisson. — Chaleur fugace.* — Chaleur brûlante, avec respiration courte. — °Fièvre maligne, avec méchanceté et mauvaise humeur en s'éveillant, ou avec surexcitation nerveuse, sans chaleur à la tête ni rougeur du visage, rougeur circonscrite des joues, grande faiblesse, sueurs qui ne soulagent pas, langue rouge et sèche et constipation. — °Fièvre lente, avec sueurs nocturnes, visqueuses. — °Fièvre avec prostration de toutes les forces, mâchoire inférieure pendante, yeux voilés et à demi fermés, et respiration lente avec bouche ouverte. —

Sueur, principalement à la face, facile à exciter le jour *par un léger exercice.* — Sueur fébrile le jour. — *Sueur nocturne,* souvent fétide ou gluante, principalement à la poitrine et au dos.

Moral. — **Mélancolie* taciturne et humeur *chagrine;* on désespère de son salut éternel. — **Angoisse,* surtout dans la région de l'épigastre, avec *mélancolie et disposition à pleurer,* ⁻surtout après s'être fâché, ou à l'*approche d'autres personnes.* — Misanthropie. — **Crainte de la solitude.* — **Irritabilité et susceptibilité, avec pleurs.* — Irascibilité. — **Opiniâtreté.* — Aliénation et fureur, qui se manifestent par l'envie, les reproches, l'arrogance et le despotisme. — *°Caractère doux, soumis.* — Indifférence complète. — Aversion pour la parole. — **Fatigue par des efforts intellectuels et impossibilité de se livrer à des travaux de tête.* — Étourdissement. — Impossibilité de s'exprimer correctement; on se trompe de mots et de syllabes. — Parole embrouillée.

Tête. — Étourdissement et vertiges, comme par ivresse. — **Vertige* tournoyant, surtout *en se baissant,* ou dans un appartement chaud, avec envie de vomir. — *°Mal de tête à la suite d'une émotion fâcheuse.* — *°Mal de tête avec disposition à s'évanouir et grande agitation.* — **Mal à la tête avec vertiges.* — **Pesanteur de la tête.* — Mal à la tête en la secouant, et en la tournant, comme aussi à chaque pas que l'on fait. — Céphalalgie au-dessus des yeux, immédiatement après le déjeuner. — Mal de tête semi-latéral le soir, aggravé jusqu'à devenir insupportable, par le travail intellectuel. — **Maux de tête pressifs,* quelquefois comme si on enfonçait un clou dans la tête, ou avec tension qui augmente en étant couché. — **Maux de tête déchirants,* surtout *l'après-midi ou la nuit,* principalement *dans le front,* mais souvent aussi dans toute la tête, les yeux, le nez, et jusque dans les dents, avec besoin de se coucher. — Maux de tête lancinants. — Battement dans la tête, le soir, après s'être couché. — **Congestion à la tête,* avec chaleur de cette partie, quelquefois le matin en se redressant dans le lit. — Commotion et résonnement dans le cerveau, à chaque pas. — Térébration, râclement et *déchirement* au cuir chevelu, surtout *la nuit.* — Mouvements involontaires et tremblements convulsifs de la tête. — Forte disposition à se refroidir la tête. — **Éruption à la tête, °avec suppuration* abondante et fétide, **quelquefois avec engorgement des glandes de la nuque et du cou.* — Les cheveux deviennent gris. — **Calvitie.*

Yeux. — **Pression dans les yeux.* — **Brûlement rongeant et élancements dans les yeux* (et les paupières), surtout *le soir,* à la lumière. — *°Cuisson dans les yeux.* — Sensation de froid dans les yeux, le soir. — **Inflammation des yeux* et des paupières. — Orgelet. — **Agglutination des paupières, surtout la nuit, et larmoie-*

ment, principalement *le jour* et au vent froid. — *Chassie aux yeux, qui empêche de voir. — *Tressaillement des paupières. — *Trouble de la vue* comme par du duvet. — Myopie, ou **presbyopie*. — Hémiopie verticale. — Confusion des caractères en lisant. — *Obscurité, taches noires, scintillement et étincelles devant les yeux. — *Éblouissement et irritation des yeux, le soir à la lumière.

Oreilles. — Otalgie au grand air. — Congestion aux oreilles. — Ulcération des oreilles. — *Écoulement par les oreilles.* — **Sensibilité excessive de l'ouïe* au moindre bruit; les sons de la musique fatiguent. — *Tintement et bruissement *dans les oreilles*. — **Dureté de l'ouïe.* — °Croûtes suintantes sur le derrière des oreilles.

Nez. — **Narines ulcérées*, croûteuses, obstruées par des mucosités, la nuit. — Gonflement du nez, avec écoulement âcre, fétide et corrosif. — Mouvements convulsifs des muscles du nez. — Mouchement de sang et *épistaxis. — *Sensibilité excessive de l'odorat.* — **Coryza*, presque *de toutes sortes.* — **Coryza sec avec obturation du nez*, embarras de la tête et douleur brûlante dans le front. — **Obturation des narines*, surtout la nuit, qui ne permet de respirer que par la bouche.

Visage. — *Pâleur du visage*, augmentant le soir. — **Face jaune, terreuse, avec rides profondes*, cercles bleus autour des yeux et lèvres bleuâtres. — °Rougeur circonscrite des joues. — Face rouge, bouffie, avec éruptions et taches rouges. — °Gonflement et tension de la face. — Déchirement dans les os de la face. — °Sensation douloureuse de froid au visage. — Tressaillements et mouvements convulsifs dans les muscles de la face. — **Accès fréquents de chaleur fugace à la face.* — **Éruptions à la face*, parfois avec prurit. — *Éphélides. — **Dartres à la face*, ⁻furfuracées, et à fond jaunâtre. — °*Petite nodosité blanc de neige, à la joue gauche.* — °*Lèvres pâles et bleuâtres.* — Mouvements convulsifs de la bouche et distorsion des coins de la bouche. — Gonflement de la lèvre supérieure. — Éruptions et excoriations aux lèvres et aux commissures des lèvres. — Ulcères à la partie rouge de la lèvre inférieure. — Éruption pruriante autour du menton. — *Gonflement des glandes sous-maxillaires.*

Dents. — Odontalgie seulement la nuit, soulagée par les boissons chaudes et à la chaleur du lit. — **Douleurs sourdes dans les dents, avec gonflement de la joue et des gencives.* — *Traction crampoïde, déchirement et *secousses* ou pulsations *dans les dents, surtout pendant* ou après *le repas.* — Grincement des dents. — Jaunissement des dents. — (Fistule aux gencives.) — Gonflement des gencives, avec secousses, déchirements et élancements. — Ulcères aux gencives

Bouche. — *Sécheresse de la bouche, sans soif,* avec tension des parties, langue pesante et parole indistincte. — Torpeur de l'intérieur de la bouche et de la langue. — *Exhalaison d'une odeur putride par la bouche.* — Hémorrhagie buccale. — *Langue sale, chargée. — Mouvements involontaires de la langue. — °Bégayement, seulement pour le dernier mot de chaque phrase.*

Gorge. — Sensation d'étranglement dans la gorge, avec déglutition empêchée. — *Sécheresse dans la gorge.* — Douleur d'excoriation dans la gorge. — *Douleur brûlante dans la gorge, avec soif nocturne. — °Sensation comme si une boule montait du creux de l'estomac dans la gorge. — Inflammation de la gorge et du palais avec douleur lancinante,* qui empêche la déglutition. — Gonflement et suppuration des amygdales. — Ulcéres semblables aux chancres, aux tonsilles. — *Renâclement de mucosités. — °Enduit lardacé couvrant tout le voile du palais et le palais même, avec ou sans cause syphilitique évidente. — °Dartres syphilitiques dans la gorge.*

Appétit. — Perte du goût. — *Bouche* pâteuse ou *amère,* surtout *le matin,* souvent avec nausées. — *Aigreurs dans la bouche,* surtout le matin, ou goût aigre des aliments. — Absence de soif, ou soif ardente. — *Soif nocturne.* — *Perte de l'appétit,* quelquefois à la première bouchée. — *Faim immodérée. — Boulimie.* — *Répugnance pour les aliments cuits ou chauds, pour le pain de seigle, la viande, le café et la fumée de tabac. — °Appétence excessive pour les douceurs. — °Impossibilité de digérer les aliments lourds. — *Après le repas, douleurs hépatiques, oppression et plénitude dans la poitrine et le ventre,* nausées, chaleur à la tête, *rougeur de la face,* pulsation et tremblement dans tout le corps, mains chaudes, battements de cœur, coliques, etc. — *Après avoir pris du lait, aigreurs et diarrhée.

Estomac. — *Renvois violents après midi. — *Renvois aigres brûlants, gras ou amers. — Régurgitation aigre des aliments, surtout du lait. — *Pyrosis, surtout après le repas. — Hoquet violent, par accès,* surtout après le repas — *Nausées* dans l'appartement, se dissipant au grand air, et *vice versa.* — *Nausées fréquentes, continuelles,* surtout le matin, avec amertume de la bouche. — — °Nausées par le mouvement de la voiture. — °Sensation de fadeur à l'estomac, le matin. — *Pituites de l'estomac,* quelquefois tous les deux jours, avec écoulement d'une eau amère. — *Vomissement des aliments et de bile, surtout la nuit ou le matin, à jeun. — *Vomissements de matières verdâtres, amères. — Vomissement de sang. — Douleurs d'estomac avec frissons et mains mortes, après s'être légèrement refroidi. — Douleurs d'estomac périodiques, soulagées à la chaleur du lit. — *Pression à l'estomac,* le soir, et *après chaque repas*, quelquefois avec amertume de la bouche. — Douleurs compressives et contractives à l'estomac. — Les douleurs d'estomac se manifestent principalement le matin, au grand air, après le repas, ou après avoir bu du vin ; elles diminuent quelquefois le soir, et sont souvent accompagnées de crampes de poitrine et de gêne de la respiration. — *Gonflement de l'épigastre*, avec sensibilité douloureuse au toucher. — Les vêtements gênent autour de l'estomac.

Ventre. — *Tension autour des hypochondres, comme par un cerceau. — *Pression et tension au foie*. — Douleur crampoïde au diaphragme et douleur de foulure au foie, en se baissant. — Douleurs hépatiques après avoir mangé à satiété. — Dureté du foie. — Douleurs abdominales pressives. — *Plénitude et ballonnement de l'estomac et du ventre*. — Pesanteur dans le ventre. — Gonflement hydropique du ventre. — Douleurs crampoïdes, contractives, dans le ventre qui est comme tendu. — *Déchirements, traction, tension et *pincements dans le ventre* et les côtés du ventre. — *Griffement dans le bas-ventre, avec suspension de la respiration. — *Tranchées*, surtout au-dessus du nombril. — Douleur au-dessus du nombril, au toucher. — Douleur brûlante dans le ventre. — Élancements déchirants, pulsations et pression dans l'anneau inguinal, comme si une hernie allait s'établir. — Douleurs crampoïdes dans les muscles abdominaux, surtout la nuit. — *Incarcérations de flatuosités*. — *Défaut d'expulsion des flatuosités*. — *Gargouillements et borborygmes dans le ventre*, surtout du côté gauche.

Selles. — *Constipation de longue durée*. — *Resserrement du ventre*, parfois avec envie inutile d'aller à la selle, et évacuation difficile. — °Constipation ou diarrhée chez les femmes enceintes. — Selles pâles, d'odeur putride. — Écoulement de mucosités ou de sang pendant les selles. — Lombrics. — Douleurs à l'anus après le repas et après les selles. — Après la selle, ballonnement du ventre. — *Prurit et tension à l'anus*. — *Douleurs incisives, élancements et douleurs d'excoriation au rectum. — Spasmes du rectum. — Boutons hémorrhoïdaux à l'anus et au rectum, avec sortie du rectum. — Éruption pruriante à l'anus.

Urines. — *Envie pressante d'uriner et émission par trop fréquente*. — Urine foncée avec sédiment jaune ou rougeâtre. — °Calculs rénaux et gravelle. — *Pissement de sang, °parfois avec paralysie des jambes et constipation. — *Incontinence d'urine, °aussi la plus opiniâtre, à la suite d'une frayeur pendant le coït*. — Cuisson en urinant. — *Prurit à l'urèthre*.

Parties viriles. — Élancements, tractions et douleurs incisives dans le gland. — *Gonorrhée bâtarde*, avec élevure rouge foncé et cuisante derrière le gland. — *Excoriation entre le scrotum et les cuisses. — Gonflement hydropique des parties génitales. — °*Sarcocèle invétéré.* — **Exaltation immodérée ou absence de l'appétit vénérien.* — °Répugnance pour le coït, ou facilité trop grande à y être excité. — **Impuissance* de longue durée. — *Faiblesse ou absence totale des érections. — °Pollutions immodérees, ou °manque de pollutions. — °Pendant le coït, éjaculation trop prompte ou *trop tardive. — On s'endort pendant le coït. — Après le coït et les pollutions, lassitude. — Écoulement de liqueur prostatique.

Règles. — Prurit, *brûlement et rongement à la vulve. — °Pression vers le dehors, au-dessus de la vulve et jusque dans le vagin, en se baissant. — °Expulsion de vents par le vagin. — °*Sécheresse chronique du vagin.* — *Douleurs lancinantes dans les lèvres, en se couchant. — Excoriation entre les cuisses, à la vulve. — Pendant et après le coït, douleur brûlante dans le vagin. — **Règles* (trop hâtives), *trop abondantes et de trop longue durée.* — °Règles faciles à supprimer pour longtemps, par une frayeur. — **Avant les règles,* frissons, *tristesse, mélancolie.* — Pendant les règles, délires avec pleurs, maux de tête, aigreurs dans la bouche, maux de reins, gonflement des pieds, évanouissements, vomissement de matières aigres, tranchées, coliques et douleurs dans le dos. — **Leucorrhée* ‾laiteuse, jaunâtre, rougeâtre, et rongeante, °quelquefois précédée de tranchées dans le bas-ventre. — Gonflement du sein avec nodosités. — °Excoriation et croûtes suintantes aux mamelons.

Larynx. — Grattement formicant dans la trachée-artère, la nuit. — °*Catarrhes bronchiques des plus opiniâtres, avec expectoration de mucosités jaune citron et amères.* — Enrouement, avec raucité et douleur d'excoriation dans la poitrine après avoir parlé. — Accumulation de glaires dans la poitrine, avec râle muqueux — °Voix faible et sourde. — *Toux après avoir bu. — °Toux matutinale opiniâtre et sèche. — **Toux nocturne,* qui ébranle la tête, le diaphragme et l'*estomac.* — *Toux sèche jour et nuit. — **Toux provoquée par un chatouillement,* ou comme produite par la vapeur du soufre, ou *excitée en respirant profondément,* généralement *avec expectoration gris jaunâtre et salée,* °quelquefois avec grande faiblesse d'estomac, fièvre, sueurs nocturnes et amaigrissement. — °Toux avec expectoration abondante de matières verdâtres. — **Expectoration abondante de pus,* en toussant. — **Toux avec expectoration de sang.* — *En toussant, coups dans la tête, respiration courte, cuisson et ébranlement dans la poitrine, ou douleurs à la région stomacale.

Poitrine. — *Haleine courte pendant presque tout travail,* même *chez les enfants.* — **Oppression de poitrine* continuelle, aggravée

par la promenade au grand air. — °Râle muqueux et ronflement
en respirant. — En respirant, tressaillement et élancements dans
la poitrine et les côtés de la poitrine. — °Douleur de meurtrissure
dans la poitrine. — *Pression continuelle dans la poitrine. — Pesanteur dans la poitrine. — Tension à la partie antérieure de la
poitrine. — *Lancinations dans la poitrine, surtout à gauche, et
principalement en éternuant, en toussant, en riant et au plus léger mouvement, quelquefois avec impossibilité de rester couché
sur le côté malade, et gène de la respiration. — °Douleur d'excoriation dans la poitrine, surtout après avoir parlé. — °Points de
côté, alternant avec maux de dents et douleurs dans les membres.
— *Battements de cœur, surtout pendant la digestion, ou le soir
au lit, quelquefois anxieux et tremblants. — Éruptions douloureuses et taches hépatiques sur la poitrine.

Tronc. — Douleurs violentes aux reins, qui ne permettent pas de
se tenir droit, en étant assis. — *Douleurs dans le dos et les reins,
surtout en se remuant, en se baissant, et en soulevant un objet,
accompagnées souvent de douleurs constrictives dans le ventre. —
*Élancements aux reins, en se redréssant après avoir été courbé.
— *Douleurs tractives, déchirements et élancements, dans le dos
et aux reins, avec gène de la respiration, principalement en étant
assis, et même la nuit. — °Déviation de la colonne vertébrale. —
°Traction et contraction depuis la nuque jusqu'à l'occiput. —
*Roideur de la nuque, ¯quelquefois à la suite d'un tour de reins.
— Taches hépatiques à la nuque. — °Dartres à la nuque et sous
les aisselles. — Furoncles sous les aisselles. — Roideur, gonflement et induration d'un côté du cou. — *Gonflement des glandes
du cou et de l'épaule, avec douleur lancinante. — Faiblesse et paralysie des muscles du cou. — Éruption douloureuse au cou. —
°Goître.

Bras. — Déchirements et élancements dans les articulations de l'é-
paule et du coude. — *Douleurs ostéocopes nocturnes, dans le
bras et le coude. — *Douleur tractive dans les bras. — *Tressaillement dans les épaules et les bras, même pendant la sieste. —
*Faiblesse paralytique des bras. — *Engourdissement facile des
bras et des doigts, même la nuit, ou seulement en les levant. —
Prurit rongeant et taches hépatiques aux bras. — °Roideur arthritique du coude et du poignet. — Dartres au bras. — Inflammation
érysipélateuse à l'avant-bras, avec suppuration. — *Sécheresse de
la peau des mains. — Sensation brûlante dans la paume des
mains. — Gonflement rouge et indolore des mains. — Verrues
sur les mains et les doigts. — Torpeur des doigts et des mains,
qui sont comme morts. — Tremblement involontaire des mains.
— *Gonflement rouge et déchirement arthritique dans les articu-

lations des doigts. — *Nodosités arthritiques et roideur dans les doigts. — Roidissement des doigts en travaillant. — Contraction et *secousses dans les doigts*. — Engelures.

Jambes. — Douleurs périodiques, depuis l'articulation coxo-fémorale jusque dans le pied, tous les quatre jours. — **Déchirement dans les jambes et les genoux*, jusque sur le tibia et le cou-de-pied, surtout *le soir* et *la nuit*. — Inquiétudes, secousses et tremblement dans les jambes et les pieds, surtout le soir et la nuit. — Secousses involontaires dans les jambes, ou écartement et rapprochement alternatifs des cuisses. — °Prurit brûlant et rongeant aux jambes, surtout dans les jarrets. — *Courbure et *roideur des genoux*. — **Gonflement des genoux*. — *Gonflement des jambes, avec taches rouges brûlantes, étendues, et douleurs qui ne permettent pas d'appuyer le pied. — °Paralysie des jambes, avec pissement de sang et constipation. — Dartres aux jambes et aux mollets. — °Tumeur blanche au genou. — *Crampes et *douleurs crampoïdes dans les mollets*, surtout *en marchant*, et la nuit. — °Douleur brûlante aux jambes. — °*Ulcères aux jambes*, avec déchirements nocturnes, prurit et douleur brûlante. — *Douleur à la plante des pieds, en marchant. — *Crampes dans les pieds et les orteils. — °*Gonflement des pieds* et des malléoles ou de la plante des pieds (avec douleur lancinante). — *Pieds froids. — *Sueur froide aux pieds*, parfois abondante et avec excoriation de la peau. — °Fléchissement des orteils en marchant. — *Contraction des orteils. — **Cors aux pieds*, quelquefois *avec douleur lancinante*.

MAGNESIA CARBONICA.

MAGN. — Magnésie. — HAHNEMANN. — *Hist. nat. et prép.* Voy. Pharmac. homœop. — *Dose usitée :* 30. — *Durée d'action :* jusqu'à 50 jours, dans quelques cas de maladies chroniques.

COMPARER AVEC : Bar. bell. bry. *calc.* cham. con. *graph. kal. lyc. magn-m.* nitr-ac. n-vom. phos. puls. rhus. sil. sulf.

CLINIQUE. — Se laissant guider par l'*ensemble des symptômes*, on verra les cas où l'on pourra consulter ce médicament contre : — Affections, principalement des enfants, ainsi que des femmes, et surtout des *femmes hystériques* ou mal réglées; Affections scrofuleuses?; Épilepsie; Atrophie des enfants?; Glandes engorgées?; Dartres?; Migraine; Céphalalgie hystérique?; Ophthalmies scrofuleuses?; Cataracte; Obscurcissement de la cornée; Dureté de l'ouïe; Odontalgies rhumatismales, ou chez les femmes enceintes; Névralgie faciale?; Gastralgie, Aigreurs des enfants; *Diarrhées*, surtout chez les enfants;

Diabète??; Coliques spasmodiques; *Spasmes abdominaux hystériques;* Odontalgies des femmes enceintes; *Crampes de matrice; Dysménorrhée;* Leucorrhée; Hernie scrotale, etc., etc.

☞ *Voy. la note,* page 15.

SYMPTOMES GÉNÉRAUX. — Sensibilité douloureuse de tout le corps. — Traction et déchirement dans les membres. — Secousses douloureuses à diverses parties. — °*Chute fréquente, sans perte de connaissance,* en marchant ou en étant debout. — °Attaques d'épilepsie. — Relâchement de tout le corps. — *Lassitude, principalement* dans les pieds, et *quand on est assis.* — Fatigue prompte pendant la promenade. — Le soir, inquiétudes dans les membres après avoir été longtemps assis. — *Les symptômes se manifestent* ou sont aggravés, *la nuit et pendant le repos.* — Les symptômes qui se manifestent pendant qu'on est assis, sont améliorés par le mouvement.

Peau. — *Fort prurit* ˉet forte sécheresse de la peau. — Nodosités volumineuses entre cuir et chair, avec douleurs lancinantes. — *Petites dartres rouges, sans douleur, et qui finissent par s'exfolier.* — Vésicules rongeantes. — Petits furoncles.

Sommeil. — Bâillements fréquents et violents. — *Envie de dormir le jour.* — *Insomnie,* quelquefois par oppression dans le bas-ventre ou par agitation anxieuse et chaleur intérieure, avec grande crainte de se découvrir. — *Affluence de rêves anxieux;* avec paroles, cris et sursauts avec effroi. — Rêves de feu, de déluge, de brigands, de querelles, d'argent, de plaisirs, de malheurs, etc. — Sommeil de nuit non réparateur, avec fatigue aussi grande le matin que le soir avant de se coucher, réveil de bonne heure et difficulté à se rendormir.

Fièvre. — Frissons le soir. — Le matin, sensation de chaleur, sans transpiration et sans soif. — *Sueur nocturne,* souvent fétide et grasse. — Sueur acide.

Moral. — Inquiétude et peur, avec tremblement et chaleur. — Mauvaise humeur le soir.

Tête. — Le soir, vertige, avec évanouissement. — Fatigue de la tête par les travaux intellectuels. — Maux de tête, la nuit, au lit, même pendant le sommeil, soulagés en s'asseyant. — *Douleur pressive au sommet de la tête,* pendant un travail intellectuel, ou au milieu d'une assemblée. — Tension et tiraillements à l'occiput, comme par roideur de la nuque. — Tractions dans le front avec nausées. — Mal de tête tressaillant, avec sensation de lourdeur après un accès de colère. — *Douleurs lancinantes dans la tête,* même la nuit, dans le côté sur lequel on repose. — Congestion à la tête, avec chaleur intérieure, surtout en fumant. — Desquammation du cuir chevelu, qui démange, surtout par un temps pluvieux. — Chute des cheveux.

Yeux. — *Inflammation des yeux*, avec rougeur, élancements, sensation de brûlure et *trouble de la vue*. — Gonflement du globe de l'œil. — **Agglutination des paupières*, le matin. — Sécheresse des yeux ou fort larmoiement. — *°Obscurcissement de la cornée.* — *Taches noires devant la vue. — °Obscurcissement du cristallin.

Oreilles. — Inflammation de l'oreille extérieure, avec rougeur et douleur d'ulcération. —Grande susceptibilité de l'ouïe au moindre bruit. — **Dureté de l'ouïe*, avec bourdonnement dans les oreilles, surtout dans l'appartement. — Tintement, grondement et sensation comme si un oiseau battait des ailes, dans les oreilles.

Nez. — Épistaxis, le matin. — Éruption vésiculaire dans le nez, avec douleur pressive. — *Obturation du nez.* — *Coryza sec, qui ne permet de respirer que par la bouche.

Visage. — *Teint brouillé*, pâle, terreux. — Rougeur et pâleur alternatives de la face. — Air maussade. — Tension à la face, comme si elle était enduite de blanc d'œuf desséché. — *Douleurs nocturnes aux pommettes, fouillantes, térébrantes, déchirantes et insupportables pendant le repos*, et forçant à aller d'un endroit à l'autre. — Gonflement de la pommette, avec douleur pulsative.— **Gonflement de la face* et °bouffissure tubéreuse. — Éruption dartreuse autour de la bouche.

Dents. — Maux de dents par le mouvement de la voiture. — **Douleurs nocturnes dans les dents*, forçant à se lever et à se promener, *insupportables dans le repos*, et généralement brûlantes, térébrantes ou comme d'ulcération, ou déchirantes, tractives et tressaillantes, s'étendant jusqu'aux tempes, avec gonflement de la joue du côté affecté, roideur de la nuque et du cou, et tressaillement dans les doigts et les pieds. — Battements et *élancements dans les dents*, après le repas. — Maux de dents aggravés par le froid. — Vacillement des dents.

Bouche. — *Sécheresse de la bouche, surtout la nuit* et le matin. — Salive sanguinolente. — Éruption vésiculaire dans la bouche et sur la langue. — Petites tubérosités dans la bouche, qui saignent et brûlent au plus léger contact.

Gorge. — *Mal de gorge, avec douleur lancinante*, en parlant et en avalant. — Douleur brûlante dans la gorge et le palais, avec sécheresse et âpreté, comme s'il y avait des barbes d'épis dedans.

Appétit. — Perte du goût. — Goût amer, avec langue blanche et mucosités visqueuses sur la langue et les dents. — *Goût acide dans la bouche.* — *Forte soif* (d'eau), surtout le soir et la *nuit*. —

Grand désir de légumes, avec répugnance pour la viande, et *vice versa.*

Estomac. — Renvois acides. — *Renvois fréquents,* avec douleurs à l'estomac. — Nausées et vertige pendant le repas, suivis de vomiturition et de vomissements d'une sérosité amère ou salée. — *Douleur pressive contractive à l'estomac,* quelquefois avec renvois aigres. — *Sensation de fadeur et de vide à l'estomac, avec nausées et envie de vomir.* — Douleur d'ulcération à l'estomac.

Ventre. — Induration et douleurs lancinantes dans la région hépatique. — *Ballonnement excessif et tension du ventre,* avec sensation de pesanteur. — *Crampes abdominales,* suivies de flueurs blanches. — Pincements, tranchées et tiraillements aigus dans le ventre. — °Hernie inguinale.

Selles. — *Constipation.* — Besoin fréquent et inutile d'aller à la selle, avec selles peu abondantes ou seulement émission de flatuosités. — *Diarrhées verdâtres, écumeuses et muqueuses,* avec tranchées. — °Diarrhée d'odeur aigre. — Expulsion d'ascarides et de lombrics. — Élancements dans l'anus et le rectum, surtout pendant les ténesmes.

Urines. — Sécrétion, plus abondante que de coutume, d'une urine pâle ou verdâtre. — Émission fréquente d'urine, même la nuit. — Émission fréquente des urines. — Sensation de brûlure et d'excoriation en urinant.

Parties viriles. — *Diminution de l'appétit vénérien.* — *Défaut d'érections.* — Écoulement de liqueur prostatique pendant l'émission des flatuosités. — °Hernie scrotale. — Pollutions fréquentes.

Règles. — Sensation, comme si tout se portait vers les aines, comme pour les règles, avec tranchées dans le ventre. — *Règles trop tardives,* ou complétement supprimées, ou règles trop tardives accompagnées de beaucoup de souffrances. — Règles avec écoulement d'un sang foncé, épais, gluant et comme de la poix. — Avant les règles, maux de reins, coliques, boulimies, renvois fréquents et nausées. — *Pendant les règles,* accablement, frissons, douleurs de tête, *pâleur du visage,* maux de reins et douleurs crampoïdes, pressives, dans le ventre, qui arrêtent le flux menstruel. — *Écoulement de mucosités blanches et rongeantes* par le vagin, quelquefois précédé de crampes dans le ventre.

Larynx. — Toux provoquée par un chatouillement dans la gorge, avec expectoration séreuse et salée. — *Toux crampoïde nocturne.* — Toux matutinale, avec expectoration d'un pus jaunâtre. — *Expectoration de sang* par la toux.

Poitrine. — Oppression de poitrine, avec sensation de constriction. — Oppression de poitrine, avec haleine courte, surtout en marchant. — Pression et sensation de pesanteur, ou douleurs incisives et lancinantes dans la poitrine. — Douleurs d'excoriation et élancements dans le côté gauche de la poitrine et dans la région du cœur.

Tronc. — *Douleurs de brisement aux reins et dans le dos, la nuit.* — *Roideur de la nuque.* — Élancements aux reins. — Déchirement et tiraillement successifs à la nuque.

Bras. — Douleur de luxation à l'articulation scapulaire, pendant le mouvement. — °*Accès de déchirement dans l'épaule,* °*surtout la nuit,* avec fourmillement jusque dans les doigts et impossibilité de remuer les bras, tant la douleur est vive. — Douleur tractive dans les bras et les mains. — °Gerçure de la peau des mains. — *Vésicules rongeantes aux mains et aux doigts,* avec douleur lancinante. — Tension crampoïde dans les articulations des doigts. — Chaleur aux doigts. — *Gonflement rouge et inflammatoire des doigts.*

Jambes. — Inquiétudes dans les jambes. — Douleur tractive dans les jambes et les pieds. — Démangeaison aux fesses, avec taches rouges après s'être gratté. — Gonflement douloureux dans le jarret. — Crampes dans les mollets la nuit. — Plaques brûlantes sur le tibia. — °Furoncles aux jambes.

MAGNESIA MURIATICA.

MAGN-M. — Muriate de magnésie. —HAHNEMANN. — *Hist. nat. et prép.* Voy. Pharmac. homœop — *Doses usitées :* 12, 30.— *Durée d'action :* jusqu'à 7 semaines, dans quelques cas de maladies chroniques.

ANTIDOTES : Camph. ars. ?

COMPARER AVEC : Bar. bry. *calc.* cham. con. *graph. magn.* nitr-ac. n-vom. phos. puls. sulf.

CLINIQUE. — Se laissant guider par l'*ensemble des symptômes,* on verra les cas où l'on pourra consulter ce médicament contre : — Affections, principalement du sexe féminin, et *surtout des femmes hystériques; Accès de spasmes et de faiblesse hystériques;* Glandes engorgées?; Céphalalgies hystériques, rhumatismales et nerveuses?; Ozène scrofuleuse; Névralgie faciale?; Dentition difficile des enfants; Souffrances gastriques; Hépatite chronique; Coliques spasmodiques; *Spasmes abdominaux, hystériques; Crampes de matrice;* Nausées des femmes enceintes; Constipation des enfants pendant la dentition; Induration squirrheuse de l'utérus; *Leucorrhée,* etc., etc.

☞ *Voy. la note,* page 15.

SYMPTOMES GÉNÉRAUX. — Douleurs térébrantes ou contractives crampoïdes. — *Tractions et déchirements paralytiques dans les membres. — *Accès de spasmes et de faiblesse hystériques.* — Disposition à se refroidir. — *Faiblesse du corps qui semble quelquefois provenir de l'estomac. — Sensation de malaise et de courbature dans tout le corps, avec grande sensibilité au moindre bruit. — *La plupart des symptômes se manifestent en étant assis,* ou la nuit, et sont généralement soulagés par le mouvement.

Peau. — Fourmillement à diverses parties de la peau. — Boutons pruritants, avec douleur brûlante après s'être gratté. — Éruption de pustules. — Éruptions de petites papules rouges. — Furoncles.

Sommeil. — *Forte envie de dormir le jour,* avec bâillements et paresse. — Sommeil tardif et *insomnie* à cause de *chaleur,* avec soif, *et grande agitation dans tout le corps,* en fermant les yeux. — Rêves anxieux et effrayants, avec paroles et cris pendant le sommeil. — Sommeil non réparateur, — Secousses dans le corps, la nuit pendant la veille. — Cauchemar.

Fièvre. — *Frisson le soir,* qui se dissipe dans le lit. — Sueur après minuit.

Moral. — Inquiétude et humeur pleureuse. — Maussaderie et humeur chagrine. — Aversion pour la conversation. — Répugnance pour le travail. — °Surimpressionnabilité nerveuse, avec pleurs faciles.

Tête. — Hébétude dans la tête, comme si on était ivre. — Vertige le matin, en se levant et pendant le dîner, se dissipant au grand air. — *Lourdeur de la tête,* avec étourdissement jusqu'à faire tomber. — Douleurs soulagées en enveloppant la tête. — Sensation de torpeur dans le front. — *Pression tensive, dans le front et le sinciput,* ¯avec confusion et obscurcissement dans la tête, principalement lorsqu'on vient de se réveiller. — Serrement comme par une griffe, et bruit dans les tempes, le soir, au lit, avec sensation, comme si on allait avoir un vertige et perdre connaissance. — Déchirements tressaillants, ou lancinants et pulsatifs, dans la tête. — Congestion à la tête, avec chaleur, bourdonnement et bouillonnement douloureux. — *Maux de tête quotidiens. — Tiraillements névralgiques dans la tête et le visage, et jusque dans les dents, avec sensation d'embarras dans la tête.

Yeux. — *Inflammation et douleur brûlante dans les yeux,* avec rougeur de la sclérotique. — Larmoiement et brûlement dans les yeux, en regardant au grand jour. — *Agglutination nocturne des paupières.* — Couleur jaune de la sclérotique. — Auréole verte autour de la lumière le soir.

Oreilles. — *Pulsation dans l'oreille.* — Torpeur et dureté de l'ouïe, comme si un objet était appliqué sur l'oreille. — Élancements, tiraillements aigus et térébrations dans les oreilles. — Bourdonnement dans les oreilles.

Nez. — *Croûtes dans les narines*, quelquefois avec sensibilité douloureuse du nez au toucher — *Excoriation des narines.* — °Écoulement de sérosités corrosives par le nez. — Obturation du nez, avec manque d'haleine. — Douleur d'excoriation et de brûlure dans le nez. — *Gonflement, rougeur, induration et chaleur de la partie inférieure du nez, avec aggravation le matin. — Sécheresse pénible du nez. — Obturation nocturne du nez. — *Coryza, avec perte du goût et de l'odorat*, et mouchement de mucosités jaunâtres et fétides. — Perte de l'odorat.

Visage. — *Teint pâle, jaunâtre*, ou couleur terreuse de la face. — Douleurs tractives dans les nerfs de la face. — Tension de la face avec douleur crampoïde dans les os du visage. — °*Éruption faciale.* — Lèvres gercées. — Sensation d'âpreté aux parois internes des lèvres, lorsque la langue s'y porte. — Ampoules grosses et transparentes sur la partie rouge des lèvres.

Dents. — Mal de dents, porté au plus haut degré par le contact des aliments. — Sensation d'allongement des dents incisives supérieures. — Gonflement douloureux et *saignement facile des gencives*.

Bouche. — Sécheresse de la bouche, la nuit. — Accumulation abondante de la salive séreuse dans la bouche. — Sensation dans l'intérieur de la bouche, comme si elle avait été brûlée. — Brûlement à la langue, comme par du feu.

Gorge. — Sensation comme si la gorge était excoriée et à vif, avec aggravation le soir et la nuit. — *Mucosités visqueuses et épaisses dans la gorge*, souvent mêlées de sang et difficiles à expulser.

Appétit. — *Soif fréquente.* — Boulimie et sensation de faim dans l'estomac, suivie de nausées. — *Faim sans que l'on sache de quoi on a envie.* — Désir de friandises.

Estomac. — Régurgitation des aliments, pendant la marche, — et après le dîner, *violent hoquet* qui rend l'estomac douloureux. — Sensation d'*une boule qui remonterait* du ventre dans l'œsophage, se dissipant par des renvois. — Nausées surtout le matin, lorsqu'on vient de se lever. — Nausées fréquentes, avec évanouissement, jour et nuit. — *Nausées continuelles,* °avec couleur terreuse de la face et surexcitabilité nerveuse, avec pleurs faciles. — Pression à l'estomac, avec nausées. — Tension et *douleur d'ulcération et de meurtrissure à l'estomac*, avec sensibilité excessive au contact. — Ébranlement douloureux dans l'estomac, en marchant et en appuyant le pied.

Ventre. — Tension et *élancements dans la région hépatique.* — *Douleurs pressives au foie,* même en marchant ou en appuyant dessus, aggravées lorsqu'on est couché sur le côté droit. — Ventre dur et tendu. — *Ballonnement du ventre, fort et continuel,* avec constipation. — *Dureté douloureuse du ventre et surtout du côté droit.* — *Douleurs crampoïdes dans le ventre, surtout le soir, et quelquefois suivies de leucorrhée. — Tranchées, pincements et *tiraillements aigus dans le ventre.* — Élancements fourmillants dans les muscles abdominaux.

Selles. — *Selles dures, difficiles, lentes et insuffisantes.* — *Selles noueuses, comme des crottes de mouton.* — Fort ténesme, avec selle peu abondante, ou seulement émission de flatuosités. — *Disposition chronique à la diarrhée.* — Diarrhées violentes de mu- cosités et de sang. — Selles verdâtres, jaunâtres ou brunâtres. — Selles enduites de mucus et de sang. — *Sortie de ténia.

Urines. — Envie fréquente d'uriner, jour et nuit, avec émission peu abondante. — Émission des urines possibles seulement par contraction des muscles abdominaux. — Torpeur de l'u- rèthre.

Parties viriles.— Fort prurit aux parties génitales et au scrotum. — Érections fréquentes. — Après le coït, brûlement dans le dos.

Règles. — *Règles trop hâtives et trop fortes.* — Sang noir et coa- gulé pendant les règles. — *Pendant les règles, pâleur de la face,* maux de reins et abattement. — *Crampes de matrice,* quelquefois avec douleurs jusque dans les cuisses et leucorrhée. — *Leucorrhée,* surtout pendant le mouvement, ou précédée de crampes dans le ventre. — °Induration squirrheuse de l'utérus.

Larynx. — Enrouement, avec âpreté et sécheresse de la gorge. — *Toux sèche,* le soir et *la nuit,* avec douleur brûlante et sensation d'excoriation dans la poitrine. — *Toux crampoïde nocturne,* avec chatouillement violent dans la gorge.

Poitrine. — *Oppression de poitrine dans la région du cœur. — Pesanteur subite dans la poitrine, avec suspension de la respira- tion pendant le dîner. — Tension et contraction dans la poitrine. Élancements au cœur, qui suspendent la respiration. — *Batte- ments de cœur,* en étant assis, et se dissipant pendant le mouve- ment.

Tronc. — Douleurs contractives et crampoïdes aux reins. — Élancements, déchirements et douleur brûlante dans le dos. — Gonflement des glandes du cou.

Bras. — *Tractions et déchirements paralytiques dans l'articula- tion de l'épaule, et s'étendant jusque dans le bras et la main, aggravés par le mouvement. — *Engourdissement des bras, le matin, en se réveillant,* ou le soir, au lit.

Jambes. — Grande lassitude dans les jambes, même en étant assis. — Lourdeur des jambes. — Déchirements tressaillants dans les hanches. — Inquiétudes et tension dans les cuisses. — Douleur pressive ou tiraillement paralytique dans le genou. — Crampes dans les mollets, la nuit. — Douleur brûlante à la plante des pieds, le soir. — °*Sueur aux pieds.*

MAJORANA.

MAJOR. — *Origanum majorana*, Majoran. —*Hist. nat. et prép.* Voy. Pharmac. homœop.

ANTIDOTE : Camph.

Ce médicament, presque entièrement inconnu encore, promet pourtant de devenir un jour très-important; c'est pourquoi nous lui donnons ici une place, malgré le peu de symptômes pratiques que nous puissions en présenter.

SYMPTOMES. — Peau des jambes couverte de petites papules, décrivant sur une jambe une ligne horizontale, sur l'autre une ligne verticale, et laissant tomber plus tard des croûtes squammeuses.

Sommeil souvent interrompu par des besoins d'uriner. — *Rêves vifs*, anxieux, fantastiques, sensuels.

Moral triste, avec désespoir; dégoût de la vie, mécontentement de son sort; idées abondantes, grande vivacité et besoin d'exercice et de mouvement au grand air. — **Idées sensuelles, lascives, en grande abondance.* — *Idées de mariage*, avec gaieté folle, et abattement corporel.

Tête chaude, avec inquiétude dedans; douleurs dans les tempes; vertiges le soir, en se couchant.

Nez saignant; sensation de contraction et de chatouillement au bout du nez.

Appétit perdu; hoquet; forte soif, la nuit.

Estomac et Ventre alternativement le siége de violentes douleurs, surtout la nuit, où elles interrompent le sommeil. — **Appétit vénérien fortement exalté.* — **Désir violent du coït.* — **Grande surexcitation sexuelle.*

Mamelons gonflés, avec prurit.

Membres pris par des douleurs rhumatismales dans les pieds, la plante des pieds, la cuisse, les doigts et l'articulation du bras.

MANCINELLA.

MANC. — Hippomane mancinella. — Mancenilier vénéneux. — *Hist. nat. et prép.*
Voy. Pharmac. homœop.
ANTIDOTE. ?

SYMPTOMES GÉNÉRAUX. — *Faiblesse générale, avec grand besoin de se coucher, et de rester couché.* — *Élancement dans différentes parties. — Convulsions. — *Suites de la scarlatine.* — Augmentation des symptômes par la colère, ainsi qu'après avoir mangé, ou la nuit; amélioration en étant couché, ainsi que par la chaleur. — Peau rouge.

Sommeil profond pendant le jour; *état comateux et somnolence continuelle*; insomnie nocturne ou réveil fréquent. — *Sommeil *interrompu par des secousses comme électriques dans la partie supérieure de la gorge, au-dessus du larynx;* rêves de spectres, de fantômes; au réveil une espèce de stupéfaction. — *Fièvre nerveuse, typhoïde, avec ballonnement et endolorissement de l'épigastre, augmentée en buvant de l'eau;* °*chaleur fugace, avec sensation comme si des flammes sortaient de l'épigastre; mains et pieds froids;* sueur nocturne; sueur à la paume des mains.

Moral triste, morose; *tout dégoûte et ennuie;* tendresse et piété profondes; **timidité et taciturnité;* gaieté, avec envie de chanter; *maladresse dans les mains;* grande activité, et disposition au travail; °*oubli prompt, en se levant pour prendre quelque chose, on ne sait déjà plus ce qu'on voulait;* °*perte subite des pensées;* frayeurs faciles.

Tête. — *Étourdissements et vertiges,* surtout en fixant longtemps quelque chose ou en lisant à haute voix. — **Sensation de vide et de légèreté dans la tête,* °*en marchant dans la chambre.* — Céphalalgie avec nausées et douleur au-dessous des hypochondres droits. — *Céphalalgie gravative, avec envie de vomir et besoin de se coucher.* — Élancements violents dans la tête. — Sensation comme si un *clou* était enfoncé au vertex. — Prurit au vertex.

Yeux — Nez. — *Yeux* cernés par un cercle bleuâtre; élancements sourds ou douleur tranchante dans le globe de l'œil; *forte inflammation des yeux, avec photophobie;* °*brûlement dans les yeux et céphalalgie par la lumière des bougies;* affections des yeux alternant avec ouïe dure. — Oreilles rouges et chaudes ; *bourdonnement et bruissement dans les oreilles.* — Nez couvert de taches rouges ; odeur de corne brûlée ou de fumier devant le nez ; °*voix nasillarde.*

Face. — *Face jaunâtre °et bouffie, ou avec peau rouge du corps. — Enflure de la face, avec picotement, feux brûlants, *éruptions de petites vésicules jaunâtres,* enfin desquamation, *boutons nombreux au menton* et autour de la bouche ; lèvres pâles ; chute de la lèvre inférieure.

Bouche et Gorge. — *Sécheresse, chaleur, brûlement et inflammation de la cavité buccale et de la langue,* ne permettant de rien manger. — Sang dans la bouche. — °*Langue chargée de blanc comme par des aphthes, ou avec plaques couvertes de cet enduit.* — *Salivation fétide, jaunâtre. — Brûlement, excoriation et *cloches au palais.* — *Grande sécheresse, chaleur et brûlement dans la gorge.* — °Luette très-allongée. — °*Gonflement fréquent des amygdales, avec péril de suffocation et respiration sifflante.* — °*Angine scarlatineuse,* même maligne. — *Ulcères brûlants, jaune blanchâtre,* aux amygdales et au pharynx. — Sensation de rétrécissement et douleur d'ulcération dans la gorge, diminuées par le bâillement. — °*Sensation d'étranglement dans la gorge, remontant de l'estomac, dans la gorge, avec efforts inutiles pour rendre des rapports, parole empêchée,* faiblesse et palpitations de cœur.

Goût, Appétit, Gastricisme. — *Goût de sang* ou *grande amertume dans la bouche. — *Manque d'appétit ; °dégoût de la viande ; désir de pommes cuites. — Soif avec répugnance pour le vin et les boissons alcooliques, mais avec *désir de l'eau froide, °que l'étranglement dans la gorge empêche cependant d'avaler. — Malaise après avoir bu. — *Renvois d'air continuels,* comme des bouffées d'air ; rapports bruyants et sanglotants. — *Vomissements verdâtres, aqueux ou noirs.* — *Vomissement des aliments suivi de violentes tranchées et de selles abondantes.* — °*Vomissement de matières aigres et grasses.* — Vomissement par le nez et la bouche, précédé d'une sensation qui remonte de l'estomac, et suivi de soulagement des maux de tête.

Estomac. — *Brûlement dans le creux épigastrique. — °*Sensation d'une boule qui paraît se contracter à l'épigastre.* — *Gonflement de l'épigastre, avec grande sensibilité au toucher.

Ventre. — Élancements dans les hypochondres. — °Douleur dans l'hypochondre gauche qui force à le comprimer avec la main. — °*Gargouillements très-désagréables et borborygmes dans le ventre, pendant la respiration et chaque mouvement.* — °Douleurs erratiques dans le ventre. — °*Maux de ventre après avoir bu de l'eau.*

— Élancements dans les intestins. — *Coliques avec diarrhée. —
Émission fréquente de flatuosités. — Douleurs d'excoriation et de
contusion dans les téguments du ventre.

Selles et Anus. — *Constipation.* — Évacuations diarrhéiques
noires et très-fétides. — °Diarrhée avec brûlement dans le ventre
et à l'anus. — *Selles diarrhéiques excessivement fréquentes, avec
coliques et évacuation de sang* ou de matières verdâtres. — Avant
les selles, face rouge. — Après la cessation de la diarrhée, douleur de meurtrissure dans les extrémités inférieures. — Après
les selles, douleur à l'anus. — Plénitude dans le rectum, avec sensation de vacuité dans la tête. — Sphincter de l'anus comme paralysé. — Gonflement et *couleur bleuâtre* des hémorrhoïdes. —
Écoulement d'un sang hémorrhoïdal foncé, très-fétide et se coa-
gulant facilement.

Urines. — Miction rare. — *Urines blanchâtres,* plus ou moins
abondantes. — °Urine brune qui devient blanchâtre en se troublant. — Avant l'émission des urines, élancements dans la
vessie.

Parties de la femme. — Sang des règles pâle. — Avant les règles,
congestion à la tête ; à leur apparition, tranchées. — Pendant
les règles, tristesse et crampes dans l'hypogastre.

Larynx. — Tension du larynx et sensation tranchante en dedans.
— Toux violente au moindre effort. — *Toux après avoir bu ou
plus forte la nuit.* — Toux avec expectoration de mucosités sanguinolentes et goût douceâtre dans la bouche. — Expectoration
blanche. — °Besoin d'expectorer, avec nausées.

Poitrine. — °Haleine fétide dont on s'aperçoit soi-même. — Râle
muqueux pendant la respiration. — *Oppression de la poitrine,
°diminuée par l'expectoration.* — Gêne de la respiration et suffo-
cations, au moment de parler, de rire ou de s'endormir. —
Picotement comme par des aiguilles traversant le cœur. — Palpitations après avoir mangé, ou le soir. — Crampes dans le cœur.
— °Douleur et élancements au milieu du sternum, augmentés en
pressant dessus. — Taches jaunes sur la poitrine, contraction
spasmodique des parois de la poitrine.

Tronc. — °Sensation de faiblesse et de brisure dans les reins, avec
besoin de frotter ces parties, pandiculation, frisson et froid des
extrémités, suivis de chaleur brûlante, soif et besoin de se bien
couvrir. — °Sensation de roideur dans l'articulation sacrale, et
dans celle des doigts, qui se laissent à peine ployer. — Fourmillement dans le dos, comme par des insectes. — Faiblesse dans les
muscles du dos. — °Roideur douloureuse dans la nuque, surtout
au réveil. — Douleur rhumatismale dans l'omoplate.

Membres supérieurs. — Dartre au bras droit. — Roideur et tremblement du bras. — Miliaire rouge, très-petite et prurïteuse, à l'avant-bras. — Douleur constrictive dans le poignet et le métacarpe. — Rougeur des mains avec enflure des veines. — Tremblement paralytique de la main. — °*Mains pesantes, engourdies, et comme gonflées*, au réveil. — Ongles des doigts bleuâtres.

Membres inférieurs. — *Accès de frémissement et de tressaillement dans les extrémités inférieures.* — Tremblement des jambes. — *Élancement dans les genoux.* — Croûtes sur le tibia, et douleur d'excoriation. — °*Brûlement, sensation de sécheresse et élancements aux talons.* — °*Desquamation de la plante des pieds, après la fièvre.*

MANGANUM.

MANG.— Manganèse.—HAHNEMANN.— *His. nat. et prép.* Pharmac. homœop., p. 116.
—*Dose usitée :* 30.— *Durée d'action :* jusqu'à 7 semaines, dans quelques affections chroniques.
ANTIDOTE : Coff.
COMPARER AVEC : Amm. coff. con. *lyc.* plat. puls. thui. veratr.

CLINIQUE. — Se laissant guider par *l'ensemble des symptômes*, on verra les cas où l'on pourra consulter ce médicament contre : — *Affections arthritiques;* Rhumatisme articulaire; Douleurs ostéocopes; Migraine; Angines aiguës et chroniques; Odontalgies; Catarrhe chronique; *Laryngite chronique* (Phthisie laryngée), etc., etc.

☞ *Voy. la note,* page 15.

SYMPTOMES GÉNÉRAUX. — *Élancements sourds, tressaillants,* à diverses parties du corps. — *Déchirement et tiraillement,* surtout *dans les membres.* — Traction et tension dans les membres et les articulations, comme par raccourcissement des tendons, surtout en étendant la partie. — °*Douleurs arthritiques dans les articulations,* avec élancements, tressaillements et *fouillement,* aggravées *le soir,* souvent semi-latérales ou en croix. — °*Gonflement* rouge et luisant *des articulations,* quelquefois *à la suite d'un refroidissement.* — *Inflammation des os avec douleurs fouillantes et insupportables, la nuit.* — Accablement et tremblement, surtout dans les articulations. — Sensation de malaise dans tout le corps, mais surtout dans l'estomac, avec humeur chagrine. — Au plus léger contact, sensibilité de tout le corps, comme s'il était ulcéré. — *La plupart des symptômes se manifestent pendant la nuit.* — Les symptômes qui se sont manifestés dans l'appartement, sont améliorés au grand air, et *vice versa.* — *Plusieurs symptômes sont soulagés ou aggravés suivant le changement du temps en bon ou en mauvais.*

Peau. — Brûlement par toute la peau, le soir et en se levant du lit. — Dartres pruriantes. — Peau maladive; toute lésion tend à s'ulcérer. — *Excoriation et gerçures dans le pli des articulations.*

Sommeil. — Grande lassitude somnolente le soir vers huit heures. — *Affluence de rêves très-vifs, anxieux, et dont on garde un souvenir distinct.* — *Bâillements fréquents.

Fièvre. — Frissonnement le soir, avec mal de tête lancinant, sans soif. — Frissons, avec chaleur fugace à la tête. — Chaleur fébrile à la poitrine et aux joues, avec sensibilité douloureuse de tout le corps, au toucher. — Sueur nocturne, quelquefois seulement au cou et aux jambes et qui force à se gratter.

Moral. — *Humeur chagrine, taciturne,* avec concentration *en soi-même.* — Distraction. — °Émoussement des sens.

Tête. — Tête lourde, avec sensation comme si elle avait augmenté de volume. — Douleurs brûlantes et pressives à la tête, se dissipant en plein air. — *Douleurs de tête tensives, lancinantes et tractives,* au grand air, soulagées dans l'appartement. — *Congestion à la tête,* avec pulsation comme si le cerveau allait passer en suppuration, améliorée au grand air. — *Ébranlement douloureux du cerveau pendant le mouvement.* — Les maux de tête, qui se sont déclarés dans l'appartement, sont soulagés au grand air, et *vice versa.*

Yeux. — Pression dans les yeux en les fatiguant, ou aux lumières du soir. — *Chaleur brûlante et sécheresse des yeux.* — Paupières gonflées et douloureuses quand on les remue. — °Agglutination des paupières, le matin. — Pupilles dilatées ou contractées. — °Trouble de la vue. — *Vue très-basse (myopie).*

Oreilles. — *Otalgie.* — Douleurs tractives dans les oreilles, qui proviennent d'autres organes. — *Élancements dans les oreilles en parlant,* en avalant, en riant, et en marchant lourdement. — *Dureté de l'ouïe comme par obturation des oreilles,* se dissipant lorsqu'on se mouche, *s'aggravant ou s'améliorant selon les changements du temps.* — Bourdonnement et grondement dans les oreilles. — *Détonation dans les oreilles en se mouchant et en avalant;* en bâillant, éclatement.

Nez. — Coryza sec et *obturation du nez.* — Coryza, avec perte de l'odorat et sécrétion de mucosités épaisses. — Rougeur, excoriation et inflammation du nez, pendant le coryza.

Visage. — *Visage pâle, abattu, hâve.* — Déchirement violent et serrant, entre la racine du nez et les sourcils. — Élancements tressaillants depuis la mâchoire inférieure jusque dans les tempes, en riant. — Lèvres excessivement sèches. — *Éruptions et ulcères aux commissures des lèvres.* — Crampes de la mâchoire, après le repas.

Dents. — Sensibilité douloureuse des dents. — *Douleurs violentes dans les dents, passant rapidement à d'autres parties.* — Déchirement dans les dents molaires et les parties adjacentes, avec grand abattement et inquiétude, surtout le matin et le soir. — Douleurs d'ulcération dans les dents, aggravées jusqu'à devenir insupportables par le contact de quelque chose de froid.

Bouche et Gorge. Le matin, odeur d'argile dans la bouche. — Tubercules et vésicules brûlantes sur la langue. — *Mal de gorge avec douleur incisive et d'excoriation, hors le temps de la déglutition.* — Élancements sourds des deux côtés du pharynx et jusque dans les oreilles, en avalant. — Sécheresse et grattement dans la gorge, avec sensation comme si une feuille obstruait le larynx.

Appétit et Estomac. — Goût fade et huileux. — *Absence de soif.* — *Répugnance pour les aliments, par sensation de satiété. — Sensation d'aigreur brûlante *remontant de l'estomac, comme pyrosis. — Chaleur et *brûlement à l'estomac*, remontant jusqu'à la poitrine, quelquefois avec grande agitation. — Tiraillements dans la région de l'estomac, comme si l'épigastre se dilatait, accompagnés de nausées.

Ventre. — Pression dans les hypochondres. — Ventre gros et ballonné. — Douleur pressive d'excoriation dans le ventre et l'épigastre. — Contraction avec sensation de chaleur, depuis le milieu du ventre jusque dans la poitrine, avec nausées. — Tranchées dans la région ombilicale, en respirant profondément. — Commotion dans le ventre, comme si les intestins s'entrechoquaient. — °Émission de flatuosités par trop abondantes.

Selles. — *Constipation.* — *Selles difficiles, sèches, noueuses. — *Selles plusieurs fois par jour, de la consistance de la bouillie. — Grondement fréquent dans le rectum. — Pendant les selles, coliques et douleurs incisives dans le rectum. — Tiraillements successifs et déchirement dans le rectum. — Douleurs contractives à l'anus.

Urines. — *Envie fréquente d'uriner.* — Sédiment couleur de violette et terreux dans les urines. — Lancination dans l'urèthre, hors le temps de l'émission des urines. — Douleurs incisives dans la région de la vessie.

Parties génitales. — Sensation de faiblesse dans les parties génitales, avec brûlement et *tractions tressaillantes dans le cordon spermatique* et jusque dans le gland. — Prurit à la couronne du

gland. — Règles trop hâtives. — Pression aux parties génitales.
— Leucorrhée.

Larynx. — *Enrouement et raucité opiniâtres*, surtout le matin et
au grand air, comme par inflammation chronique du larynx. —
Sensation comme si le larynx était fermé. — *Catarrhe avec coryza
et enrouement. — Toux avec enrouement. — *Toux sèche*, provoquée par la lecture à haute voix ou la parole soutenue, avec
sécheresse pénible et âpreté dans le larynx. — Le matin, expectoration abondante de petits globules de mucosités vert jaunâtre,
presque sans toux. — Crachement de sang.

Poitrine et Tronc. — Haleine chaude et brûlante, avec chaleur
désagréable dans la poitrine. — Élancements dans la poitrine et
au sternum, qui la traversent du haut en bas. — Battement dans
la poitrine. — *Coups subits au cœur* et dans les côtés de la
poitrine depuis le haut jusqu'en bas. — Déchirement dans toute
l'étendue de l'épine dorsale, pendant le repos et le mouvement.
— Roideur de la nuque.

Bras. — Tractions et *déchirements* partant de l'épaule et s'étendant
jusque *dans les bras, les mains et les doigts*. — *Douleurs tensives
dans les articulations des bras et des mains*. — Térébration et
fouillement dans les os du bras, comme si c'était dans la moelle.
— Tension dans l'articulation du coude, comme si les tendons
étaient trop courts. — Dartre pruriante à l'avant-bras. — Douleurs crampoïdes dans les mains. — Gonflement inflammatoire et
ulcération du petit doigt. — Gerçures dans le pli des articulations
des doigts.

Jambes. — Tressaillements des muscles des jambes, au moindre
mouvement. — Tractions crampoïdes ou élancements tressaillants
dans les cuisses. — Douleur de roideur tensive dans les jambes.
— Déchirement autour du genou. — Manque de solidité et tremblement des genoux. — Gonflement et inflammation des malléoles,
avec élancements jusque dans les jambes. — Brûlement à la
plante des pieds. — Excoriation entre les orteils.

MENYANTHES TRIFOLIATA.

MEN..— Trèfle d'eau. — HAHNEMANN.— *Hist. nat. et prép.* Pharmac. homœop.,
p. 256. — Médicament encore très-peu connu, et qui, jusqu'ici, n'a été employé
que contre quelques *Fièvres intermittantes*, des *Othorrées* à la suite d'exanthèmes, et des *Affections spasmodiques*.

SYMPTOMES GÉNÉRAUX. — Tressaillement des muscles, à
différentes parties, principalement dans le repos. — *Douleurs*

lancinantes et pincements, dans les membres et les articulations. — Grande faiblesse générale, surtout en marchant, souvent accompagnée de frissons. — La plupart des souffrances s'aggravent pendant le repos et vers le soir, et s'améliorent par le mouvement, ou en appuyant la main sur la partie affectée. — Sommeil agité avec rêves vifs, mais dont on ne conserve pas le souvenir.

Fièvre. — Prédominance du froid. — Horripilation à la partie supérieure du corps ou aux jambes, avec hérissement des cheveux, comme après avoir fait une longue course à pied, ou entendu quelque histoire effrayante. — Sensation de froid, surtout dans les doigts. — *Fièvre avec froid dans le ventre.*

Moral. — Anxiété et appréhensions. — Indifférence pour toutes choses. — Tristesse pleureuse. — Bouffonnerie et gaieté excessive.

Tête. — *Pesanteur permanente de la tête.* — *Mal de tête compressif* ou pressif, avec sensation, en montant un escalier, comme si un poids très-lourd pesait sur le front, amélioré en appuyant la main sur la tête. — Tête entreprise et embarrassée dans l'appartement, avec lenteur de la conception, améliorée au grand air. — Maux de tête tensifs. — Rongement extérieur au sommet de la tête. — Douleurs brûlantes à la peau du front.

Yeux. — Obscurcissement des yeux en lisant. — Enroidissement spasmodique et fréquent des paupières.

Oreilles. — Tintement d'oreilles. — Craquement dans l'oreille, en mâchant. — °Écoulement par les oreilles. — Élancements dans les oreilles.

Nez. — Odeur nauséabonde, devant le nez, comme d'œufs pourris. — Tension à la racine du nez.

Visage. — Rougeur et chaleur du visage pendant le sommeil. — Chaleur du visage avec froid aux pieds. — Tressaillement visible des muscles de la face et des paupières.

Bouche et Gorge. — Sensation de paralysie au côté gauche du palais, en bâillant et en toussant. — Sécheresse et âpreté dans la gorge, qui gênent la déglutition de la salive. — Désir de la viande, et dégoût du pain et du beurre.

Appétit et Estomac. — Amertume douceâtre dans la bouche. — Renvois à vide, fréquents. — Après le repas, embarras pénible de la tête. — Boulimie, quelquefois après avoir mangé. — Crampes d'estomac contractives. — Grouillement continuel, dans l'estomac, comme s'il était vide. — Chaleur dans l'estomac, suivie de faim violente.

Ventre et Selles. — *Sensation de froid dans le ventre*, surtout en pressant dessus. — Douleur d'excoriation aux téguments du ventre. — Ballonnement du ventre par affluence de flatuosités.

— Pincements dans le ventre. — Constipation. — Selles dures avec pincements dans le ventre.

Urines et Parties génitales. — Envie fréquente d'uriner, avec évacuation peu abondante. — Exaltation de l'appétit vénérien, sans excitation de l'imagination ni érections.

Larynx et Poitrine. — Voix enrouée et rauque, avec obturation des oreilles, comme si quelque chose s'y était introduit. — Rétrécissement spasmodique du larynx, avec excitation à la toux, en faisant des efforts pour respirer. — *Compression lancinante des deux côtés de la poitrine.* — Douleur pénible de brisement dans les reins, *en étant assis* et en se baissant. — Élancements sourds et térébrants sur l'omoplate gauche. — Déchirement entre les omoplates. — *Roideur et lourdeur des muscles du cou et de la nuque.*

Membres. — Déchirement paralytique et tractions crampoïdes, dans les bras, les mains et les doigts. — Roideur spasmodique du bras, avec rétraction involontaire des doigts. — Tressaillement douloureux dans le bras et le petit doigt. — *Douleur de brisement dans les cuisses.* — °Secousses et mouvements convulsifs dans les cuisses.

MEPHITIS PUTORIUS.

MEPH. — Le suc fétide du putois. — Héring. — *Hist. nat. et prép.* Pharm. homœop., p. 522. *Dose usitée :* 30. — *Durée d'action :* peu de temps.
Antidote : *Camph.* ne soulage que pour peu de temps.

SYMPTOMES GÉNÉRAUX. — *Douleurs rhumatismales,* qui changent de siége, avec envie d'uriner. — Quelquefois, sensation comme si on était touché par des étincelles électriques. — *Sensation de paralysie,* surtout pendant les douleurs. — Grand abattement et lassitude, pendant lequel les muscles sont douloureux au toucher et au mouvement. — *Paresse, avec besoin de s'étendre et pandiculations.* — Agitation interne dans tout le corps, avec sensation de malaise indicible. — *Vibration légère des nerfs,* comme jusque dans l'intérieur des os. — °Beaucoup de symptômes se manifestent le matin.

Sommeil. — Forte envie de s'endormir, au point de dormir même en société. — Somnolence le jour, avec bon sommeil la nuit. — Bâillement fréquent qui fait couler les larmes. — *Rêves très-vifs dont on conserve le souvenir.* — Rêves d'eau, de feu, de pertes pénibles, de crachement de sang, etc. — *Cauchemar.* — Réveil la nuit, avec *congestion de sang et chaleur dans les jambes.* — *Engourdissement somnolent, le matin,* avec brûlement dans les yeux et déchirement dans les membres; grand soulagement en changeant de position. — *Réveil fréquent °et de bonne heure,* souvent avec sensation de bien-être.

Fièvre. — Froid le soir, avec besoin d'uriner et coliques, comme pour la diarrhée. — Chaleur à la tête, aux parties génitales et aux jambes, la nuit. — *Augmentation de la chaleur, surtout le matin,* avec peau moins sensible au froid et à l'eau froide. — Les lotions froides paraissent très-agréables.

Moral. — Mauvaise humeur pour des bagatelles ou des peines imaginaires. — Inaptitude aux travaux intellectuels, à cause d'une trop grande vivacité de l'imagination. — Très-grande loquacité, comme si on avait trop bu. — Excitation avec chaleur à la tête.

Tête. — Vertiges en se baissant subitement, en étant assis, quand on remue la tête, en se retournant dans le lit, ou le soir. — *Embarras sourd de la tête,* comme si elle devenait plus volumineuse, accompagné de mauvaise humeur et de nausées. — Maux de tête violents, avec sensation de plénitude, comme une pesanteur ou une pression, surtout à l'occiput; sensation à diverses parties, comme si on y enfonçait le doigt. — *Douleur au-dessus des yeux.* — Maux de tête par le mouvement de la voiture, ou bien le soir.

Yeux. — *Lancinations dans les yeux,* comme des coups d'aiguilles. — Douleurs dans les yeux en les tournant, comme si quelque objet s'y était introduit, ou qu'on les eût trop fatigués. — Chaleur, *brûlement* et pression dans les yeux, surtout le matin et le soir. — Pression sur les paupières et brûlement aux bords, comme s'il allait paraître un orgelet. — Injection des veines de la sclérotique. °*Rougeur de la conjonctive,* comme par ecchymose. — Myopie. — *Confusion des caractères, en lisant.* — Trouble de la vue. — °Impossibilité de lire de petits caractères. — Cécité nocturne. — Généralement, pendant la faiblesse de la vue, douleurs dans les yeux ou dans la tête. — C'est surtout le soir que les yeux sont affectés.

Oreilles. — Dents. — Déchirement dans les oreilles ou dans la mâchoire et les dents. — Otalgie. — Prurit, chaleur, rougeur et érysipèle à l'oreille extérieure (droite). — Sécheresse du nez. — Épistaxis. — Besoin prolongé d'éternuer. — Coryza fluent, avec douleur d'excoriation dans la poitrine. — *Douleurs dans les dents cariées* (molaires), surtout dans la mâchoire inférieure. — Secousses subites dans les racines des dents. — Traction et déchirement dans les dents.

Appétit et Estomac. — *Nausées,* avec grattement dans la gorge et

sensation comme si la tête était gonflée, à jeun. — Renvois sanglotants. — Renvois soulagés par des flatuosités. — Engouement
facile en buvant et en parlant. — Besoin pénible et inutile de renâcler. — Goût métallique. — °Désir d'aliments salés. — Appétit
alternativement violent ou nul. — *Le matin, absence d'appétit,*
et répugnance même pour la fumée du tabac. — Après le repas,
courbature et envie de dormir.

Ventre. — Douleurs dans les hypochondres; douleurs rhumatismales (du côté droit), ou comme par des flatuosités (du côté
gauche). — *Pression à l'estomac, avec coliques.* — Sensation de
vacuité dans l'estomac et nausées. — Coliques, comme pour une
diarrhée, non suivies de selles. — Pression et mouvements dans le
ventre, comme à la suite d'un refroidissement, avec sensation de
froid, tremblement et besoin d'uriner, amélioré auprès du feu. —
Maux de ventre, le soir.

Selles, Parties génitales. — *Selles peu fréquentes, mais liqui-*
des. — Diarrhée. — Envie fréquente d'uriner, surtout la nuit, avec
émission d'urine claire. — Après un accès de fièvre, le soir, urine
trouble, avec dépôt. — Prurit au scrotum. — Chaleur des parties
génitales. — Excoriation des parties génitales chez la femme, et
gonflement des grandes lèvres.

Larynx et Poitrine. — Toux, en lisant à haute voix, en parlant
et après s'être engoué en buvant. — °Toux matutinale, avec expectoration à la suite d'un catarrhe. — °Mucosités expulsées par un
toussottement tous les matins. — °Souffrances catarrhales. —
Douleurs aux côtes (gauches), au toucher et à la pression, mais
surtout en toussant et en éternuant. — Douleur d'excoriation à la
partie postérieure des côtes et dans la poitrine, en respirant profondément et en remuant le dos.

Tronc et Bras. — Douleurs dans un côté du cou (droit). — Tension dans les muscles de la nuque. — Douleur et sorte de paralysie
dans le dos et dans tous les membres. — Lancination dans l'épine
dorsale pendant le mouvement. — Brisement dans les reins, le
matin. — *Douleurs rhumatismales dans les bras,* avec tractions
paralytiques, améliorées par le mouvement. — Déchirement ou
sensation de brisement dans les os. — *Inquiétudes dans le bras,*
qui est comme insensible. — Tremblement dans les bras, en
s'appuyant dessus. — °Tressaillement de la main. — Sensation
pénible dans la première phalange du doigt qui oblige à l'étendre
et à le faire craquer.

Jambes. — Douleurs tractives et rhumatismales dans les cuisses,
la hanche et le pied, mais principalement dans la jambe. — Brisement dans le genou. — Douleur crampoïde et subite dans le
pied, qui oblige à sautiller. — *°Inquiétude dans les jambes,*

comme si elles allaient s'engourdir. — Lancinations dans le pied. — Douleur dans le talon, comme la goutte. — Picotement ou sensation de pincement dans le gros orteil. — Brûlement dans le petit orteil. — Continuellement, *douleurs* et *brûlement dans les cors.*

MERCURIUS.

MERC. — Mercure. — **HAHNEMANN.** — *Hist. nat. et prép.* Voy. Pharmac. homœop. — *Doses usitées :* 3, 12, 30. — *Durée d'action :* 3 à 4 semaines, dans quelques cas de maladies chroniques.

ANTIDOTES : Arn. asa. *bell*, camph. carb-v. *chin.* dulc. electr. *hep.* iod. *lach.* lyc. mez. nitr-ac. op. sass. sep. sil. sulf. — *On l'emploie comme antidote de :* Aur. bell. *ant.* chin. coff. cupr. diad. dulc. fer. lach. mez. op. sulf. valer.

COMPARER AVEC : Acon. amm. *ant.* arg. *arn. ars. asa.* aur. bar. *bell.* bry. calc. *carb.* caus. cham. *chin.* c.em. coff. colch. con. cupr. dig. *dulc.* euphorb. guai. *hep.* iod. *lach.* laur. lyc. mez. *nitr-ac.* n-vom. *op.* phos-ac. *puls.* rhus. sass. selen. *sep. sil. staph.* stront. *sulf. thui. valer.* veratr. — C'est surtout après : *Bell. hep. lach.,* que le mercure convient, s'il est d'ailleurs indiqué. — Après le mercure conviennent quelquefois : *Bell. chin. dulc. hep. lach. nitr-ac. sep. sulf.*

CLINIQUE. — Se laissant guider par l'*ensemble des symptômes,* on verra les cas où l'on pourra consulter ce médicament contre : — Souffrances par suite d'un refroidissement, principalement à la fraîcheur du soir; Affections rhumatismales et arthritiques, avec gonflement inflammatoire; Inflammations locales ; *Souffrances syphilitiques, scrofuleuses,* rachitiques, hydropiques; *Affections principalement des sujets lymphatiques,* pléthoriques, ou des personnes d'une constitution leucoflegmatique, d'une *nutrition maladive,* faibles de corps et d'esprit, disposées à se refroidir et à transpirer facilement, avec tempérament flegmatique et porté à la mélancolie; Accès de convulsions?, d'épilepsie?; Cachexie par l'abus du quinquina ou du soufre; Souffrances chroniques par l'abus du vin ou du café, ainsi que par suite d'excès vénériens, ou l'onanisme; Congestions sanguines et hémorrhagies; Exostoses, nécrose, carie et autres maladies des os; *Arthrocace?; Gonflement et inflammation des glandes;* Éruptions galeuses, miliaires, urticaires, purulentes et pustuleuses; Dartres sèches, furfuracées, ou vives, croûteuses et suppurantes; *Érysipèles simple et flegmoneux;* Taches et ulcères syphilitiques, et autres *ulcérations et suppurations; Ictère; Scarlatine maligne; Petite vérole dans la période de suppuration; Fièvres inflammatoires, avec disposition à transpirer abondamment;* Fièvres typhoïdes, avec caractère muqueux, ou bilieux, ou putride; Atrophie des enfants scrofuleux; Mélancolie; Nostalgie?; Ivrognerie; Congestion cérébrale, avec vertiges; Céphalalgie *rhumatismale* ou catarrhale; Céphalalgie nerveuse?; Apoplexie sanguine?, séreuse?; Commotion du cerveau; Encéphalite; Hydrocéphale aiguë?; *Teigne;* Chute des cheveux; *Ophthalmies scrofuleuses, rhumatismales,* catarrhales (et arthritiques?); *Ophthalmie syphilitique;* Ulcères de la cornée; Amblyopie amaurotique; Héméralopie?; Blépharophthalmie; Ectropion?; *Otite; Otalgie rhumatismale et catarrhale;* Dureté de l'ouïe après un refroidissement ou par suite d'angines tonsillaires; Otorrhée; Polype dans l'oreille; Ozène; *Érysipèle flegmoneux du nez;* Croûte de lait et dartres faciales; Dentition difficile des enfants, avec fièvre; *Prosopalgies et odontalgies rhumatismales, avec fluxion;* Trismus; Balbutiement?; *Stomacace; Aphthes des enfants; Glossite;* Grenouillette; Angines tonsillaires, pharyngées et palatines, avec flegmon; Ulcères syphilitiques à la gorge; Salivation; Affections gastrico-muqueuses et bilieuses, avec vomissement, diarrhée et fièvre; Choléra?; *Hépatite;* Carreau; *Ictère; Entérite; Péritonite; Ascite; Coliques, avec diarrhée;* Diarrhée après les morbilles, ou chez les nourrissons; Diarrhée pendant la dentition; *Dyssenterie;* Choléra asiatique avec selles dyssentériques; Chute du rectum; Souffrances vermineuses; *Diarrhées muqueuses* ou bilieuses; *Hématurie; Diabète sucré?,* Uréthrite et gonorrhée; Orchite; Chancres; *Bubons scrofuleux et syphilitiques;* Érysipèle au scrotum; Chute du vagin; Inflammation et hydropisie des ovaires?; Péritonite puerpérale?; *Métrite;* Cancer de l'utérus?; Dysménorrhée; Leucorrhée; Stérilité; Érysipèle; Excoriation et ulcération des mamelles; Affections catarrhales et inflammatoires des voies aériennes et des poumons; Aphonie; *Grippe;* Phthisie?; Asthme humide?; Hydrothorax; Crampes de poitrine par la vapeur de l'arsenic ou du cuivre; Coxalgie; Panaris.

☞ *Voy. la note,* page 15.

SYMPTOMES GÉNÉRAUX. — *Douleurs déchirantes et tractives* ou lancinantes, aux membres, principalement *la nuit*, à la *chaleur du lit, qui rend les douleurs insupportables.* — °Gonflement inflammatoire d'un rouge luisant. — *Douleurs ostéocopes nocturnes. — Aggravation des souffrances la nuit,* ou le soir, ainsi que par l'air frais (du soir). — Battements, sensation de luxation et *douleurs arthritiques dans les articulations,* avec gonflement. — *Douleurs rhumatismales,* avec *sueur abondante, mais qui ne soulage point.* — Le matin et dans le repos, et principalement en étant couché, on se trouve beaucoup mieux qu'en étant assis ou en marchant. — *Tout le corps est comme brisé, avec endolorissement de tous les os.* — Principalement le soir, *grande agitation dans* *les membres*, avec douleurs dans les articulations. — *Grande fatigue, faiblesse et chute rapide des forces*, avec grand malaise du corps et de l'esprit. — *Bouillonnement de sang et tremblements fréquents*, même après le moindre effort. — *Congestions sanguines et hémorrhagies.* — Grande disposition des membres à s'engourdir. — Crampes, °*mouvements convulsifs* et *accès d'épilepsie nocturnes*, avec cris, roideur du corps, ballonnement du ventre, prurit au nez et soif. — Spasmes toniques et tétanos. — Roideur cataleptique du corps. — *Accès d'évanouissement.* — Paralysie de plusieurs membres. — *Amaigrissement et atrophie de tout le corps.* — *Surexcitation et surexcitabilité de tous les organes.*

Peau. — *Couleur jaune de la peau*, avec transpiration qui colore le linge en jaune. — *Engorgement, inflammation et ulcération des glandes*, avec douleurs pulsatives et lancinantes, gonflement dur, rouge et luisant, ou sans altération notable de la peau. — *Éruptions miliaires*, urticaires, boutonneuses, ou *pustuleuses et purulentes.* — Boutons pruriteux, avec brûlement après s'être gratté. — *Éruptions qui ressemblent à la gale, et qui saignent facilement.* — °Les plaies s'ulcèrent facilement *(et passent à la gangrène).* — *Inflammation érysipélateuse.* — Taches rouges, élevées, ou taches hépatiques, ou semblables aux taches scorbutiques. — *Petits boutons très-pruriteux qui s'ulcèrent* et se couvrent d'une croûte. — °Taches dartreuses, excoriées et suintantes, ou *dartres sèches, pruriteuses et farineuses.* — Desquamation de la peau. — *Ulcères phagédéniques*, ⁻ou bleuâtres, fongueux et facilement saignants, ou superficiels et comme rongés par des insectes, ou sécrétant un pus ichoreux et corrosif. — *Ulcères chancreux.* — *Prurit violent et voluptueux* par tout le corps, principalement le soir, ou *la nuit, augmenté par la chaleur du lit*, et quelquefois avec brûlement après s'être gratté. — Épaississement du périoste; *exostoses et carie;* abcès dans les articulations; grande fragilité des os.

Sommeil. — *Disposition excessive au sommeil, le jour et la nuit; sommeil profond et prolongé.* — Envie de dormir sans le pouvoir. — *Le soir, sommeil tardif, ⁻et le matin, réveil de trop bonne heure.* — *Sommeil très-léger et agité, ⁻avec réveils fréquents, sursauts et effroi.* — *Insomnie par surexcitation nerveuse.* — *Rêves fréquents, anxieux, horribles, fantastiques, historiques, vifs, voluptueux;* rêves de brigands, de chiens qui mordent, de révolte, de déluge, de coups de fusil, etc., etc. — *La nuit, inquiétude, anxiété, agitation et jactation*, malaise, douleurs, chaleur ou sueur, ébullition de sang, cris, pleurs, battements de cœur, vertiges et beaucoup d'autres souffrances. — En s'endormant, aggravation des douleurs, sursauts et fantômes effrayants devant la vue; pendant le sommeil, paroles, gémissements, soupirs, respiration courte, avec bouche ouverte et mains froides; *au réveil, sueur,* cris, pleurs et paroles incohérentes.

Fièvre. — *Froid, frissons et horripilations par tout le corps,* principalement *après avoir dormi* le jour ou la nuit, ainsi que *la nuit* ou *le soir* et *le matin au lit,* et quelquefois avec couleur bleuâtre de la peau, *froid glacial des mains* et des pieds, palpitations musculaires, mouvements convulsifs de la tête, des bras, des jambes, sensation de brisement dans les membres et besoin de se coucher, tremblement des membres, douleurs vives à la tête, envie d'uriner, somnolence, etc. — *Chaleur du visage et de la tête, avec rougeur et brûlement des joues et froid ou frissons, ou horripilation par tout le corps;* ou *chaleur mêlée de frissons* ou de sueurs. — *Pendant la chaleur, soif inextinguible,* grand désir de lait, et aggravation des douleurs en se découvrant. — *Accès fébriles la nuit* ou le soir; °fièvres, avec symptômes inflammatoires, ou avec un état putride; ˉfièvres lentes et hectiques. — *Pouls irrégulier,* ou *accéléré,* fort et intermittent, ˉou faible, lent et tremblotant. — *Sueurs abondantes, excessives et débilitantes tant le jour que la nuit, le matin,* le soir après s'être couché, et en mangeant, et quelquefois *fétides* ou *acides,* ou huileuses, colorant le linge en jaune. — *Sueur avec nausées et envies de vomir, grande fatigue,* soif, anxiété, suspension de la respiration, points de côté, etc.

Moral. — *Grande angoisse, inquiétude et agitation,* avec peur de perdre la raison, ou avec *tourment intérieur excessif,* principalement *le soir ou la nuit au lit,* comme si l'on avait commis quelque crime. — *Accablement moral, ˉavec grande indifférence,* découragement, horreur du travail et dégoût de la vie. — Appréhensions. — Mauvaise humeur, *disposition à se fâcher et à s'emporter,* grande susceptibilité de caractère, *humeur querelleuse,* méfiance et soupçons. — *Morosité et répugnance pour la conversation. — *Gémissements. — Surexcitation et grande irritabilité morale, avec disposition à s'effrayer facilement. — Distraction, inadvertance, conception difficile. — *Inaptitude à toute méditation,* et facilité à se tromper en parlant. — *Faiblesse de la mémoire.* — Instabilité des idées, dont l'une chasse constamment l'autre. — Radoteries. — *Accès de manie et de démence,* avec disposition aux pleurs. — Perte de connaissance et de la parole. — Fureur, avec horreur des liquides.

Tête. — *Obnubilation, ˉivresse et étourdissement,* principalement *le matin,* au réveil ou en se levant. — *Vertiges,* principalement en se *levant* ou *en redressant la tête, ˉou étant assis,* ou couché sur le dos, ainsi que pendant ou après la promenade au grand air, ou le soir, et souvent *avec nausées,* obscurcissement des yeux, chaleur anxieuse et besoin de se coucher. — Pesanteur, *plénitude et pression dans la tête*, comme si *le front était serré par un bandeau* ou *que le crâne dût éclater*. — (Le soir) sensibilité douloureuse du cerveau, avec fatigue de la tête par le bruit, améliorée en appuyant la tête sur le bras. — *Maux de tête excessifs* qui forcent à comprimer la tête des deux mains. — *Chaleur et brûlement, ou *douleurs déchirantes et tractives*, ou *élancements dans la tête*, n'occupant souvent qu'*un seul côté* et se propageant *jusqu'aux oreilles, aux dents* et au cou. — Bouillonnement, térébration et fouillement, coups et battements dans la tête. — Douleur et meurtrissure au cerveau, le matin au lit. — *Céphalalgie nocturne*. — Douleurs ostéocopes à la tête, et *exostoses au crâne. — Gonflement de la tête; *endolorissement du cuir chevelu;* douleurs vives et brûlantes au tégument du crâne. — Éruption sèche à la tête; petites croûtes dans les cheveux quelquefois avec prurit brûlant; *croûtes suintantes, avec excoriation du cuir chevelu* et destruction des cheveux. — *Chute des cheveux*. — *Sueur à la tête et au front, quelquefois froide et visqueuse.

Yeux. — Yeux troubles, ternes, cernés. — *Pression dans les yeux*, comme par du sable, °principalement en s'efforçant de fixer un objet. — Élancements, *prurit, démangeaison*, et *brûlement aux yeux*, principalement *au grand air*. — *Yeux rouges, enflammés, avec rougeur de la conjonctive* ou de la sclérotique, et injection des veines de la sclérotique ou de l'angle externe des yeux. — *Larmoiement abondant des yeux*, principalement le soir. — *Sensibilité excessive des yeux à la lumière* et *à l'éclat du feu*. — °Pustules sur la conjonctive et ulcères de la cornée. — *Paupières rouges, enflammées, gonflées,* °ulcérées sur les bords, et *couvertes de croûtes*. — *Sensation sous la paupière, comme s'il y avait là un instrument tranchant. — Tumeur à la paupière, comme un orgelet. — *Agglutination nocturne des paupières. — *Occlusion spasmodique des paupières, avec difficulté de les ouvrir. — *Croûtes autour des yeux. — *Amblyopie et trouble de la vue, comme par un brouillard;* perte momentanée de la vue; *points noirs, mouches volantes,* ⁻flammes et étincelles devant les yeux. — Mobilité des caractères en lisant.

Oreilles. — *Douleurs déchirantes, lancinantes et tractives dans les oreilles*, parfois avec *sensation de froid*, comme s'il y avait de la glace dans l'oreille, *augmentées par la chaleur du lit*. — *L'oreille et le conduit auditif sont comme enflammés*, avec douleurs crampoïdes et lancinantes. — *Excoriation et ulcération de la conque. — *Otorrhée purulente et °excroissances fongueuses dans l'oreille, *avec *déchirement* dans le côté affecté de la tête et du visage. — Écoulement de sang par les oreilles. — Écoulement de cérumen. — Tumeur sous-cutanée, et boutons furfuracés et suintants au lobe. — *Dureté de l'ouïe, quelquefois avec obturation des oreilles, qui cesse en avalant ou en se mouchant, ¯ou avec retentissement extraordinaire de tous les sons dans l'oreille. — Tintement, *bruissement et bourdonnement dans les oreilles, ¯principalement le soir. — Sensibilité douloureuse et gonflement inflammatoire des parotides.

Nez. — *Gonflement des os du nez, avec sensibilité douloureuse au toucher. — Prurit au nez. — Tension, pression et sensation de pesanteur du nez. — °Couleur noirâtre du nez. — Gonflement inflammatoire et rougeur luisante du nez, avec prurit. — Croûtes dans les narines. — Écoulement d'un pus fétide et corrosif par les narines. — *Saignement de nez, fréquent et abondant, même pendant le sommeil, et quelquefois en toussant. — Obturation et °sécheresse du nez. — Éternument fréquent. — °Coryza sec, avec obturation du nez, ou *coryza fluent, °avec écoulement abondant de sérosités corrosives. — Odeur putride par le nez. — Pustule douloureuse au nez.

Visage. — *Face pâle, °ou jaunâtre, ¯ou teint plombé, *ou terreux. — Traits décomposés, tirés. — Cercle d'un rouge bleuâtre autour des yeux. — Chaleur fébrile et rougeur des joues. — *Bouffissure et gonflement du visage, ¯principalement autour des yeux. — *Gonflement de la joue. — *Déchirement dans les os et dans les muscles (d'un côté) du visage. — Pression et points dans l'os zygomatique. — Sensation de tension de la peau, au visage et à la tête. — Sueur du visage. — Taches rouges et dartreuses à la face. — *Croûte jaunâtre au visage, avec suintement d'une humeur fétide, prurit continuel le jour et la nuit, et saignement après s'être gratté. — *Lèvres rudes, sèches et °noirâtres, avec brûlement en les touchant. — Gonflement et ulcération des lèvres. — *Croûtes jaunâtres, ¯pustules purulentes et petits ulcères aux lèvres et autour du menton. — *Gerçures, rhagades et ulcération aux coins de la bouche. — Distorsion de la bouche, et mouvements convulsifs des lèvres. — *Serrement et immobilité des mâchoires, ¯avec gonflement inflammatoire de la mâchoire inférieure et *tension dans les muscles du cou. — °Engorgement et gonflement inflammatoire des glandes sous-maxillaires, avec douleurs lancinantes ou pulsatives, ou sans douleurs. — Carie de la mâchoire.

Dents. — *Douleurs déchirantes, lancinantes, ou pulsatives, dans les dents cariées, ou dans les racines des dents, se propageant souvent jusqu'aux oreilles et dans toute la joue du côté affecté, quelquefois même avec gonflement douloureux de la joue ou des glandes sous-maxillaires, salivation et frissons. — *Apparition ou aggravation des maux de dents, principalement le soir, ou la nuit, *à la chaleur du lit, où ils sont insupportables*, renouvellement par l'air frais, ainsi qu'*en mangeant* et en prenant dans la bouche quelque chose de chaud ou de froid. — *Agacement, ⁻noirceur, *vacillement* et *chute des dents*. — *Prurit et rougeur des gencives. — Gencives fongueuses et saignant facilement. — **Décollement et gonflement des gencives*, principalement *la nuit*, avec douleur brûlante et *sensation d'excoriation en y touchant et en mangeant*. — *Gencives livides, décolorées et très-sensibles. — **Ulcération des gencives.*

Bouche. — **Odeur fétide, cadavéreuse, de la bouche.* — Couleur bleuâtre, excoriation et **gonflement inflammatoire de l'intérieur de la bouche.* — Douleur brûlante, vésicules, ampoules, **aphthes et ulcères dans la bouche.* — Sensation de sécheresse dans la bouche et le palais, ou **accumulation de mucosités tenaces.* — Ulcération de l'orifice des conduits salivaires, et **écoulement abondant d'une salive excessivement fétide,* ⁻et quelquefois même *sanguinolente.* — **Langue humide, chargée de mucosités blanches et épaisses*, ou *sèche*, °brune ou noirâtre. — **Dureté, gonflement inflammatoire* et *ulcération de la langue*, avec douleurs lancinantes. — Roideur, insensibilité et immobilité de la langue. — *Sensation sur la langue, comme si elle était brûlée. — Tremblement de la langue. — *Parole accélérée et balbutiante ; **perte entière de la parole.* — Ulcération et carie du palais.

Gorge. — **Sécheresse douloureuse de la gorge*, qui empêche de parler. — *Douleur d'excoriation et cuisson dans la gorge, ou *sensation de chaleur qui remonte dans le gosier.* — **Douleurs lancinantes dans la gorge et dans les tonsilles*, principalement *en avalant.* — *Allongement et gonflement de la luette. — *Suppuration des amygdales. — Pression et douleurs d'excoriation et d'ulcération dans l'œsophage. — **Gonflement inflammatoire et rougeur de toutes les parties de l'arrière-bouche et de la gorge.* — °Accumulation de mucosités épaisses et tenaces dans la gorge. — *Sensation *comme s'il y avait une tumeur ou quelque corps étranger dans la gorge* qu'il fallût avaler. — **Besoin continuel d'avaler.* — **Déglutition douloureuse, difficile*, et quelquefois même *spasmodique*, avec péril de suffocation. — **Impossibilité d'avaler le moindre liquide, qui sort par les narines.* — *Les maux de gorge s'étendent ordinairement *jusqu'aux oreilles*, aux parotides, aux glandes sous-maxillaires et à celles du cou ; ils *s'aggravent, pour la plupart, en avalant à vide*, ainsi que, *la nuit*, à l'air frais et en parlant, et ils sont souvent *accompagnés de salivation.*

Appétit. — **Goût putride, salé*, ⁻*douceâtre*, ou métallique. — *Goût amer*, principalement *le matin*, à jeun. — Goût amer ou douceâtre du pain de seigle. — *Goût acide et muqueux pendant et hors le temps des repas. — *Soif violente, ardente, le jour et la nuit, avec désir de boissons froides, et principalement de lait et de bière. — *Désir de vin et d'eau-de-vie. — *Appétit et faim insatiables, avec insipidité des aliments. — Boulimie avec grande faiblesse. — *Manque d'appétit. — Nul désir d'aliments, qui cependant sont agréables au goût en les mangeant. — Soif plus prononcée que l'appétit. — Satiété prompte en mangeant. — Dégoût de tous les aliments, principalement des aliments solides, de la viande, des sucreries, des aliments cuits et du café. — Grande faiblesse de la digestion avec faim continuelle, et pression dans l'estomac, rapports fréquents, pyrosis et beaucoup d'autres incommodités après le repas. — Le pain pèse sur l'estomac.

Estomac. — *Nausées et envie de vomir excessives, souvent avec douleurs incisives et pressives dans l'estomac, la poitrine et le ventre, anxiété et inquiétude, mal à la tête, vertiges, obscurcissement des yeux, et chaleur fugace. — Les nausées augmentent souvent après le repas, et sont accompagnées d'une sensation dans la gorge, comme si l'on avait mangé des choses sucrées. — Rapports, principalement après avoir mangé, et souvent d'un goût putride ou amer, ou aigre et rance. — *Renvois à vide violents. — Régurgitation après avoir bu et mangé. — Pyrosis, régurgitation de liquides rances et hoquets pendant et après le repas. — *Vomiturition et vomissement de matières muqueuses, amères, ou de bile. — Vomissement violent avec mouvements convulsifs. — Brûlement, douleur violente et *sensibilité excessive dans l'estomac et dans la région précordiale. — *Tension, plénitude et *pression comme par une pierre dans le creux de l'estomac, principalement pendant ou après le repas, pour peu que l'on ait mangé. — Douleur vive, constrictive, dans la région précordiale. — Douleurs crampoïdes à l'estomac pour peu qu'on ait mangé.

Ventre. — *Sensibilité douloureuse de la région hépatique, avec douleurs lancinantes, brûlantes, augmentée par tout mouvement du corps ou des parties affectées. — *Gonflement et dureté du foie. — *Ictère complet. — Ventre dur et ballonné, avec endolorissement au toucher, principalement à la région ombilicale. — *Coliques violentes, avec tranchées, élancements comme par des couteaux, contraction douloureuse et ¯pincements dans le ventre, *principalement la nuit, ou à la fraîcheur du soir. — Tension et pression comme une pierre, principalement à la région ombilicale. — Brûlement dans le ventre autour du nombril. — *Douleurs excessives et insupportables dans le ventre, qui ne disparaissent qu'étant couché. — Mal au ventre, comme par suite d'un refroidissement. — Sensation comme si les intestins étaient relâchés et qu'ils remuassent dans le ventre, en marchant. — *Les maux de ventre sont souvent accompagnés* de frissons ou de chaleur et de rougeur des joues, ainsi que d'une *grande sensibilité du ventre et de la région précordiale à tout contact et à la moindre pression.* — Souffrances par des flatuosités, principalement la nuit, avec ballonnement du ventre, borborygmes et gargouillement. — Tension, pression et *élancements comme par des couteaux, dans les aines.* — *Engorgement et *gonflement inflammatoire des glandes inguinales* avec rougeur et sensibilité douloureuse en marchant et étant debout. — °*Ulcération et suppuration des glandes inguinales.*

Selles. — *Constipation, avec selles dures, tenaces* et noueuses, et qui ne sortent qu'après beaucoup d'efforts. — *Envie inutile,* mais *fréquente, d'aller à la selle,* surtout *la nuit,* et quelquefois avec *ténesme,* sortie des hémorrhoïdes et nausées. — *Selles diarrhéiques et dyssentériques,* principalement *la nuit,* avec *coliques et tranchées violentes,* besoin pressant d'expulser les matières, *ténesme et brûlement à l'anus,* pyrosis, *nausées et rapports,* angoisse, chaleur ou sueur froide au visage, *frissons et horripilation,* épuisement et tremblement de tous les membres. — *Diarrhée par l'air frais du soir. — *Evacuations peu abondantes de mucosités sanguinolentes. — *Selles muqueuses* ou *bilieuses,* ou *putrides;* ou *acides,* ou d'une couleur *verdâtre* ou brunâtre, ou rougeâtre, ou jaune de soufre, ou d'un blanc grisâtre. — Selles de la consistance de la bouillie, ou écumeuses, ou comme des matières hachées. — *Évacuation de matières corrosives et brûlantes. — *Sortie de sang* ou *de mucosités par le rectum,* même avec des selles non diarrhéiques, et hors le temps des selles, quelquefois avec ténesme à l'anus. — Sortie des hémorrhoïdes. — *Sortie d'ascarides et de lombrics. — Prurit, élancements et excoriation à l'anus. — °Chute du rectum, qui, à sa sortie, paraît noir et saignant. — °Selles de matières non digérées, ou noires et comme du goudron.

Urines. — *Envie continuelle d'uriner le jour et la nuit,* quelquefois avec des efforts inutiles, ou avec émission peu abondante. — Jet d'urine excessivement mince. — *Évacuation fréquente et abondante d'urine, comme dans le diabète,* avec amaigrissement excessif. — Envie pressante d'uriner, avec incontinence d'urine. — Pissement nocturne. — Émission d'urine goutte à goutte. — *Urines de couleur foncée,* ou *rouges,* ou *brunes,* ou *blanches* comme mêlées de farine ou de craie, ou couleur de sang. — *Urines fétides, troubles et formant un dépôt, ou sanguinolentes, ou d'une odeur acide. — *Urines corrosives et brûlantes. — Dépôt épais dans les urines. — Nuage blanc et floconneux dans les urines. — Sortie de mucosités dures ou de flocons et de filets blancs pendant ou après l'émission de l'urine. — *Écoulement de sang par l'urèthre. — °Douleurs incisives et contractives dans la région rénale, la nuit. — Pulsations, *douleurs incisives, brûlement et élancement dans l'urèthre*, même hors le temps de l'émission des urines. — Inflammation de l'orifice de l'urèthre, et écoulement de matières épaisses, jaunâtres, ou séreuses, blanchâtres.

Parties viriles. — *Exaltation de l'appétit vénérien et grande lasciveté*, avec éruptions et pollutions fréquentes. — *Érections nocturnes douloureuses*, et quelquefois pollutions sanguinolentes. — Verge petite, froide et flasque. — Prurit voluptueux, fourmillement, déchirement et *élancements au gland* et au prépuce. — Enflure ou *gonflement inflammatoire du prépuce*, quelquefois avec douleurs brûlantes, gerçures, rhagades et éruptions. — *Sécrétion purulente entre le prépuce et le gland*, quelquefois avec gonflement; chaleur et rougeur de la partie antérieure de la verge. — *Vésicules et *ulcères phagédéniques à fond lardacé et à bords élevés*, au gland et au prépuce. — Sensation de froid dans les testicules. — °Testicules durs et gonflés, avec rougeur luisante du scrotum *et douleur tractive dans les testicules et le cordon spermatique*. — Prurit, fourmillement et élancements dans les testicules. — Forte transpiration des parties en marchant. — Excoriation entre les parties et les cuisses.

Règles. — *Suppression des règles. — *Règles trop abondantes* avec inquiétudes et coliques. — *Métrorrhagie*. — *Avant les règles, chaleur sèche, avec ébullition de sang et congestion à la tête. — °Pendant les règles, langue rouge, avec taches foncées et brûlement, goût salé de la bouche, dents agacées et gencives décolorées. — *Flueurs blanches purulentes, corrosives*, avec démangeaison aux parties. — Prurit, boutons et nodosités aux lèvres. — Gonflement inflammatoire du vagin, avec sensation comme si tout était à vif et excorié. — °Gonflement des lèvres avec chaleur, dureté, rougeur luisante, grande sensibilité au toucher, et douleurs brûlantes, pulsatives et lancinantes. — *Chute du vagin*. — Conception facile et certaine. — *Tuméfaction dure des mamelles, avec douleurs d'ulcérations*, ou °avec *suppuration et ulcération réelle*. — *Excoriation des mamelles.

Larynx. — *Catarrhe, avec frissons fébriles*, ⁻humeur hypochondriaque, dégoût de tous les aliments et constipation. — *Enrouement continuel et perte de la voix*. — Voix nasillarde. — °Brûlement et chatouillement au larynx. — *Toux sèche*, quelquefois *fatigante et ébranlante*, principalement le *soir au lit*, ou *la nuit*, même pendant le sommeil, et le matin en se réveillant, excitée par un *chatouillement* ou une sensation de sécheresse dans la poitrine, et *aggravée en parlant*. — Toux comme par une irritation de l'estomac. — °Toux convulsive, avec vomiturition. — En toussant, douleurs à la tête et dans la poitrine, comme si ces parties devaient éclater, °ou élancements à l'occiput, ¯ou douleur d'excoriation dans la poitrine et mal aux reins. — Envie de vomir et accès d'étouffement, en toussant. — *Toux, avec expectoration de sang pur*. — *Toux rauque*, avec sensation de sécheresse et élancements dans la gorge.

Poitrine. — Respiration difficile, comme si l'haleine manquait, °ou courte et bruyante. — *Haleine courte, en montant l'escalier* et en marchant vite. — Oppression anxieuse de la poitrine, et *gêne de la respiration*, avec besoin de respirer profondément, principalement après le repas, ou avec *accès de suffocation la nuit*, ou le *soir au lit, étant couché* (sur le côté gauche). — Manque d'haleine, avec serrement et tension dans la poitrine, et sensation comme si, au moindre mouvement et à la moindre parole, la vie allait s'éteindre. — Pression dans la poitrine, quelquefois jusqu'au dos, avec impossibilité de respirer profondément. — Brûlement dans la poitrine, quelquefois jusque dans la gorge. — *Élancements* (comme par des couteaux) *dans la poitrine* et dans les côtés, ou jusqu'au dos, principalement en respirant, en éternuant et en toussant. — Sensation de meurtrissure et de gonflement, et *douleur d'excoriation et d'ulcération dans la poitrine*. — *Battements de cœur.

Tronc. — Douleurs vives et sensation de meurtrissure dans les muscles de la poitrine. — Élancements, manque de solidité et faiblesse aux reins. — Douleur de meurtrissure aux reins, au dos et aux omoplates. — Brûlement et *douleur tractive au dos et à la nuque. — Roideur et gonflement rhumatismal de la nuque et du cou. — Élancements dans les muscles du cou. — Engorgement et *gonflement inflammatoire des glandes du cou, avec douleurs* lancinantes et pressives.

Bras. — *Douleurs vives dans les épaules et les bras*, principalement la *nuit* et en remuant ces parties. — Tressaillements dans les bras et les doigts. — Gonflement chaud et rouge du coude jusqu'à la main. — Miliaire pruriante aux bras. — *Dartres furfuracées et brûlantes à l'avant-bras et au poignet. — Craquement, *faiblesse et sensation de paralysie de la main*. — Sueur à la paume des mains. — *Éruption galeuse aux mains. — *Contraction crampoïde des mains et des doigts*. — Gonflement des articulations des doigts. — *Gerçures et rhagades profondes et saignantes aux mains et aux doigts*. — Douleurs crampoïdes et enroidissement facile des mains, en travaillant. — Gonflement du poignet, avec douleur au toucher et en le remuant. — *Roideur des poignets*. — Ulcération aux ongles. — Exfoliation des doigts. — Doigts morts.

Jambes. — *Douleurs vives et lancinantes dans l'articulation coxo-fémorale*, ainsi que dans les cuisses et les genoux, *principalement la nuit, et pendant le mouvement*, et souvent avec sensation de froid dans les parties malades. — Grande faiblesse, *lourdeur* et *courbature dans les cuisses et les jambes*. — Sensation de roideur, de torpeur et de crampes dans les cuisses. — Boutons pruriteux aux cuisses. — *Gonflement œdémateux, transparent, des cuisses et des jambes.* — Tension dans les jarrets, comme si les tendons étaient trop courts. — Miliaire pruriante, aux jambes. — *Dartres aux cuisses et aux jambes. — Contraction des jambes, et crampes aux mollets et aux orteils. — Gonflement du cou-de-pied* ou des talons, avec douleurs vives ou lancinantes. — *Douleur de luxation au pied.* — Froid et sueur aux pieds. — °Gonflement douloureux des os du métatarse. — *Gonflement des orteils.* — Ulcération des ongles.

MERCURIUS CORROSIVUS.

MERC-COR. — Mercurius corrosivus, mercure corrosif, sublimé corrosif. — *Durée d'action :* 3 à 4 semaines. — **Hist. nat. et prép.** Voy. Pharmac. homœop. Antidotes : *Voy.* Mercurius.

SYMPTOMES GÉNÉRAUX. — Tiraillement dans le périoste de tous les membres, comme après une attaque de fièvre intermittente. — *Violentes douleurs dans tous les membres.* — Crampes continuelles dans les membres. — Membres engourdis et insensibles. — *Roideur paralytique et paralysie des extrémités*, parfois avec sensibilité très-douloureuse au moindre changement de position, céphalalgie à la racine du nez, yeux fixes et brillants, peau sèche et sueur au front. — *Tremblement des membres.* — Manque de forces et *faiblesse générale excessive;* accès de faiblesse subite. — *Grande agitation, avec anxiété, inquiétude et jactation continuelles. — *Accès fréquents de défaillance, syncope. — *Douleurs ostéocopes dans les membres et à la tête.* — Grande faiblesse dans les articulations. — Convulsions des bras, des jambes et des muscles de la face. — Douleurs dans le corps, avec roideur générale et augmentation des douleurs par le mouvement. — Plusieurs symptômes s'aggravent par la promenade au grand air.

Peau. — *Peau sèche, chaude, brûlante et mordicante.* — Prurit lancinant et brûlant. — *Peau pâle, décolorée et couverte de sueur.*

— Fourmillement dans la peau, comme par engourdissement. — Éruption miliaire par tout le corps. — *Taches par tout le corps, comme scorbutiques, et dans les intervalles éruptions scabiéiformes, dartres et furoncles;* bulles aux bras et au ventre. — Gonflements glandulaires, très-douloureux, autour des mamelons.

Sommeil. — *Insomnie continuelle.* — En s'endormant, sursauts violents avec ébranlement de tout le corps. — La nuit, repos nulle part, par sensation de chaleur et anxiété. — *Sommeil trop léger.* — *État comateux.* — *Réveil toutes les nuits à 3 heures du matin.* — *Rêves effrayants* d'incendies, d'assassinat. — *Décubitus sur le dos, pendant le sommeil, les* membres abandonnés à euxmêmes.

Fièvre. — *Froid,* très-souvent, la nuit aussi. — *Extrémités froides.* — *Tremblement de froid avec claquement des dents. — Peau et extrémités froides.* — Frissons avec tranchées, au moindre mouvement et même en se levant de son siége; ou bien au grand air, avec ténesme. — Frissons à la tête. — *Chaleur,* surtout en se baissant, diminuée en se redressant. — *Sueurs nocturnes.* — *Sueurs froides.* — *Fièvre avec céphalalgie violente, face rouge, peau brûlante,* yeux brillants, pupille rétrécie, front couvert de gouttes de sueur, corps roide et très-douloureux au moindre mouvement.

Moral. — *Mauvaise humeur et grande propension à la colère,* alternant quelquefois avec hilarité. — **État de stupeur,* comme dans la fièvre typhoïde aussi. — *Compréhension affaiblie; il ne comprend pas ce qu'on lui dit et regarde tout hébété ceux qui lui parlent.* — Idées confuses avec paroles sans liaison.

Tête. — *Céphalalgie violente,* aggravée en découvrant la tête. — Accès de vertiges. — Congestion à la tête et à la face, avec joues brûlantes et émission abondante de vents. — *Douleurs lancinantes au front.* — *Céphalalgie frontale,* surtout à la racine du nez. — *Élancement, déchirement et pression au-dessus de l'œil gauche,* comme dans l'os. — *Froid à la tête,* particulièrement aussi le soir, en se couchant.

Yeux. — Contraction du muscle sourcilier. — *Conjonctive rouge et injectée.* — *Yeux ternes, abattus, cernés d'un cercle bleuâtre,* exprimant la souffrance et l'horreur d'une mort prochaine. — *Yeux étincelants et très-mobiles, ou proéminents et fixes.* — *Regard qui exprime l'exaltation et la douleur.* — *Pupilles insensibles à la lumière.* — *°Pupille inégale.* — **Les objets paraissent plus petits et plus éloignés qu'à l'ordinaire.* — Photophobie en se promenant au soleil.

Oreilles et Nez. — *Pulsation et élancements surtout dans l'oreille gauche.* — Oreilles comme bouchées. — Bruissement, comme de l'eau courante, dans les oreilles. — *Narines* sèches, surtout au grand air. — Coryza très-violent.

Face. — *Face pâle, amaigrie, décomposée, hâve; face jaune et ridée.* — *Face rouge et bouffie.* — *Tuméfaction de la partie inférieure de la face, d'une couleur rouge brunâtre.* — Gonflement douloureux des parotides, des glandes sous-maxillaires et des glandes *sublinguales*, avec ou sans salivation. — Roideur des muscles masticateurs. — *Lèvres très-gonflées et proéminentes, comme chez les singes.* — *Lèvres pâles.* — Lèvres sèches et gercées.

Dents. — Douleurs déchirantes, brûlantes, dans les molaires supérieures, jusqu'à l'œil gauche, avec douleurs rhumatismales dans d'autres parties du corps, coliques, diarrhée, sommeil empêché et angoisse nocturne. — *Dents agacées et branlantes.* — Inflammation et *tuméfaction des gencives*, avec douleurs brûlantes.

Bouche. — *Inflammation de la cavité buccale, avec gonflement brûlant et ulcération.* — *Odeur fétide de la bouche.* — *Sécheresse de la bouche.* — *Langue rouge et brûlante.* — *Langue humide et chargée* de blanc ou de jaune. — *Langue gonflée*, parfois *au point de remplir toute la cavité buccale.* — *Parole difficile.* — *Salivation abondante*, parfois *avec douleur à la bouche.* — Écoulement abondant d'un mucus albumineux, par la bouche. — *Gonflement spongieux du palais.*

Gorge. — *Douleurs brûlantes dans la gorge, le pharynx et l'œsophage* jusque dans l'estomac, *violentes et atroces.* — *Grattement douloureux dans la gorge et le pharynx*, avec parole difficile, déglutition pénible et douloureuse pour les liquides, forçant quelquefois à cracher souvent. — *Sensation de constriction et de resserrement du pharynx, avec dysphagie.* — *Douleurs atroces au pharynx*, et dans toute l'étendue du canal digestif. — *Détachement, dans la gorge et la bouche, de morceaux d'épithélium amorti.* — *Déglutition difficile, très-douloureuse*, et même *entièrement impossible.*

Goût et Appétit. — *Goût de la bouche, métallique, astringent, ou amer, ou salé.* — Goût amer des aliments. — *Anorexie complète.* — *Soif violente, inextinguible*, parfois avec nausées, vomituritions et vomissements après l'injection du moindre liquide.

Gastricisme. — Éructations douloureuses. — *Hoquet fréquent et violent.* — *Vomissements abondants, fréquents, continuels*, surtout *la nuit*, et quelquefois *avec douleurs atroces à l'épigastre et à la région ombilicale.* — *Vomissements bilieux, verdâtres, amers*, mêlés quelquefois d'aliments ou de stries de sang. — *Vomissements de matières muqueuses*, blanchâtres ou bleuâtres, ou filandreuses, écumeuses ou sanguinolentes. — *Vomissement des aliments.* — *Vomissements de sang pur.* — *Vomissements de matières*

noires, comme du marc de café, entremêlées de caillots de sang.
— *Vomissements avec diarrhée* bilieuse.

Estomac. — Chaleur, brûlement et *douleurs violentes, atroces, dans l'estomac et au creux épigastrique.* — Pression pénible, pincements douloureux et picotements dans l'estomac.

Ventre. — Élancements dans la région hépatique. — *Grande sensibilité de l'épigastre à la moindre pression. — Douleurs violentes, atroces, dans les régions épigastrique et hépatique.* — Tranchées, pincements et *fortes douleurs dans la région ombilicale.* — Douleur de contusion dans la région du cœcum. — Fortes coliques, *déchirement, tranchées violentes et douleurs atroces dans les intestins*, quelquefois avec selles sanguinolentes. — Tranchées après avoir mangé des pommes de terre. — Tranchées avec froid, frissons et sensibilité au grand air. — *Ventre ballonné, gonflé, météorisé et excessivement douloureux au moindre contact. — Douleurs dans l'épigastre, avec crampes dans les membres pelviens et ménostasie.* — Peau de l'abdomen froide sur tous les points. — *Ventre excessivement douloureux au toucher.* — Sensation de gonflement dans les glandes inguinales.

Anus et Selles. — *Suppression des évacuations alvines et urinaires. — Constipation opiniâtre et invincible. — Fréquents besoins d'aller à la selle, sans résultat*, et très-fatigants. — *Selles fréquentes en forme de bouillie, noirâtres et très-fétides.* — Selles de diverses matières, rubanées, gluantes, argileuses, brunâtres et rougeâtres, ou bleuâtres, en grumeaux et très-fétides. — *Évacuations abondantes*, muqueuses ou *bilieuses.* — *Évacuations fréquentes, surtout la nuit, avec coliques et ténesme.* — Envies excessivement pressantes d'aller à la selle. — Évacuations très-douloureuses. — *Diarrhées très-fétides*, jaunâtres ou muqueuses. — *Diarrhées avec ténesme.* — *Diarrhées sanguinolentes.* — **Dyssenteries avec évacuation de mucosités sanguinolentes, coliques et tranchées continuelles, envies incessantes d'aller à la selle et ténesme des plus douloureux.* — Évacuations involontaires de sang pur. — *Douleurs brûlantes dans le rectum et l'anus.*

Urines. — *Suppression des urines. — Rétention d'urine. — Urines rares et rouges*, avec émission difficile. — Urines très-troubles, d'une couleur brun foncé. — Urine jaune pâle, avec dépôt grisâtre. — Prurit, brûlement et *élancements au méat urinaire.* — **Écoulement gonorrhéique de matières épaisses*, avec cuisson en urinant et élancements le long de l'urèthre.

Parties viriles. — Élancements dans les testicules. — Fortes érections avec désir du coït. — Éjaculations rares pendant le coït. — Après le coït, élancement brûlant dans la partie antérieure de l'urèthre.

Règles et Parties de la femme. — *Suppression des règles*, avec céphalalgie et tremblement des bras, des jambes et du cou. — Avant les règles, tremblement des membres. — *Règles trop abondantes, comme une perte.* — Métrorrhagie violente et de longue durée. — Douleur pressive au museau de tanche, en le touchant, pendant le coït. — Leucorrhée blanc-jaunâtre, d'une odeur douceâtre et nauséabonde. — Gonflement douloureux des glandes autour des mamelons.

Larynx. — Élancements dans la partie supérieure du larynx, en avalant à vide. — Sécheresse du larynx, le soir. — *Voix enrouée et faible.* — *Toux sèche*, creuse et fatigante. — Toux spasmodique. — Expectoration de mucosités mêlées de sang. — Hémoptysie.

Poitrine. — *Haleine fétide.* — *Respiration très-lente.* — *Oppression de poitrine et respiration gênée.* — Crampe dans le côté droit de la poitrine qui se dirige dans le bras. — *Élancements qui traversent la poitrine.* — *Élancements pleurétiques.* — *Pleuropneumonie constatée*, surtout du côté gauche. — *Palpitations du cœur.* — Battements irréguliers du cœur, ondulatoires et tremblotants.

Tronc. — *Douleurs dans la région lombaire*, se propageant dans l'hypogastre et les aines, et alternant avec convulsions et contractions musculaires générales. — Cou douloureux à la pression. — Sensation de gonflement dans les glandes axillaires.

Extrémités supérieures. — Crampes des extrémités supérieures. — Sensation de fatigue dans les deltoïdes. — *Froid des mains et des pieds.* — Douleurs dans les os du métacarpe. — Douleurs fortes dans les articulations du pouce. — *Crampes dans les doigts et les mains.*

Extrémités inférieures. — Sensation de fatigue, élancements et *douleurs rhumatismales dans les extrémités inférieures.* — *Paralysie et insensibilité complète des extrémités inférieures.* — Déchirements et *élancements dans l'articulation coxo-fémorale.* — *Jambes engourdies.* — *Froid glacial des pieds.* — *Crampes dans les orteils et les pieds.*

MEZEREUM.

MEZ. Bois gentil, Daphné Mezéreon. — HAHNEMANN. — *Hist. nat. et prép.* Voy. Pharm. homœop. — *Doses usitées :* 15, 30. — *Durée d'action :* jusqu'à 30 jours, dans quelques affections chroniques.

ANTIDOTES : Camph. merc. —. *On l'emploie comme antidote de :* Merc. nitr-ac.

COMPARER AVEC : Euphor. hell. hyos. ignat. merc. nitr-ac. puls. staph. veratr. zinc.

CLINIQUE. — Se laissant guider par l'*ensemble des symptômes,*

on verra les cas où l'on pourra consulter ce médicament contre : —
Inflammation, ramollissement, carie et autres *affections des os;
Suites fâcheuses de l'abus du mercure;* Affections scrofuleuses avec
glandes engorgées; Rachitisme?; Carreau?; Fièvres intermittentes;
Teigne; Ophthalmies; Prosopalgie et odontalgie rhumatismales?;
Hématurie; *Flueurs blanches opiniâtres;* Raccourcissement des ten-
dons de la jambe, etc., etc.

☞ *Voy. la note,* page 15.

SYMPTOMES GÉNÉRAUX. — *Tractions, déchirements rhumatismaux et tension* dans les membres, avec faiblesse paralytique.
— Douleurs tressaillantes qui laissent longtemps après elles une
sensation pénible. — Douleurs tractives dans un côté du corps,
avec frissons. — *Accès de douleurs et autres souffrances accompagnées de frissons et d'horripilation.* — Douleurs rongeantes
d'excoriation dans les *membranes muqueuses.* — *Brûlement dans
les organes de la digestion.* — °*Inflammation et gonflement des os.*
— °*Ulcération des os.* — *Tressaillement et frémissement des
muscles.* — Tractions et sensation d'accablement dans les articulations. — Brisement et *pesanteur dans tous les membres.* —
Lourdeur et paresse du corps. — Marche courbée. — °Amaigris-
sement ou bouffissure du corps et du visage, avec ventre gros,
chez les enfants. — Glandes douloureuses. — *Prédominance des
souffrances d'un seul côté du corps.* — Exacerbation des symptômes le soir. — *Douleurs aggravées en touchant* la partie affectée
et par le mouvement. — Grande susceptibilité à l'air froid.

Peau. — Desquamation générale de la peau du corps. — *Prurit,*
surtout *la nuit, plus violent et plus douloureux après s'être gratté,*
et quelquefois *avec gonflement* de la partie qu'on a grattée. —
Prurit rongeant, comme par de la vermine. — *Éruptions miliaires,*
quelquefois chroniques. — Furoncles. — *Ulcères* enflammés,
avec brûlement et élancement, ou avec douleur rongeante d'excoriation.

Sommeil. — Forte *envie de dormir le jour,* avec sommeil agité et
non réparateur, la nuit. — Secousses dans le corps pendant le
sommeil. — Réveil de bonne heure (vers 2 ou 3 heures du matin),
par un cauchemar.

Fièvre. — *Frissonnement, frisson, et froid* de tout le corps, surtout aux mains et aux pieds, avec *soif violente,* et quelquefois
sans désir de se réchauffer. — Après les frissons, sommeil avec
sueur. — °Fièvre, accompagnée de mal à la tête, pâleur du visage,
région splénique douloureuse, gonflée et dure, faiblesse, et *grande
susceptibilité à l'air froid; °type tierce. — Fièvre inflammatoire,
violente.

Moral. — Humeur hypochondriaque, avec tristesse et pleurs. — Angoisse et inquiétude, surtout dans la solitude, avec désir de la société. — *Maussaderie.* — Emportements. — Inaptitude au travail. — Faiblesse de la mémoire. — *Émoussement de l'intelligence.* — Conception lente. — *Les idées se perdent fréquemment.*

Tête. — Embarras stupéfiant dans la tête, comme si on était ivre, ou comme après des pollutions immodérées. — Vertige à faire tomber de côté, avec scintillement devant les yeux. — *Maux de tête, avec horripilation et frissons,* aggravés en plein air. — *Maux de tête pressifs* et étourdissants, d'un seul côté du cerveau. — Douleur d'écartement compressive ou crampoïde dans la tête. — Violentes douleurs pulsatives et pressives dans toute la tête, le front, le nez et les dents, aggravées par le mouvement le plus léger. — Mal de tête martelant, avec vomissement de mucosités. — °Sensation de torpeur avec douleurs tractives dans un côté de la tête. — *Douleurs ostéocopes dans le crâne,* aggravées par le toucher. — Sensibilité douloureuse du cuir chevelu et des cheveux au toucher. — Prurit rongeant au cuir chevelu. — *Éruption pruriante à la tête,* °parfois avec suintement.

Yeux. — Douleur comme si le globe des yeux était trop volumineux, avec pression. — Cuisson dans l'angle interne des yeux. — °Inflammation des yeux. — Myopie ou presbyopie. — Étincelles devant les yeux. — Pupilles contractées.

Oreilles. — Otalgie avec traction et tiraillements aigus. — Éruption pruriante et suintante derrière les oreilles. — Dureté de l'ouïe. — Sensation d'obturation des oreilles. — Tintement dans les oreilles, quelquefois avec envie de dormir.

Nez. — *Excoriation de l'intérieur du nez.* — Diminution de l'odorat, avec sensation de sécheresse dans le nez, et quelquefois envie inutile d'éternuer. — Éternument fréquent, accompagné de douleur d'excoriation dans la poitrine. — *Coryza fluent,* avec sécrétion de mucosités liquides et jaunes, excoriation et brûlement dans le nez, et éruption aux lèvres.

Visage. — *Pâleur du visage. — *Pression crampoïde et étourdissante, dans les os des joues,* °quelquefois d'un seul côté, et s'étendant jusqu'à l'œil, à la tempe, à l'oreille, aux dents, au cou et dans l'épaule. — Tractions dans les os des mâchoires. — Tressaillement continuel et pénible dans les joues et les paupières. — Furoncles à la face. — Excoriation et brûlement aux lèvres et aux commissures des lèvres. — Lèvres gonflées et gercées, avec exfoliation. — Lèvre supérieure ulcérée avec douleur brûlante au toucher. — Élancements dans les glandes sous-maxillaires.

Dents. — *Douleurs dans les dents cariées.* — *Élancements* tractifs, brûlants ou térébrants, *dans les dents et jusque dans les os des joues* et les tempes. — *Douleurs tressaillantes et déchirantes dans les dents. — *Sensation comme si les dents étaient agacées, et qu'elles fussent trop longues. — Les maux de dents sont aggravés par le toucher et le mouvement, ainsi que pendant les frissons, le soir. — Pendant les maux de dents, *bouillonnement de sang à la tête, frissons et constipation.* — Dents enduites de mucosités fétides. — *Dents qui se carient promptement.* — Vésicules brûlantes aux gencives.

Bouche et Gorge. — Vésicules brûlantes dans la bouche et sur la langue. — *Brûlement continuel dans la bouche.* — *Parole embarrassée.* — Douleur pressive dans la gorge en avalant. — Apreté, excoriation, grattement cuisant, et élancement dans la gorge et le palais. — *Brûlement dans la gorge* et dans l'œsophage. — Inflammation de la gorge. — *Constriction et rétrécissement du pharynx.*

Appétit et Estomac. — Goût amer de la bière, que l'on rejette. — Faim violente l'après-midi et le soir. — Répugnance pour la viande. — *Renvois fréquents et à vide,* surtout après avoir bu. — *Nausées* avec accumulation d'eau dans la bouche, horripilation et tremblement de tout le corps. — Vomissements violents de mucosités verdâtres et amères, accompagnés de maux de tête. — *Vomissement de sang.* — *Pression à l'estomac.* — Brûlement et sensation de chaleur dans l'estomac. — Inflammation de l'estomac. — Contraction du diaphragme.

Ventre. — Ventre dur et tendu. — *Douleurs abdominales,* chroniques, *crampoïdes, tiraillantes, aiguës,* pressives, constrictives et lancinantes. — Pesanteur dans le ventre. — Sensation de chaleur et *brûlement dans le ventre.* — Inflammation des intestins. — Pression expansive dans l'anneau inguinal. — Traction dans les glandes de l'aine. — *Coliques flatulentes* avec gargouillements et borborygmes dans le ventre, *gêne de la respiration et frissons.*

Selles. — Évacuations alvines difficiles, de la consistance d'une bouillie épaisse, avec besoin pressant. — *Constipation. — Selles peu abondantes, molles, fréquentes. — *Diarrhées violentes avec douleurs insupportables dans le ventre.* — Après la selle, constriction de l'anus qui se referme sur le rectum qui est sorti. — *Avant et après la selle, froid et horripilation.*

Urines. — Diminution de la sécrétion des urines. — Nuages floconneux et *sédiment rougeâtre* dans les urines. — *Pissement de sang.* — Douleur d'excoriation dans l'urèthre. — Écoulement de mucosités par l'urèthre.

Parties génitales. — Déchirement, tressaillement et lancination dans la verge. — Lancinations déchirantes et brûlantes au bout du gland. — Sécrétion abondante du smegma derrière le gland comme une *gonorrhée bâtarde*. — Gonflement du scrotum. — *Leucorrhée chronique* comme du blanc d'œuf; ¯quelquefois aussi séreuse.

Larynx. — *Enrouement*, avec brûlement et sécheresse dans la gorge, irritation qui provoque la toux et gêne de la respiration. — *Toux violente en étant couché. — Toux sèche avec vomiturition et vomissement* le soir et la nuit.

Poitrine. — Gêne de la respiration. — Douleurs dans la poitrine en inspirant, *comme si les poumons étaient adhérents* et la cavité de la poitrine trop resserrée. — Pression à la poitrine. — *Tension douloureuse des muscles de la poitrine.* — Douleur d'excoriation et brûlement sur le sternum. — *Points dans la poitrine*, aggravés en inspirant.

Tronc. — Douleurs aux reins. — Douleur contractive et tensive dans le dos et jusque dans le sacrum. — Élancements dans le dos. — Roideur douloureuse de la nuque et du cou. — Déchirements saccadés dans les côtés du cou. — Douleur d'excoriation dans les aisselles.

Bras. — Douleur dans l'articulation de l'épaule, comme si elle allait se déboîter. — Tension tractive et rhumatismale dans les bras, avec faiblesse paralytique. — Douleurs tressaillantes dans les épaules, les bras, les mains et les doigts. — Gonflement et chaleur du bras et de la main, avec tressaillement et picotement dans les muscles.

Jambes. — Tressaillement dans l'articulation coxo-fémorale, et jusque dans le genou. — °*Raccourcissement de la jambe.* — Douleurs ostécopes dans les cuisses et les jambes. — Déchirement, tractions et tension dans les cuisses, les jambes, les pieds et les orteils. — Tension et roideur dans les genoux. —Tressaillement et douleur pressive dans le tibia. — Gonflement dur des mollets. — Douleur tressaillante dans les orteils.

MILLEFOLIUM.

MILL. — Millefeuille. — Hering, *Etudes pathogénésiques de l'Amérique du Nord.* — *Hist. nat. et prép.* Voy. Pharmac. homœop. — *Doses usitées :* 0, 30. — Médicament qui, jusqu'ici, n'avait été employé que contre des *Hémorrhagies* et surtout quelques espèces d'*Hématurie* et d'*Hémoptysie* (surtout chez les phthisiques, mais qui mérite bien être placé au rang de nos polychrates.)

CLINIQUE. — En examinant les symptômes caractéristiques de ce médicament, on verra les cas où l'on pourra le consulter avec succès contre l'une ou l'autre des affections suivantes : — Affections rhumatismales et arthritiques, aiguës et chroniques; Contractures; Hystérie; Hypochondrie; *Convulsions* des personnes hystériques, des enfants, des femmes en couches ; *Épilepsies;* Éclampsies. — *Éruptions* pustuleuses, scabéiformes et autres; *Pourpre hémorrhagique;* Varices des femmes enceintes; *Ulcères* de toute nature, fistuleuses, gangréneuses, atoniques, scorbutiques, gangréneuses, carieuses; Contusions; *plaies et blessures; Suites fâcheuses d'une chute;* Morsures vénimeuses. — *Fièvres intermittentes,* tierces, pernicieuses, pestilentielles. — *Hémorrhagies* de toute nature; Souffrances particulières de la vieillesse et du sexe féminin; *Blennorrhées.* — Mélancolie; Céphalalgies; Blennorrhée des yeux et larmoiement ; Taies de la cornée; Vue trouble; Otalgies; Maux de dents; Angines catarrhales. — Dyspepsies; Cardialgies; *Coliques de diverses sortes,* venteuses, *hystériques, hémorrhoïdales;* Ascite; Hernies incarcérées; Lombrics; *Dyssenteries;* Diarrhées muqueuses; *Hémorrhagies intestinales; Hémorrhoïdes.* — *Hématurie;* Gravelle et calculs vésicaux; Rétention d'urine; *Gonorrhée;* Condylômes. — *Règles trop abondantes; Métrorrhagies;* Suppression subite de règles ordinairement trop abondantes; Avortement imminent; Chlorose; Leucorrhée. — Diverses *souffrances des femmes en couches,* surtout affections spasmodiques, *lochies trop fortes* ou supprimées; *Mamelons écorchés.* — Toux et blennorrhée des poumons; *Hémoptysies et hémorrhagies pulmonaires;* Phthisie tuberculeuse et autres affections pulmonaires.

SYMPTOMES GÉNÉRAUX. — Déchirement, élancements dans les membres. — Faiblesse et sensation de malaise, avec pandiculations. — L'usage du café produit des congestions à la tête et des douleurs dans les membres. — °Convulsions; sursauts faciles à la moindre occasion. — Éruptions boutonneuses; °carie des os. °*Dans bien des cas de lésions traumatiques aussi important qu'arnica* (JAHR.) — *Hémorrhagie. — *Fièvres avec froid et horripilations, chaleur extérieure et intérieure; chaleur fébrile avec soif; °fièvres intermittentes. — *Envie de dormir,* avec bâillements et pandiculations; bâillements violents; accès de congestion au cerveau, pendant le sommeil.

Moral et Tête. — Caractère violent et emporté; frayeur facile. — Confusion et embarras dans la tête, avec sensation continuelle comme s'il avait oublié quelque chose, ne sait ni ce qu'il fait, ni ce qu'il veut, avec aggravation le soir, ainsi qu'après l'usage du vin et du café. — Stupeur, vertiges, ivresse; vertige à faire tomber à droite ou en arrière, à tout mouvement léger et en marchant, avec nausées en se baissant. — Congestion à la tête, avec douleur comme si le crâne allait éclater; tapage et sensation d'un courant de flammes dans la tête; douleurs dans l'occiput, au réveil surtout; sensation comme si un cordon entourait le front; °violente céphalalgie, avec tressaillement des paupières et des muscles du front. — Les *cheveux* s'entortillent souvent et d'une manière extraordinaire, lors même qu'on les fait un peu raccourcir.

Yeux. — Oreilles. — Nez. — *Vue* trouble comme par un brouillard, mais dans le lointain seulement; yeux brillants. — *Oreilles* comme bouchées; tintement; sensation comme si de l'air froid ou de l'humidité sortait de l'oreille; *douleurs d'oreille surtout à gauche. — Dans le *nez*, élancements vers la racine, partant de l'œil; *saignement du nez.*

Face et dents. — Rougeur de la face sans chaleur; teint frais et rose; lèvres gercées; petits ulcères au côté interne de la lèvre inférieure. — *Maux de dents*, partant de la face; °ulcère aux gencives.

Bouche et Gorge. — Sécheresse de la bouche; °stomacace; langue sèche et gonflée; brûlement et sensation de contraction à la langue. — Au *palais*, douleur comme d'une coupure; °relâchement de la luette? — Mal à la gorge, pendant et hors le temps de la déglutition; mal à la gorge chaque soir; douleurs lancinantes, très-sensibles, passant çà et là à droite de la gorge, près du larynx; °ulcères dans la gorge?

Appétit et souffrances gastriques. — Sensation de faim augmentée, avec rongement et fouillement dans l'estomac; *manque d'appétit. — Renvois à vide et hoquet.

Estomac. — Sensation de plénitude, dans l'estomac; estomac comme rembourré de terre astringente; crampe d'estomac, avec la sensation comme s'il y avait un liquide dedans qui se dirigeât vers les intestins et l'anus; douleurs violentes dans le creux de l'estomac; *gastralgies;* brûlement dans l'estomac.

Ventre. — Douleur, tiraillement et brûlement dans l'*hypochondre* droit; °douleur dans la région du foie. — Flatuosités, douleurs de *ventre* comme par des vents incarcérés, borborygmes et tranchées; sortie fréquente de vents fétides. — *Coliques venteuses;* °coliques traumatiques, par lésions mécaniques du ventre? — °Ascite? — °Hernies incarcérées?

Selles et Anus. — Petites selles molles, fréquentes; °dyssenteries; °diarrhées muqueuses; flux cœliaque; lientérie? — *Hémorrhoïdes saignantes*, gonflées, douloureuses; °*hémorrhagies intestinales*, surtout à la suite d'un effort. — °Lombrics?

Urines. — Envie fréquente d'uriner, avec émission abondante; urines rouges et abondantes. — °Incontinence d'urine? — *Hématuries.* — °Catarrhe de la vessie? — °Gravelle, calculs vésicaux, et dysurie provenant de ces causes?

Parties viriles. — °Gonorrhée? — °Rétention du sperme dans le coït. — °Condylômes? — °Gonflement et induration des testicules?

Règles et parties de la femme. — *Règles trop abondantes; menstrues irrégulières, tantôt trop faibles, tantôt trop fortes; *métrorrhagies; °souffrances par suite de suppression des règles? — *Leucorrhée. — °Infertilité avec règles trop abondantes?; °fausses couches imminentes? — °Convulsions et autres souffrances des femmes en couches; °lochies trop abondantes. — °Écorchure des mamelons? — °Manque de lait avec lochies supprimées et fièvre?

Larynx et poitrine. — *Toux : ¯avec expectoration écumeuse; avec vomissement; *hémoptysie, °par suite d'une chute ou d'un coup sur la poitrine, °chez les personnes phthisiques. — °Blennorrhée des poumons; °phthisie tuberculeuse? — *Dyspnée; souffrances asthmatiques. — Élancements dans la poitrine.

Tronc et Membres. — Douleur dans la région du rein gauche, suivie de pissement de sang. — *Douleurs dans les bras; pression lancinante dans le bras droit; engourdissement, picotement et douleurs (ostéocopes?) dans le bras droit; bras droit comme paralysé. — Douleurs au-dessus de l'articulation de la *main* gauche; douleur pressive, pulsative, dans les os du métatarse; douleur comme d'un *abcès* sous l'ongle du pouce. — Douleur de *contusion, comme à la suite d'une chute*, à la fesse droite et au tendon d'Achille et dans le jarret; douleurs violentes, comme ostéocopes, dans le pied droit; fourmillement et sensation d'engourdissement dans les pieds.

MOSCHUS.

MOSCH. — Musc. — Hahnemann. —*Hist. nat. et prép.* Voy. Pharmac. homœop. — *Dose usitée :* 30. — *Durée d'action :* 24 heures environ.
Antidotes : Camph. n-vom.
Comparer avec : Asa. bry. cocc. coff. *con.* croc. ign. n-vom. op. puls. spig. staph. stram.

CLINIQUE. — Se laissant guider par l'*ensemble des symptômes*, on verra les cas où l'on pourra consulter ce médicament contre : — *Convulsions;* Syncope; *Faiblesse hystérique; Différentes affections hystériques* et hypochondriaques; Surexcitation nerveuse, avec insomnie; *Céphalalgies hystériques* et nerveuses; Migraine; *Épistaxis;* Impuissance?; *Souffrances asthmatiques;* Asthme de Millar?; Croup?; *Spasmes pulmonaires, surtout chez les personnes hystériques,* etc., etc.

☞ *Voy. la note,* page 15.

SYMPTOMES GÉNÉRAUX. — Picotement dans les membres, quelquefois avec douleurs des parties affectées. — Douleurs crampoïdes dans les membres. — Tremblement et tressaillement par tout le corps. — Faiblesse que l'on ressent plutôt pendant le repos que dans le mouvement. — °Faiblesse jusqu'à tomber évanoui, avec froideur nocturne de toute la peau du corps. — *Accès de défaillance*, surtout la nuit, le soir ou au grand air, suivis de maux de tête. — Douleur de luxation et de brisement à la partie sur laquelle on est couché. — Les souffrances s'aggravent lorsque le corps se refroidit. — Forte susceptibilité au grand air. — Pincements, élancements et prurit qui force à se gratter, à différentes parties du corps. — *Tétanos.* — *Convulsions avec crampes de la poitrine.* — *Symptômes hystériques*, même chez des hommes.

Sommeil. — *Forte envie de dormir le jour*, avec bâillements fréquents et profonds. — *Somnolence.* — La nuit, impossibilité de rester longtemps couché dans la même position; la partie sur laquelle on repose est douloureuse, comme si elle était luxée ou brisée. — Rêves vifs de choses infamantes, et dans lesquelles rien ne réussit. — *Insomnie pendant toute la nuit*, par surexcitation du système nerveux.

Fièvre. — Circulation du sang accélérée. — Sensation fréquente, comme s'il soufflait un air frais, surtout sur les parties découvertes. Sensation de froid, le plus souvent à la colonne vertébrale, avec douleurs tractives. — Le grand air semble *froid*, on recherche le feu. — Horripilation fréquente et légère, partant de la tête et se répandant sur tout le corps. — Accès de chaleur brûlante, le soir. — *Tous les matins, sueur.*

Moral. — Grande distraction et absence d'esprit, parfois avec paroles confuses. — Préoccupation, pendant laquelle on se parle à soi-même et on gesticule, comme si on avait perdu la tête. — Grande activité, avec faiblesse qui fait qu'on laisse tout tomber des mains. — *Plaintes et lamentations à cause de souffrances excessives, sans que le malade puisse dire où est son mal*; en le questionnant, il se plaint plus violemment encore, mais sans dire où il souffre. — *Crainte de mourir et peur excessive de la mort.* Anxiété hypochondriaque, quelquefois avec battements de cœur. — *Humeur excessivement querelleuse et grande irascibilité, avec emportement jusqu'à la fureur.* — Perte de la mémoire.

Tête. — Vertige et vacillement devant les yeux, au moindre mouvement de la tête. — Vertige jusqu'à faire perdre connaissance, ou avec évanouissement. — Vertige, avec sensation comme si l'on faisait une chute. — *Vertiges avec nausées et vomissements*, besoin de se coucher, et désir de café à l'eau. — *Étourdissement* comme par l'ivresse. — *Maux de tête, avec nausées et vomissements*, qui forcent à se coucher. — Pesanteur de la tête. — *Mal de tête compressif* et étourdissant, surtout immédiatement au-dessus de la racine du nez. — *Traction crampoïde et tensive dans la tête*, et surtout dans l'occiput, et jusque dans la nuque. — *Congestion à la tête.* — Douleur pressive et térébrante dans la tête, comme si un clou était enfoncé dans le cerveau.

Yeux. — Yeux ternes, avec douleur pressive dans les angles. — Larmoiement. — Yeux fixes, étincelants, avec une sorte d'étourdissement et absence d'esprit. — Obscurcissement subit des yeux. — Petits boutons rouges sur les paupières supérieures. — Prurit dans les angles des yeux.

Oreilles. — Éruptions aux oreilles, avec douleur brûlante après s'être gratté. — Crépitation et *craquement dans les oreilles.* — Bruissement devant les oreilles. — Dureté de l'ouïe. — Écoulement de cérumen par les oreilles.

Visage et Nez. — *Chaleur du visage*, quelquefois sans rougeur et avec yeux ternes. — Chaleur d'une joue sans rougeur, tandis que l'autre est rouge sans chaleur. — Teint terreux. — Tension dans les muscles de la face, comme s'ils étaient trop courts. — *Épistaxis.* — Fourmillement au bout du nez, comme par des insectes. — Exfoliation des lèvres.

Estomac. — Goût putride des aliments. — Rapports violents, quelquefois avec nausées. — *Accès de nausées subites.* — Nausées qui remontent de l'épigastre, avec rétraction du nombril et douleurs crampoïdes. — *Vomissements violents surtout le matin*, et souvent accompagnés de douleur à l'estomac et à la poitrine, et de ballonnement de l'épigastre. — *Pression à l'estomac.* — *Sensation de plénitude et de gêne dans la région de l'estomac et de l'épigastre*, quelquefois avec malaise, augmentée après avoir mangé modérément. — Sensation d'excoriation cuisante, brûlante, dans la région de l'estomac, après le repas.

Ventre. — Accès de *contraction douloureuse dans la région ombilicale*, avec suspension de la respiration. — *Sensation de tension dans le ventre, comme si tous les vêtements étaient trop justes*, accompagnée d'une anxiété qui ne permet de se livrer à aucun travail, ni de rester à la même place, mais oblige à courir constamment de côté et d'autre. — Incarcération de flatuosités.

Selles. — *Constipation, surtout après avoir pris du café.* — *Diarrhée, surtout la nuit*, et quelquefois pendant le sommeil. — Diarrhée avec tranchées violentes. — Les selles diarrhéiques sont toujours mêlées de matières stercorales. — Selle couleur de sépia. — Envie pressante et inutile d'aller à la selle.

Parties viriles. — *Forte exaltation de l'appétit vénérien*, quelquefois avec chatouillement insupportable dans les parties, ou douleurs tensives à la verge. — °Impuissance à la suite d'un refroidissement. — Pollutions douloureuses, sans érection. — Érection avec douleur brûlante dans l'urèthre. — Après le coït, nausées et vomissements.

Règles. — *Menstruation trop hâtive et trop abondante.* — Traction et sensation comme si tout se portait vers le bas-ventre et les parties génitales, pendant les règles.

Poitrine. — *Constriction dans le larynx, comme par la vapeur du soufre.* — Respiration difficile et haleine courte, avec élancements dans la poitrine. — *Constriction crampoïde et suffocante de la poitrine,* surtout lorsqu'on prend froid. — *Crampes de poitrine,* °débutant quelquefois par un besoin de tousser, et s'aggravant ensuite jusqu'à porter au désespoir. — Douleur pressive dans la poitrine, qui va jusqu'à suspendre la respiration. — *Élancements dans la poitrine et dans les côtés,* quelquefois avec rougeur et bouffissure de la face, pupilles dilatées, langue rouge et sèche, et soif ardente. — La poitrine est fortement attaquée et douloureuse dans toutes les parties, avec toux violente et sèche. — Sensibilité douloureuse de la poitrine, sous les bras, surtout à la pression. — Battement de cœur anxieux.

Tronc et Membres. — Tractions violentes dans la nuque et le dos, comme si tout était tendu. — Tractions dans toute l'étendue du bras, et surtout au poignet comme par une crampe. — Brûlement avec sensation de froid aux dernières phalanges des doigts. — Gonflement des mains, avec douleurs lancinantes. — Mouvements convulsifs des mains et des doigts. — Inquiétude dans les jambes, avec faiblesse paralytique qui oblige à les remuer constamment. — Vibration dans les jambes, comme après une grande fatigue, en étant assis. — Faiblesse paralytique dans les jambes, dès qu'on s'assied, après avoir marché.

MUREX PURPUREA.

MUR. — Murex à pourpre. — PETROZ. — *Journal de Méd. homœop.* — *Hist. nat. et prép.* Voy. Pharmac. homœop.

SYMPTOMES GÉNÉRAUX. — Grande fatigue ; pendant plusieurs jours *les symptômes sont plus forts en étant assis* qu'en marchant ; ils cessent quand on marche et reparaissent quand on est assis. — *Peau* sèche, comme si elle allait se gercer. — *Envie de dormir,* quelquefois avec tristesse ; grand besoin de dormir, vers 9 heures du soir ; sommeil interrompu par des douleurs, comme celles des règles; réveil avec effroi, avec fort besoin d'uriner et émission abondante; *rêves pénibles*, quelquefois avec réveil en sursaut. — *Moral*, anxieux, craintif, peureux; grande tristesse vers le soir, avec répugnance pour la conversation et désordre des idées.

Tête. — Nez. — *Mémoire* affaiblie, avec difficulté de trouver les expressions. — *Embarras de la tête, avec inaptitude au travail;* quelquefois avec envie de dormir ou tête lourde; tête lourde, comme par un temps étouffé, ou bien fréquente, alternant de temps en temps avec grande clarté des idées; *céphalalgie*, le matin au réveil, se dissipant lorsqu'on se lève; *douleur dans l'occiput*, quelquefois très-vive; douleur dans la tempe gauche; *douleur pressive* dans le front, ou bien aussi dans la tempe droite; serrement crampoïde au derrière de la tête, avec besoin d'y porter la main ou de renverser la tête, ce qui soulage. — Derrière les *oreilles*, serrement crampoïde, bruit dans les oreilles, avec aggravation de la pesanteur de la tête. — *Nez* froid tout le jour, très-pénible. — *Brûlement dans une joue*, la droite le soir, la gauche le matin.

Estomac. — Selles. — *Faim*, quelquefois seulement le matin et absolument nulle pendant le repas. — Dans l'*hypochondre* droit, douleur tensive. — *Coliques*, douleur vive, comme un coup tranchant dans le côté gauche du bas-ventre, qui reste douloureux pendant toute la soirée. — *Selles* difficiles; *constipation*, pendant plus de 5 jours; pression sur l'anus, comme des élancements douloureux

Voies urinaires. — *Fréquent besoin d'uriner*, le jour; la nuit, avec urine sans couleur. — *Urine :* fétide, avec sédiment blanc et écoulement d'un peu de mucosités après avoir uriné. — Écoulement d'un peu de *sang* en urinant.

Parties génitales (chez la femme). — *Forte irritation des parties génitales*, avec désir ardent du coït, presque jusqu'à la folie; le plus léger contact renouvelle le désir. — Dans la *matrice*, sensation de sécheresse et de constriction; pulsation; douleur incisive, comme par des instruments tranchants; douleur violente dans le côté droit, traversant le ventre jusque dans le côté gauche; violent élancement à gauche, le soir. — Dans les *grandes lèvres*, sensation de pesanteur et d'extension; sensation de pesanteur dans le vagin, pendant les maux de ventre. — *Leucorrhée :* séreuse; verdâtre, épaisse; devenant sanguinolente; pendant la selle, réapparition d'une leucorrhée sanguinolente. — Dans les *seins*, douleurs violentes; élancements aigus.

Larynx. — Poitrine. — *Voix* altérée, enrouement; *toux*, le matin, à jeun; sèche, rare, avec oppression de poitrine. — En *respirant*, sifflement dans la poitrine, le soir. — *Douleur de poitrine*, comme si elle était brisée; élancements et brûlement au-dessous des petites côtes gauches, vers le dos. — *Palpitations de cœur,* et battement des artères.

Dos. — Extrémités. — *Lumbago,* quelquefois brûlant et comme à vif; en étant allongé, surtout au lit, douleur dans les hanches et les lombes; douleurs dans la région du bassin. — A l'*avant-bras,* douleur au-dessous du coude; chaleur dans les *mains.* — *Dans les jambes, grande faiblesse et fatigue,* quelquefois fléchissement et besoin insurmontable de s'asseoir. — Dans les *cuisses,* forte douleur de meurtrissure; chaleur ardente, devant; douleur aiguë, devant, en se levant, ne supportant aucun contact; sensation de pulsation, devant.

MURIATIS ACIDUM.

MUR-AC. Acide muriatique. —HAHNEMANN.—*Hist. nat. et prép.* Voy. Pharmac. homœop.— *Doses usitées :* 3, 30. — *Durée d'action :* jusqu'à 5 semaines, dans quelques affections chroniques.
ANTIDOTES : Camph. bry.
COMPARER AVEC : Ars. aur. bell. bry. calc. chin. *lyc.* natr-m. nitr-ac. n-vom. phos. ac. puls. rhus. squill.

CLINIQUE. — Se laissant guider par l'*ensemble des symptômes,* on verra les cas où l'on pourra consulter ce médicament contre : — Affections hydropiques?; Éruptions, dartres et autres affections scrofuleuses; Fièvres typhoïdes, putrides; Surdité; Affections scorbutiques; Ivrognerie?; Hémorrhoïdes; Impuissance, etc., etc.
☞ *Voy. la note,* page 15.

SYMPTOMES GÉNÉRAUX. — Déchirement et douleurs incisives dans les membres *pendant le repos,* améliorés pendant le mouvement. — Douleurs de brisement dans toutes les articulations. — Sensibilité douloureuse du périoste dans tous les os, comme dans une fièvre intermittente. — Gonflements hydropiques. — Paresse et crainte de mouvement, avec désir de rester constamment assis. — *Accablement excessif;* dès que l'on s'assied, les paupières s'affaissent. — Marche chancelante des genoux. — °Grande sensibilité au temps humide.

Peau. — Prurit et chatouillement voluptueux et lancinant, avec besoin de se gratter. — *Éruptions croûteuses,* qui démangent à la chaleur du lit. — Furoncles, avec douleur lancinante au toucher. — *Ulcères putrides* et douloureux, avec brûlement sur les bords. — Pustules noires.

Sommeil. — *Forte envie de dormir le jour*, se dissipant dès qu'on prend de l'exercice. — Insomnie avant minuit. — Avant minuit, ronflement continuel, *gémissement*, jactation, paroles et *disposition à glisser en bas du lit*. — *Réveil fréquent et de bonne heure*, à cause du froid qu'on éprouve au lit.

Fièvre. — Prédominance du froid. — *Frissonnement*, avec bâillements et pandiculations, *sans soif*, et non suivis de chaleur. — *Chaleur sans soif*, avec agitation et besoin de se découvrir le soir. — Pouls intermittent. — *Sueur nocturne*, le soir en s'endormant, ou avant minuit.

Moral. — Tristesse. — *Taciturnité et concentration en soi-même*, avec anxiété, appréhensions et maussaderie. — *Hésitation et inquiétude. — Affluence d'idées sur des événements récents, pendant le travail. — Disposition à se fâcher et à s'emporter.

Tête. — Vertige tournoyant, avec marche chancelante. — Mal de tête par la marche au grand air, et surtout par un vent âpre. — Mal de tête aggravé en se redressant dans son lit et en se remuant les yeux, se dissipant par un exercice corporel. — *Pesanteur surtout à l'occiput*, avec obscurcissement des yeux, fortement aggravée en regardant fixement un objet. — Mal de tête, *comme si le cerveau était meurtri*. — Accès de secousses, déchirements ou *élancements dans la tête*.

Yeux. — Cuisson pruriante dans les angles des yeux. — Élancements au travers des yeux. — Gonflement et rougeur des paupières. — *Hémiopie verticale.

Oreilles. — Otalgie, comme des tiraillements crampoïdes et aigus. — °Pulsation dans les oreilles. — °Insensibilité du conduit auditif. — Éruption croûteuse dans les oreilles. — *Dureté de l'ouïe*, et surdité. — Acuïté de l'ouïe, avec sensibilité au bruit. — Tintement, bourdonnement et sifflement devant les oreilles.

Nez. — Narines ulcérées. — Obturation du nez. — Coryza avec mucosités épaisses, jaunes, ou séreuses et corrosives.

Visage. — Chaleur du visage, avec rougeur ardente des joues, en marchant au grand air, sans soif. — *Éphélides. — *Éruption de boutons croûteux au visage*, au front et aux tempes. — Furoncle sur la tempe. — Brûlement aux lèvres. — Bouffissure de la lèvre inférieure. — *Eruptions aux lèvres, parfois se couvrant de croûtes*.

Dents. — *Odontalgie*, avec douleur pulsative, *aggravée en buvant froid*, soulagée par la chaleur. — Maux de dents, avec pression écartante. — Fourmillement dans les dents. — *Gencives scorbutiques*.

Bouche et Gorge. — *Sécheresse de la bouche*, avec paralysie de la langue. — Accumulation abondante de salive. — *Pesanteur de *la langue en parlant,* comme du plomb. — Ulcères profonds et pustules sur la langue. — Aridité de la langue. — *Mal de gorge avec douleur d'excoriation et cuisson dans la gorge et le palais.

Appétit. — Goût de graisse rance dans la gorge. — Goût âcre et putride dans la gorge. — Goût douceâtre de tous les aliments, et surtout de la bière, qui répugne. — *Boulimie et soif immodérée.* — *Dégoût de la viande.

Estomac. — *Renvois ¯putrides ou amers. — Vomissement des aliments. — Vomissement de bile, la nuit, avec nausées et renvois. Malaise à l'estomac, comme si l'on était gravement malade. — *Sensation de vacuité dans l'estomac.* — Douleur contractive dans l'estomac, avec sensation comme s'il était rétracté. — Tension pressive et *douleur crampoïde dans les hypochondres.*

Ventre. — Malaise dans le ventre comme dans une grave maladie. — *Plénitude et *ballonnement du ventre.* — *Douleurs crampoïdes dans le ventre;* avec tranchées et pincements depuis la région ombilicale jusque dans les côtés, accompagnés de borborygmes. — *Sensation de vacuité dans le ventre.* — Lancination dans les aines.

Selles. — Évacuation difficile des selles, comme par inactivité du rectum. — Selles d'un moule trop mince. — Diarrhée avec cuisson et brûlement au rectum et à l'anus. — *Diarrhée d'excréments.* — Évacuation involontaire d'une selle liquide et séreuse en urinant. — *Écoulement de sang pendant les selles.* — Chute du rectum en urinant. — Prurit à l'anus. — *Boutons hémorrhoïdaux, gonflés et bleuâtres,* avec douleur brûlante d'excoriation. — *Hémorrhoïdes fluentes.* — °Sortie douloureuse et pénible de gros boutons hémorrhoïdaux à chaque selle.*

Urines. — Ténesme de la vessie. — *Envie fréquente d'uriner avec émission abondante.* — Émission immodérée d'une urine aqueuse. — *Relâchement de la vessie et du col de la vessie.*

Parties génitales. — Excoriation du prépuce. — Appétit vénérien engourdi. — *Impuissance.* — Sensation comme si tout affluait vers les parties génitales, comme pour les règles. — Règles trop hâtives.

Larynx. — *Enrouement chronique.* — Toux violente et sanglotante, suivie de gargouillement dans le fond de la poitrine.

Poitrine. — Respiration profonde, avec gémissements. — Élancements dans la poitrine pendant un mouvement violent et en respirant. — Douleur tensive sur le sternum. — Coups incisifs dans la poitrine, avec pression sourde à la partie postérieure de la poitrine, et avec oppression. — Élancements dans la région du cœur. — La nuit, *coup si violent dans le cœur,* qu'on le ressent dans le visage.

Tronc. — *Douleur pressive dans le dos* comme si on avait été courbé trop longtemps ou qu'on se fût donné un tour de reins. — Élancements dans les omoplates. — Furoncles au dos.

Bras. — Faiblesse paralytique et douleur de luxation dans l'épaule. — *Pesanteur des bras.* — *Déchirement, pression et *tiraillement dans les bras.* — Tension tractive dans l'articulation du coude. — Tractions crampoïdes et pesanteur de l'avant-bras. — Déchirement incisif dans les avant-bras, les mains et les doigts. — Prurit et chatouillement voluptueux et lancinant dans la paume des mains. — *Éruption* croûteuse *sur le dos de la main, et la partie supérieure des doigts.* — Douleur crampoïde à la partie charnue du pouce, en écrivant. — Gonflement du bout des doigts, avec brûlement. — Torpeur nocturne et pâlissement des doigts qui sont comme morts.

Jambes. — Déchirement et tiraillement crampoïde dans les cuisses. — Taches dartreuses pruriantes sur les cuisses. — Gonflement des genoux. — Tension tractive dans le mollet et le tendon d'A-chille en marchant. — Lancinations dans le tendon d'Achille, le jour et la nuit, empêchant de marcher et de dormir. — Ulcères putrides aux jambes. — *Froid aux pieds. — Gonflement de l'extrémité des orteils, avec brûlement.

NATRUM CARBONICUM.

NATR. — Sous-carbonate de soude. — Hahnemann. — *Hist. nat. et prép.* Voy. Pharmac. homœop. — —*Doses usitées :* 12, 30. — *Durée d'action :* jusqu'à 40 jours, dans quelques cas de maladies chroniques.

Antidotes : Ars. ? camph. nitr-spir. ? — *On l'emploie comme antidote de :* Chin.

Comparer avec : *Arn. ars.* carb-an. *carb-veg.* caus. *chin.* ign. kal. lyc. *merc. natr-m.* n-vom. plumb. *puls.* sabad. sep. spig. staph. sulf.

CLINIQUE. — Se laissant guider par l'*ensemble des symptômes,* on verra les cas où l'on pourra consulter ce médicament contre : — Souffrances rhumatismales, avec raccourcissement des tendons; Affections scrofuleuses; Glandes engorgées; Faiblesse par suite de pertes d'humeurs ou d'autres causes débilitantes; Tabes dorsualis?; *Dartres*; Verrues; Éruptions galeuses; Souffrances des lépreux; Souffrances des ivrognes?; Mélancolie et *hypochondrie;* Suites fâcheuses d'un excès d'étude?; *Ophthalmies chroniques;* Ulcères de la cornée; Fistule lacrymale?; Amblyopie amaurotique; Presbyopie; Coryza chronique; Ozène?; Balbutiement?; *Dyspepsie,* gastralgie et autres *affections gastriques; Hépatite chronique;* Coliques venteuses; Orchite?; *Priapisme?;* Stérilité?; Dysménorrhée;

Fleurs blanches; Catarrhe; Souffrances phthisiques; Maladies du cœur?; *Goître*, etc., etc.

☞ *Voir la note*, page 15.

SYMPTOMES GÉNÉRAUX. — Déchirement crampoïde, principalement dans les bras et dans les jambes. — Tractions paralytiques et déchirement dans les articulations, surtout le soir et la nuit. — *Raccourcissement des tendons.* — *Tressaillement dans les membres*, les articulations et les *muscles.* — *Lancinations fourmillantes dans les muscles. — *Grande disposition aux luxations et aux tours de reins.* — Gonflement des glandes. — Exacerbation des symptômes pendant l'orage. — La plupart des symptômes se manifestent pendant qu'on est assis et se dissipent par le mouvement, la pression et le frottement. — *Pendant les douleurs, angoisse, tremblement et sueur.* — Forte agitation générale du corps, le soir. — Grande sensibilité maladive; avec tremblement, même en jouant du piano. — *Relâchement et manque de solidité dans tout le corps.* — Marche incertaine. — Lourdeur et paresse surtout le matin, avec crainte du mouvement. — Brisement paralytique *le matin, et grande lassitude dans les membres.* — *Après une marche modérée, lassitude à se laisser tomber. — *Faiblesse prolongée.* — Amaigrissement, avec teint pâle, pupilles dilatées et urine foncée. — Répugnance pour le grand air. — *Grande disposition à se refroidir, suivie de rhume de cerveau* ou coliques, avec diarrhée.

Peau. — *Sécheresse de la peau, avec *sueur abondante par le moindre exercice ou le plus léger travail.* — Fourmillement sous la peau. — Gale. — *Éruption dartreuse. — Les dartres s'étendent et suppurent. — °Cercles jaunes, comme restes de taches dartreuses. — °Tubérosités lépreuses. — *Verrues.* — °Élancements, douleurs incisives et brûlement, dans les parties blessées. — °Éruptions galeuses (au ventre, chez les lépreux).

Sommeil. — *Envie de dormir insurmontable le jour, avec sommeil tardif le soir*, et difficulté à se réveiller le matin. — *Sommeil agité, et plein de rêves vifs* et quelquefois confus et lascifs, avec violentes érections et pollutions. — Rêves anxieux, qui, après le réveil, semblent être vrais. — Rêves effrayants de morts, de déluges, de querelles, de brigands, de diables, de voleurs, etc. — Rêves de voyages. — La nuit, grande agitation dans le corps, ébullition de sang, battement de cœur et cauchemar, mal aux dents, coliques, vertiges avec angoisse, etc. — *Tressaillement et secousses pendant le sommeil.* — Réveil de trop bonne heure.

Fièvre. — Horripilation fébrile, avec mains froides et joues chaudes, et *vice versa*, mais toujours sans soif. — *Froid aux mains et aux pieds. — *Sueur nocturne,* souvent alternant avec *sécheresse de la peau.* — *Sueur froide et continuelle,* comme par angoisse. — *Sueur abondante au moindre travail.

Moral. — Tristesse, et découragement avec pleurs et inquiétude sur l'avenir. — *Inquiétude,* avec accès d'*angoisse,* ⁻surtout pendant l'orage et les travaux intellectuels. — *Éloignement pour les individus et la société.* — *Humeur hypochondriaque et dégoût de la vie. — °Découragement. — *Disposition à s'effrayer. — °Dépit et malveillance. — Disposition à se fâcher et violents accès de colère. — *Difficulté à concevoir et à combiner des idées en lisant et en écoutant. — *Inaptitude au travail intellectuel et à la méditation, qui fatigue la tête. — Instabilité de l'esprit.

Tête. — *Embarras de la tête,* ⁻surtout dans l'appartement et pendant le repos. — *Vertige,* ⁻surtout après avoir bu du vin, et après un travail intellectuel. — *Mal de tête au soleil,* ou en tournant promptement la tête. — Sensation d'obturation pressive dans la tête, comme si le front allait éclater. — Mal de tête pressif, avec nausées, renvois et obscurcissement des yeux. — Déchirement crampoïde dans le front, jusque dans les yeux et le bout du nez. — *Mal de tête, avec élancements, °quelquefois au travers des yeux. — Secousses à travers la tête. — Mal de tête pulsatif dans le vertex, tous les matins. — Congestion et chaleur à la tête. — *Déchirement à l'extérieur du sinciput, tous les jours, à une heure fixe.

Yeux. — Brûlement dans les yeux, surtout en lisant et en écrivant. — *Lancinations au travers des yeux.* — *Inflammation des yeux et des paupières, avec photophobie.* — Gonflement des paupières. — *Ulcères à la cornée. — Abcès à la glande lacrymale. — Affaissement fréquent des paupières, avec difficulté de les ouvrir. — Trouble de la vue, avec points noirs voltigeants, ou scintillement éblouissant devant les yeux. — *Impossibilité de lire des caractères fins,* comme par presbyopie. — *Duvet devant les yeux. — Pupilles dilatées.

Oreilles. — Élancements dans les oreilles. — *Grande susceptibilité au bruit. — Sensation de surdité, comme par obturation des oreilles. — *Dureté de l'ouïe.* — Tintement, musique, bourdonnement, bruissement et pulsation dans les oreilles.

Nez. — Grande sensibilité du nez. — Desquamation du dos et du bout du nez. — Ulcération au fond des narines. — Obturation du nez, quelquefois avec sortie de morceaux de mucosités dures et fétides. — °Coryza tous les deux jours. — *Coryza continuel, et *toux provoquée* par un refroidissement et *le plus léger courant d'air*, se dissipant seulement après la transpiration. — Mucosités épaisses, vertes ou jaunes dans le nez.

Visage. — °*Chaleur du visage.* — Bouffissure de la face. — Gonflement et rougeur des joues. — Rougeur et chaleur brûlante, ou grande pâleur du visage, avec yeux cernés. — Face alternativement pâle et rouge. — °*Éphélides à la face.* — Éruption pruriante, et humide au nez et à la bouche. — °*Taches jaunes sur le front et la lèvre supérieure.* — Couleur jaunâtre de la face. — °Gonflement des lèvres. — Éruptions, dartres et ulcères autour de la bouche et sur les lèvres. — Engorgement des glandes sousmaxillaires.

Dents. — *Odontalgie,* avec douleur fouillante, térébrante, surtout après et *pendant le repas,* et particulièrement après avoir mangé des choses sucrées ou des fruits. — Maux de dents pressifs, la nuit, avec gonflement de la lèvre inférieure et des gencives. — Grande sensibilité des dents inférieures.

Bouche et Gorge. — Vésicules dans la bouche et ulcères lisses, avec brûlement. — Bégayement à cause de lourdeur de la langue. — Apreté, grattement et sécheresse de la gorge et du palais. — Accumulation de mucosités dans la gorge.

Appétit. — *Amertume de la bouche.* — Goût acide de la bouche, avec langue chargée d'un enduit épais. — *Forte soif et malaise après avoir bu froid.* — *Faim* violente, *dévorante,* surtout le matin, par une sensation de défaillance et de vacuité. — Gourmandise. — Répugnance pour le lait et diarrhée après en avoir pris. — *Grande faiblesse de la digestion avec* maussaderie et *humeur hypochondriaque après le repas* ou le moindre écart de régime. — Après le repas, ballonnement, lourdeur et pression dans l'estomac et l'épigastre. — *Souffrances par l'usage du vin.*

Estomac. — Renvois fréquents pendant et après le repas. — Rapports douloureux — *Sensation de fadeur à l'estomac et nausées continuelles.* — Hoquet fréquent, surtout après le repas. — Pyrosis et grattement dans la gorge, surtout après des aliments gras. — *Pression à l'estomac,* surtout *après le repas.* — *Sensibilité douloureuse de la région de l'estomac et de l'épigastre, au toucher et pendant que l'on parle.* — *Douleurs d'estomac, tractives, pressives et incisives.* — *Crampes d'estomac, contractives.* — Sensation de vacuité dans l'estomac, avec nausées. — Ballonnement de l'estomac et de l'épigastre.

Ventre. — Douleurs dans les hypochondres. — *Lancinations dans l'hypochondre gauche,* quelquefois après avoir bu froid. — *Lancinations dans la région hépatique.* — Maux de ventre, le matin, après le réveil. — *Ventre gros, ballonné. — Maux de ventre nocturnes, avec tension dans la partie supérieure du ventre et diarrhée. — Colique avec rétraction de l'ombilic, et dureté des téguments du ventre. — *Élancements et fouillements dans le ventre. — Élancements et tractions dans les côtés du ventre. — Gonflement des glandes de l'aine. — *Accumulation, incarcération et mouvements douloureux de flatuosités dans le ventre. — Expulsion abondante de vents d'odeur aigre ou fétide.

Selles. — *Envie pressante d'aller à la selle, sans résultat, ou suivie d'une évacuation peu abondante et *insuffisante. — Selle dure, difficile. — Selles molles, ou liquides, avec envie forte et très-pressante et ténesme à l'anus. — Selles diarrhéiques, jaunes. — Diarrhée avec tranchées, après un refroidissement, ou après avoir pris du lait. — Selles sanguinolentes. — Sortie de ténia, pendant la selle. — Pendant et après la selle, brûlement et douleurs incisives dans l'anus et le rectum. — Prurit et fourmillement à l'anus. — Lancinations au périnée.

Urines. — Envie fréquente et pressante d'uriner, jour et nuit, avec écoulement peu abondant ou immodéré. — Pissement au lit. — Urine d'un jaune vif, d'odeur acidulée, ou fétide et trouble, avec sédiment muqueux. — *Après et pendant l'émission des urines, brûlement dans l'urèthre. — Tressaillements, tiraillements aigus et cuisson dans l'urèthre. — Urine foncée.

Parties viriles. — Douleur de meurtrissure dans les testicules. — Pesanteur et traction pressives dans les testicules. — Excoriation au scrotum. — Sécrétion derrière le gland, comme une gonorrhée bâtarde. — Inflammation, gonflement et excoriation facile du gland et du prépuce. — Exaltation de l'appétit vénérien, presque comme priapisme, avec pollutions et érections continuelles et douloureuses. — Écoulement de liqueur, prostatique, en urinant et pendant une selle difficile. — Après le coït, forte disposition à transpirer.

Règles. — Pression comme si tout se portait vers les parties génitales, et allait sortir. — *Règles hâtives, ˉavec maux de tête, de reins et de ventre. — °Métrorrhagie. — La conception paraît être favorisée par ce médicament. — °Difformité du col de la matrice. — Excoriation à la vulve, entre les cuisses. — °Après le coït, écoulement de mucosités par le vagin. — *Leucorrhée abondante, épaisse et jaunâtre, °ou fétide, ˉquelquefois précédée de tranchées.

Larynx. — Enrouement et âpreté dans la poitrine, avec coryza, frisson fébrile et toux grattante et douloureuse. — *Catarrhe continuel, avec coryza, et toux excitée par le moindre courant d'air ou le plus léger refroidissement, ne se dissipant que par la trans-

piration. — Toux provoquée par un chatouillement dans la gorge.
— Toux violente et sèche, en passant du froid à la chaleur. —
*Toux avec *expectoration d'un goût salé ou d'un pus verdâtre* et
fétide. — Expectoration de petits morceaux, avec râle muqueux
dans la poitrine. — Toux et expectoration de sang.

Poitrine. — *Haleine courte*, quelquefois avec *gêne de la respiration*. — *Dyspnée. — En respirant, tension sur la poitrine. —
Pression à la poitrine. — *Élancements dans la poitrine et les
côtés de la poitrine. — °Froid continuel au côté gauche. — *Battement de cœur violent* et anxieux, ¯surtout en montant un escalier, ou la nuit, en étant couché sur le côté gauche.

Tronc. — *Douleur d'excoriation aux reins. — Lancinations aux
reins, en étant assis. — Traction et tension crampoïde dans le
dos et la nuque. — Fourmillement dans le dos. — *Roideur de
la nuque. — Gonflement des glandes du cou. — *Gonflement dur
de la glande thyroïde*.

Bras. — *Pression sur les épaules — Traction et *déchirement dans
les épaules*, les bras et les coudes, *avec lassitude* dans ces parties.
— Pesanteur, roideur et douleurs dans les bras, au point de ne
pouvoir les lever. — Tressaillement et sensation de tressaillement
dans les bras, les mains et les doigts, surtout en saisissant un
objet. — Tension tractive dans les avant-bras et les mains. — Verrues aux bras. — °Douleurs incisives dans les mains. — Déchirement et térébration dans les os du métacarpe, surtout le soir et le
matin, au lit. — Brûlement dans les articulations de la main, le
soir. — Tremblement des mains. — Peau des mains sèche, râpeuse et gercée. — *Verrues sur le dos de la main*. — Taches
rouges et *dartres sur les mains*. — Tressaillements dans les articulations des doigts. — Distorsion des doigts. — Prurit brûlant
et *vésicules brûlantes sur les doigts*, comme par des orties.

Jambes. — Grande *pesanteur des jambes et des pieds*, avec roideur en étant assis et en marchant. — Tressaillement dans les
cuisses. — Éruption dartreuse aux fesses. — *Raccourcissement
des tendons du jarret*. — °Dartres au jarret. — Traction pressive
et crampoïde dans les jambes. — *Crampe et traction dans les
mollets, comme s'ils étaient trop courts. — Jambes enflées,
rouges, °enflammées et couvertes d'ulcères. — Douleurs incisives
et *crampes dans les pieds. — Brûlement dans les articulations
du pied, le soir. — *Gonflement des pieds ou de la plante des
pieds, avec élancements en appuyant le pied. — Disposition à se
luxer et se fouler l'articulation du pied. — Pieds *froids*. —*Ulcères
chroniques *au talon*, provenant de vésicules rongeantes. — Crevasses et excoriation entre les orteils. — Gonflement des orteils,
avec déchirement et douleur d'excoriation qui ne permet pas de

dormir. — Ampoules au bout des orteils, comme par une brûlure. — Térébration, traction et élancements dans les cors aux
pieds.

NATRUM MURIATICUM.

NATR-M. — Muriate de soude. — HAHNEMANN. — *Hist. nat. et prép.* Voy. Pharmac.
homœop. — *Doses usitées :* 12, 30. — *Durée d'action :* 40 à 50 jours, dans des
affections chroniques.

ANTIDOTES: Ars. camph. nitr-spir. — *On l'emploie comme antidote de :* Chin.

COMPARER AVEC : *Arn. ars.* carb-a. *carb-veg.* caus. *chin.* ign. kal. *lyc. merc. natr.
n-vom.* plumb. *puls.* sabad. sep. spig. staph. sulf. — C'est surtout après *merc.*
que natr-m. fera du bien, lorsqu'il se trouve indiqué.

CLINIQUE. — Se laissant guider par l'*ensemble des symptômes,*
on verra les cas où l'on pourra consulter ce médicament contre : —
Affections rhumatismales avec raccourcissement des tendons; Paralysie des membres; Affections scrofuleuses; Glandes engorgées;
Suites fâcheuses de contrariétés et de colère; Faiblesse par perte
d'humeurs et autres causes débilitantes, même par suite d'onanisme; Faiblesse et syncope hystériques; *Chloroses anciennes,
négligées;* Verrues; Varices; *Fièvres intermittentes,* même celles
qui ont été dénaturées par de fortes doses de quinquina; Fièvre
typhoïde; *Mélancolie et hypochondrie;* Souffrance par excès d'étude;
Migraine; Chute des cheveux, par suite de fortes maladies aiguës,
ainsi que chez les femmes en couche; *Ophthalmies chroniques,* et
blépharophthalmies, surtout chez les individus scrofuleux; *Amblyopie amaurotique;* Presbyopie; Otite avec écoulement purulent;
Coryza; Croûte de lait?; Affection scorbutique des gencives; Stomacace?; *Dyspepsie,* gastralgie et autres *affections gastriques:* Hépatite chronique?; Coliques venteuses; *Constipation chronique;
Épaississement du rectum.* — Relâchement chronique du ventre;
Diabète?; Gonorrhée chronique?; *Priapisme?; Impuissance;* Dysménorrhée; Aménorrhée; Dysménie des jeunes filles; *Stérilité avec
règles trop hâtives et trop abondantes?;* Flueurs blanches; Catarrhe;
Souffrances phthisiques; Maladies du cœur?; *Goître;* Panaris;
Suppression de la sueur des pieds, etc. etc.

☞ *Voir la note,* page 15.

SYMPTOMES GÉNÉRAUX. — Traction pressive dans les membres. — Roideur de toutes les articulations qui craquent quand

on les remue. — *Raccourcissement des tendons.* — *Tressaillement dans les muscles et les membres.* — °Disposition aux luxations et à se donner un tour de reins. — *Paralysies.* — Gonflement des glandes. — *Accès de malaise surtout le matin* ou le soir, *avec nausées,* faiblesse, pâleur mortelle du visage, *mal à la tête,* engourdissement des membres, *besoin de se coucher,* etc. — *Suites fâcheuses d'une contrariété.* — Les symptômes se manifestent, se renouvellent et s'aggravent généralement en étant couché, et surtout la nuit ou le matin; ils sont soulagés en se redressant dans le lit. — Les douleurs nocturnes suspendent la respiration et occasionnent une sorte de paralysie semi-latérale. — Ébullition de sang, générale, avec pulsation dans tout le corps au plus léger mouvement. — Congestion à la tête, à la poitrine et à l'estomac, avec froid aux jambes. — *Malaise et incommodités après avoir beaucoup parlé. — *Grand relâchement de toutes les forces physiques et morales,* après une fatigue corporelle. — *Pesanteur et paresse, surtout le matin après s'être levé, avec répugnance pour le mouvement et la marche. —*Brisement et lassitude excessive dans les membres, surtout le matin et en étant assis.* — *Faiblesse hystérique. — *Grande faiblesse.* — Abattement et agilité alternativement dans les membres. — Grand *amaigrissement.* — *Disposition à se refroidir. — Inquiétudes dans le corps avec frissonnement.

Peau. — Éruption miliaire avec douleur lancinante. — Tubérosités pruriantes. — *Éruption urticaire* après un exercice violent. — Dartres. — Furoncles. — *Verrues.* — Panaris. — °Varices. — °Cors. — °*Peau sale, flasque et sans vie, chez les personnes chlorotiques.*

Sommeil. — *Forte envie de dormir le jour.* — *Sommeil tardif et insomnie nocturne, avec efforts inutiles pour s'endormir. — *Difficulté à se rendormir la nuit, lorsqu'on s'est réveillé. — Difficulté à se réveiller et grande lassitude somnolente, le matin, de bonne heure. — *Sommeil agité,* plein de rêves vifs et lascifs, avec érections prolongées et pollutions. — *Rêves anxieux,* pénibles, *avec pleurs et paroles* pendant le sommeil. — Rêves effrayants de querelles, de meurtres, d'incendie, de voleurs, etc. — Rêves qui occupent encore l'esprit après le réveil, et que l'on croit être des réalités. — Bouillonnement de sang la nuit, avec chaleur anxieuse et battements de cœur. — Cauchemar. — Somnambulisme. — *La nuit, douleurs dans le dos, tremblement comme dans les nerfs, *émission d'urine fréquente,* mal à la tête, coliques, souffrances asthmatiques, grande angoisse dans le corps, etc.

Fièvre. — *Frissons intérieurs, fréquents. — *Frisson continuel et manque de chaleur vitale. —°Frisson avec* ou sans *soif.* — Frisson et horripilation avec envie de dormir, suivie d'une légère transpiration. — Chaleur et frissons alternatifs, avec maux de tête. — °*Chaleur avec soif ardente.* — °Accablement avant la fièvre. — °Avant le frisson, maux de tête; pendant le frisson, haleine courte, bâillements et envie de dormir. — °Pendant la chaleur, *maux de tête violents,* étourdissement, obscurcissement des yeux, vertiges et rougeur de la face. — °*Fièvres avec douleurs ostéocopes,* douleurs dans le dos, *teint jaunâtre, mal à la tête, faiblesse,* amertume de la bouche, commissure des lèvres ulcérées, *absence d'appétit,* pression au creux de l'estomac, avec grande sensibilité de cette partie au toucher, etc.; *type quotidien,* ou tierce; début de la fièvre, généralement *le matin,* par des frissons suivis de chaleur et de soif. — °*Fièvre typhoïde avec faiblesse, sécheresse de la langue et forte soif.* — *Pouls irrégulier et *souvent intermittent.* — *Sueur matutinale. — *Sueur abondante, trop facilement excitée par le mouvement et la marche.*

Moral. — *Tristesse mélancolique* qui fait rechercher toutes les choses désagréables, et *pleurer abondamment;* les consolations ne font qu'aggraver cet état. — *Inquiétude sur l'avenir. — *Angoisse, ¯quelquefois pendant l'orage, mais surtout la nuit. — *Indifférence,* laconisme, morosité et *inaptitude au travail. — *Précipitation impatiente, et *irritabilité.* — *Disposition à s'effrayer. — Haine pour des personnes dont on a reçu anciennement des offenses. — *Irascibilité et violent emportement, facilement provoqués.* — Envie de rire. — Mauvaise humeur et gaieté alternatives. — *Faiblesse de mémoire,* et oublis excessifs. — Irréflexion et distraction. — On se trompe en parlant et en écrivant. — *Incapacité de réfléchir,* et fatigue par le travail intellectuel. — Maladresse.

Tête. — *Embarras douloureux dans la tête.* — *Vertige ¯pendant lequel tout semble tourner devant les yeux, et où l'on risque de tomber en avant, surtout en marchant et en se levant du lit. — *Vertige avec secousses dans la tête et étourdissement.* — *Maux de tête le matin* en se réveillant, ¯en se retournant, et pendant le mouvement du corps ou de la tête, en courant, ou à l'air froid, ou après une contrariété. — *Pesanteur de la tête,* tous les jours, surtout à l'occiput, et forçant à fermer les yeux. — *Mal de tête comme si la tête allait éclater,* ou comme si elle était tendue et comprimée, surtout en écrivant. — *Accès de maux de tête avec nausées* et vomissements. — *Pression et compression dans la tête et surtout dans les tempes et au-dessus des yeux, aggravées en fronçant les sourcils. — *Tiraillements aigus et *élancements dans la tête,* surtout au-dessus des yeux, avec besoin de se coucher et obscurcissement de la vue. *Secousses* lancinantes à *travers la* *tête.* — *Battement, pulsations et martellement dans la tête, surtout pendant le mouvement. — *Battement et tractions dans le front. — Sensation comme si le cerveau vacillait en remuant la tête. — Sensibilité douloureuse du cuir chevelu, comme s'il était excorié. — Contraction et mobilité du cuir chevelu. — Facilité à se refroidir la tête. — Sueur à la tête, surtout le matin et la nuit. — *Croûtes sur le cuir chevelu. — *Chute abondante des cheveux, même des poils de la barbe.*

Yeux. — Prurit dans les yeux. — Élancements, *cuisson et brûlement dans les yeux. — *Inflammation des yeux. — *Larmes corrosives. —*Larmoiement fréquent.— °Chassie dans l'angle externe des yeux. — *Agglutination nocturne des yeux. — Paupières continuellement rouges et ulcérées. — *Occlusion spasmodique des paupières, surtout le matin, le soir (pendant le crépuscule) et la nuit. — Obscurcissement de la vue en se baissant et en marchant, ainsi qu'en lisant et en écrivant. — Vue trouble comme par du duvet ou à travers un voile. — *Confusion des caractères en lisant.* — °Diplopie. — Hémiopie. — *Presbyopie. — *Vue faible, comme par une amaurose commençante.* — *Points noirs, traces lumineuses et étincelles devant les yeux. — Myopie.

Oreilles. — *Élancements dans les oreilles. — °Pulsations et battements dans les oreilles.—Gonflement et chaleur dans les oreilles. — *Écoulement* (de pus) *par les oreilles. — *Dureté de l'ouïe. —* *Tintement, sonneries, ¯grondement et *bourdonnement dans les oreilles.*

Nez. — Engourdissement et insensibilité d'un seul côté du nez. — Inflammation et *gonflement du nez,* d'un seul côté, avec douleurs au toucher. — Térébration dans les os du nez. — Excoriation de l'intérieur du nez. — Croûtes sur le nez. — *Perte de l'odorat. —* *Éternuments avortés. — *Obturation et *sécheresse du nez.* — *Coryza sec,* quelquefois le matin seulement. — *Violent coryza, fluent ou sec, avec perte de l'odorat et du goût, et éternument.

Visage. — *Face jaunâtre,* terreuse. — Visage luisant comme de la graisse. — Gonflement de la face. — *Prurit et éruption de boutons à la face et au front. — *Douleur dans les pommettes, pendant la mastication, comme par ulcération. — *Lèvres sèches, gercées, crevassées* ou excoriées et ulcérées, avec croûtes et éruptions brûlantes et cuisantes. — *Éruption dartreuse autour de la bouche.* — *Gonflement des lèvres. — °Vésicules sanguinolentes à la face interne de la lèvre supérieure, avec douleur brûlante au toucher. — Éruption granulée et ulcères au menton. — *Gonflement fréquent des glandes sous-maxillaires.*

Dents. — *Dents très-sensibles à l'air* et au contact. — *Traction, comme un arrachement dans *les dents,* s'étendant jusque dans l'oreille et la gorge après le repas et la nuit, avec gonflement de la joue. — Élancements, térébration et pulsation dans les dents cariées. — Vacillement et carie des dents. — *Fistules aux gencives. — Gencives gonflées, saignant facilement et très-sensibles aux choses froides ou chaudes. — Inflammation putride des gencives. — Ulcères aux gencives.

Bouche. — Ulcères et *vésicules sur la langue* et dans la bouche, avec cuisson brûlante et douleur au contact des aliments et des boissons. — Crachement de sang. — Parole embarrassée à cause de la pesanteur de la langue. — Torpeur et roideur d'une moitié de la langue. — Sensation prolongée, comme s'il y avait un cheveu sur la langue. — °Salivation abondante.

Gorge. — *Pendant la déglutition, sensation comme s'il y avait une cheville dans la gorge.* — Spasme dans la gorge. — *Inflammation de la gorge, avec douleur lancinante* et ulcération. — ¯Expuition de mucosités en renâclant, surtout le matin.

Appétit. — *Perte du goût.* — *Amertume dans la bouche.* — *Goût putride* ou *acide,* comme si l'on était à jeun. — Goût putride de l'eau. — Arrière-goût des aliments, surtout des acides. — *Soif continuelle,* souvent avec nausées, ballonnement du ventre, et autres incommodités après avoir bu. — *Perte de l'appétit* surtout pour le *pain,* et répugnance pour la fumée du tabac. — *Dégoût pour les aliments, surtout lorsqu'ils sont gras. — Souffrances par les aliments acides et le pain. — *Appétit immodéré,* l'après-midi et le soir. — *Boulimie,* sans appétit, avec plénitude et satiété pour peu que l'on ait mangé. — °Appétence pour les acides. — °Pendant le repas, sueur à la face.* — °Après le repas, *renvois à vide, nausées,* plénitude et ballonnement du ventre et de l'estomac, sommeil, tête embarrassée, aigreurs dans la bouche, *pyrosis, ¯battements de cœur et pouls intermittent ou accéléré.* — °Après des aliments gras ou du laitage, renvois désagréables.

Estomac. — Renvois avec goût des aliments. — *Renvois acides et âcres,* quelquefois avec goût des aliments. — *Pyrosis* qui remonte de l'estomac. — *Nausées,* surtout le matin. — *Écoulement d'eau comme des pituites,* avec tournoiement dans l'estomac, suivi quelquefois de vomissement aigre des aliments. — °*Vomissement des aliments* et de bile. — *Pression à l'estomac,* le matin ou dans la journée, *nausées* et chute subite des forces. — *Pression à l'épigastre,* comme s'il y avait un corps dur dans l'estomac. — *Épigastre gonflé et douloureux au toucher et à la pression,* comme s'il était ulcéré. — *Crampes d'estomac contractives,* quelquefois avec nausées. — °Secousses et *griffement au creux de l'estomac.* — Taches rouges au creux de l'estomac.

Ventre. — *Traction, tension, pression, pincement et élancements *dans la région hépatique.* — *Douleur et élancements dans la région splénique. — °Crampe dans le diaphragme en se baissant. — *Ballonnement du ventre.* — *Gonflement du ventre. — Malaise tensif, pressif et hypochondriaque dans le bas-ventre. — *Douleurs pressives dans le ventre. — Douleurs abdominales, tractives et contractives, comme les douleurs d'enfantement. — *Tranchées quotidiennes et pincement dans le ventre,* quelquefois le matin et la nuit. — *Roideur dans le côté gauche du ventre. — *Incarcération de flatuosités, quelquefois la nuit. — *Gargouillement bruyant et *borborygmes dans le ventre.* — Sortie des hernies.

Selles. — *Constipation,* quelquefois prolongée, ou tous les deux jours. — *Envie fréquente et pressante d'aller à la selle, sans aucun résultat,* ou avec évacuation peu abondante. — °Constipation par faiblesse ou paralysie de la moelle épinière.* — °Épaississement du rectum.* — Selle dure et interrompue. — *Évacuation difficile des selles,* souvent avec déchirement et *élancements dans le rectum et l'anus.* — *Selles par trop fréquentes. — *Relâchement prolongé du ventre. — °Diarrhée avec coliques et évacuation de matières muqueuses. — *Selles involontaires.* — Écoulement de sang pendant les selles. — *Pendant et après les selles, brûlement à l'anus et au rectum.* — Élancements, excoriation et pulsation au rectum. — Constriction crampoïde de l'anus, et sensation de rétrécissement du rectum. — Chute du rectum et douleur brûlante à l'anus, avec écoulement de matières sanguinolentes et sanieuses. — *Boutons hémorrhoïdaux à l'anus,* douloureux et lancinants. — Excoriation à l'anus et entre les fesses, et surtout en marchant. — Dartres à l'anus. — Lombrics.

Urines. — *Envie fréquente et pressante d'uriner le jour et la nuit,* quelquefois toutes les heures, *avec écoulement abondant.* — *Émission involontaire des urines,* quelquefois en toussant, en marchant ou en éternuant. — *Émission d'urine, la nuit.* — Urine claire, avec sédiment rouge, briqueté. — *Après l'émission des urines, écoulement de mucus par l'urèthre. — Écoulement de mucosités, quelquefois jaunâtres, par l'urèthre comme dans la gonorrhée.

Parties viriles. — Prurit, dartres et excoriation entre le scrotum et les cuisses. — Sécrétion derrière le gland, comme une *gonorrhée bâtarde.* — *Excitation immodérée des parties génitales et de l'imagination pour le coït,* ou engourdissement de l'appétit vénérien. — Manque d'énergie pendant le coït. — *Impuissance. — Après le coït, pollutions. — Odeur forte et fétide des parties génitales.

Règles. — Pression et sensation comme si tout affluait vers les parties génitales. — *Règles trop hâtives et trop abondantes ou tardives et rares. — *Règles de trop longue durée. — *Suppression des règles. — *Maux de tête avant, pendant et après les règles. — *Avant les règles, morosité et irritabilité. — *Au début des règles, tristesse. — °Pendant les règles, crampes abdominales. — *Prurit aux parties génitales. — °Répugnance pour le coït, chez la femme. — °Flueurs blanches, avec mal à la tête, disposition à la diarrhée, coliques et selles muqueuses. — *Leucorrhée âcre, °avec couleur jaune de la face. — Écoulement abondant de mucosités transparentes, blanchâtres et épaisses, par le vagin. — Élancements dans les seins.

Larynx. — *Enrouement et sensation de sécheresse dans le larynx. — Accumulation de mucosités dans le larynx, le matin. — *Poitrine embarrassée, avec catarrhe et toux. — *Toux provoquée par un chatouillement dans la gorge ou dans l'épigastre, le jour et la nuit, surtout en marchant ou en respirant profondément. — *Toux matutinale. — *Toux suffoquante, spasmodique, le soir, au lit. — *Toux courte, chronique, avec expectoration de mucosités et gonflement dans la poitrine. — *Toux avec expectoration sanguinolente, vomiturition et vomissement. — *En toussant, douleurs dans la tête, comme si le front allait se briser.

Poitrine. — *Haleine courte, surtout en marchant vite. — *Respiration gênée, surtout pendant un travail manuel, soulagée au grand air. — *Respiration sibilante, le soir, au lit. — Haleine fétide. — *Douleur de poitrine, comme par une tension intérieure. — *Élancements dans la poitrine et dans les côtés de la poitrine, avec gêne de la respiration, quelquefois en respirant profondément et en toussant. — *Battements de cœur anxieux et violents à chaque mouvement du corps, mais principalement en étant couché sur le côté gauche. — Tressaillement et douleur lancinante dans la région du cœur. — Battement du cœur irrégulier et intermittent. — Mouvement tressaillant du cœur.

Tronc. — *Douleur de brisement et de paralysie aux reins, surtout le matin. — Élancements, douleurs incisives et fortes pulsations aux reins. — *Déchirement à travers les reins et les hanches. — *Douleurs nocturnes dans le dos. — *Lassitude, tension pressive et tiraillement dans le dos. — *Pression, roideur et tension dans la nuque. — °Goître volumineux. — °Croûtes sous l'aisselle. — Engorgement des glandes axillaires.

Bras. — Douleur de luxation dans les articulations de l'épaule et des doigts. — *Lassitude et pesanteur paralytique des bras. — Douleur de brisement dans les bras et les mains, mais surtout dans les épaules, qui ne permet ni de lever, ni de remuer les bras. — °Fouillement dans les bras. — Secousses dans le coude. —

*Lancinations dans les muscles et les articulations des mains et des doigts. — Taches brunâtres sur le dos de la main. — *Verrues dans les paumes des mains.* — Peau des mains sèche et gercée, surtout *autour des ongles*. — Mains froides. — *Sueur aux mains.* — Difficulté à fléchir les articulations des doigts. — *Engourdissement et fourmillement dans les doigts. — *Envies fréquentes aux ongles.* — Panaris.

Jambes. — *Douleurs de luxation dans les hanches*, avec élancements. — *Douleurs tractives dans les cuisses, les genoux et les jambes.* — Inquiétudes et tressaillement dans les jambes. — *Faiblesse paralytique des jambes*, et surtout de l'articulation du pied. — Tressaillement des muscles des cuisses. — °*Raccourcissement douloureux des tendons du jarret.* — Douleur de luxation dans les articulations du genou et du pied. — *Lassitude dans les genoux et les mollets. — *Dartres dans les jarrets. — Tension dans les jambes et les mollets. — *Grande pesanteur des jambes et des pieds.* — °Brûlement dans les pieds. — °Gonflement des pieds. — Froid aux pieds. — °Douleur d'ulcération aux malléoles, en appuyant le pied et en y touchant. — °Suppression de la transpiration des pieds. — Rougeur du gros orteil, avec tiraillements aigus et élancements en marchant et en se tenant longtemps debout. — Dartres aux malléoles. — *Cors aux pieds, avec douleurs lancinantes* et térébrantes.

NITROGLYCERINUM.

NITGL. — Nitroglycerine, *glonoïnum*, glonoïne. — HERING. — Études pathogénésiques de l'Amérique du Nord.

ANTIDOTES : *N-vom. acon.* Café en boisson. *camph.* — Pourra servir d'antidote contre : dig. plumb.

CLINIQUE. — En examinant les symptômes caractéristiques de ce médicament, on verra les cas dans lesquels on pourra l'administrer avec succès contre l'une ou l'autre des affections suivantes : — Empoisonnements par la digitale, le plomb ; Suites d'émotions saisissantes, telles que peur, frayeur, colère ; Suites de commotions physiques ; Suites d'un changement rapide dans les efforts intellectuels ; Suites d'exercices inaccoutumés, tels que ceux à cheval, en voiture ; Suites d'un refroidissement subit après s'être échauffé ; Suite de l'influence d'un froid violent ; Convulsions ; Épilepsies ; Éclamies ; Fièvres congestives, apoplectiques ; Fièvres typhoïdes ; Typhus de choléra ; Typhus cérébral ; Affections mentales ; Manies puerpérales ; Congestions cérébrales ; Apoplexies ; Céphalalgies ; Suites d'un coup de soleil ; Méningites ; Hydrocéphale ; Ophthalmies ; Otite ; Mal de mer ; Affections vermineuses ; Congestions pulmonaires ; Cardites et péricardites ; Hydropisie du péricarde ; Myélite ; Congestions à la moelle cérébrale.

SYMPTOMES GÉNÉRAUX. — Ce médicament convient plus dans le cas de pléthore apparente que dans la pléthore réelle, et surtout chez les personnes disposées à des oscillations rapides dans la circulation ; *paraît surtout indiqué dans les congestions à la tête, au cœur, à la moelle épinière*, principalement à l'époque des règles, pendant la grossesse ou les couches, ainsi que dans l'âge critique, et *à la suite d'une hémorrhagie supprimée* quelconque ; ne pourra remplacer la saignée de l'ancienne école que là où l'application de celle-ci aurait évidemment empiré l'état du malade. — Inquiétude dans les membres, forçant à se lever ; lassitude, comme par manque de sommeil ; °défaillance sans perte de connaissance ; °affaissement, défaillance, avec perte de connaissance. — Battement, fourmillement, sensation singulière de chaleur, par tout le corps, de bas en haut. — °*Convulsions*, surtout à gauche, avec doigts écartés.

Sommeil. — *Bâillement :* avec congestion à la tête ; avec besoin de respirer profondément ; avec rongement dans le creux de l'estomac. — Envie de dormir, le soir de bonne heure ; Réveil difficile.

Fièvre. — *Chaleur :* surtout à la face ; avec bouillonnement, remontant du creux de l'estomac à la tête. — *Sueur :* surtout à la face ; après avoir dormi, même dans un endroit frais ; la sueur fait cesser les nausées. — *Pouls :* *accéléré ; *alternatives d'accélération et de lenteur ; pouls irrégulier, intermittent ; *plein ; *trèsdur ⁻ou bien très-souple ; petit et accéléré ; °filiforme.

Intellect. — *Illusions :* des rues connues paraissent inconnues, le chemin de retour trop long ; le menton paraît trop long, le cou gonflé. — °Laconisme, ne veut pas répondre. — °Perte de connaissance, avec cris et fureur ; °perte des sens et chute sans connaissance, pendant les congestions à la tête.

Tête. — *Vertiges, surtout en se baissant ; démarche incertaine. — *Pesanteur dans la tête :* surtout au front ; au-dessous des yeux ; jusqu'aux oreilles ; céphalalgie sourde avec sueur chaude au front. — *Maux de tête :* pression de bas en haut, surtout au vertex ; *du *dedans au dehors*, surtout aux tempes ; *comme si le cerveau était trop volumineux*, s'il augmentait de volume, ou s'il faisait des ondulations. — *Plénitude,* ⁻principalement au vertex, avec battement ou chaleur. — *Congestion de sang, battement et chaleur : dans les tempes ;* *au sommet ; jusqu'à la nuque, à chaque pas ; à chaque mouvement de la tête ; °douleur brûlante au milieu de la tête, depuis une fièvre typhoïde. — Élancements au côté droit du front, ou aux tempes. — *Douleur de brisure et d'érision au cerveau,* augmentée en secouant la tête. — *La douleur, la chaleur et la plénitude de la tête *remontent de bas en haut,* commençant dans la poitrine, la nuque ou l'occiput. — *Les douleurs augmentent en secouant la tête,* en se baissant, pendant les mouvements du corps et surtout en montant les escaliers. — *Les douleurs réclament la pression extérieure.* — Amélioration après la promenade au grand air. — *Pendant* les maux de tête : pouls accéléré ; face accélérée ; front moite. —°Maux de tête à la suite d'un coup de soleil. — °Migraine invétéré, avec douleur violente à gauche, vomissement et sensation comme si le point visuel de l'œil gauche était dérangé. — °Céphalalgie insupportable, avec fureur, chaleur de la tête, face rouge, yeux proéminents et pouls filiforme. — °Mal à la tête pendant un temps humide ; après un refroidissement, et à la suite d'une vie sédentaire et de travaux intellectuels forcés. — °Céphalalgie violente à la suite de violents efforts corporels, ou d'un échauffement avec transpiration arrêtée.

Yeux. — Regard étrange ; yeux sans vie, fixes, creux ; mouvements incertains. — *Rougeur du blanc, avec yeux proéminents, regard farouche ; *douleurs comme si les yeux étaient poussés au dehors ; chaleur dans le globe des yeux, les paupières et autour des yeux ; dans le *globe* des yeux, douleur, chaleur, élancements, tressaillement. — *Devant la vue :* étincelles, éclairs, brouillard, taches noires, trouble ; les lettres paraissent plus petites, en lisant. — Perte de la vue, pendant la défaillance.

Oreilles. — *Plénitude :* dans les oreilles ; autour des oreilles ; élancements dans les oreilles. — Obturation des oreilles ; bourdonnement, son de cloches, chant, crépitation ; °dureté de l'ouïe.

Nez. — Douleur dans la racine du nez et la glabelle. — Les douleurs de tête vont jusqu'au nez.

Face. — *Pâleur :* même pendant la chaleur ; *pendant les congestions à la tête ou à la poitrine. — *Chaleur : *pendant les battements de tête ; pendant les palpitations. — *Rougeur,* surtout de la partie supérieure, pendant le mal de tête. — °Sueur froide, pendant les congestions à la tête. — Prurit, surtout au milieu de la face. — Sensation comme si la *lèvre* inférieure était gonflée. — Douleurs et roideur dans l'articulation sous-maxillaire.

Dents. — Maux de dents pulsatifs, pendant les maux de tête.

Bouche et Gorge. — *Langue* gonflée; cuisson et élancements à la langue. — *Palais* sensible, comme gonflé, avec battement; voile du palais sec, contracté. — Dans la *gorge :* chatouillement, érosion, chaleur.

Organes de la digestion. — *Nausées :* jusqu'à ce que la sueur arrive; pendant les maux de tête; avec des douleurs d'estomac; avec congestion à la tête et à la poitrine, et face pâle. — Sensation de vide dans l'estomac; rongement dans le creux; creux de l'estomac sensible, surtout en se baissant. — *Maux de ventre*, tranchées au-dessus du nombril, réveillant le matin et persistant toute la journée; avant et après les selles liquides; borborygmes dans le bas-ventre, le plus fort, en étant couché sur le côté gauche. — *Selles* liquides, avec borborygmes et émission de vents, toute la journée, dès le matin. — *Urines* claires, plus abondantes.

Système féminin. — °*Avant et pendant les règles, ou à leur place*, ainsi que pendant la *grossesse :* congestion à la poitrine et à la tête; maux de tête; défaillance.

Larynx et Poitrine. — Besoin de respirer profondément; gémissements; oppression de la poitrine alternant avec mal à la tête; *poitrine comme serrée par une constriction;* inquiétude, angoisse dans la poitrine. — *Élancements :* sous le sternum; autour du mamelon; depuis l'épaule jusqu'à l'estomac. — Dans la région du *cœur :* douleurs violentes jusqu'au dos; plénitude, pesanteur, pression, chaleur, avec pulsation difficile du cœur. — *Palpitations de cœur*, avec chaleur de la face, pouls accéléré; *battement des carotides.

Tronc. — Le long de tout le *dos :* douleur, chaleur, horripilations; chaleur brûlante entre les épaules. — Dans la *nuque :* sensation de gonflement; douleur crampoïde; pulsations; plénitude. — Au *cou*, roideur; les vêtements gênent, comme serrant trop.

Membres thoraciques. — Dans le *bras*, pesanteur, circulation gênée, faiblesse; torpeur et fatigue dans le bras gauche. — Dans le *coude*, endolorissement du nerf cubital. — Sensation du pouls dans le bout de tous les *doigts*, produisant un tremblement.

Membres pelviens. — Dans la *cuisse* gauche, faiblesse et torpeur; manque de force, de solidité, dans les genoux.

NITRUM.

NITR. — *Kali nitricum*, Nitrate de potasse. — HAHNEMANN. *Hist. nat. et prép.* Voy. Pharmac. homœop. — *Doses usitées :* 24, 30. — *Durée d'action :* jusqu'à 7 semaines, dans des affections chroniques.

Antidote : Nitr-spir. — Le *camphre* augmente les effets du nitre.
Comparer avec : Amm. arn. *calc.* dros. natr-m. nitr-ac. nitr-spir.

CLINIQUE. — Se laissant guider par l'*ensemble des symptômes*, on verra les cas où l'on pourra consulter ce médicament contre : — *Inflammations internes; Gastrite?;* Gastralgies; Coliques venteuses; *Entérite;* Diarrhées colliquatives; Phthisie laryngée?; *Pneumonie chronique;* Souffrances phthisiques, etc., etc.

☞ *Voy. la note,* page 15.

SYMPTOMES GÉNÉRAUX. — *Douleurs déchirantes, lancinantes* et tractives. — Tractions dans les membres, avec faiblesse paralytique. — *Déchirement dans les membres,* le jour et la nuit, ne s'apaisant par la friction que pour peu de temps. — La plupart des symptômes se manifestent le soir : *après minuit* de après midi. — Les symptômes qui se sont manifestés le jour, se dissipent le soir, lorsqu'on est couché. — Gonflement rapide et tout le corps. — Grand accablement, le matin, avec sensation de chaleur à la face et front brûlant. — *Lassitude plus grande en étant assis que pendant le mouvement.* — *Tremblement involontaire de tout un côté du corps.

Peau. — Lancinations à la peau, comme par des aiguilles, *suivies de brûlement,* principalement à la face. — Nodosités de la grosseur d'un pois, même à la face. — *Vésicules brûlantes,* remplies d'une sérosité jaunâtre, qui crèvent lorsqu'on gratte, et cessent alors de brûler.

Sommeil. — *Envie de dormir, le jour.* — Sommeil de nuit agité; on ne fait que sommeiller, avec réveil fréquent. — Sommeil comateux. — Rêves anxieux, agités, de choses périlleuses. — Cauchemar.

Fièvre. — Frisson le soir, avec douleurs. — *Froid après midi,* avec soif; ou froid précédé de mal à la tête, avec adipsie et *suivi de chaleur nocturne,* sans soif ni sueur. — °Fièvre quotidienne, avec douleurs tractives dans les jambes. — *Sueurs abondantes et colliquatives.* — Sueur matutinale, surtout à la poitrine.

Moral. — Anxiété et agitation. — Découragement et peur de la mort.

Tête. — *Maux de tête, après avoir mangé du veau.* — Maux de tête, avec contraction des paupières, d'un soir à l'autre, insupportables en baissant la tête. — Maux de tête alternant avec déchirement crampoïde dans les articulations des doigts. — *Pesanteur étourdissante de la tête,* le matin, comme à la suite d'une ivresse. — *Douleurs pressives dans la tête,* aggravées par le café et soulagées par le mouvement de la voiture. — *Compression à l'occiput,* avec roideur de ces parties. — Contraction dans la tête, qui semble aboutir au nez. — Traction crampoïde dans l'occiput et la nuque, qui force à renverser la tête. — *Maux de tête lancinants.* — Les douleurs dans l'occiput sont soulagées en détachant les cheveux. Sensibilité douloureuse du cuir chevelu.

Yeux. — *Brûlement dans les yeux,* avec larmoiement et photophobie, surtout le matin après les lotions d'eau froide. — Cécité passagère. — *Obscurcissement de la vue.* — Cercles colorés devant les yeux. — Auréole irisée autour de la lumière, le soir.

Oreilles. — Élancements dans les oreilles, le soir, aggravés en se couchant dessus. — Tension, élancements et déchirement derrière les oreilles. — Inflammation et gonflement du lobe de l'oreille avec douleur brûlante et tressaillante. — Tintement et sonnerie dans les oreilles. — *Surdité permanente,* par paralysie du conduit auditif.

Nez. — Brûlement dans le nez, avec fouillement et douleur de griffement, aggravée par le toucher. — *Inflammation du bout du nez, avec douleur lancinante.* — Gonflement dans l'intérieur du nez. — Ulcère dans la narine. — *Épistaxis avec sang âcre.* — Coryza violent, avec obturation du nez et perte de l'odorat.

Visage. — Teint pâle et maladif. — Rougeur et tension dans les joues, avec exacerbation des maux de tête. — Déchirement dans les os du visage.

Dents. — *Maux de dents, avec traction lancinante* ou *douleurs déchirantes* dans les dents et la tête. — Élancements dans les dents cariées, au toucher — Maux de dents pulsatifs, la nuit, aggravés par les choses froides. — *Gonflement des gencives,* inflammatoire ou scorbutique; elles saignent facilement.

Bouche et Gorge. — *Haleine fétide.* — Langue chargée d'un enduit blanc. — *Mal de gorge, avec douleur lancinante* et inflammation du voile du palais et de la luette. — Douleur nocturne dans la gorge, comme si elle allait se contracter, avec suspension de la respiration.

Estomac. — *Absence d'appétit, et *soif ardente et continuelle.* — *Appétit, le soir* principalement. — *Nausées,* comme si on allait vomir, surtout la nuit. — Vomiturition et vomissement de mucosités mêlées de sang. — Maux d'estomac, avec sensation comme si quelque chose s'y retournait. — Rongement, faiblesse spasmodique et *pression à l'épigastre. — *Crampes d'estomac, violentes, avec douleur contractive. — Élancement dans l'estomac et dans l'épigastre. — Sensation de froid ou *brûlement dans l'estomac.* — (Inflammation de l'estomac.)

Ventre. — *Maux de ventre, après avoir mangé du veau,* excessivement violents, surtout dans le côté droit. — Fort ballonnement du ventre. — Tranchées qui se dissipent vers le soir. — Douleurs lancinantes dans le ventre. — *Incarcération de flatuosités, surtout l'après-midi. — °Entérite avec froid glacial des pieds.

Selles. — Selles dures, difficiles et lentes, évacuées avec beaucoup d'efforts. — Besoin pressant d'aller à la selle, avec ténesme. — Selles molles, avec tranchées. — *Diarrhées, quelquefois sans douleurs, ou colliquatives. — Selles sanguinolentes.

Urines. — Besoin fréquent d'uriner, et émission abondante d'une urine claire, avec un nuage rougeâtre.

Parties génitales. — Exaltation de l'appétit vénérien. — Règles trop hâtives et trop abondantes, avec écoulement d'un sang noir. — Avant et pendant les règles, douleurs violentes dans le ventre et aux reins. — Leucorrhée séreuse, blanche, qui roidit de linge, et s'échappe pendant les douleurs aux reins.

Larynx. — Enrouement avec raucité et grattement dans la gorge. — Tension et douleurs incisives dans le larynx, avec déglutition empêchée. — Toux qui réveille vers 5 heures du matin, avec maux de tête étourdissants. — *Toux au grand air, ou en montant un escalier, comme aussi chaque fois qu'on retient la respiration. — Toux sèche, surtout le matin. — En toussant, douleurs incisives dans la poitrine, jusqu'à ce que les mucosités se soient détachées. — *Toux avec élancements dans la poitrine, et expectoration de sang pur. — °Toux avec expectoration purulente et sueurs colliquatives.

Poitrine. — Gêne de la respiration, qui ne permet pas d'être couché la tête basse. — Oppression de poitrine, en montant. — Douleur de poitrine, avec tension pressive, accompagnée d'une sensation d'âpreté sous le sternum, qui oblige à tousser fort. — Douleur contractive dans la poitrine, partant du dos, avec sensation de constriction des poumons. — Lancinations dans la poitrine, surtout en respirant profondément, en étant couché et en toussant, accompagnées d'angoisse et d'oppression excessives. — (Inflammation des poumons.) — Violents battements de cœur, surtout la nuit, au lit.

Tronc. — Douleurs lancinantes dans la région des reins. — Douleurs violentes aux reins, la nuit et le matin, au réveil. — Douleurs dans le dos, en se baissant. — Pression dans les lombes, pendant le repos, aggravée surtout en toussant. — Élancements dans et entre les omoplates, souvent accompagnés de suspension de la respiration, la nuit, en étant couché sur le dos, soulagés en se couchant du côté droit. — Douleur dans la nuque et jusque dans les épaules, comme si on tirait violemment les cheveux.

Bras. — *Déchirement dans les épaules, la nuit.* — Déchirement et élancements dans les articulations des bras, du coude, des mains et des doigts, principalement la nuit, avec pesanteur et sensation comme si la main était plus volumineuse, et gonflement des doigts. — Torpeur et fourmillement dans le bras et les mains. — Traction et *déchirement dans les bras*, depuis l'épaule jusque dans les doigts. — Douleur de luxation dans les articulations des doigts. — Faiblesse dans les bras, les mains et les doigts, qui ne permet de rien tenir solidement. — Déchirement crampoïde dans les articulations des doigts, alternant avec maux de tête. — Crampes et roideur dans les articulations des doigts.

Jambes. — *Déchirement dans les jambes.* — Grande lassitude et *faiblesse paralytique dans les jambes*, après une marche modérée. — Déchirement tressaillant dans la plante des pieds. — Torpeur et fourmillement dans les pieds. — Contraction des orteils.

NITRI ACIDUM.

NITR-AC. — Acide nitrique. HAHNEMANN. — *Hist. nat. et prép.* Voy. Pharmac. homœop. — *Doses usitées :* 3, 30. — *Durée d'action :* jusqu'à 8 semaines dans les affections chroniques.

ANTIDOTE : Calc. camph. con. hep. mez. petr. sulf. — *On l'emploie comme antidote de :* Calad. ? Calc. merc.

COMPARER AVEC : Acon. aur. *bell.* calad. *calc.* chel. *con.* graph. *hep. kal. lyc.* magn. *merc. mez.* mur-ac. *nitr. op. petr.* phos-ac. plat. *puls. rhus.* selen. sep. *sil. sulf.* sulf-ac. thui. C'est surtout après : Bell. calc. hep. kal. natr. *puls. sulf.* et *thui.*, que l'acide nitrique fer . du bien, lorsqu'il se trouvera indiqué ; après l'acide nitrique, on emploiera souvent avec succès : *petr. puls. sulf.*

CLINIQUE. — Se laissant guider par l'*ensemble des symptômes*, on verra les cas où l'on pourra consulter ce médicament contre : — Affections des personnes à teint brun, cheveux et yeux noirs ou bruns et d'une constitution maigre, sèche et bilieuse, caractère vif et irritable ; ou bien des personnes d'une constitution faible, lymphatique ou leucoflegmatique, avec disposition à des diarrhées, des rhumes de cerveau, des flueurs blanches ou autres écoulements muqueux. — Affections rhumatismales ; Douleurs ostéocopes, inflammation, carie et autres *affections des os*, surtout *par l'abus du mercure ; Affections syphilitiques et sycosiques ;* Dartres, rhagades, taches et autres *suites fâcheuses de l'abus du mercure ;* Inflammation, engorgement et *ulcération des glandes ;* Affections scrofuleuses et rachitiques ; Affections hystériques ; abcès ; souffrances chlorotiques (?) et ictériques ; Inflammations locales internes ; Épilepsie ? ; Engelures ;

Ulcères mercuriels; Verrues; Loupes?; Mélancolie; *Surexcitation nerveuse,* surtout *par l'abus du mercure;* Migraine; Céphalalgies rhumatismales, congestives, hystériques et nerveuses; Chute des cheveux par suite de céphalalgies fréquentes; *Corona Veneris; Ophthalmies aiguës et chroniques,* surtout celles qui proviennent *de l'abus du mercure* ou d'ulcères syphilitiques répercutés; Obscurcissement de la cornée; Amblyopie amaurotique; Myopie?; Otite, et otorrhée purulente; Dureté de l'ouïe; Coryza chronique; Ozène; Dartres faciales; Affections scorbutiques des gencives et stomacace, surtout par l'abus du mercure; Amygdalite et autres *angines flegmoneuses; Angines syphilitiques et mercurielles, même avec ulcération,* Odontalgies, surtout celles provenant de l'abus du mercure; Affections gastriques et hépatiques; Ictère; Coliques flatulentes (et inflammatoires)?; *Ulcération des intestins dans le typhus; Bubons syphilitiques, mercuriels* et scrofuleux; Hernies inguinales; Constipation, ou *relâchement chronique du ventre; Diarrhées* et dyssenteries; Hémorrhoïdes; Incontinence d'urine; Gravelle; Gonorrhées chroniques; Condylomes; *Orchite;* Cancer (?), squirrhe (?) de l'utérus; Aménorrhée; Chlorose?; Flueurs blanches; Induration des glandes mammaires?, Laryngite chronique (phthisie laryngée); Toux convulsive; Coqueluche?; Hémoptysie; Souffrances phthisiques (surtout après l'usage de kali carb.); *Pneumonies des personnes âgées, maigres, colériques, et très-débiles.* Spasmes pulmonaires; Rhagades et taches mercurielles aux mains; Engelures aux mains et aux pieds, etc., etc.

☞ *Voir la note,* page 15.

SYMPTOMES GÉNÉRAUX. — *Douleurs lancinantes, comme par des échardes,* surtout au toucher. — **Déchirement dans les membres,* ou tiraillement, surtout après un refroidissement. — °*Inflammation et sensibilité douloureuse des os.* — °*Ulcération des os.* — Rachitisme. — *Inflammation, gonflement et suppuration des glandes.* — Craquement dans les articulations. — Attaques d'épilepsie, précédées de tiraillement dans les membres, et suivies de roideur du corps et de ronflement. — **Douleurs aux changements de temps.* — **Douleurs sensibles pendant le sommeil.* — Exacerbation des symptômes, le soir et la nuit. — *La promenade en voiture soulage la plupart des symptômes.* — **Grande faiblesse et lassitude* générale, avec tremblement, pesanteur des jambes et besoin de rester couché, surtout le soir, ou le matin. — **Amaigrissement excessif.* — **Facilité à se refroidir.*

Peau. — **Sécheresse de la peau.* — **Éruptions urticaires,* pruriantes, même à la face et surtout au grand air. — °*Pores noirs.* — °*Taches brun rougeâtre *et éphélides foncées sur la peau.* —

°Taches cuivrées ou violettes. — °Dartres pruriantes. — *Douleurs dans les engelures et les cors aux pieds. — *Par un froid modéré, membres comme gelés, enflammés et pruriants, avec peau gercée. — Gros furoncles. — Plaies et ulcères avec élancements comme par des échardes, ou avec douleurs brûlantes, et saignant facilement. — Ulcères, avec suppuration sanieuse, sanguinolente et corrosive. — *Douleurs dans les anciennes cicatrices, par le changement de temps. — *Verrues. — °Loupes.

Sommeil. — Envie de dormir le jour, par faiblesse, avec vertige. — Sommeil tardif le soir, *et réveil de bonne heure ou difficile, le matin. — Insomnie, comme par surexcitation. — Sommeil incomplet et agité, avec réveil fréquent en sursaut. — Sommeil non réparateur. — La nuit, saignement de nez, mal à la tête, mal aux dents, soif, gastralgie, coliques, douleurs dans les membres, cauchemar, angoisse, battements de cœur, nausées, vomissement et beaucoup d'autres souffrances. — Affluence de rêves fantastiques, voluptueux, anxieux, effrayants, et souvent avec cris, gémissements plaintifs, paroles et sursauts avec effroi. — Rêves de morts, de spectres, des occupations de la journée, de crimes, de festins, etc. — Secousses du corps et tressaillement dans les membres, pendant le sommeil.

Fièvre. — Froideur générale de la peau. — *Froid continuel. — *Fièvre après midi; frisson et chaleur. — Chaleur intérieure, sans soif, continue ou par accès. — Chaleur sèche la nuit, avec forte soif. — *Sueur nocturne fétide, ⁻acide — *Sueur acide, comme de l'urine de cheval, le jour.

Moral. — *Tristesse. — Mélancolie excessive et accès d'angoisse, surtout le soir, ou la nuit. — *Inquiétude sur l'état de sa santé, avec peur de la mort. — *Inaptitude au travail. — *Surexcitabilité. — Concentration en soi-même. — *Irritabilité et opiniâtreté. — Emportement. — Rancune prolongée. — Accès de fureur et de désespoir, avec jurements et imprécations. — Humeur pleureuse. — Nostalgie. — Caractère peureux et disposition à s'effrayer. — Faiblesse des facultés intellectuelles, avec inaptitude aux travaux d'esprit. — Faiblesse excessive de la mémoire.

Tête. — *Vertiges en marchant et en étant assis. — *Vertiges qui forcent à se coucher, surtout le matin ou le soir. — Vertiges avec faiblesse, nausées ou mal à la tête. — Mal de tête, le matin, au réveil. — Grande sensibilité de la tête au bruit des voitures ou d'une marche pesante. — Accès de maux de tête, avec nausées et vomissements. — Sensation de plénitude et de pesanteur dans la tête, avec tension et pression jusque dans les yeux. — *Déchirement dans le front, le vertex et l'occiput. — Lancinations dans presque toutes les parties de la tête, qui obligent quelquefois à se coucher et troublent le sommeil de la nuit. — *Maux de tête pulsatifs. — *Congestion à la tête, avec chaleur intérieure. — Douleurs ostéocopes dans la tête, tractives et pressives. — *Sensibilité douloureuse du cuir chevelu; la coiffure gêne. — Tension du cuir chevelu. — *Prurit au cuir chevelu. — Éruption humide à la tête. — *Chute des cheveux. — °Plaques ulcérées, suintantes et brûlantes à la tête.

Yeux. — Yeux ternes et creux. — Pression et élancements dans les yeux. — *Inflammation des yeux. — *Ulcération des yeux. — *Taches et ulcères de la cornée. — Gonflement des paupières. — Larmoiement fréquent, surtout en lisant, avec sensibilité douloureuse des yeux. — Difficulté d'ouvrir les yeux (ils sont entourés d'un cercle jaune). — °Paralysie de la paupière supérieure. — *Pupilles difficiles à contracter. — Myopie. — Diplopie. — *Brouillard, taches, filets, étincelles et points noirs, voltigeant devant la vue. — Vue trouble et obscurcissement des yeux. — Éblouissement à la lumière du jour.

Oreilles. — *Élancements dans les oreilles. — Sécheresse de l'intérieur de l'oreille. — °Ulcération de l'apophyse mastoïde. — *Écoulement par les oreilles. — Excoriation derrière les oreilles, avec prurit et suppuration. — *Obturation des oreilles. — Dureté de l'ouïe, principalement par allongement des amygdales. — *Éclatement, battement et grondement dans les oreilles. — Craquement dans les oreilles, pendant la mastication. — Gonflement des parotides. — °Loupe sur le lobe de l'oreille.

Nez. — Bout du nez rouge et couvert de vésicules croûteuses. — Dartres pruriantes aux ailes du nez. — Picotements lancinants dans le nez, au toucher. — *Douleur d'excoriation, brûlement et croûtes dans le nez. — *Saignement de nez, ˉprovoqué par des pleurs, ou le matin, d'un sang noir. — *Sensation d'une odeur fétide en respirant par le nez. — Odeur fétide par le nez. — °Excroissance, comme un fic, dans le nez. — *Éternuments avortés. — *Sécheresse et obturation du nez. — Violent coryza fluent, avec maux de tête, toux, gonflement et ulcération du nez. — Écoulement de mucosités épaisses et corrosives, par le nez. — Mucosités fétides et jaunâtres dans le nez.

Visage. — Pâleur du visage, avec yeux enfoncés. — Couleur jaune de la face, surtout autour des yeux, avec rougeur des joues. — Douleur crampoïde et déchirement dans les joues et les pommettes. — Gonflement des joues. — *Éruption boutonneuse à la face, au front et aux tempes. — *Pustules au visage, à bords rouges et larges, se recouvrant de croûtes. — Gonflement érysipélateux de la joue, avec douleur lancinante, nausées et fièvre. — Peau furfuracée sur toute la face. — Éruptions pruriantes et dartres dans

les favoris. — Pores noirs au visage. — Gonflement des lèvres.
— °Lèvres gercées. — *Ulcération des lèvres* et des commissures
des lèvres. — °Ulcères à la partie rouge des lèvres. — Furoncles
au menton. — *Gonflement douloureux des glandes sous-maxillaires.*

Dents. — Odontalgie, avec douleur tressaillante, lancinante, tractive ou *pulsative, principalement la nuit, ou le soir, au lit. —
Douleurs dans les dents cariées. — Jaunissement et *vacillement
des dents.* — *Gencives saignantes, blanches et gonflées.

Bouche. — *Odeur fétide et putride de la bouche.* — Excoriation de
la langue, du palais et de la face interne des gencives, avec douleur lancinante, aiguë. — *Salivation, °quelquefois par accès
fébriles. — Grande sécheresse de la bouche, avec soif ardente.

Gorge. — *Ulcère*, avec douleur lancinante dans la bouche et la
gorge. — *Inflammation de la gorge*, avec douleurs lancinantes,
surtout en avalant des liquides. — *Tonsilles rouges et gonflées.
— *Sensation brûlante et *douleur d'excoriation dans la gorge.*

Appétit. — *Amertume de la bouche*, surtout après avoir mangé.
— *Goût aigre*, avec brûlement dans la gorge. — *Goût douceâtre
dans la bouche. — *Forte soif*, même le matin en se levant. —
*Dégoût pour la viande et les choses sucrées. — Répugnance pour
le pain, qui laisse un goût aigre et fait vomir. — °Appétence pour
la terre, la craie, la chaux, ou pour les aliments gras et le hareng.
— Faim vive avec dégoût de la vie. — °Difficulté de digérer le
laitage. — °Nausées par des aliments gras. — *Sueur pendant et
après le repas. — Après avoir bu pendant le repas, douleur
d'excoriation dans la gorge, l'œsophage et l'estomac, ou coliques.
— *Après le repas, plénitude, dans l'estomac, lassitude avec chaleur, sueur et battement de cœur par le moindre mouvement, ou
nausées, renvois, flatuosités, mal de tête avec vomissement,
sommeil, angoisse, etc.

Estomac. — *Renvois aigres. — *Envie de vomir. — Pyrosis. —
Écoulement d'eau par la bouche, comme des pituites, après avoir
bu vite. — Hoquet. — *Nausées fréquentes et envie de vomir,
¯souvent avec angoisse, tremblement et frissonnement. — Vomissements amers et aigres, avec renvois fréquents (après le repas).
— Pression à l'estomac. — Brûlement ou sensation de froid à
l'estomac. — Douleur au cardia en ingérant les aliments. —
Crampe d'estomac contractive. — *Lancinations dans l'épigastre.

Ventre. — Pression tensive et *élancements* dans l'hypochondre
gauche. — *Douleurs abdominales comme à la suite d'un refroidissement. — *Fort ballonnement du ventre, même le matin. —
*Fréquemment, pincements et douleurs incisives dans le ventre.
— *Douleur d'ulcération dans le bas-ventre, — *Élancements dans

le ventre, surtout en y touchant. — **Hernie inguinale*, °chez les enfants aussi. — **Gonflement et suppuration des glandes de l'aine.* — **Facilité à se refroidir le ventre. — **Accumulation de flatuosités dans le ventre.* — **Grondement et borborygmes dans le ventre. — **Incarcération de flatuosités*, surtout le matin et le soir.

Selles. — **Évacuations alvines, difficiles, irrégulières. — **Selles dures*, sèches. — *Selles trop fréquentes.* — **Envie pressante d'aller à la selle. — **Selles diarrhéiques*, quelquefois muqueuses ou d'odeur putride. — Évacuation fétide et non digérée. — *Selles sanguinolentes*, dyssentériques, avec ténesme. — Coliques avant les selles. — Après les selles, surexcitabilité et accablement. — Douleur brûlante et **prurit à l'anus* et au rectum. — Excoriation suintante à l'anus. — **Gonflement des boutons hémorrhoïdaux de l'anus*, qui saignent à chaque selle.

Urines. — Besoin fréquent d'uriner, avec émission peu abondante d'une urine fétide, de couleur foncée ou brûnâtre. — **Incontinence d'urine.* — **Émission d'urine douloureuse. — Urine froide. — **Urine fétide.* — Sédiment rouge, et sable dans les urines. — Cuisson et brûlement en urinant. — Écoulement de mucosités quelquefois sanguinolentes, ou de pus, par l'urèthre. — Gonflement de l'orifice de l'urèthre.

Parties viriles. — Fort prurit aux parties génitales. — Chute des poils aux parties. — Excoriation entre le scrotum et les cuisses. — Taches rouges se recrouvrant de croûtes, au prépuce. — Sécrétion derrière le gland, comme une gonorrhée bâtarde. — Gonflement, inflammation et phimosis du prépuce. — **Ulcères comme des chancres*, au prépuce et au gland. — **Excroissance comme des fics*, au prépuce et au gland, avec douleur cuisante et saignement au toucher, et suintement d'un pus d'odeur fétide et douceâtre. — °Testicules relâchés. — *Gonflement inflammatoire des testicules*, avec traction douloureuse dans le cordon spermatique, jusque dans le côté du ventre. — **Absence d'appétit vénérien et d'érections.* — Grande lasciveté avec écoulement abondant de liqueur prostatique. — Érections nocturnes, douloureuses et presque spasmodiques. — **Pollutions par trop fréquentes.*

Règles. — Prurit, douleur brûlante et sensation de sécheresse à la vulve. — Lancinations dans le vagin. — Excoriation à la vulve, entre les cuisses. — Ulcères avec prurit brûlant dans le vagin. — Règles trop hâtives. — **Suppression des règles.* — Pendant les règles, crampes dans le bas-ventre, et pression vers les parties génitales. — Leucorrhée fétide, muqueuse, rongeante. — Écoulement fétide, brun rougeâtre, par le vagin. — °Nodosités dures au sein. — Atrophie des mamelles.

Larynx. — *Enrouement avec coryza, toux et douleurs lancinantes dans la gorge. — *Apreté dans les bronches. — Grattement et élancements dans la trachée-artère, surtout après une lecture ou une conversation soutenue. — Toux avec élancements et douleur d'excoriation dans la gorge et la poitrine. — *Toux, seulement le jour. — *Toux sèche, surtout le soir, en se couchant. — *Toux aboyante. — Toux avec vomissement. — Toux ébranlante, la nuit, avec suspension de la respiration, presque comme dans la coqueluche. — En toussant, lancinations dans les reins, ou mal à la tête, à l'estomac, aux hypochondres, ou douleur d'excoriation et élancements dans la poitrine. — *Expectoration purulente, jaunâtre, par la toux. — Toux courte, avec expectoration d'un sang noir, coagulé.

Poitrine. — *Respiration sibilante, surtout pendant un travail manuel. — *Gêne de la respiration. — *Haleine courte. — Perte d'haleine et battement de cœur en marchant et en montant un escalier. — Crampes contractives à la poitrine. — Élancements et points dans la poitrine et les côtés. — Douleur d'excoriation dans la poitrine, en respirant et en toussant. — Congestion à la poitrine, avec angoisse, chaleur et battement de cœur. — °Pneumonies des personnes âgées, maigres, colériques, avec toux sèche ou expectoration abondante, verdâtre, striée de sang, avec élancements violents, surtout à gauche, oppression violente et grande débilité.

Tronc. — *Douleur dans le dos et aux reins, après un refroidissement. — *Élancements dans et entre les omoplates. — Roideur de la nuque. — *Gonflement des glandes du cou et des aisselles. — Suppuration des glandes axillaires.

Bras. — Douleur pressive dans l'articulation de l'épaule. — Traction dans les bras. — Tressaillement des muscles aux bras. — Douleur de brisement dans les bras, qui ne permet pas de les lever. — Traction et déchirement dans les avant-bras et les mains. — Faiblesse et tremblement des avant-bras et des mains. — Verrues aux bras. — °Gerçures et rhagades aux mains. — °Taches cuivrées aux mains. — Mains froides. — °Peau des mains râpeuse. — Douleur tensive dans l'articulation des doigts. — Gonflement des doigts, surtout dans les articulations, avec douleur lancinante. — *Doigts morts et engourdis, à l'air froid. — *Engelures aux doigts et aux mains. — *Dartres entre les ⁻doigts. — *Taches blanches sur les ongles.

Jambes. — Douleur de luxation dans la hanche, qui force à boiter. — Lassitude, pesanteur et *froid aux jambes et aux pieds. — Traction et déchirement dans les jambes et les pieds. — °Inquiétudes dans les jambes, le soir. — *Prurit aux cuisses. — °Douleur dans les cuisses, en se levant de son siége. — Douleur dans le

jarret qui ne permet pas d'appuyer le pied. — Roideur et élancement dans le genou. — Fléchissement de l'articulation du genou
et du pied. — *Faiblesse du genou.* — *Crampe violente dans le
mollet,* surtout la nuit, et vers le matin, ainsi qu'*en marchant*
après avoir été assis. — °Tressaillement dans les mollets. —
°Élancements dans les talons en appuyant le pied. — *Sueur des
pieds,* quelquefois fétide avec excoriation entre les orteils. —
Sueur aux pieds. — *Engelure aux orteils.*

NUX JUGLANS.

N-JUGL. — Noix du noyer, *juglans regia.* — Gazette autrichienne. — *Hist. nat. et
prép.* Voy. Pharmac. homœop.
ANTIDOTES ? — *Durée d'action ? Doses usitées ?*

AVIS CLINIQUES. — Ce médicament, n'ayant été malheureu-
sement étudié, jusqu'ici, que par l'école *autrichienne* ou *spécifiste,*
c'est-à-dire à de très-fortes doses seulement, n'a encore fourni aucun
de ces symptômes qui indiquent les. médicaments d'une manière
spéciale et précise dans les cas particuliers d'une maladie, et qui ne
s'obtiennent ordinairement que lorsque les substances sont étudiées
aussi au moyen des dernières atténuations. Toutefois l'on verra si les
symptômes suivants pourront indiquer quelquefois les cas précis
dans lesquels on emploierait avec succès la noix contre certaines
maladies telles que : — Fièvres intermittentes ; *Affections scrofuleuses de toute sorte;* Souffrances rachitiques; Glandes engorgées;
Ulcères, dartres, ophthalmies, diarrhées *syphilitiques, scrofuleuses*
et *mercurielles;* Flueurs blanches; Colère, etc., etc.
☞ *Voy. la note,* page 15.

GÉNÉRALITÉS. — Lassitude, abattement et sensation de relâchement des muscles. — Aggravation de quelques souffrances, le
soir et la nuit, ainsi qu'après le dîner; soulagement après les
selles.

Peau. — Prurit à divers endroits, sans éruption visible. — Petites
pustules à la face, surtout à la bouche, comme dans la couperose.
— Petits boutons rouges, se remplissant d'une humeur épaisse,
au cou, à la face, aux épaules et au dos. — Petites vésicules,
comme de l'*eczéma rubrum,* avec prurit brûlant, rougeur et gerçure à la peau, suintant un liquide qui roidit le linge et le teint en
jaune verdâtre, et s'aggravant par la transpiration. — Petites pa-

pules comme celles du *lichen*, sur le cou-de-pied, avec rougeur, fort prurit, épaississement de la peau et croûtes dures. — *Taches rouges*, avec des papules, ou bien avec un point purulent au milieu. — Petite tumeur dure, rouge et ronde, au bras, comme une petite glande endurcie, ou une tumeur enkystée. — Ulcère au pénis, à bords épais et durs à fond lardacé et saignant facilement. — Tumeur dure, rougeâtre et très-douloureuse sur la joue, partant de la gencive et ayant au milieu une tache ronde, rouge foncé, molle et affaissée, formant un abcès qui se vide à l'intérieur.

Sommeil. — Pandiculations et bâillements fréquents. — *Grande agitation et jactation, le soir au lit*, parfois avec sensation comme si l'on volait dans l'air, avec vertige tournoyant. — *Sommeil nocturne, agité*, avec *beaucoup de rêves effrayants*. — Réveil en sursaut, pendant la sieste, comme par des secousses électriques, aux avant-bras et aux mains, à chaque effort de s'endormir.

Fièvre. — Le soir, face brûlante avec extrémités froides. — Accès fréquents de chaleur fugace. — *Pouls plus fréquents, le soir*, parfois avec chaleur brûlante des mains.

Moral. — Humeur chagrine et mécontente, le soir. — Grande répugnance pour la conversation et les discussions. — Paresse d'esprit, inattention en lisant, et répugnance pour le travail.

Tête. — Vertiges. — Agitation et excitation comme par ivresse, avec sensation comme si l'on volait dans l'air. — *Pesanteur dans la tête*, le matin, avec tête entreprise. — *Douleur au front*, parfois surtout en secouant la tête et en remuant les yeux. — *Mal de tête au-dessous des yeux, surtout du côté gauche*, parfois pressif et *augmenté par le mouvement*. — Céphalalgie avec embarras de la tête et brûlement dans les yeux. — Mal de tête, comme une migraine, sur une petite place circonscrite de l'os pariétal gauche, s'exacerbant fortement par la conversation. — Chaleur brûlante à la tête, avec froid glacial aux extrémités, le soir, au lit.

Yeux. — Douleur aux yeux, comme si un coryza allait se déclarer. — Brûlement dans les yeux.

Nez. — Embarras au nez, comme le commencement d'un coryza.

Face. — Petites pustules à la face, surtout autour de la bouche, comme dans la couperose. — Tumeur dure, rougeâtre et douloureuse, à la joue et à la lèvre, formant abcès suppurant.

Dents. — Odontalgie sourde, tractive, dans les dents cariées, le soir, et augmentée par la chaleur du lit. — Abcès très-douloureux aux gencives.

Bouche. — Afflux de salive à la bouche. — Langue couverte de mucosités blanches, le matin en se réveillant.

Gorge. Accumulation de mucosités, forçant à renâcler souvent.

Appétit et Goût. — *Goût amer de la bouche*, particulièrement le matin au réveil, où la bouche est aussi pâteuse. — Appétit augmenté. — Soif vive, ou bien adipsie complète au dîner et au souper, avec une sorte de déplaisir au vin, et plaisir à garder la bouche sèche. — Répugnance pour la pipe, le soir. — Après le repas, aggravation de la plupart des symptômes.

Estomac. — *Renvois violents et bruyants*, et grande disposition à rendre des rapports. — Hoquet, surtout après avoir mangé des aliments lourds. — *Mal au cœur et nausées*, avec accumulation d'eau dans la bouche et envie de vomir, ou bien avec brûlement dans l'estomac. — Vomissement des aliments, le soir au lit. — *Grande plénitude, sensation et ballonnement de l'estomac*, ne permettant de rien manger malgré le meilleur appétit, et soulagés par des rapports. — Pression dans l'estomac.

Ventre. — *Élancements dans le côté gauche, tant du ventre que de la région hypochondriaque, surtout en se baissant*, en riant et en marchant vite. — *Pression douloureuse dans le bas-ventre*, surtout *du côté gauche*, soulagée par des rapports ou par l'émission de vents. — Douleur violente dans la partie inférieure du bas-ventre, passive et tractive, avec règles trop hâtives. — *Grande plénitude, ballonnement, tension, pesanteur du ventre*, parfois avec besoin fréquent d'aller à la selle, ou après la selle même, ou avec *amélioration par des rapports et l'émission de vents*. — *Flatuosités continuelles et émission fréquente de vents*, surtout dans la position couchée. — Gargouillement dans le ventre et borborygmes. — Les vents émis n'ont presque pas d'odeur. — Dureté tympanitique du ventre.

Selles. — Parfois selles dures et constipation, ou bien besoin fréquent d'aller à la selle. — Selles liquides, précédées de pincements dans le ventre. — Après la selle, amélioration du ballonnement et de la pesanteur du ventre, ou bien brûlement et pression à l'anus. — Prurit à l'anus, le soir, au lit, avec élancements qui forcent à se lever.

Urines. — *Besoin presque continuel d'uriner, émission très-fréquente, jour et nuit, et sécrétion des urines fortement augmentée.* — Émission d'urine involontaire, goutte à goutte, si le besoin pressant n'est pas satisfait sur-le-champ. — Urines claires, couleur de vin blanc, et sans dépôt.

Parties viriles. — Érections fréquentes, jour et nuit. — Ulcère, près du frein du prépuce, à bords épais et durs, à fond lardacé et saignant facilement.

Règles. — Règles trop hâtives de quinze jours, précédées de fortes douleurs dans les aines, et durant huit jours, avec sang abondant en caillots noirâtres.

Poitrine. — Élancements fugaces, comme dans les deux poumons. — Oppression de la poitrine pendant et avant la marche. — Prurit au sternum, forçant à se gratter.

Tronc. — Élancements au sacrum, tellement violents qu'ils font tressaillir. — Boutons rouges, comme ceux de l'*acné*, se remplissant d'un pus épais, au dos, à la nuque et aux épaules. — Sous les aisselles, petites vésicules, comme d'un eczéma rouge, avec prurit brûlant, suintement léger, et rougeur, excoriation et gerçure à la peau. — Furoncles très-douloureux, gros et purulents, à l'épaule et à la région du foie.

Extrémités supérieures. — Taches larges, pruriteuses, avec une bosse purulente au milieu, au pli du coude. — Petite tumeur indolore, dure, rouge et ronde, au bras, comme une petite glande endurcie, ou une tumeur enkystée. — Papule douloureuse et purulente, se formant à l'avant-bras sur une petite place rouge, brûlante et pruriteuse. — Furoncle très-douloureux, gros et dur, au biceps du bras droit. — Ancienne dartre à la main redevient pruriteuse et rouge. — Tiraillement et sensation de faiblesse paralytique à la main droite. — Prurit aux doigts, ou bien au bras, le soir au lit. — Tiraillement au pouce et à l'index de la main droite, comme par foulure.

Extrémités inférieures. — Douleurs dans l'articulation coxo-fémorale, en marchant. — *Douleur gênant la marche, à l'articulation du genou,* tantôt lancinante, ou rhumatismale, ou comme faiblesse paralytique. — Tiraillement comme par foulure, au gros orteil droit. — Brûlement et prurit aux jambes, le soir au lit. — Petites papules, comme celles du lichen, au cou-de-pied, avec rougeur, fort prurit, épaississement de la peau et croûtes dures.

NUX MOSCHATA.

N-MOS. — Noix muscade. — Hellig. — *Hist. nat. et prép.* Voy. Pharmac. homœop. — *Dose usitée :* 30. — *Durée d'action : ?*
Antidote : Semina cari carvi (cumin).
Comparer avec : Con. ign. magn. mosch. n-vom. op. sep. puls. sulf.

CLINIQUE. — Se laissant guider par l'*ensemble des symptômes,* on verra les cas où l'on pourra consulter ce médicament contre : — *Affections principalement des femmes et des enfants; Affections occasionnées par l'influence d'un froid* (humide); Affections rhumatismales; Névralgies?; Affections scorbutiques?; Éclampsie des enfants?; *Accès de défaillance et autres paroxysmes hystériques;* Con-

vulsions; Affections scrofuleuses et rachitiques?; Tabes dorsalis?;
Atrophie des enfants?; Fièvres intermittentes; Fièvres typhoïdes;
Coma?; Imbécillité?; Apoplexie?; Céphalalgie par indigestion; Amblyopie amaurotique?; *Éphélides?; Odontalgie des femmes enceintes;
Odontalgie par l'air froid et humide du soir ;* Paralysie de la langue
et des organes de la déglutition?; Angines?; Aphthes dans la bouche?,
Nausées et vomissement des femmes enceintes; Dyspepsie, surtout
chez les vieillards?; Gastralgie?; *Engorgement du foie* (et de la rate?);
Coliques flatulentes, néphrétiques et vermineuses?; Coliques des
enfants?; *Diarrhées,* surtout par suite de faiblesse ou par refroidissement; Diarrhées putrides et sanguinolentes; *Diarrhée chez les
enfants;* Dyssenterie; Calculs urinaires?; Dysurie?; Impuissance?;
Spermatorrhée?; Accouchement laborieux, douleurs d'enfantement
fausses, spasmodiques ou trop faibles?; Prodromes d'avortement?;
Odontalgie et souffrances gastriques (et toux?) *des femmes enceintes;*
Aménorrhée, par suite d'un refroidissement dans l'eau; Dysménorrhée?; Métrorrhagies?; Chute du vagin, du rectum, etc.?; Toux
catarrhale, par refroidissement dans l'eau; Phthisie? *Souffrances
asthmatiques;* Hémoptysie?; *Maladies du cœur,* etc., etc.
☞ *Voy. la note,* page 15.

SYMPTOMES GÉNÉRAUX. — *Douleurs fouillantes et pressives,*
qui passent d'un endroit à l'autre, et qui n'occupent jamais qu'un
petit espace, ne durent que peu d'instants, mais reparaissent bientôt. — Traction dans les membres, surtout pendant le repos,
comme après un refroidissement. — **Par un temps froid* (humide),
douleurs dans les membres et les articulations, et autres incommodités. — Les symptômes sont aggravés à l'air froid; la chaleur
extérieure les soulage. — Affections accompagnées d'envie de
dormir et de disposition **aux évanouissements. — *Accès d'évanouissement.* — Convulsions. — État de refroidissement, comme
quand on se rafraîchit subitement après la sueur, avec douleur
dans la nuque et dans tous les os. — Grande sensibilité douloureuse de tout le corps; même en étant couché mollement, la partie
sur laquelle on repose est bientôt douloureuse. — Grande agitation
du système musculaire. — Après la plus légère fatigue, lassitude
et besoin de se coucher. — *Grande lassitude,* surtout *aux reins et
dans les genoux,* comme après une longue course, avec *envie de
dormir.*

Peau. — *Peau froide et sèche, peu disposée à la transpiration.* -
°Engelures. — Taches bleuâtres à la peau.

Sommeil. — *Forte envie de dormir.* — Somnolence comateuse et
assoupissement.

Fièvre. — Grande sensibilité à l'air froid, qui occasionne bientôt des *frissons avec pâleur du visage.* — Frissons fréquents.—°*Fièvre tierce* double, avec envie de dormir, langue blanche, râlement, expectoration sanguinolente, et soif modérée pendant la chaleur. — °Fièvre maligne, avec diarrhée putride ou colliquative? — Sueurs sanguinolentes.

Moral. -- *Humeur changeante,* avec désir tantôt d'une chose, tantôt d'une autre. — *Forte disposition à se moquer de tout,* surtout en plein air, et quelquefois avec air stupide, comme par imbécillité.— Affluence incessante d'idées facétieuses. — Humeur changeante, tantôt sérieuse, tantôt gaie. — Faiblesse de la mémoire et oubli. — *Lenteur de la marche des idées, étourdissement,* conception difficile. — *Manque d'idées,* comme par absence d'idées. — Démence et aliénation mentale. — *Manie,* avec paroles bizarres et gestes inconvenants. — Délires.

Tête. — *Embarras* et pesanteur pressive dans la tête, et surtout dans le front. — *Chancellement,* avec angoisse, roideur du corps et étourdissement. — *Vertige, comme par ivresse,* avec délires et radotage, ou avec étourdissement. — *Mal de tête, comme par une indigestion,* surtout après le déjeuner. — Maux de tête pressifs, avec pesanteur et embarras de la tête. — *Douleur dans la tête et surtout dans les tempes,* avec chaleur intérieure, et *sensation comme si le cerveau vacillait, en remuant la tête,* — Sensibilité douloureuse de la tempe, au toucher. — Maux de tête pressifs et pulsatifs, surtout au-dessus de l'œil gauche. — Les maux de tête se manifestent généralement après le repas, et plus particulièrement après le déjeuner.

Yeux. — Sécheresse des yeux, et *sensation de sécheresse,* qui gêne les mouvements des paupières. — Larmoiement abondant et douleurs brûlantes dans les yeux. — Tension autour des yeux et dans les paupières. — Sensation de plénitude dans les yeux, avec rétrécissement des pupilles.

Oreilles. — Otalgie avec douleurs lancinantes. — Douleurs dans les trompes d'Eustache, comme par un corps âpre, au changement de temps, et surtout aux approches de la pluie ou du vent.

Visage. — *Pâleur du visage, et cercles bleus autour des yeux. — Sensation de gonflement dans toute la moitié gauche du visage, avec picotement brûlant, comme par le fluide électrique.

Nez. — Obturation du nez, quelquefois semi-latérale.

Dents. — °Douleurs lancinantes et déchirantes dans les dents, s'étendant jusque dans les oreilles et les tempes, avec lancinations dans les dents en les suçant, et exacerbation des douleurs par l'air et le contact. — °Déchirement nocturne dans les dents, avec impossibilité de rapprocher les mâchoires, qui sont comme paralysées.

—°*Douleurs lancinantes dans les dents, aggravées par la chaleur extérieure.* — **Odontalgie produite par l'air humide du soir, avec douleurs compressives dans les dents et douleurs dans la nuque ;* il semble que les dents vacillent ; l'eau chaude soulage les douleurs. Maux de dents, après avoir travaillé, les mains dans l'eau, ou par suite d'un refroidissement. — Secousses dans les dents, après avoir bu de l'eau froide. — *Dents émoussées,* comme si elles étaient enduites de chaux. — Saignement des gencives.

Bouche. — Sécheresse et *sensation de sécheresse dans la bouche,* sans soif. — Haleine fétide. — *Accumulation abondante de mucosités épaisses et de salive dans la bouche.* — Sensation de torpeur de la langue, au toucher, comme si elle était de cuir. — *Sécheresse et sensation de sécheresse de la langue.* — Langue chargée d'un enduit blanc. — Gonflement des follicules muqueux sous la langue.

Gorge. — *Grande sécheresse et sensation de sécheresse dans la gorge,* avec grattement.

Appétit. — Goût dans la bouche, comme après avoir mangé beaucoup de sel. — Goût pâteux ou *goût de craie dans la bouche.* — *Faim et appétit immodérés,* surtout vers midi. — Diminution de l'appétit et prompte satiété. — *Absence de soif.* — °Accablement et malaise après le repas.—*Faiblesse de la digestion et de l'estomac.

Estomac. — Renvois âcres, peu après le repas. — Nausées par le mouvement de la voiture. — Après le repas, et surtout après le déjeuner, aggravation des souffrances, et principalement des maux de tête. — Plénitude de l'estomac, avec gêne de la respiration. — Sensation de chaleur et douleur brûlante à l'estomac. — Ballonnement de l'estomac. — Crampes d'estomac, *avec grande faiblesse de la digestion.* — Pression dans l'estomac, comme par incarcération de flatuosités.

Ventre. — Pression dans le foie, comme par des corps durs et pointus. — °Gonflement du foie. — °*Sensation de pesanteur dans les hypochondres et la partie supérieure du ventre.* — Colique avec douleur déchirante. — **Ballonnement du ventre,* avec nausées et fouillement de la région ombilicale. — *Tranchées,* comme par des vers, avec *envie de dormir.* — **Souffrances par des flatuosités, la nuit, troublant le sommeil.*

Selles. — *Selles molles, lentes, difficiles à évacuer.* — °*Diarrhées par faiblesse, ou à la suite d'un refroidissement.* — **Diarrhées sanguinolentes,* °putrides. — °Diarrhées comme des œufs brouillés, avec absence complète d'appétit (chez les enfants). — Diarrhée de matières non digérées. — °*Diarrhée, avec absence d'appétit et envie de dormir chez les enfants.* — Diarrhée muqueuse comme par des vers.— *Affections vermineuses avec coliques et somnolence.*

Urines et Parties viriles. — En urinant, douleurs brûlantes et incisives. — Strangurie douloureuse. — Urine d'odeur de violette. — Absence d'appétit vénérien. — Faiblesse des fonctions génitales. Défaut d'érections, même pendant des idées voluptueuses. — Écoulement de liqueur prostatique.

Règles. — Menstrues irrégulières. — Avant les règles, maux de reins et lassitude, avec pression à l'estomac, écoulement d'eau par la bouche, comme des pituites, et douleurs hépatiques. — Pendant les règles, sensation comme si tout affluait vers le bas-ventre, et tractions dans les membres. — Flux menstruel épais et de couleur foncée. — °Suppression des règles. — °*Métrorrhagie épaisse, foncée, avec pression qui pousse vers en bas.* — Mamelles trop petites et vides de lait.

Larynx. — Voix chevrotante. — *Enrouement et catarrhe.* — °Enrouement subit en marchant contre le vent. — Toux avec douleur dans la poitrine, comme si elle était à vif. — °*Toux sèche, avec suspension de la respiration, après un refroidissement dans l'eau.* — °Toux sèche, qui s'établit pendant un travail échauffant, ou à la chaleur du lit. — Toux avec expectoration de sang.

Poitrine. — Dyspnée. — *Haleine courte*, surtout *après le repas.* — Gêne de la respiration. — Rétrécissement de la gorge, comme un étranglement. — *Oppression de poitrine*, venant ordinairement de l'épigastre. — Plénitude et *sensation pénible d'un fardeau sur la poitrine.* — *Battement de cœur*, quelquefois avec accès d'évanouissement. — Tremblement du cœur.

Tronc. — Tractions dans les muscles de la nuque, à l'impression d'un air humide. — *Douleurs de brisement aux reins et dans le dos.* — Douleurs dans le dos, en étant en voiture. — Lassitude aux reins et dans les genoux.

NUX VOMICA.

N-VOM. — Noix vomique. — Hahnemann. — *Hist. et prép.* Voy. Pharmac. homœop. — *Doses usitées :* 15, 24, 30. — *Durée d'action :* 15 à 20 jours, et même plus longtemps.

Antidotes : Acon. alcohol. camph. cham. coff. cocc. puls. vinum. — *On l'emploie comme antidote de :* Ambr. ars. calc. cham. chin. cocc. coff. colch. cupr. dig. graph. lach. petr. phos. puls. stram. sulf. tabac.

Comparer avec : *Acon.* alum. *ambr.* amm. *arn. ars.* bis. bry. *calc.* cann. caps. *carb-veg.* caus. *cham. chin. cocc. coff. colch. con. cupr. dig.* dros. dulc *fer. graph. hyos. ign. ipec. lach.* laur. lyc. magn. magn-m. *merc.* mur-ac. *natr. natr-m.* n-mos. *op. petr. phos. sep. stram. sulf. tabac.* tart. mgs. — C'est surtout après : *Ars. ipec. lach. petr. phos.* et *sulf.*, que la noix vomique fera du bien, lorsqu'elle se trouvera indiquée. — Après la noix vomique, on trouvera souvent convenables : *Bryon. puls. sulf.*

CLINIQUE. — Se laissant guider par l'*ensemble des symptômes,* on verra les cas où l'on pourra consulter ce médicament contre : — *Souffrances par l'abus du café, du vin,* ou d'autres boissons *spiritueuses* ou drogues *narcotiques;* Suites fâcheuses d'un *refroidissement,* d'une *colère,* ou d'un *excès d'étude,* ou de *veilles prolongées,* ou d'une *vie sédentaire;* Affections principelement des personnes d'un *tempérament vif, colérique* ou *sanguin,* aux yeux et aux cheveux noirs, teint pâle ou jaunâtre ou *vivement coloré; Constitution bilieuse, sèche et maigre,* ou *pléthorique* et forte, ou lymphatique, faible et épuisée, ou constitution veineuse, avec disposition aux hémorrhoïdes, à l'hypochondrie, à l'hystérie et à la mélancolie; *Affections périodiques et intermittentes;* Souffrances et douleurs dans les membres par un temps rude et tempêtueux; Affections rhumatismales; Prodromes et métastases arthritiques; Congestions sanguines à la tête, à la poitrine, ou au ventre; Faiblesse physique et nerveuse par suite d'onanisme, de pollutions ou autres pertes débilitantes; Accès d'évanouissement et de faiblesse hystérique ou hypochondriaque; Atrophie des enfants scrofuleux; Faiblesse musculaire et difficulté d'apprendre à marcher, chez les enfants?; Affections des glandes et des vaisseaux lymphatiques; Accès de convulsions, d'épilepsie, de tétanos et de danse de Saint-Guy; Paralysies principalement des extrémités inférieures; Souffrances chlorotiques, ou ictériques; Furoncles; Engelures; Ecchymoses; Éruptions miliaires; Affections à la suite des morbilles, telles que miliaire blanche, toux catarrhale, etc., etc.; Fièvres inflammatoires avec affections gastriques, muqueuses ou bilieuses; Fièvres quotidiennes tierces et quartes; Fièvres typhoïdes; Fièvres lentes; *Aliénation mentale des ivrognes;* Affections morales par excès d'étude, ou par suite d'une humiliation ou d'une colère; Manie; Mélancolies hypochondriaques et hystériques; Congestion cérébrale avec vertiges; Apoplexie sanguine; Céphalalgie catarrhale, congestive, nerveuse, ou hystérique; *Migraines;* Maux de tête par l'abus du café, ou de boissons spiritueuses, par des études forcées, ou par un temps âpre et venteux; Ophthalmies catarrhales, ou scrofuleuses (ou arthritiques?); Photophobie scrofuleuse; Hémorrhagie des yeux; Coryza dans la période inflammatoire; Otalgie inflammatoire; Prosopalgie et odontalgie rhumatismales avec fluxion; Odontalgie par l'abus du café; Dentition difficile des enfants, avec fièvre; *Stomacace;* Angine scarlatine; *Angine catarrhale;* Angine pharyngée, uvulaire et tonsillaire; *Gastralgie;* Gastrite; *Affections gastrico-muqueuses ou bilieuses; Dyspepsie même avec vomissement des aliments;* Vomissement des ivrognes, des femmes enceintes, etc., etc.; Rétrécissement et squirrhe du cardia?; Choléra?; Douleurs hépatiques?; *Hépatite;* Engorgement et dureté du foie et de la rate, même par l'abus du quinquina; Carreau; Congestions abdominales et stagnation dans le système de la veine porte; Coliques spasmodiques, flatulentes et hémorrhoïdales: *Coliques par la gravelle;* Hernies ombilicales et crurales?; *Hernies incarcérées;* Hernies inguinales; Péritonite; *Constipation opiniâtre,* principalement par suite d'une *vie sédentaire* ou *par l'abus du café;* Diarrhées muqueuses et sanguinolentes; Dyssenterie; Rétrécissements spasmodiques de l'anus et de l'urèthre; *Hémorrhoïdes aveugles et saignantes;* Ischurie et strangurie spasmodiques, ou par suite de la gravelle; Catarrhe de la vessie; Gonorrhée bâtarde; Orchite; Inflammation du cordon spermatique; Satyriasis?; *Coliques menstruelles avec règles trop hâtives;* Suppression des lochies; Aménorrhée?; Fleurs blanches; Chute de la matrice et du vagin; Céphalalgie; Odontalgie, nausées, vomissement, coliques, constipation et autres *souffrances des femmes enceintes;* Métrite?; Douleurs d'enfantement ou tranchées trop violentes; Abortus; *Péritonite puerpérale;* Excoriation des mamelles; Ophthalmie, catarrhe nasal, hernies, constipation, convulsions et autres *souffrances des nouveau-nés;* Catarrhe inflammatoire des voies aériennes, avec toux, *Grippe;* Coqueluche?; Toux convulsive; Bronchite; *Pleurésie?;* Asthmes spasmodiques, flatulents et congestifs; Maux de reins; Sciatique; Gonite arthritique, etc., etc.

☞ *Voy. la note,* page 15.

SYMPTOMES GÉNÉRAUX. — *Douleurs lancinantes,* ébranlantes, ou *douleurs tressaillantes,* déchirantes et tractives, avec sensation de torpeur et de faiblesse paralytique des parties affectées. — Douleurs qui paraissent tellement insupportables qu'on aimerait mieux s'ôter la vie. — *Douleurs de meurtrissure dans les membres et dans les articulations,* le plus souvent *le matin au lit,* et *pendant* ou *après le mouvement.* — *Tension et roideur,* engourdissement et *torpeur, lourdeur, lassitude* et *paralysie des membres.* — Tremblement des membres. — Palpitation des muscles, ou sensation comme si quelque chose y remuait. — Immobilité des articulations. — Contractions crampoïdes de plusieurs parties. — *Accès de convulsions,* de crampes, de tétanos et autres spasmes, quelquefois avec *cris, renversement de la tête,* tremblement des membres, évacuation involontaire des selles et des urines, vomissement, sueur abondante, soif et respiration râlante. — °Toute émotion fâcheuse renouvelle les accès épileptiques. — Les accès de chorée sont suivis d'une sensation de torpeur et d'engourdissement dans les parties affectées. — *Accès de malaise,* principalement après le dîner, le soir ou la nuit, et quelquefois *avec nausées qui remontent du creux de l'estomac,* anxiété, faiblesse et *tremblement des membres,* chaleur passagère et *pâleur du visage,* tintement dans les oreilles, douleurs au creux de l'estomac, fourmillement aux pieds et aux mains, et besoin de se coucher. — **Accès de défaillance* après le moindre effort, principalement *après la promenade au grand air,* et quelquefois *avec vertiges,* étourdissement, scintillement, noirceur devant les yeux et bouillonnement du sang. — *Grande lassitude et fatigue,* même *le matin* en se ⁻réveillant, ou après s'être levé, et *grand épuisement après la moindre promenade au grand air.* — *Chute rapide et générale des forces et *grande faiblesse des muscles,* avec marche ⁻vacillante °et prostration. — **Surexcitation de tout le système nerveux* avec *trop grande impressionnabilité de tous les organes,* principalement de la vue et de l'ouïe. — **Sensibilité excessive et répugnance pour le grand air* et le courant d'air, avec disposition à se refroidir facilement. — *Lourdeur du corps, paresse et *horreur de tout mouvement,* avec *grand besoin de rester coucher* ou assis, positions dans lesquelles presque toutes les douleurs sont soulagées. — *Les souffrances qui ont apparu pendant le repos dans l'appartement, s'améliorent pendant la promenade au grand air, et *vice versâ.* — *Le café, le vin, la fumée du tabac, la méditation et les veilles, ainsi qu'un temps venteux, provoquent ou aggravent aussi beaucoup de souffrances. — **Le matin, au lever,* ou le soir vers les 8 ou 9 heures, ainsi qu'*après le dîner,* on se trouve ordinairement le plus mal, et bien des souffrances apparaissent *périodiquement* à l'une ou à l'autre de ces époques. — **Amaigrissement du corps.*

Peau. — °Couleur pâle *ou jaunâtre de la peau. — **Jaunisse,* avec dégoût des aliments et accès d'évanouissement. — *Peau froide et bleuâtre pendant les frissons. — Prurit picotant et brûlant, le matin ou le soir, en se déshabillant, et même la nuit. — Sensibilité et douleur d'excoriation sur toute la peau, avec sensation de torpeur à l'endroit que l'on touche. — Éruptions d'un prurit brûlant. — °Engelures avec prurit brûlant ; °gerçures saignantes et gonflement d'un rouge pâle. — *Furoncles. — *Taches bleuâtres, comme par des sugillations après une contusion. — °Ulcères à bords élevés de couleur rouge pâle. — Éruptions miliaires et boutonneuses, avec prurit brûlant.

Sommeil. — **Grande envie de dormir,* principalement le *matin, en se levant,* ou après *le dîner,* ou le *soir de bonne heure,* et souvent avec *insomnie la nuit.* — Sommeil du matin excessivement doux et prolongé, avec réveil difficile. — **Sommeil trop court avec difficulté de s'endormir avant minuit,* et *impossibilité de rester au lit après trois heures du matin.* — *Le soir au lit, grande

affluence d'idées, empêchant souvent de dormir jusqu'au matin.
— *État comateux avec sommeil lourd et profond pendant le
jour. — *Sommeil nocturne, léger, avec réveil fréquent, ⁻ou
comme *une espèce de coma vigil, avec rêvasseries pleines de
trouble et d'agitation*, et sorte d'ennui, comme si la nuit était
trop longue. — *Pendant le sommeil, sursauts fréquents avec
effroi, gémissements, lamentations, beaucoup de paroles, pleurs,*
⁻délires, avec envie de s'enfuir de son lit, respiration ronflante ou
sibilante, et *coucher sur le dos, les bras levés sur la tête*. —
*Rêves continuels, fantastiques, terribles et anxieux, ou volup-
tueux*, ⁻pleins de cruautés et d'horreurs, ou de méditations et
de soucis ; rêves de vermine, de corps mutilés, de la chute des
dents, des occupations de la journée et d'affaires urgentes. —
La nuit, agitation dans les cuisses, anxiété et inquiétude, chaleur
et bouillonnement de sang. — *Au réveil, le matin, douleur de
meurtrissure dans les membres, grande lassitude avec besoin de
rester couché, et accès de pandiculations et de bâillements convulsifs*. — Cauchemar.

Fièvre. — *Frissonnement*, horripilation et *froid*, principalement
la nuit, ou le soir après s'être couché, ou *le matin*, ou au grand
air, ou *au moindre mouvement*, même pendant la chaleur, ainsi
qu'*après avoir bu*, après s'être fâché, et en se découvrant. —
*Froid, frissons et horripilations partielles, principalement au dos
et aux extrémités. — *Pendant les frissons, peau, mains et pieds,
visage ou ongles froids et bleuâtres ;* ou douleur, congestion de
sang, et *chaleur à la tête, avec rougeur et chaleur du visage* ou
(de l'une) *des joues ; soif de bière ;* contraction crampoïde des
pieds et des orteils ; ou élancements dans le côté et dans le ventre,
douleurs au dos et aux reins, tiraillement dans les membres,
pandiculations, bâillements spasmodiques et besoin de se coucher.
— *Chaleur principalement la nuit*, ou vers le matin ou en se
promenant au grand air, et quelquefois seulement *à la tête*, ou *au
visage, avec rougeur des joues*, ou aux pieds et aux mains, avec
froid partiel ou horripilations et frissons au reste du corps. —
*Pendant la chaleur, vertige, mal à la tête, frissons pour peu
qu'on se remue ou qu'on se découvre, soif,* ⁻ou répugnance pour
les boissons, avec sécheresse de la bouche, nausées, vomissements,
bourdonnements des oreilles, urines rouges, douleurs à la
poitrine. — *Accès fébriles, surtout *le matin* ou *le soir*, ou la
nuit, et composés pour la plupart de *frissons avec chaleur partielle* (suivie de sueur), ou de *chaleur précédée, suivie* ou *mêlée
de frissons*, ou de chaleur alternant avec des frissons avec *soif
continuelle de bière*, quelquefois même avant les frissons et après
la chaleur ; type quotidien ou *tierce*. — °*Accès fébriles avec con-

gestion et douleurs à la tête et souffrances gastrico-muqueuses ou bilieuses, ou avec perte de connaissance, grande faiblesse et prostration, même déjà au début de l'accès. — *Pouls plein et fréquent, ou petit, accéléré ou faible, ou intermittent. — Sueurs abondantes, quelquefois fétides, ou acides, ou d'une odeur de moisi; sueurs froides et visqueuses; sueurs partielles ou semi-latérales, principalement à la tête et aux parties supérieures du corps; sueurs nocturnes, principalement après minuit ou vers le matin; sueurs pendant le mouvement au grand air; sueurs alternant avec des frissons, ou suivies de chaleurs et de soif de bière. — Pendant les sueurs, quelquefois rémission des douleurs, ou endolorissement des parties sur lesquelles on est couché, horripilation ou coliques pour peu qu'on se découvre, envie de vomir, chaleur au visage et aux mains, sécheresse des lèvres et de la partie antérieure de la bouche.

Moral. — *Humeur hypochondriaque et chagrine, morose, soucieuse et triste, quelquefois avec envie de pleurer, sans le pouvoir. — *Mélancolie, avec grande inquiétude sur son état, besoin de parler de sa maladie, désespoir de la guérison, et crainte d'une mort prochaine. — Désir de la solitude, du repos et de la tranquillité, avec répugnance pour la conversation. — *Angoisse, anxiété et inquiétude excessives, souvent avec agitation qui ne permet de rester nulle part, comme si on avait commis un crime, et qui pousse jusqu'au suicide. — *Les accès d'angoisse ont lieu le plus souvent le soir en se couchant, ou après minuit, vers le matin, et sont quelquefois accompagnés de battements de cœur, chaleur et sueur, nausées et vomissements, pupilles dilatées et serrement de cœur. — *Exaltation et surexcitation morale, avec impressionnabilité extrême de tous les organes, sensibilité excessive à la moindre douleur, au moindre bruit ou mouvement, facilité extraordinaire à s'effrayer, et grande sentimentalité qui fait que même par la musique on est touché jusqu'aux larmes. — *Exaspération inconsolable et lamentations, plaintes et cris (pendant les souffrances), quelquefois avec chaleur et rougeur des joues. — Caractère craintif, méfiant et soupçonneux, avec incertitude et indécision. — *Humeur pleureuse avec grande susceptibilité et irritabilité, disposition à se fâcher et à s'emporter facilement, envie de critiquer et de faire des reproches. — *Humeur acariâtre, méchanceté, querelles, injures et invectives, avec paroles impudiques pleines de jalousie, mêlées de pleurs et de cris. — *Mauvaise humeur, dépit et colère, jusqu'à se porter à des violences. — Maladresse et gaucherie. — *Ennui, avec déplaisir et inaptitude à tout travail, de corps et d'esprit. — *Incapacité de méditer; disposition à se tromper en parlant, difficulté de trouver

des expressions convenables ; ¯erreur sur les poids et les me-
sures ; confusions fréquentes en écrivant, avec omission de syllabes et de mots entiers. — °Divagations et actions maniaques,
visions effrayantes, perte de connaissance et délires quelquefois
avec murmures.

Tête. — *Tête entreprise* et embarrassée avec obnubilation, comme
après une débauche, principalement au grand air et au soleil. —
Ivresse, stupeur et étourdissements. — *Vertiges avec sensation
de *tournoiement* et *de vacillement du cerveau*, principalement
pendant ou *après le repas*, ainsi *qu'en marchant et en se promenant au grand air*, en éternuant, en toussant, *en se baissant*, ou
en se redressant, le *matin* ou *le soir au lit*, en étant couché sur le
dos, et souvent avec *obscurcissement des yeux*, péril de tomber,
chancellement, *accès d'évanouissement*, °*bourdonnement des
oreilles* et *perte de connaissance*. — *Congestion de sang à la tête*
avec bourdonnement des oreilles. — °Perte de connaissance avec
état de coma somnolent, et paralysie de la mâchoire inférieure,
des organes de la déglutition et des extrémités. — *Pesanteur,
pression* et *sensation d'expansion dans la tête, comme si le front
allait éclater*, principalement *au-dessus des yeux*. — *Douleur de
meurtrissure dans le cerveau. — *Douleurs déchirantes et
tractives* ou *tressaillantes dans la tête*, ou élancements, ou coups
et douleurs pulsatives, ou fouillements et *sensation comme si un
clou était enfoncé dans le cerveau*, ou tension et serrement, ou
douleur d'ulcération. — Secousses et résonnement dans le cerveau à chaque pas. — *Les maux de tête sont souvent *profondément dans le cerveau*, ou à l'occiput, ou *d'un seul côté*, ou dans le
front jusqu'aux yeux et à la racine du nez ; ils apparaissent principalement le *matin* après le réveil ou le lever, ou *après le repas
ou au grand air*, ou *périodiquement tous les jours à la même heure*,
et ils s'aggravent ou se renouvellent *par les travaux de tête et
toute méditation*, par *le vin, le café*, un temps âpre et chaud, en
marchant et en se baissant, ou en remuant la tête. — *Maux de
tête avec inaptitude à la méditation, °ou avec perte de connaissance et délires, *ou *avec nausées, rapports et vomissements* ou
avec chaleur et rougeur des joues, et frissons au reste du corps,
¯ou avec fatigue, lassitude et grand besoin de se coucher. —
Renversement de la tête en arrière, pendant les convulsions. —
Endolorissement du cuir chevelu, et de la racine des cheveux
avec grande sensibilité au toucher. — Douleur d'excoriation au
cuir chevelu, par un vent âpre. — Petites tumeurs douloureuses
au front. — Sueur visqueuse au front en se promenant au grand
air. — Sueur semi-latérale à la tête, pendant les douleurs semi-
latérales.

Yeux. — °Yeux cernés et larmoyants. — *Douleurs pressives et tensives dans les yeux, °principalement en les ouvrant et en regardant le jour. — *Douleurs déchirantes nocturnes dans les yeux, ou douleur *brûlante, cuisson*, sensation et sécheresse, *prurit et démangeaison*, comme par du sel, principalement dans les angles. — Douleur de meurtrissure dans l'œil. — *Yeux enflammés, avec rougeur et gonflement de la sclérotique, ou de la conjonctive.* — *Couleur jaune de la sclérotique, principalement à la partie inférieure des globes. — *Ecchymose de la sclérotique, et *suintement sanguinolent des yeux.* — *Angles des yeux rouges et pleins de chassie, avec agglutination nocturne. — Pupilles dilatées ou contractées. — *Prurit brûlant ou douleurs vives, tractives, ou sensation d'excoriation aux paupières et aux bords, principalement le matin, et en y touchant. — *Gonflement et rougeur des paupières.* — Contraction des paupières, comme par une pesanteur. — Yeux fixes, brillants. — *Sensibilité excessive des yeux à la lumière* du jour, principalement *le matin.* — Scintillement ou points noirs et grisâtres devant les yeux. — Presbyopie. — Obscurcissement amaurotique des yeux. — Sensation comme si tous les objets étaient plus éclairés qu'ils ne le sont réellement. — Étincelles comme des éclairs devant les yeux.

Oreilles. — *Serrement dans l'oreille*, principalement en mâchant et en serrant les dents. — Fourmillement et prurit dans les oreilles, surtout la nuit. — *Coups et élancements aigus et douloureux dans les oreilles*, qui forcent à crier, principalement le matin au lit. — En avalant, douleur à l'oreille, comme si elle était pressée en dehors. — Sibilement, sifflement, *bourdonnement et tintement dans les oreilles.* — Surtout *pendant la moindre occupation et moindre dans le repos.* — °*Dureté de l'ouïe.* — °Craquement en mâchant. — Les paroles résonnent fortement dans les oreilles de la personne qui les prononce. — Gonflement des parotides.

Nez. — Prurit insupportable au nez. — Douleur d'excoriation ou d'ulcération dans les narines. — *Obturation du nez*, quelquefois d'un seul côté, et souvent *avec prurit dans les narines et écoulement de mucosités.* — *Enchifrènement, principalement le matin ou la nuit, et coryza sec, avec chaleur et pesanteur au front et obturation des narines.* — *Coryza fluent le jour ou le matin*, avec sécheresse et obturation nocturne du nez. — Grattement dans le nez et la gorge, chaleur dans les narines et éternument fréquent pendant le coryza. — Mucosités sanguinolentes dans le nez. — *Saignement de nez*, et sortie de caillots de sang par les narines. — Exhalaison fétide dans le nez. — *Grande sensibilité de l'odorat.

— Odeur devant le nez, comme du soufre brûlé, du fromage pourri, ou de la mouchure de chandelle.

Visage. — °Aspect maladif, avec yeux cernés et nez pointu. — *Visage pâle, jaunâtre* (surtout autour du nez et de la bouche) et *terreux.* — *Chaleur et *rougeur du visage ou* (de l'une) *des joues*, °alternant quelquefois avec pâleur. — Sueur froide au visage. — Palpitations musculaires, le soir au lit, ou fourmillement pruriant au visage. — *Douleurs déchirantes et tractives dans le visage*, °quelquefois *seulement d'un côté jusque dans l'oreille*, avec gonflement de la joue. — Tension autour de la bouche, du nez et des yeux, avec enflure de ces parties. — *Gonflement du visage*, quelquefois *seulement d'un côté*, et avec couleur pâle de la tumeur.— Petits boutons purulents aux joues et à la tête. — *Séch resse, gerçure et exfoliation douloureuse des lèvres. — Croûtes et ulcérations à la partie rouge des lèvres* et aux coins de la bouche. — Petits boutons purulents autour des lèvres et au menton. — Sensation d'excoriation et petits ulcères à la surface intérieure des lèvres. — Éruption dartreuse au menton.— Distorsion de la bouche. — *Serrement spasmodique des mâchoires* — Elancement dans les glandes sous-maxillaires en avalant.

Dents. — *Douleurs d'excoriation* ou d'ulcération, ou douleurs tractives *tressaillantes*, avec *élancements*, ou fouillement et térébration *dans les dents et dans les mâchoires*, ou seulement dans les dents cariées; principalement *la nuit*, ou *le matin* au réveil, ou *après le dîner*, ou *en se promenant au grand air*, ou en inspirant l'air frais, ou le soir, ou en méditant et par un travail intellectuel; souvent *jusque dans la tête, les oreilles et les pommettes*, ou avec engorgement douloureux des glandes sous-maxillaires, *gonflement et endolorissement des gencives, taches rouges et chaudes aux joues et au cou*, humeur plaintive et découragement. — °Les maux de dents n'occupent souvent qu'un seul côté; ils s'aggravent quelquefois à la chaleur de la chambre et s'améliorent au grand air. — *Les boissons et les soupes chaudes*, ainsi que l'eau froide, °le vin et le café, renouvellent ou aggravent également les maux de dents. — Vacillement et chute des dents. — *Gonflement putride et douloureux des gencives*, quelquefois avec pulsation comme dans un abcès, brûlement, tiraillements et *saignement facile.* — *Ulcère aux gencives.

Bouche. — *Odeur fétide*, °putride et cadavéreuse, de la bouche, principalement *après le repas* et le *matin à jeun.* — *Grande sécheresse*, principalement de la *partie antérieure de la bouche et de la langue*, surtout après minuit. — Douleur dans la bouche, à la langue et au palais, comme si tout était à vif et excorié. — *Accumulation de mucosités d'un blanc jaunâtre, dans la bouche. —

°Ulcères d'une odeur fétide, *boutons et vésicules douloureuses dans la bouche, à la langue et au palais. — *Gonflement inflammatoire du palais. — *Accumulation d'eau dans la bouche; salivation nocturne; salive sanguinolente; crachement de sang. — *Langue chargée d'un enduit blanc, °épais, ou jaunâtre, ou langue sèche, gercée, brunâtre ou noirâtre, avec rougeur vive des bords. — *Grande pesanteur de la langue avec difficulté de parler, et sensation, en parlant, comme si la langue s'épaississait. — Parole balbutiante.

Gorge. — *Grattement et douleur d'excoriation dans la gorge, principalement en avalant et en inspirant l'air frais. — Sensation de gonflement au palais, et *douleur en avalant à vide, comme s'il y avait une tumeur ou un tampon dans la gorge, ou comme si le pharynx était rétréci. — Élancements dans la gorge, principalement en avalant, et quelquefois jusqu'aux oreilles. — *Gonflement de la luette °et des tonsilles, *avec douleurs pressives et lancinantes. — °Étranglement et contraction spasmodique dans la gorge. — Brûlement dans la gorge, principalement la nuit, et quelquefois jusque dans la bouche et l'œsophage.

Appétit. — Goût de bouche salé, soufré, douceâtre, métallique, herbacé, ou muqueux. — *Goût acide de la bouche, principalement le matin, ou après avoir ingéré des aliments. — *Goût acide des aliments, et principalement du pain (de seigle et de froment) et du lait. — *Goût putride, principalement le matin. — Goût amer de la bouche, des crachats, des aliments et principalement du pain. — Insipidité des aliments, principalement du lait, de la viande, du café et du tabac. — *Manque d'appétit et dégoût des aliments, et principalement du pain de seigle, du tabac et du café, et quelquefois avec soif continuelle. — *Soif, quelquefois avec dégoût de toutes les boissons, principalement du lait et de la bière, ⁻ou avec désir de la bière ou du lait. — *Désir d'eau-de-vie ou de craie. — Faim, quelquefois avec dégoût des aliments, ou prompte satiété. — Boulimie périodique après midi. — *Pendant le repas, chaleur à la tête, ⁻sueur au front, nausée et accès de défaillance. — *Après le repas, rapports et régurgitations, nausées, envie de vomir et vomissements des aliments, pressions et douleurs crampoïdes dans l estomac, ballonnement pressif à l'épigastre, coliques, pyrosis, tête entreprise et douloureuse, malaise et humeur hypochondriaque, ⁻anxiété, vertiges, et accès de défaillance, froid et frissons, avec chaleur à la tête et au visage et rougeur des joues, fatigue et envie de dormir. — Les boissons gênent l'estomac et causent souvent des nausées, avec envie de vomir.

—*Le pain de seigle et les acides causent également des souffrances; mais les aliments les plus gras sont quelquefois bien supportés.

Estomac. — Envie inutile d'expulser des renvois, avec sensation douloureuse de contraction spasmodique de l'œsophage. — *Rapports et régurgitations fréquentes* et souvent *amères et acides.* — *Hoquet fréquent et violent.* — *Pyrosis,* principalement après avoir pris des acides ou des aliments gras. — *Nausées et envie de vomir* continuelles, principalement *le matin,* ou pendant le repas, ou *après avoir bu ou mangé.* — Écoulement d'eau de l'estomac. — *Vomiturition et vomissements violents de matières muqueuses et aigres* °ou *des aliments,* ou de matières insipides, *ou de bile,* *principalement après avoir bu ou mangé,* °ou *le matin,* ou même la nuit. et souvent avec mal à la tête, crampes aux jambes et aux pieds, anxiété et tremblement des membres. — *Régurgitation et vomissement de sang,* °mêlé de caillots et de matières noires, avec tranchées, bouillonnement dans la poitrine, et écoulement d'un sang noir avec les selles dures. — *Pression à l'estomac et à l'épigastre, comme par une pierre,* ou *douleurs crampoïdes, contractives,* et rongeantes; principalement *après avoir bu ou mangé,* ou *le matin,* ou en se promenant au grand air, ou après avoir pris du café, ou la nuit, et souvent avec *tension et ballonnement de l'épigastre,* oppression et constriction de la poitrine, rapports, vomiturition et vomissements. — *Douleurs de meurtrissure. pulsation, douleur brûlante, sensation d'excoriation* et douleurs pénibles à l'estomac. — *Sensibilité douloureuse du creux de l'estomac au toucher* et à toute *pression;* les vêtements serrés sont insupportables. — *Grande anxiété dans la région précordiale, comme si le cœur allait éclater. — °Sensation au cardia, comme si les aliments s'y arrêtaient et remontaient dans l'œsophage.*

Ventre. — Douleur contractive aux hypochondres. — *Sensibilité douloureuse de la région hépatique à tout contact et à tout mouvement, avec douleurs pulsatives, lancinantes,* pressives et tensives. — Gonflement et dureté de la région hépatique. — *Pression,* tension, et *plénitude et ballonnement du ventre,* et surtout de l'épigastre, principalement après le repas. — *Coliques, avec douleurs crampoïdes, contractives et compressives, ou tranchées* et élancements, ou douleurs vives et tractives, dans la région ombilicale, dans les côtés et dans le bas-ventre, *principalement après le repas,* ou après avoir pris du café. ou *le matin,* et souvent *avec envie de vomir,* rapports, chaleur du visage, lassitude et envie de dormir. — Mal de ventre au grand air, comme par un refroidissement, avec sensation, comme si une diarrhée allait se déclarer. — *Sensation de pesanteur et de gonflement dans le ventre. — *Chaleur et brûlement, ou *sensation d'excoriation, comme si tout était à vif,* ou douleur de meurtrissure dans le ventre. — *Congestion de sang et bouillonnement dans le ventre. — *Mouvement dans le ventre, comme par quelque chose de vivant, et commotion des intestins en marchant. — *Coliques flatulentes*, quelquefois *le matin*, mais principalement *après avoir bu ou mangé*, et souvent avec *douleurs pressives, comme par des pierres, affluence de flatuosités qui s'incarcèrent* dans les hypochondres ou remontent vers la poitrine, *borborygmes fréquents et grondement dans le ventre*, pression sur l'anus, le périnée et les voies urinaires, maux de reins, ballonnement du ventre, anxiété, fatigue et besoin de se coucher. — *Douleur de meurtrissure dans les téguments du ventre*, principalement en toussant, en riant, etc., etc., avec *sensibilité douloureuse au toucher*. — Palpitation des muscles abdominaux, avec sensation comme si quelque chose y courait. — *Sensation de faiblesse dans l'anneau inguinal, comme s'il allait sortir une hernie*. — Gonflement des glandes inguinales. — Excoriation dans le pli de l'aine.

Selles. — *Envie fréquente, mais inutile et anxieuse, d'aller à la selle*, avec sensation comme si l'anus était rétréci ou fermé. — *Constipation opiniâtre*, souvent *comme par inactivité* ou *par étranglement des intestins, avec selles dures, difficiles* et trop volumineuses. — *Évacuations incomplètes*, avec coliques et sensation de constriction du rectum. — °*Alternation de constipation et de selles diarrhéiques*. — Selles moitié molles ou liquides, moitié dures avec beaucoup de vents. — *Petites selles diarrhéiques aqueuses*, ou *muqueuses et sanguinolentes*, avec coliques et tranchées, maux de reins et ténesme, douleur d'excoriation dans le rectum et douleur brûlante à l'anus. — *Selles muqueuses* blanchâtres, ou verdâtres, couleur foncée. — *Sortie de glaires et de mucosités sanguinolentes*, ou de sang pur, même avec les selles non diarrhéiques. — *Douleur contractive dans le rectum* pendant et hors le temps des selles. — *Constriction et rétrécissement spasmodique du rectum*. — °Gonflement et occlusion de l'anus. — *Hémorrhoïdes* avec douleur d'excoriation, élancement, douleur brûlante *et pression à l'anus et dans le rectum*, principalement *en méditant et pendant un travail de tête*. — Écoulement de sang par l'anus. — Prurit, chatouillement et fourmillement dans l'anus et le rectum, comme par des ascarides. — Sortie d'ascarides. — Pression et prurit au périnée.

Urines. — *Envie inutile d'uriner*, avec pression sur les voies urinaires, *douleurs pénibles au col de la vessie*, et °*émission douloureuse des urines, goutte à goutte*. — °Rétrécissement spasmodique de l'urèthre. — *Évacuation douloureuse d'urines épaisses*. — *Évacuations fréquentes d'urines aqueuses* et pâles, quelquefois avec sortie de mucosités épaisses ou de matières purulentes, par l'urèthre. — °Urines rougeâtres avec dépôt couleur de brique. —

°Douleurs dans la région rénale, comme s'il y avait un corps étranger, avec impossibilité d'être couché sur le côté malade, *émission rare de quelques gouttes d'une urine saturée, et sortie de sang par l'urèthre. — *En urinant, douleur brûlante au col de la vessie et à la partie antérieure de l'urèthre. — Prurit et douleur d'excoriation dans l'urèthre, avant, pendant et après l'émission des urines. — °Colique néphrétique avec vomissement violent.

Parties viriles. — *Démangeaison et prurit au gland et à la surface intérieure du prépuce. — *Excoriation et rétraction du prépuce. — °Sécrétion abondante du smegma, derrière le gland. — Prurit, élancements et douleurs constrictives dans les testicules. — *Appétit vénérien exalté, avec érections et pollutions fréquentes, principalement le matin. — Pollutions avec flaccidité de la verge, et quelquefois suivies de froid et de faiblesse dans les extrémités inférieures. — °Impuissance par suite de débauches nocturnes. — Après le coït, chaleur sèche du corps et sécheresse de la bouche. — °Gonflement inflammatoire des testicules, avec sensibilité douloureuse au toucher, dureté et rétraction des testicules. — °Hernies scrotales volumineuses. — °Douleur crampoïde et sensation d'étranglement dans le cordon spermatique. — Flaccidité de la verge, pendant le coït.

Règles. — °Gonflement de la matrice avec grande sensibilité au toucher. — *Chute du vagin °ou de la matrice. — °Douleurs crampoïdes et contractives dans la matrice et le bas-ventre, jusqu'aux cuisses, avec pression douloureuse vers les parties (et écoulement de mucosités). — *Chaleur brûlante dans les parties, avec désirs vénériens. — *Extase érotique facile à la moindre excitation, principalement le matin au lit. — *Règles trop hâtives et trop peu abondantes. — Retour des règles à l'époque de la pleine lune. — *Pendant les règles, coliques spasmodiques, nausées et accès d'évanouissement le matin, ¯grande fatigue, céphalalgie avec frissons et douleurs rhumatismales dans les membres. — *Écoulement de mucosités jaunâtres et fétides, par le vagin. — *Douleurs d'excoriation aux mamelons.

Larynx. — *Enrouement catarrhal et âpreté douloureuse du larynx et de la poitrine, principalement le matin, ou le soir au lit, avec grattement dans la gorge, accumulation de mucosités tenaces qu'il est impossible de détacher, mal à la tête, chaleur et rougeur du visage, frissonnements et constipation. — *Sensation d'étranglement dans le gosier, avec péril de suffocation. — Impossibilité de parler à haute voix. — *Toux sèche, et quelquefois continuelle, fatigante, °et même spasmodique, *excitée le plus souvent par une sensation de titillation et de prurit, ou d'âpreté et de grattement *dans la gorge*, apparaissant principalement *le matin* ou le soir au lit, ou *la nuit*, surtout après minuit, ou *après le dîner*, ou ⁻*périodiquement* tous les deux jours. — *Renouvellement ou provocation de la toux par le *mouvement*, ⁻la méditation ou la lecture, et étant couché sur le *dos*. — *En toussant, élancements et *douleurs d'excoriation au larynx*, mal à la tête comme si le crâne allait éclater, douleur de meurtrissure à l'épigastre, °et quelquefois même avec vomissement, péril de suffocation et saignement par le nez et par la bouche. — En se promenant au grand air, la toux sèche devient humide, et l'expectoration s'établit. — Crachats d'un sang coagulé par la toux.

Poitrine. — *Gêne de la respiration, haleine courte, *constriction asthmatique* et *oppression de la poitrine*, principalement *la nuit*, ou le matin, ou *le soir au lit, en étant couché*, ainsi qu'*en montant*, ou en marchant, ou *après le dîner*, et souvent *avec étouffement, anxiété*, pression dans l'épigastre, bourdonnement des oreilles, pouls accéléré et sueur. — *Pendant les accès asthmatiques, tout vêtement serré autour des hypochondres est insupportable. — *Respiration lente* et sibilante, alternant quelquefois avec respiration accélérée. — Haleine fétide et d'une odeur acide. — Besoin de respirer profondément. — *Douleur de constriction et de contraction crampoïde à la poitrine. — *Pression tensive dans la poitrine comme par un poids*, principalement *la nuit et au grand air*, et souvent avec gêne de la respiration. — *Élancements dans la poitrine et dans les côtés, augmentés en respirant et par le mouvement du thorax. — Chaleur et brûlement dans la poitrine, quelquefois la nuit, avec agitation, anxiété et insomnie. — Douleur de meurtrissure à la poitrine, souvent avec haleine courte, et principalement au sternum et dans les côtés. — Pulsation dans la poitrine et dans les côtés. — Élancements et coups dans la région du cœur. — *Battements de cœur*, ⁻principalement après le dîner, étant couché, ou le matin, et quelquefois °avec nausées et envie de vomir, et sensation de pesanteur à la poitrine.

Tronc. — *Douleurs de meurtrissure dans le dos et aux reins*, avec sensation de faiblesse dans ces parties, comme après l'enfantement. — *Maux de reins nocturnes* qui ne permettent pas de se retourner dans le lit. — Douleur de luxation, ou comme après un tour de reins, dans le dos et dans les omoplates. — *Douleurs rhumatismales, tractives*, et brûlantes, au dos, quelquefois le soir. — *Convulsions dans le dos, avec renversement de la tête. — Élancements et douleur de constriction entre les omoplates. — Tiraillement, douleur de meurtrissure, roideur, et sensation de pesanteur dans la nuque. — Gonflement des muscles du cou, avec douleur, comme s'ils étaient trop courts.

Bras. — Douleurs rhumatismales, avec sensation de faiblesse dans les épaules et les bras. — Paresse, lourdeur, fatigue et manque de force dans les bras. — Paralysie du bras, avec insensibilité et sensation comme si le sang y bouillonnait. — *Tiraillement dans les bras, *avec sensation de torpeur et immobilité*, principalement la nuit. — Miliaire pruriante aux bras. — Gonflement des muscles de l'avant-bras, avec douleur, comme s'ils étaient brûlés. — Engourdissement et torpeur des avant-bras, le matin. — Douleur de luxation dans les poignets. — Faiblesse paralytique de la main. — Engourdissement facile des mains et des doigts. — Mains froides et frileuses. — *Sueur forte et quelquefois fraîche à la paume des mains.* — Chaleur à la paume des mains. — Enflure des veines aux mains et aux bras. — Gonflement pâle des mains et des doigts. — *Contraction crampoïde des mains et des doigts*, avec douleur comme si les tendons étaient trop courts, principalement pendant les frissons, ou après minuit. — Gonflement chaud et douloureux du pouce, et qui passe en abcès à l'articulation. — *Rougeur et prurit brûlant aux doigts, comme des engelures.

Jambes. — Boutons avec prurit rongeant à la fesse. — *Élancements, douleur de luxation et tressaillement dans l'articulation coxo-fémorale. — *Douleurs vives et lancinantes dans les cuisses, avec torpeur et faiblesse paralytique*, aggravées par le mouvement et le contact. — *Douleur de brisure aux cuisses.* — Miliaire, avec prurit brûlant et *furoncles aux cuisses* et aux genoux. — Froid, ou sueur, aux cuisses, la nuit. — *Grande pesanteur, chancellement, faiblesse et tremblement des jambes*, avec *fléchissement des genoux*, et impossibilité de marcher ou de rester debout. — L'enfant tombe facilement en marchant. — *Roideur et tension dans les jarrets, comme si les tendons étaient trop courts*, principalement en se levant de son siége. — Sensation de sécheresse dans l'articulation du genou, avec craquement en le remuant. — °*Gonflement douloureux du genou*, avec nodosités goutteuses. — *Disposition des jambes à s'engourdir facilement.* — °Paralysie, froid et insensibilité des jambes. — Douleur tensive et *crampes dans les mollets*, principalement *la nuit;* ou le soir, ou *après minuit*, ou le matin, *au lit.* — Crampes dans les pieds et les orteils. — °Gonflement rouge de la jambe, avec taches noires, douloureuses. — Luxation facile du coü-de-pied. — Gonflement du dos des pieds. — Engourdissement facile des pieds (pieds morts). — Contraction des orteils. — *Prurit brûlant aux orteils comme par des engelures.

OLEANDER.

OLEAND. — Laurier-rose. — HAHNEMANN. — *Hist. nat. et prép.* Voy. Pharmac. homœop. — *Doses usitées :* 6, 30. — *Durée d'action :* 3 à 4 semaines, dans des affections chroniques.

ANTIDOTES : Camph. cocc. n-vom.

COMPARER AVEC : Anac. chin. *cocc.* n-vom. puls. sabad.

CLINIQUE. — Jusqu'ici on n'a encore employé ce médicament que contre : — *Paralysies; Dartres aux oreilles; Éruptions à la tête* et sorte de faiblesse intellectuelle se manifestant par *la distraction.*

☞ *Voy. la note,* page 15.

SYMPTOMES GÉNÉRAUX. — *Tension crampoïde,* comme si les os étaient brisés, *dans les membres* et autres parties du corps. — *Grande faiblesse,* qui permet à peine de marcher. — Sensation de vibration et de résonnement dans tout le corps. — Tension dans tout le corps. — Roideur paralytique des membres, et paralysies sans douleurs. — Accès d'évanouissement, comme par faiblesse, quelquefois avec perte de connaissance, se dissipant après avoir transpiré. — Faiblesse et lassitude générale, avec tremblement des genoux, en étant couché, et des mains, en écrivant. — Accablement, comme si la vie allait s'éteindre. — Besoin d'étendre les mains. — Torpeur et insensibilité de tout le corps.

Peau. — Prurit rongeant qui force à gratter, quelquefois en se déshabillant. — Peau très-sensible, avec rougeur et excoriation pour peu que l'on gratte.

Sommeil. — *Bâillement fréquent avec horripilation* et tressaillement des muscles. — Besoin de se coucher, avec une sorte de somnolence. — Insomnie et agitation la nuit. — *Rêves agités et lascifs,* et réveil fréquent.

Fièvre. — Accès fréquents d'horripilation subite. — Sensation de chaleur avec frisson général. — Chaleur fugace, surtout pendant un travail intellectuel. — Pouls fréquent et plein, ou irrégulier et variable. — Manque de chaleur vitale.

Moral. — Tristesse et manque de confiance en soi-même. — *Répugnance pour le travail,* et grande paresse. — Irascibilité, morosité, et *mauvaise humeur.* — Humeur qui ne supporte aucune contradiction. — Emportement colérique, suivi d'un prompt repentir.

—- Faiblesse de la mémoire. — *Grande distraction et inadvertance.* — Étourdissement. — *Esprit obtus, avec conception difficile.* — Rêveries poétiques sur l'avenir.

Tête. — *Vertige tournoyant*, avec chancellement des jambes. — Vertige, en se levant, après avoir été couché, ou en regardant en bas lorsqu'on est debout. — Vertige, avec tournoiement, obscurcissement et scintillement devant les yeux. — *Maux de tête avec étourdissement*, comme si le cerveau était tendu. — *Pesanteur douloureuse de la tête*, soulagée en se couchant. — *Pression sourde dans la tête comme si le front allait éclater.* — Battement douloureux et pulsatif dans la tête. — Térébration dans le cerveau. — Pression à l'extérieur de la tête. — *Prurit rougeant au cuir chevelu*, avec cuisson après s'être gratté. — *Croûtes furfuracées* ou *humides*, à la tête, avec prurit, surtout la nuit, et brûlement après s'être gratté. — Desquamation du cuir chevelu.

Yeux. — Douleur dans les yeux, comme après les avoir trop fatigués par la lecture. — Pression dans les yeux. — *Douleur brûlante et tension dans les paupières*, surtout en lisant. — Obscurcissement des yeux, en regardant de côté.

Oreilles. — Pression aiguë dans les oreilles. — Traction crampoïde à l'oreille. — Chant, tintement et roulement dans les oreilles. — °Taches dartreuses, rouges et râpeuses devant l'oreille, avec suintement fétide derrière l'oreille.

Nez. *Pression étourdissante* et sourde, au nez. — Prurit autour du nez.

Visage. — *Face pâle*, hâve, avec cercles bleus autour des yeux. — *Pression* sourde *et engourdissante dans les os de la face*, et surtout dans les pommettes, jusque profondément dans la tête. — Chaleur des joues sans rougeur, et *vice versa*. — Pâleur du visage, alternant avec rougeur foncée. — Gonflement rouge du visage autour des yeux. — Éruption tuberculeuse à la face et au front. — Lèvres brunâtres et sèches. — Sensation de torpeur et de gonflement dans la lèvre supérieure. — Gonflement autour des commissures des lèvres.

Dents. — *Maux de dents pendant la mastication*, avec pression incisive. — Déchirement et traction dans les dents, parfois la nuit, mais *seulement au lit*, se dissipant dès qu'on se lève. — Sensation de vacillement des dents, avec gencives d'un blanc bleuâtre.

Bouche. — Sécheresse de la bouche, avec langue chargée d'un enduit blanc. — Langue rude, sale, blanche, avec érection des papilles. — *Perte de la parole.* — Douleur brûlante dans la gorge.

Appétit. — Tous les aliments ont un goût trop fade ou insipide.

— Goût pâteux dans la bouche. — *Boulimie*, avec tremblement des mains, tant on désire des aliments, souvent avec absence d'appétit. — *Soif*, surtout *d'eau froide*. — En mangeant avidement, à midi, étourdissement.

Estomac. — Renvois d'odeur putride. — *Renvois à vide, violents*, quelquefois après le repas. — *Nausées avec envie de vomir*, accumulation de salive dans la bouche, suivie de faim violente. — Vomissement des aliments ou de sérosités amères d'un vert jaunâtre. — Sensation de vacuité à l'estomac, avec plénitude du ventre. — Battements et pulsations dans l'épigastre, comme après un fort échauffement.

Ventre. — Pincements dans le ventre, comme par une diarrhée. — Élancements et rongement dans le ventre. — Sensation de vide et de faiblesse dans les intestins. — *Gargouillement et borborygmes dans le ventre, avec émission abondante de vents d'une odeur putride.*

Selles. — Envie d'aller à la selle, sans résultat. — *Selles liquides, molles, jaunes.* — *Évacuation*, presque involontaire, *d'une selle non digérée.* — Douleur brûlante à l'anus, avant, après et hors le temps des selles.

Urines. — Augmentation de la sécrétion des urines. — Urines brunâtres, brûlantes, avec sédiment blanchâtre. — Émission d'urine fréquente, surtout après avoir pris du café.

Larynx. — Toux courte, ébranlante, provoquée par un chatouillement dans le pharynx. — Accumulation de mucosités visqueuses dans la trachée-artère.

Poitrine. — Oppression de poitrine, en étant couché, avec respiration profonde et lente. — Respiration faible. — Douleur gravative et compressive, ou sensation d'un grand vide dans la poitrine. — Lancinations sourdes ou tensives dans la poitrine, sur le sternum et les côtes, surtout en respirant profondément. — Sensation de froid dans la poitrine. — Points au diaphragme. — Traction au-dessus du cœur, aggravées en se baissant. — *Battements de cœur* violents et quelquefois *anxieux*, avec sensation comme si la poitrine se dilatait.

Tronc. — Douleur dans le dos, comme si l'on s'était donné un tour de reins. — Lancinations tensives, brûlantes et aiguës dans le dos. — Pulsation violente des carotides. — Déchirement dans la nuque, le soir, au lit.

Bras. — Douleur de luxation dans les bras, en les levant. — Tressaillement dans les muscles des bras. — *Tractions crampoïdes* et déchirement dans les bras et les doigts. — *Pression sourde dans les avant-bras, les mains* et les doigts, comme après un coup ou une meurtrissure. — Veines gonflées aux mains

— Gonflement et roideur des doigts, avec douleur brûlante.
Jambes. — Douleur de foulure dans les fesses. — *Sensation de faiblesse dans les cuisses, les jambes, les pieds* et la plante des pieds, comme si ces parties étaient engourdies. — *Pression sourde* et quelquefois lancinante *dans les cuisses, les pieds* et les orteils. — °*Paralysie des jambes et des pieds.* — Sensation de vibration et de résonnement dans les jambes et les pieds, surtout dans la plante des pieds. — Traction crampoïde dans les jambes et les pieds. — Crampes dans les mollets, en étant assis. — Froid continuel aux pieds.

OPIUM.

OP. — Opium. — Hahnemann. — *Hist. nat. et prép.* Voy. Pharmac. homœop. — *Doses usitées :* 3, 9, 30. — *Durée d'action :* 24 heures à 5 jours, selon les circonstances.
Antidotes : Camph. calc. con. hep. mez. petr. sulf. — *On l'emploie comme antidote de :* Calad. calc. merc.
Comparer avec : Acon. *bell.* bry. *camph.* cann. chin. cic. *coff. colch.* con. croc. *dig. hep. hyos. ipec. kal.* men. *merc.* mosch. nitr-ac. n-mos. *n-vom. petr. phos. phos-ac. plumb. puls.* rut. samb. *stram.* tab. tart. *thui.* — C'est surtout après : *Bell. hep. kal. merc. puls. thui.* que l'opium est efficace, lorsqu'il est indiqué; après l'opium, on trouve quelquefois convenables : *Calc. petr. puls.*

CLINIQUE. — Se laissant guider par l'*ensemble des symptômes,* on verra les cas où l'on pourra consulter ce médicament contre : — *Affections plutôt récentes qu'anciennes; Torpeur nerveuse et manque de réaction vitale contre les médicaments administrés; Souffrances des ivrognes; Affections des vieillards;* Convulsions, tétanos, épilepsie et autres *affections spasmodiques; Paralysie; Suites fâcheuses d'une frayeur avec peur,* ou d'une joie subite; *Asphyxie; Coma somnolent* ou vigil; Fièvres intermittentes, typhoïdes, et *soporeuses; Delirium tremens;* Manie; Imbécillité; *Céphalalgie congestive, avec vertiges;* Apoplexie; Encéphalite; Amblyopie amaurotique: *Cataracte;* Trismus: Ptyalisme par l'abus du mercure: *Ileus;* Hernies enflammées et étranglées?; *Constipation,* principalement par torpeur du canal intestinal; après des diarrhées fréquentes, ou par manque d'exercice, et surtout chez des personnes vigoureuses, pléthoriques et bien nourries, ainsi que chez les enfants et les femmes enceintes; *Tympanite,* Ischurie; Fièvre de lait, avec état soporeux; *Douleurs d'enfantement supprimées, fausses ou spasmodiques; métralgie puerpérale;* Orthopnée paralytique: Toux et asthme suffoquants, etc., etc.
☞ *Voy. la note,* page 15.

SYMPTOMES GÉNÉRAUX. — *Insensibilité générale de tout le système nerveux.* — Fortes inquiétudes dans les membres. — *Tremblement* dans tout le corps, *avec secousses, tressaillements dans les membres, et froid général.* — *Accès de convulsion,* °surtout *le soir, vers minuit,* avec sommeil, mouvements involontaires de la tête et des bras, et poings fermés. — *Convulsions épileptiques, la nuit,* ou le matin, *avec accès de suffocation,* perte de connaissance et de sensibilité, et mouvements violents des membres. — Après chaque accès de convulsions, sommeil. — Relâchement de tous les muscles. — *Convulsions avec cris. — Sensation de bourdonnement et de vibration dans tout le corps. — Absence de douleurs pendant les affections. — Irritabilité excessive des muscles qui sont sous l'empire de la volonté, et diminution de celle de tous les autres. — Les personnes qui font abus de l'opium vieillissent de bonne heure. — *Tétanos.* — *Renversement du corps. — Paralysies.* — Sensation de force et de vigueur, ou évanouissement et *grande faiblesse.* — Amaigrissement général. — *Gonflement hydropique de tout le corps.* — Aggravation et renouvellement des souffrances en s'échauffant.

Peau. — Peau bleuâtre, avec taches bleues. — Prurit continuel à la peau, avec petites élévations rondes et incolores. — Desquamation de l'épiderme. — Engelures.

Sommeil. — *Somnolence comateuse, avec ronflement* et bouche ouverte, yeux ouverts et convulsés, face rouge et bouffie, mâchoire pendante, perte de connaissance, respiration difficile, lente ou même intermittente, pouls lent ou même supprimé, et mouvements convulsifs des muscles de la face, des coins de la bouche et des membres. — *Envie excessive de dormir, avec impossibilité absolue de s'endormir.* — *Sommeil incomplet,* sans que l'on puisse se réveiller. — Sommeil agité, avec rêves anxieux. — *Insomnie,* avec jactation anxieuse, inquiétude et délire. — Carphologie pendant le sommeil. — Gémissements en dormant. — Secousses effrayantes dans les membres pendant le sommeil. — Cauchemar. — *Rêves lascifs, effrayants* et anxieux.

Fièvre. — *Froid général de la peau,* surtout aux membres. — Froid et roideur de tout le corps. — *Chaleur brûlante du corps,* avec forte *rougeur de la face,* anxiété, délires et agitation. — *Pouls généralement plein, lent* et intermittent, ou accéléré et dur. — *Fièvre, avec sommeil soporeux,* ronflement, mouvements convulsifs des membres, excrétions supprimées et sueur chaude. — *Fièvre,* quelquefois avec *perte de connaissance* ou délire.

Moral. — *Insouciance* ou grande anxiété et inquiétude. — Inconstance et versatilité. — *Grande disposition à s'effrayer,* et caractère peureux. — *Hardiesse téméraire et inconsidérée.* — Tran-

quillité de l'âme, avec rêveries agréables, et oubli des souffrances.
— *Stupidité et imbécillité.* — *Perte des sens.* — Grande affluence
d'idées, avec gaieté et disposition à faire des réflexions sublimes
et profondes. — *Erreurs de l'imagination.* — *Manie, avec idées
bizarres °ou fixes; il semble qu'on n'est pas chez soi. — *Délires,
avec visions effrayantes* °de souris, de scorpions, etc., et envie de
s'enfuir. — *Divagations.*

Tête. — Embarras dans la tête, avec sensation de chaleur dans les
yeux, et besoin de les fermer. — *Tête entreprise comme à la
suite de l'ivresse.* — *Étourdissement comme dans l'ivresse.* —
Vertige en se redressant dans le lit, qui force à se recoucher.
— Vertige, après une frayeur. — °*Accès comme un coup de sang,
avec vertige,* bourdonnement d'oreilles, *perte de connaissance,
face rouge, chaude, bouffie,* yeux rouges et à demi fermés,
pupilles dilatées et insensibles, écume à la bouche, mouvements
convulsifs des membres, *respiration lente, ronflante;* avant l'accès,
insomnie ou sommeil, avec rêves anxieux; ébullition de sang et
chaleur générale; après l'accès, surexcitabilité nerveuse, rires et
divagations. — Mal de tête aggravé en remuant les yeux. —
Céphalalgie, avec tension pressive dans la tête. — Sensation
comme si le cerveau se déchirait. — *Grande pesanteur de la tête.*
— *Congestion à la tête,* avec forte pulsation.

Yeux et Oreilles. — Paupières pendantes, comme paralysées. —
Sensation comme si le globe des yeux était trop volumineux. —
Yeux rouges, enflammés. — Tremblement des yeux et des paupières. — *Yeux fixes, à moitié fermés, convulsés,* proéminents,
vitreux. — *Pupilles dilatées* et immobiles. — *Obscurcissement de
la vue.* — Étincelles devant les yeux. — Bourdonnement d'oreilles.
— Tintement dans les oreilles.

Visage. — *Visage pâle, terreux,* hâve, avec yeux creux et taches
rouges sur les joues. — *Face rouge foncé,* quelquefois brunâtre,
chaude et bouffie. — Pâleur et rougeur alternatives de la face. —
Veines gonflées, à la face et à la tête. — *Relâchement de tous les
muscles de la face.* — *Tremblement, secousses et mouvements
convulsifs* des muscles de la face. — Lèvres gonflées. — *Lèvres
et mâchoire inférieure pendantes, par laxité.* — *Tressaillement
des coins de la bouche.* — *Distorsion de la bouche.* — *Crampes
de la mâchoire.*

Bouche et Gorge. — Dents vacillantes. — Sécheresse de la bouche,
avec forte soif. — *Salivation abondante.* — Crachement de sang.
— Ulcères dans la bouche et sur la langue. — Langue noire. —
Paralysie de la langue. — Parole faible, basse, avec impossibilité
de parler haut sans faire de grands efforts. — Sécheresse de la
gorge. — Gonflement et mouvements dans la gorge, avec dé-

glutition gênée, par accès quotidiens. — *Impossibilité d'avaler.*

Appétit. — Perte du goût. — Goût amer ou aigre dans la gorge. — *Soif ardente,* surtout pour la bière. — Accès de *boulimie,* avec absence d'appétit et *répugnance pour tous les aliments.* — Lenteur et faiblesse de la digestion.

Estomac. — Nausées avec envie de vomir et vomiturition. — *Vomissements avec douleurs violentes à l'estomac et convulsions.* — Vomissements de sang ou de matières verdâtres. — °*Vomissement de matières fécales et d'urine.* — Sensibilité douloureuse et ballonnement de l'estomac et de l'épigastre. — Pression constrictive à l'estomac, avec angoisse excessive. — *Pesanteur à l'estomac.* — Compression du diaphragme.

Ventre. — **Ventre dur* et ballonné, comme par une *tympanite.* — *Pesanteur dans le ventre,* comme par un fardeau. — Pulsation, pression, *pesanteur* et tiraillement dans le ventre. — °*Selles jamais sans lavement, comme de petites boules dures.*

Selles. — **Constipation,* quelquefois *de longue durée.* — *Selles fétides,* noires. — Diarrhées écumeuses et liquides, avec douleur brûlante à l'anus et ténesme violent. — *Selles involontaires.*

Urines. — **Rétention d'urine,* comme par inactivité de la vessie. — Urine rare, foncée, avec sédiment briqueté. — Pissement de sang.

Parties génitales. — **Exaltation de l'appétit vénérien,* avec *érections et pollutions* fréquentes. — Extases amoureuses. — Diminution de l'appétit vénérien et impuissance. — **Douleurs crampoïdes dans la matrice.* — °*Métralgie violente, pendant la grossesse, avec rapports, vomiturition,* agitation extrême et contact du ventre insupportable.

Larynx. — *Enrouement pénible,* comme par accumulation de mucosités dans la trachée-artère, avec grande sécheresse de la bouche et langue blanche. — Voix faible, basse. — Toux violente, sèche, creuse, aggravée après le repos. — *Toux, pendant la déglutition, ou en respirant, avec suspension de la respiration,* et couleur bleue du visage. — *Toux, avec expectoration de sang et de mucosités* épaisses et écumeuses. — °*Toux grippeuse, fatigante, sèche, suivie de bâillement.* — °*Toux chatouillante, sèche, tourmentant jour et nuit.*

Poitrine. — **Respiration bruyante, ronflante et râlante.* — Respiration difficile, lente et intermittente, comme par paralysie du poumon. — **Gêne de la respiration et étouffement avec forte angoisse.* — Asthme spasmodique. — *Accès de suffocation,* en faisant des efforts pour tousser. — Pression à la poitrine, avec élancements dans les côtes, en respirant. — Tension et *constriction* *dans la poitrine.* — Chaleur et douleur brûlante dans la poitrine, surtout dans la région du cœur. — °*Éréthisme du cœur.*

Tronc et Membres. — *Renversement du dos.* — Gonflement des veines et battement dans les artères du cou. — *Tressaillements et mouvements convulsifs dans les bras.* — Paralysie des bras. — *Tremblement des bras et des mains.* — Engelures aux doigts. — Gonflement des veines des mains. — *Tressaillements et mouvements convulsifs des jambes.* — Faiblesse, torpeur et paralysie des jambes. — Pesanteur et gonflement des pieds. — Engelures aux orteils.

OXALIS ACIDUM.

OX-AC. — Acide oxalique. — *Hist. nat. et prép.* Voy. Pharmac. homœop. — HE-RING. — Études pathogénésiques de l'Amérique du Nord.
COMPARER AVEC : *Hippom. rumes. rhab.*

CLINIQUE. — En examinant les symptômes caractéristiques de ce médicament, on verra les cas où l'on pourra l'administrer avec succès contre l'une ou l'autre des affections suivantes : — Paralysies; Rhumatismes articulaires; Jaunisse; Emphysèmes; Douleurs violentes dans les cancers; Fièvres typhoïdes. — Manies; Apoplexies; Vertiges; Lippitude. — Aphthes de la bouche; Angines; Pyrosis; Vomissement des femmes enceintes; Gastrites; Cancer de l'estomac; Coliques; Entérites; Diarrhées; Dyssenterie; Choléra. — Gravelle et calculs urinaires. — Laryngite; Catarrhe bronchique; Toux muqueuse; Pneumonies; Affections du cœur. — Marasme dorsal (*tabes dorsalis*).

SYMPTOMES GÉNÉRAUX. — Douleurs dans les membres, avec lassitude, faiblesse, engourdissement; lassitude, avec mal à la tête, pandiculations et bâillement, améliorés au grand air; malaise et fatigue, avec soulagement dans la position couchée; lassitude, comme à la suite de grands efforts, avec sueur, après la diarrhée; lassitude avec soif et vertiges. — °Amaigrissement, avec battements de cœur. — Défaillance; sensation d'engourdissement; membres très-légers, en marchant. — Tremblement; convulsions; paralysie du côté gauche. — *Les douleurs occupent une petite place oblongue, et se montrent, de préférence, d'abord à gauche, puis à droite.* — *Douleurs par paroxysmes.* — *Le soir :* douleurs, toux, frissons. — La *nuit :* Flatuosités, palpitations de cœur. —

Le *matin* : *diarrhée, pouls accéléré,* maux de gorge, souffrances de l'estomac.

Peau. — Peau sensible, en se rasant. — Prurit, à la nuque, aux doigts. — Peau marbrée, comme chez les enfants. — Éruptions verruqueuses, avec prurit et rougeur; pustule douloureuse au doigt indicateur; exfoliation de la peau des ongles. — °Emphysème général de la peau. — °Jaunisse. — °Ulcères.

Sommeil. — Bâillements fréquents, violents. — Envie de dormir, le jour; sommeil profond, prolongé. — *Rêves avec peur;* avec sursauts comme par frayeur, il se redresse et regarde autour de lui; rêves comme si l'on glissait; comme si l'on fût arrosé d'eau. — Le *matin* : mal de tête; courbature; douleurs néphrétiques.

Fièvre. — Horripilations montant de bas en haut; frissonnement avec éternument, le soir; frissons, après la diarrhée, après-midi; le soir, frisson grelottant, avec rougeur de la face; °froid et frisson, avec constitution apoplectique. — *Chaleur :* à chaque effort; aux mains; intérieure; surtout à la face; chaleur avec sueur. — *Sueur,* pendant la faiblesse; *avec les vertiges; la nuit, froide, visqueuse. — *Pouls : plus fréquent le matin* (comme *sulf. ars.*); *plus rare, inégal, plus faible;* petit et lent, après la diarrhée, avec frisson; tremblant; *devenant imperceptible.* — °Fièvre typhoïde.

Moral et intellect. — Excitation, vivacité, gaieté. — Affection de l'organe de l amour filial, et douleur dans l'occiput. — Angoisse; *peur; (cris et pleurs).* — Stupeur; méditation difficile, lente. — *Répugnance pour la conversation :* pendant le mal de tête, avec sensation de plénitude à la face. — Sagacité; *en pensant aux douleurs elles reparaissent.*

Tête. — *Vertiges :* pendant la fatigue avec soif, angoisse et mal de tête; °pendant la sueur; en regardant par la fenêtre; en se levant de son siége. — Vacuité dans la tête; *embarras de la tête,* °tous les matins; front entrepris le matin. — °Apoplexie. — °Brûlement au front. — *Douleurs : dans le sinciput et le vertex;* dans le côté gauche du front, en s'éveillant. — *Pression* sur de petites places circonscrites; pression, comme le serrement par une vis, derrière les deux oreilles. — *Mal de tête :* après être resté couché; après avoir dormi; en se levant; amélioré après la garde-robe. — L'usage du vin fatigue la tête.

Yeux. — Douleurs dans le globe des yeux, surtout à gauche. — °Lippitude. — Disposition à fermer les yeux. — Les petits objets, surtout ceux de forme linéaire paraissent plus grands, parce qu'ils sont supposés être plus éloignés. — °Perte de la vue pendant les vertiges, avec sueur et saignement de nez.

Nez. — Élancements dans la narine droite, en respirant. — Petites vésicules dans la narine droite, avec gonflement de l'aile. — Éternuments et frissons. — °Épistaxis avec perte de la vue.

Face. — Chaleur de la face, rougeur, sensation de plénitude. — *Face pâle, blême, yeux creux.

Dents. — Douleurs dans les molaires cariées. — °Dents comme émoussées; *gencives* saignantes; douloureuses çà et là; petits ulcères aux gencives.

Bouche. — Mucosités abondantes dans la bouche: douleur; *beaucoup de salive; accumulation d'eau. — *Langue* chargée de blanc; rouge, gonflée, sensible, sèche, brûlante. — *Inflammation de la bouche; *ulcères; °aphthes.

Gorge. — Grattement, âpreté dans la gorge; augmentation de la sécrétion muqueuse. — Sécheresse de la gorge, dans la matinée, après la diarrhée. — Déglutition douloureuse, surtout le matin; dysphagie, avec renvois aigres. — Brûlement dans la gorge et l'estomac. — °*Angines*, aiguës et chroniques.

Goût et Appétit. — *Goût aigre de la bouche*; *pyrosis. — Appétit augmenté. — *Manque d'appétit :* avec insipidité des aliments, soif, nausées; anorexie, tant avec langue chargée qu'avec langue nette. — *Soif :* pendant les vertiges, le manque d'appétit, les nausées et les douleurs d'estomac. — Après avoir *mangé :* renvois, nausées, douleurs autour du nombril, coliques, borborygmes, besoin d'aller à la selle, fatigue. — Le manger soulage les maux d'estomac; un potage chaud est agréable dans les rongements d'estomac. — °Digestion faible, difficile.

SYMPTOMES GASTRIQUES. — Rapports d'air; renvois aigres. — Pyrosis. — Hoquet; hoquets subits, avec renvois. — Nausées et soif, avec tranchées; envie de vomir, après la diarrhée; °nausées des femmes enceintes.

Estomac. — Brûlement dans l'estomac et la gorge. — *Sensation de vide dans l'estomac,* forçant à manger. — Estomac sensible au toucher. — *Douleurs violentes dans l'estomac;* les douleurs d'estomac réveillent la nuit; °gastrite; *gastralgies.

Ventre. — Dans l'*hypochondre gauche :* douleurs persistantes comme de contusion; élancements; élancements dans la rate, se dissipant en respirant profondément; douleur entre l'hypochondre et le nombril. — °Douleur pénible entre le nombril et le creux de l'estomac, dans la grossesse.—°Élancements dans la région du foie. — *Douleurs dans la région ombilicale; coliques;* ombilic comme écorché; °inflammation chronique des intestins; élancements; *douleur avec envie d'aller à la selle et ténesme; avec émission de vents; avec augmentation par le mouvement, amélioration dans le repos. — °Brûlement sur de petites places circonscrites, dans le ventre; tranchées. — *Flatuosités, borborygmes,* gargouillement et autres bruits dans le ventre, avec ou sans douleurs, *surtout le soir*, la nuit ou après midi; flatuosités, avec pression ou fourmillement dans l'anus. — Douleurs comme avant une diarrhée; douleurs, pression; coliques avant la diarrhée. — Dans *l'aine gauche* : flatuosités incarcérées; douleur aiguë; contraction. — Dans l'aine *droite*, coliques, borborygmes; douleur, sur une petite place circonscrite du côté droit du ventre; élancement au-dessus de la hanche droite; douleur dans la lombe droite.

Anus et Selles. — *Garde-robes retardées; envie d'aller à la garderobe, avec pression et sensation de pression vers l'anus;* ténesmes; douleur, ténesme, le long d'une bande étroite, dans le rectum. — Le matin : *garde-robes liquides ou en forme de bouillie*, avec coliques autour du nombril et pression sur l'anus; les selles diarrhéiques reviennent dès qu'on se couche; la douleur pendant les garde-robes provoque des maux de tête; garde-robes avec du sang et des mucosités. — *Avant* les selles : mal à la tête. — *Pendant* les selles miction, (défaillance, vomissement). — *Après* les selles : nausées, crampes aux mollets; sécheresse de la gorge; maux de reins améliorés.

Voies urinaires. — Douleur dans la région des reins. — Envie fréquente d'uriner; urines abondantes. — Brûlement dans l'urèthre, comme par des urines âcres; en urinant, douleur dans le gland. — °Gravelle et calculs urinaires?

Parties viriles. — *Appétit vénérien augmenté*; érection, le matin. — *Douleurs dans les testicules*, surtout à droite; *pesanteur et tressaillements, jusque dans les cordons spermatiques.*

Larynx et Toux. — Dans le *larynx*, sensation de gonflement et d'écorchure; contraction; chatouillement. — Enrouement; renâclement fréquent. — °Laryngite; °catarrhes bronchiques. — Toux chatouillante, le soir; toux sèche, pendant un fort exercice du corps. — Mucosités de la gorge augmentées, ou bien diminuées; *mucosités en morceaux*, dures, friables, épaisses; pendant l'écoulement du nez, sortie de morceaux durs de la gorge; morceaux noirs dans l'expectoration jaunâtre.

Poitrine et respiration. — *Dyspnée, avec oppression;* respiration difficile, pendant le mouvement, le soir; *pendant la respiration,* élancements; en bâillant et en respirant, douleur au-dessus de la hanche; élancements qui coupent la respiration. — *Douleurs de poitrine :* sourdes; pressives; comme si la poitrine était à vif; douleur à travers le milieu de la poitrine; élancements, à gauche. — *Douleurs dans la région du cœur :* élancements; comme dans une partie ulcérée; de derrière en avant; de haut en bas. — * *Palpitations de cœur, la nuit, après s'être couché;* *en y pensant,

les battements de cœur s'arrêtent; °endocardite?; °péricardite?;
°hypertrophie du cœur?

Tronc. — *Mal aux reins*, comme par engourdissement ou comme
si les os étaient brisés. — *Douleurs au dos :* sous la pointe de
l'omoplate; entre les épaules; depuis l'épaule jusqu'aux lombes;
du dos jusque dans les cuisses; *douleur dans la région lombaire,
passant tout d'un coup aux extrémités inférieures.* — Torpeur,
picotement froid et manque de force au dos qui est trop faible
pour porter le corps. — °Marasme dorsal?

Membres thoraciques. — Douleurs aux *épaules :* élancements
dans l'articulation; passant vers le dos; venant de la poitrine. —
— Douleur, d'abord dans le deltoïde gauche, puis dans le droit;
douleur au milieu du bras droit, comme dans l'os, avec besoin de
mouvoir le membre; bras comme roide et engourdi. — *Mains*
froides, comme mortes; douleurs dans le métacarpe et dans le
gras du pouce, avec sensation de *foulure dans l'articulation de la
main droite, forçant à l'étirer, avec élancements dans la région
ulnaire.* — Lourdeur à la main droite, mouvement lent des
doigts. — Douleurs arthritiques dans les doigts, contraction des
doigts, de la main gauche; tressaillements convulsifs des doigts.
— *Ongles* de couleur foncée.

Membres pelviens. — Dans les *membres inférieurs :* faiblesse,
inquiétude, engourdissement, *paralysie*, roideur, horripilation,
froid, chaleur. — *Genoux fatigués;* douleurs dans le jarret gauche.
— Douleurs dans l'articulation du pied droit. — Contraction des
orteils du pied droit.

PARIS QUADRIFOLIA.

PAR. — Parisette à quatre feuilles, Raisin des renards. *Archives de* Stapf. —
Hist. nat. et prép. Voy. Pharmac. homœop.— *Doses usitées :* 9, 30. — *Durée
d'action :* 2 à 4 jours, suivant les circonstances.
Antidotes : Acon. coff.
Comparer avec : Hell. ign. kal. natr-m. n-vom. puls. sabad.

SYMPTOMES GÉNÉRAUX. — *Lancinations continuelles dans
tous les membres.* — *Serrements crampoïdes dans les articulations,*
ou sensation en les remuant et en les tournant, comme si elles
étaient brisées, gonflées et luxées. — *Sensation de lourdeur dans
tout le corps.*

Peau. — Fort prurit à diverses parties. — Fourmillement sous-
cutané, sans prurit. — Douleur d'excoriation de la peau, au toucher. — Panaris.

Sommeil. — Forte envie de dormir le jour et le soir, de bonne heure. — *Sommeil incomplet, interrompu* et agité, la nuit, avec jactation continuelle et *affluence de rêves.* — Rêves voluptueux, avec érections et pollutions.

Fièvre. — Frissons, surtout à la poitrine, au ventre et aux jambes, avec chair de poule et bâillements. — *Froid intérieur continuel, avec tremblement intérieur.* — *Sueur matutinale,* pruriante, qui force à se gratter. — Froid d'un seul côté du corps.

Moral. — Disposition à traiter les autres avec mépris et dédain. — *Disposition à dire des fadaises,* et à se complaire dans ce que l'on dit. — *Manie avec loquacité.* — Répugnance pour le travail de tête. — Mécontentément, mauvaise humeur.

Tête. — Tête entreprise, embarrassée. — Vertige en lisant à haute voix, avec difficulté de parler et d'y voir. — *Douleurs de tête aggravées par la méditation.* — Douleur pressive dans la tête, qui se dissipe en appuyant la main dessus. — Sensation de gonflement dans la tête, avec pression, comme si tout allait sortir par les tempes et les yeux. — Tension dans le cerveau et les téguments du front. — *Élancements et lancinations dans la tête.* — Céphalalgie pulsative la nuit, avec grande agitation. — Céphalalgie pulsative, avec sensation de balancement en montant un escalier. — Mal à la tête, après avoir fumé. — Douleur d'excoriation à l'extérieur du vertex, au toucher. — Sensibilité douloureuse et chute des cheveux. — Tension du cuir chevelu au front et à l'occiput. — Croûtes sur la tête.

Yeux. — Douleur dans les yeux, comme une pression dans les os des orbites. — *Sensation comme si le globe des yeux était trop volumineux ou gonflé.* — Douleur brûlante dans les yeux, avec *écoulement de larmes,* surtout le matin, après le lever. — Tressaillement et frémissement dans les cils de la paupière supérieure. — *Vue incertaine,* et vacillement devant les yeux.

Oreilles. — Otalgie, avec déchirements. — Diminution de l'ouïe. — Tintement d'oreilles.

Nez. — Nez comme obstrué dans le haut, avec mouchement de sang. — Odeur putride du lait et du pain. — Obturation du nez, le matin, avec mouchement de mucosités épaisses et sanguinolentes. — *Coryza sec,* alternant avec coryza fluent. — Écoulement de mucosités liquides par le nez et les yeux, et qui provoque une respiration haletante. — Mucosités nasales, rouges ou verdâtres.

Visage. — Douleurs de la face, avec élancements brûlants dans les os des joues. — Boutons purulents sous le nez et au menton. — *Boutons sanguinolents,* comme des grains de millet, à la mâchoire inférieure. — Boutons au front, avec douleur pressive au toucher. — Lèvres gercées. — Dartres autour de la bouche.

Dents. — Odontalgie tractive ou avec pulsations tractives, surtout dans les dents cariées, aggravée par des choses froides. — Douleurs incisives dans les gencives, tous les matins. — Gencives ridées, comme si elles étaient brûlées.

Bouche et Gorge. — Bouche sèche, aride, le matin, au réveil. — Accumulation de salive âpre et astringente. — Écume blanche et muqueuse aux coins de la bouche, le matin. — Douleur d'excoriation et desquamation du voile du palais. — Gonflement dur, de la grosseur d'un œuf, au palais, qui est dur. — Langue âpre et sèche, avec sensation comme si elle était trop volumineuse. — Mal de gorge, comme par la pression d'une boule dans la gorge. — Élancements, grattement et douleur brûlante dans la gorge.

Appétit. — Goût pâteux et fade. — Appétit violent. — Renvois dégoûtants ou pressifs. — Régurgitations aqueuses. — Nausées, avec goût aigre. — Faiblesse et lenteur de la digestion. — Hoquets continuels après le repas.

Estomac. — *Pression à l'estomac*, comme par une pierre, soulagée par des renvois. — Douleur brûlante depuis l'estomac jusque dans le ventre.

Ventre. — Douleur tensive dans tout le ventre. — *Pression dure dans le ventre.* — Traction incisive et térébration dans un côté du ventre, le soir au lit, en étant couché dessus.

Selles. — Évacuations alvines fréquentes, mais insuffisantes, et de la consistance de la bouillie. — *Selles diarrhéiques fétides*, comme l'odeur de chair pourrie.

Urines et Parties génitales. — Diminution de la sécrétion des urines. — Envie pressante et fréquente d'uriner, *avec douleur brûlante pendant l'émission.* — Urine enflammée, avec nuages dans le milieu, sédiment rougeâtre et pellicule irisée après avoir reposé. — Douleur brûlante et élancements dans l'urèthre. — Exaltation de l'appétit vénérien. — Règles trop hâtives.

Larynx. — Le matin, sensation de sécheresse dans la trachée-artère. — *Enrouement pénible* et voix basse, avec *renâclement continuel de mucosités.* — Enrouement périodique. — Douleur brûlante dans le pharynx. — *Toux, comme excitée par la vapeur du soufre*, dans la trachée-artère, ou comme par des mucosités visqueuses dans le pharynx. — Toux nocturne en étant couché sur le côté gauche. — *Toux avec expectoration de mucosités visqueuses, verdâtres*, venant du larynx.

Poitrine. — Gêne de la respiration, avec besoin de respirer profondément. — Pression dans le côté droit de la poitrine. — Élancements dans la poitrine et les côtés de la poitrine. — *Battement de cœur*, pendant le repos et le mouvement.

Tronc. — Douleurs dans le dos et la nuque en se baissant, comme si un fardeau pesait dessus. — Élancements et *lancinations dans le dos*, comme aussi dans et entre les omoplates. — Tension et faiblesse dans les muscles du cou et de la nuque.

Bras. — Pesanteur et faiblesse paralytique dans les bras et les articulations des doigts. — Déchirements et tractions dans les doigts, depuis l'épaule jusqu'aux doigts. — Tremblement des mains. — Élancements dans les doigts. — Doigts tantôt chauds, tantôt froids, tantôt morts. — Engourdissement des doigts. — Panaris.

Jambes. — Déchirements et traction dans les jambes, et surtout dans l'articulation coxo-fémorale. — Douleur paralytique dans l'articulation du pied. — Fourmillement dans le tendon du talon. — Déchirements, tractions et élancements dans les orteils. — Froid aux pieds, la nuit au lit.

PETROLEUM.

PETR. — Huile de pétrole. — HAHNEMANN.— *Hist. nat. et prép.* Voy. Pharmac. homœop. — *Doses usités :* 18, 50. — *Durée d'action :* jusqu'à 50 jours dans des affections chroniques.

ANTIDOTES : Acon. n-vom.

COMPARER AVEC : Calc. cann. *cham.* ign. *lyc.* magn. *nitr-ac. n-vom. phos. puls. sulf.* — C'est surtout après : *nitr-ac.* et *phos.*, que le pétrole est efficace lorsqu'il se trouve indiqué.

CLINIQUE. – – Se laissant guider par l'*ensemble des symptômes*, on verra les cas où l'on pourra consulter ce médicament contre : — Souffrances par suite de contrariétés; Affections scrofuleuses et rachitiques ; Accès de défaillance; Atrophie des enfants; Dartres ; *Rhagades; Engelures;* Éruptions pustuleuses; Fièvres intermittentes ; Mélancolie; *Vertiges chroniques; Céphalalgie causée par des contrariétés,* ou même par une chute; Migraine; Teigne; Ophthalmies scrofuleuses; Myopie et presbyopie; *Fistules lacrymales* (en alternant avec *sil.*) ; Otite, et otorrhée purulente; *Dureté de l'ouïe* (surtout après l'usage de l'acide nitrique); Surdité par paralysie du nerf acoustique; *Affections gastriques;* Mal de mer; Souffrances causées par le mouvement de la voiture; Dyspepsie chronique; Hernie inguinale; Diarrhées muqueuses; Hémorrhoïdes; Rétrécissement de l'urèthre; Dartres au scrotum; Gonorrhée; Calculs urinaires; Flueurs blanches; Dysménie des jeunes filles; Éruptions pustuleuses des femmes enceintes; Catarrhe avec enrouement; *Rhagades et gerçures aux mains en hiver; Engelures aux mains et aux pieds*, etc., etc.

☞ *Voir la note*, page 15.

SYMPTOMES GÉNÉRAUX. — Douleurs tractives dans les membres. — Enroidissement et *engourdissement facile des membres*. — *Craquement dans les articulations, avec roideur arthritique* et douleurs tractives, déchirantes. — Gonflement et induration des glandes, même après une contusion. — *Tressaillement des membres*, le jour et pendant le sommeil. — Attaques d'épilepsie. — °Accès d'évanouissement avec bouillonnement de sang, chaleur, palpitations et pression au cœur. — *Au moindre effort, grande faiblesse*, °quelquefois avec trouble de la vue, temblement du corps, bourdonnement d'oreilles et nausées. — Faiblesse, nausées et autres *incommodités par le mouvement de la voiture*. — Aggravation et apparition de plusieurs symptômes par un temps d'orage. — *Chaleur fugace, ébullition de sang* et sueur après une promenade ou après s'être fâché. — *Amaigrissement*, °chez les enfants aussi. — Sensation d'un malaise insupportable et général, avec tremblement et accablement. — Pesanteur et lassitude dans tous les membres. — *Grande lassitude le matin et le soir*. — Forte disposition à prendre des refroidissements. — *Répugnance pour le grand air, avec frissonnement dès qu'on y est*. — Plusieurs symptômes se manifestent le matin.

Peau. — Grande sensibilité de la surface de la peau. — Miliaire urticaire. — *Dartres pruriantes*. — *Plaques pruriantes, excoriées et suintantes, à la peau*. — Taches brunes et jaunes à la peau. — °Éruption de pustules pruriantes et brûlantes. — *Rhagades*. — *Peau maladive;* toute lésion tend à s'ulcérer. — Furoncles. — Ulcères avec douleur lancinante. — °*Chairs luxuriantes dans les ulcères*. — Verrues. — *Cors aux pieds*. — °*Engelures*, quelquefois douloureuses.

Sommeil. — Envie de dormir le jour et le soir, en étant assis tranquillement. — *Sommeil incomplet et agité, la nuit*, avec affluence de rêves vifs, anxieux et effrayants, réveil fréquent en sursaut et chaleur anxieuse. — *Le matin il semble qu'on n'a pas assez dormi*.

Fièvre. — Frisson avec mal à la tête, et froid aux mains et au visage. — °Frissonnement fréquent par tout le corps, et en se réchauffant, fort prurit à la peau. — Frissonnement ou froid, généralement le soir, et quelquefois avec ongles bleus. — Sueur immédiatement après le frisson. — *Fièvre*, le soir, °avec chaleur de la face, et pieds froids après le frisson. — Chaleur fugace, fréquente. — Fièvre avec pouls plein et sensation brûlante à la peau. — *Chaleur nocturne. — *Sueur nocturne.

Moral. — *Anxiété et *disposition à s'effrayer.* — *Tristesse et abattement moral, ¯quelquefois avec sensation de faiblesse au cœur (au creux de l'estomac?). — *Grande irrésolution. — °Inquiétude sur l'avenir. — *Humeur hypochondriaque. — *Caractère irascible, violent, avec injures.* — °Pleurs fréquents, et pour la moindre chose. — *Absence de mémoire.* — Inaptitude à réfléchir. — *Faiblesse de la pensée.

Tête. — *Tête entreprise.* — *Vertige fréquent.* — *Vertige,* comme un fort ballonnement. — *Vertige en se baissant,* ou en se levant du lit ou de son siége. — *Maux de tête après s'être fâché,* ou ¯le matin, à jeun, comme aussi le soir après une promenade. — Accès de mal de tête semi-latéral, qui force à se coucher. — *Pesanteur et plénitude dans la tête, le matin et en se baissant. — *Douleurs pressives ou lancinantes pressives, dans la tête,* et surtout dans l'occiput. — °Mal de tête aggravé par tout travail intellectuel, jusqu'à l'hébétude complète. — Tension dans la tête, comme si la dure-mère était tendue. — Douleurs de tête crampoïdes, tractives, pinçantes. — *Maux de tête pulsatifs,* surtout dans l'occiput. — Sensation comme si tout était vivant dans la tête. — Cuir chevelu douloureux au toucher, comme s'il était meurtri ou ulcéré. — °Traction à la tête, au front et aux tempes, jusque dans les dents. — *Éruption à la tête et à la nuque.* — Gonflement œdémateux et croûtes au cuir chevelu. — *Chute des cheveux.

Yeux. — Prurit dans les yeux. — Pression, cuisson, élancements et douleur brûlante dans les yeux. — °Inflammation des yeux. — °Fistule lacrymale. — Larmoiement. — Tressaillement et frémissement des yeux et des paupières. — Convulsions des yeux. — Myopie ou *presbyopie.* — Diplopie. — *Scintillement et voile devant la vue,* ou étincelles et points noirs.

Oreilles. — Otalgie avec douleur crampoïde et tressaillante. — °Sécheresse et sensation de sécheresse pénible dans l'intérieur de l'oreille. — Écoulement de sang et de pus par les oreilles. — Éruption aux oreilles. — Rougeur, excoriation et suintement derrière les oreilles. — *Surdité.* — *Tintement, roulement, grondement et bourdonnement dans les oreilles.*

Nez. — Épistaxis. — Vésicules purulentes au nez. — Narines ulcérées. — °Gonflement du nez, avec écoulement de pus et douleur au-dessus de la racine du nez. — *Obturation du nez. — °Sécheresse et sensation de sécheresse pénible dans le nez. — °Coryza avec enrouement.

Face. — *Chaleur de la face,* quelquefois après le repas, et avec soif. — *Teint jaunâtre, pâle. — Éruption boutonneuse à la face. — Boutons croûteux, avec douleur lancinante, aux lèvres et aux commissures des lèvres. — *Gonflement des glandes sous-maxillaires. — Luxation facile de l'articulation de la mâchoire, le matin, au lit, avec douleurs vives.

Dents. — Odontalgie au contact du grand air, plus violente la nuit, avec gonflement de la joue. — Torpeur des dents, avec douleur en les serrant. — Vésicule purulente aux gencives, comme une fistule. — Gonflement des gencives, avec douleur lancinante au toucher.

Bouche. — *Haleine fétide, quelquefois comme de l'ail. — Ulcères à la face interne des joues. — Accumulation de mucosités dans la bouche et la gorge. — *Langue chargée d'un enduit blanc. — Grande sécheresse de la bouche, avec forte soif.

Gorge. — *Mal de gorge, pendant la déglutition, avec douleur lancinante. — Gonflement et grande sécheresse de la gorge. — En avalant, les aliments (liquides?) remontent vers les fosses nasales. — Renâclement de mucosités, le matin.

Appétit. — *Goût putride, fade, muqueux, ou bien amer ou acide. — Forte soif de bière. — Boulimie. — °Faim, avec prompte satiété. — *Voracité. — Friandise. — *Absence d'appétit. — Répugnance pour la viande et la graisse, comme aussi pour les aliments chauds et cuits. — Incommodités pendant la digestion, après presque tous les aliments, quelque peu qu'on en ait mangé. — Après le repas, obscurcissement et vertige, °nausées, *lourdeur et pression dans l'estomac, sommeil, ou coliques avec rapports, ⁻ou renvois aigres, congestion à la tête, crampes de poitrine, etc.

Estomac. — Renvois bruyants. — Renvois aigres et régurgitations — Pyrosis. — Nausées fréquentes, surtout le matin, souvent avec accumulation d'eau dans la bouche, gêne de la respiration, renvois aigres, langue sèche et blanche, points dans la région hépatique, chaleur du visage, vertiges, etc. — Nausées par le mouvement de la voiture. — *Écoulement d'eau par la bouche, comme des pituites. — *Envie de vomir. — °Vomissement verdâtre, amer. — Pression à l'estomac. — Crampes d'estomac. — Sensation de vacuité et de faiblesse dans l'estomac. — Douleur dans l'épigastre, comme si quelque chose s'en arrachait. — °Gonflement de l'épigastre, avec douleur au toucher. — °Sensation de plénitude à l'épigastre.

Ventre. — Mal de ventre peu après le repas. — °Sensation d'un grand vide dans le ventre. — Ballonnement et tension dans le ventre, avec crampes. — *Pincements et tranchées dans tout le ventre, quelquefois avec besoin pressant d'aller à la selle. — *Coliques nocturnes, vers le matin, avec diarrhée. — *Borborygmes dans le ventre, °avec sensation comme si l'abdomen était entièrement vide. — °Hernie inguinale. — Vents fétides. — °Sensation de froid dans le ventre.

Selles. — *Selles difficiles, dures, noueuses et insuffisantes. — *Selles fréquentes, le jour, °quelquefois avec évacuation de matières séreuses, jaunâtres. — *Diarrhée, souvent précédée de tranchées. — *Selles muqueuses, souvent avec du sang. — Douleur brûlante au rectum, après la selle. — Dartres pruriantes au périnée.

Urines. — Émission d'urine fréquente, avec écoulement peu abondant d'une urine rouge ou brune et fétide. — Suintement d'urine involontaire. — Émission d'urine, la nuit. — Pissement au lit.

Parties viriles. — °Rétrécissement de l'urèthre. — Douleur brûlante, *prurit, rougeur, excoriation et suintement, ou boutons pruriants et dartres, au scrotum et à côté, à la cuisse. — Diminution de l'appétit vénérien. — Pollutions fréquentes. — °Écoulement de liqueur prostatique. — °Après le coït, faiblesse et irritabilité nerveuse.

Règles. — *Prurit, excoriation et suintement autour de la vulve. — Répugnance pour le coït, chez la femme. — Règles trop hâtives, avec écoulement d'un sang qui provoque la démangeaison. — Leucorrhée comme du blanc d'œuf. — °Leucorrhée, °avec rêves lascifs. — Prurit et furfures aux mamelons.

Larynx. — Enrouement avec ou sans coryza. — Toux avec sécheresse dans la gorge. — *Toux suffocante, °la nuit. — *Toux sèche, la nuit, ou le soir, °après s'être couché. — °Toux sèche, avec élancements sous le sternum.

Poitrine. — Gêne de la respiration, à l'air froid. — Râlement et ronflement dans la trachée-artère. — Sensation de pesanteur, d'anxiété et d'inquiétude dans la poitrine. — Oppression de poitrine, la nuit. — *Élancements dans les côtés de la poitrine. — °Dartres sur la poitrine. — *Battement de cœur.

Tronc. — *Maux de reins, °qui ne permettent pas de se tenir debout. — *Douleur dans le dos, qui ne permet pas de bouger. — Faiblesse et roideur dans le dos et aux reins. — °Dartres à la nuque. — °Gonflement des glandes et éruption à la nuque. — °Suppuration des glandes axillaires.

Bras. — Douleur tractive dans les bras et les doigts. — Grande faiblesse des bras. — Enroidissement des bras et des doigts. — Inflammation érysipélateuse au bras. — Taches jaunes au bras. — Furoncles à l'avant-bras. — Déchirements dans les mains. — Sensation brûlante dans la paume des mains. — Sueur aux mains. — °Taches brunes au poignet. — *Crevasses saignantes aux mains et aux doigts*, surtout en hiver. — °Engelures et ˉverrues aux doigts. — Roideur arthritique dans les articulations des doigts.

Jambes. — Craquement dans les articulations des jambes. — Crampes dans les cuisses, les mollets et la plante des pieds. — Furoncles aux cuisses et aux jambes. — Tension dans les jarrets. — *Lancinations dans le genou.* — Faiblesse du genou. — °Dartres au genou. — Éruption tubéreuse, pruriante, au mollet. — °Dartre à la malléole. — Sensation brûlante à la plante des pieds. — *Froid aux pieds. — °Gonflement des pieds. — Gonflement chaud à la plante des pieds. — Gonflement et rougeur du talon, avec douleur brûlante et élancements, aggravés en marchant. — °Engelures aux orteils. — *Cors aux pieds. — °Ulcères opiniâtres aux orteils, à bords élevés et à fond rouge, superficiel et suintant.

PHOSPHORUS.

PHOS. — Phosphore. — Hahnemann. — *Hist. nat. et prép.* Voy. Pharmac. homœop. — *Dose usitée :* 30. — *Durée d'action :* jusqu'à 7 semaines, dans des affections chroniques; 3 à 5 jours dans les affections aiguës.

Antidotes : Camph. coff. n-vom. vinum.

Comparer avec : Acon. agar. *alum.* amb. *amm. ars. bell.* bry. *calc. carb-veg.* caus. cham. chin cin. coff. con. *graph.* hell. hyos. *iod.* ipec. kal. kreos. lyc. magn. merc. n-vom. op. petr. plumb. *puls. rhus.* sep. sil. *spong.* sulf. veratr. — C'est surtout après : *Calc. kal. kreos. lyc.* et *rhus.*, que le phosphore est efficace, lorsqu'il est indiqué ; après le phosphore, on trouvera parfois convenable : *Petr. rhus.*

CLINIQUE. — Se laissant guider par *l'ensemble des symptômes*, on verra les cas où l'on pourra consulter ce médicament contre : — Affections des personnes d'une constitution faible, phthisique, irritable et lymphatique, des personnes aux cheveux blonds, aux yeux bleus, taille svelte et d'un tempérament vif et sensible, ou d'une constitution affaiblie par de longues maladies, ou par des causes débilitantes qui ont exercé une influence lente, mais continue, sur l'économie vitale ; Souffrances par suite d'un refroidissement, ou d'une colère ; *Affections rhumatismales et arthritiques chroniques; Faiblesse physique et nerveuse, par suite de longues influences nuisibles à l'économie vitale ;* Affections lymphatiques, scrofuleuses et rachitiques; Affections des glandes, aussi par suite d'une contusion; Douleurs ostéocopes, exostoses et autres maladies des os ; Affections hydropiques; Taches hépatiques; *Abcès lymphatiques*; Fongus hématoïde; *Hémorrhagie et congestion sanguines;* Engelures; Scarlatines, morbilles, et suites fâcheuses de la répercussion de ces maladies?; Chlorose?; Atrophie?; *Furoncles*; Engelures; *Fièvres hectiques*; Fièvres typhoïdes?; Affections hypochondriaques et hystériques; Somnambulisme; Congestion à la tête; *Vertiges congestifs; Céphalalgies rhumatismales, nerveuses et hystériques;* Migraine; Chute des cheveux, par suite de fortes maladies aiguës; Teigne; *Ophthalmie et photophobie scrofuleuses;* Ophthalmie arthritique; Cataracte; Glaucome; *Amblyopie amaurotique* et *surdité par suite de congestions à la tête;* Affections de l'ouïe, à la suite de maladies nerveuses et inflammatoires; Polype au nez; Inflammation scrofuleuse du nez; *Prosopalgie rhumatismale* ou congestive; Odontalgie rhumatismale ou congestive; Dyspepsie, gastralgie, *aigreurs* et autres *affections gastriques;* Gastrite; Squirrhe de l'estomac; *Choléra; Cholérine;* Coliques spasmodiques et flatulentes; Entérite?; *Relâchement chronique du ventre; Diarrhées,* surtout chez des personnes sensibles, d'une constitution faible, ainsi que chez les vieillards ou les phthisiques; *Diarrhées chroniques et colliquatives;* Diarrhées avec phénomènes typhoïdes; Calculs urinaires?; *Dysménhorrée;* Stérilité par suite d'un appétit vénérien trop exalté; Vomissement des femmes enceintes; Érysipèle, abcès et induration aux mamelles (après l'usage de *bell.* ou de *merc.*); Aphonie; Catarrhe pulmonaire; Grippe; *Laryngite chronique* (après l'usage de : *acon. spong. hehb.*); *Disposition au croup,* ou souffrances chroniques à la suite de cette maladie; Pneumonie chronique; *Souffrances asthmatiques,* surtout à la suite d'une pneumonie, ou chez des personnes sensibles; Souffrances phthisiques; Maladies de cœur; *Maux de reins rhumatismaux;* Gonflement œdémateux des pieds, etc , etc.

☞ *Voir la note,* page 15.

SYMPTOMES GÉNÉRAUX. — **Déchirements et élancements* arthritiques et rhumatismaux, principalement *dans les membres,* quelquefois *après un léger refroidissement,* surtout la nuit, au lit. — Douleur brûlante dans les membres. — Tension, crampes, tressaillement et distorsion de plusieurs membres. — Convulsions. — Enroidissement de quelques parties. — Accès de pâlissement et de torpeur dans quelques membres qui paraissent alors comme morts. — *Tremblement des membres,* surtout pendant le travail. — °Facilité à se donner des tours de reins. — **Bouillonnement de sang et congestions,* quelquefois avec pulsation dans tout le corps. — **Saignement par différents organes.* — *Faiblesse et *brisement des articulations*, surtout des genoux. — *Grande faiblesse et lassitude paralytique*, quelquefois subite, surtout le matin, au lit, ou pour peu qu'on ait marché. — Accès d'évanouissement. — Sensibilité excessive de tous les organes. — *Lassitude hystérique. — *Abattement général *et faiblesse nerveuse*. — *Pesanteur des membres et paresse. — *Paralysies, avec fourmillement dans les parties affectées. — *Amaigrissement et consomption. — *Engorgement des glandes. — *Impossibilité de rester à l'air*, surtout quand il fait froid. — Grande disposition à prendre des refroidissements, qui, souvent, sont suivis de mal à la tête et aux dents, coryza avec fièvre, frissonnement, etc. — *Douleurs dans les membres aux changements de temps*. — La plupart des symptômes se manifestent *le matin et le soir, au lit*, comme aussi *après le dîner*, tandis que plusieurs autres *apparaissent au commencement du repas, et se dissipent après*.

Peau. — Desquammation de la peau. — Plaques excoriées à la peau, avec crevasses et élancements. — *Taches rondes, dartreuses, par tout le corps. — Dartres sèches, furfuracées. — *Taches jaunes ou brunes à la peau. — *Taches cuivrées ou bleuâtres, comme des pétéchies. — °*Taches cuivrées après l'abus du mercure, avec desquamation et exfoliation de la peau*. — *Furoncles. — °Exostoses, avec douleurs nocturnes. — *Abcès lymphatiques, °avec ulcères fistuleux, à bords calleux, sécrétant un pus fétide et incolore, et fièvre hectique. — °Fongus hématoïde. — *Saignement abondant par de petites blessures. — *Engelures et cors aux pieds*, quelquefois douloureux. — Fourmillement à la peau. — Éruptions urticaires.

Sommeil. — *Forte *envie de dormir, le jour*, comme par somnolence. — Sommeil stupéfiant. — *Sommeil tardif, le soir, et insomnie nocturne*, ou réveil fréquent avec difficulté de se rendormir, à cause d'*inquiétude*, avec *angoisse*, jactation, chaleur, vertige et bouillonnement de sang. — Impossibilité de rester couché sur le dos ou sur le côté. — *Sommeil non réparateur; *le matin, il semble qu'on n'a pas assez dormi*. — La nuit, vertiges avec *nausées*, sensibilité douloureuse des membres, maux d'estomac et de ventre, asthme suffocant et spasmodique, etc. — Réveil fréquent, avec sursauts et effroi. — Pendant le sommeil, tressaillement des membres, cris, paroles, pleurs, plaintes, lamentations et gémissements. — *Rêves anxieux, pénibles, effrayants et horribles*, ou vifs et inquiets. — Rêves d'animaux qui mordent, de brigands, d'incendie, des affaires du jour, d'hémorrhagies, de morts, de querelles, de vermine, etc. — Cauchemar. — °*Somnambulisme*.

Fièvre. — *Horripilations et *frissons*, surtout *le soir, au lit*, quelquefois avec bâillements suivis ou non de chaleur. — Froideur des membres. — Frissons, suivis de chaleur, avec soif et sueur, surtout la nuit et l'après-midi. — *Chaleur fugace ‾ou anxieuse. — *Chaleur nocturne. — *Fièvre hectique, ‾avec chaleur sèche · vers le soir, surtout à la paume des mains, sueurs et diarrhées colliquatives, rougeur circonscrite des joues, etc. — *Pouls accéléré et dur. — Sueur nocturne et visqueuse. — *Sueur matutinale. — °Fièvre typhoïde avec état putride, sommeil soporeux, bouche ouverte, lèvres et langue sèches et noires.

Moral. — Tristesse mélancolique et mélancolie, quelquefois avec pleurs violents, ou interrompus par des attaques de rire involontaire. — *Angoisse et inquiétude, surtout en étant seul, ‾ou par un temps d'orage, principalement le soir, avec disposition à la peur et épouvante. — *Angoisse sur l'avenir, ‾ou sur l'issue de la maladie. — Disposition à s'effrayer. — *Tristesse hypochondriaque. — Dégoût de la vie. — *Grande irascibilité, colère, emportements et violence. — Pleurs et rires involontaires et spasmodiques. — Misanthropie. — *Répugnance pour le travail. — Impudence, comme par aliénation. — Grande indifférence pour toutes choses, ‾et même pour les siens. — Grand oubli, surtout le matin. — Grande affluence d'idées difficiles à ordonner. — °État de clairvoyance.

Tête. — *Obnubilation et étourdissement surtout le matin. — *Accès fréquents de vertige de diverses natures et à différentes heures du jour, surtout le matin, dans le milieu de la journée et le soir, au lit. — Vertige en étant assis; il semble que le siége s'élève, avec humeur hypochondriaque. — *Vertige avec nausées et douleurs pressives dans la tête. — Vertige opiniâtre. — *Vertige avec perte des idées. — Accès de maux de tête, avec nausées et vomissements, et douleurs battantes, tressaillantes. — Maux de tête nocturnes, précédés de nausées, le soir. — Mal de tête après une contrariété. — *Mal de tête, le matin. — Faiblesse de la tête, qui est fatiguée par la musique, le rire, une marche lourde, etc., etc. — Douleur de meurtrissure dans le cerveau. — *Mal de tête étourdissant, quelquefois avec forte ébullition de sang, et pâleur du visage. — *Sensation de pesanteur et de plénitude, et pression dans la tête. — Déchirement dans la tête, et surtout dans les tempes, ou semi-latéral. — Lancinations à diverses parties de la tête, surtout le soir. — *Congestion à la tête, avec battement, bourdonnement, chaleur et sensation brûlante, surtout au front. — Sensation de froid dans la tête. — Les maux de tête sont soulagés au grand air. — °Élancements extérieurs au côté de la tête. — Sensation pénible, comme si la peau du front était trop tendue. — Facilité à se refroidir la tête, avec sensation, en plein air,

comme si le cerveau se congelait. — *Prurit au cuir chevelu. —
*Chute des cheveux, surtout au-dessus des oreilles. — °Croûtes
sèches, ⁻et écailles abondantes au cuir chevelu. — Exostoses à la
tête.

Yeux. — Douleurs dans les yeux, comme dans les os des orbites. —
*Pression dans les yeux, comme si un grain de sable s'y était
introduit. — *Élancements, cuisson, chaleur et sensation brûlante
dans les yeux, surtout dans les angles extérieurs. — *Congestion
de sang aux yeux. — Rougeur de la sclérotique et de la conjonctive. — Couleur jaunâtre de la sclérotique. — *Inflammation
des yeux, de diverses natures. — *Larmoiement, surtout en plein
air et au vent. — *Agglutination nocturne des yeux. — Orgelet.
— Frémissement des paupières et de leurs angles. — *Difficulté
d'ouvrir les paupières. — Gonflement des paupières. — Amblyopie.
— Faiblesse de la vue, le matin, au réveil. — Myopie. — *Cécité
diurne, quelquefois instantanée; *tout semble être recouvert d'un
voile gris. — Obscurcissement de la vue, à la lumière. — *Reflet
noir ou étincelles et taches noires devant la vue. — Sensibilité des
yeux à la clarté du jour et à celle de la lumière. — Auréole verdâtre autour de la lumière.

Oreilles. — Otalgie. — Déchirements aigus et élancements dans
les oreilles et à la tête. — *Battement et pulsation dans les oreilles.
— *Congestion de sang aux oreilles. — Sensation de sécheresse
dans les oreilles. — Écoulement jaune par les oreilles, alternant
avec surdité. — *Sensibilité excessive de l'ouïe. — Fort retentissement des sons et surtout des paroles, dans les oreilles, avec résonnement dans la tête. — *Surdité, surtout pour la parole humaine.
— Murmure devant les oreilles. — *Bourdonnement d'oreilles.

Nez. — Nez rouge, gonflé et douloureux au toucher. — *Croûtes
sèches et dures dans le nez. — °Polype au nez. — Excoriation des
angles du nez. — Narines ulcérées. — Éphélides abondantes sur
le nez. — °Exhalaison fétide par le nez. — *Mouchement de sang.
— Épistaxis, ⁻quelquefois pendant la selle, ou le soir. — *Sensibilité excessive de l'odorat, surtout pendant les maux de tête. —
Absence d'odorat. — *Sécheresse pénible du nez. — *Coryza sec
⁻et fluent, avec mal de gorge et embarras de la tête. — *Écoulement continuel par le nez, de mucosités jaunes, verdâtres. —
Éternument fréquent. — *Obturation du nez, surtout le matin.

Visage. — *Visage pâle, hâve, sale, terreux, avec yeux caves, bordés d'un cercle bleu. — Pâleur alternant avec rougeur du visage
et chaleur fugace. — *Rougeur et chaleur brûlantes des joues. —
Rougeur circonscrite des joues. — *Bouffissure de la face, surtout
autour des yeux. — Tressaillement des muscles de la face. —
*Tension de la peau du visage, quelquefois d'un seul côté. — Des-

quamation de la peau du visage. — °Sensibilité douloureuse d'un seul côté du visage, en ouvrant la bouche. — *Élancements douloureux, tractifs et déchirants dans les os du visage,* surtout le soir ou la nuit, au lit, ou après le plus léger refroidissement. — *Les douleurs à la face se renouvellent en parlant, ou au moindre contact. — Éruptions de boutons et de croûtes à la face. — *Lèvres bleuâtres. — *Lèvres sèches, ‟couvertes de croûtes brunâtres. — Lèvres gercées. — Dartres et boutons autour de la bouche. — *Ulcération de la commissure des lèvres.* — Crampe de la mâchoire. — Engorgement des glandes sous-maxillaires.

Dents. — *Odontalgie* tractive ou *déchirante,* ou bien rongeante, térébrante, pulsative, tressaillante et *lancinante, surtout au grand air,* ou *le soir* et *le matin,* quelquefois aussi *la nuit* seulement, surtout à la chaleur du lit, ou bien au contact des aliments chauds. — *Maux de dents, après le plus léger refroidissement, avec salivation. — Dents douloureuses le matin, pendant la masti-cation, comme par ulcération. — Carie des dents. — Fort vacille-ment des dents. — Saignement des dents. — Grincement des dents. — Sensibilité douloureuse, inflammation, décollement, *ulcération, ‟gonflement et saignement facile des gencives.*

Bouche. — *Excoriation de la bouche. — *Accumulation de salive,* ‟salée ou douceâtre, ou *sécheresse excessive de la bouche.* — *Mu-cosités visqueuses dans la bouche. — *Crachement de sang. — Vésicules purulentes au palais. — Peau ridée au palais, comme si elle allait se détacher. — *Langue sèche, ‟chargée d'un enduit brun noirâtre. — *Langue blanche.*

Gorge. — *Sécheresse de la gorge,* jour et nuit. — Pression dans la gorge. — *Cuisson, grattement et douleur brûlante dans la gorge. — *Renâclement de mucosités,* le matin. — Douleur d'ex-coriation dans la gorge. — Gonflement des amygdales.

Appétit. — °Goût pâteux ou comme du fromage. — Amertume dans la bouche et la gorge, avec âpreté. — °*Goût aigre dans la bouche, surtout après le repas.* — °Perte du goût. — Absence d'appétit par une sensation de plénitude dans le gosier, et forte soif. — °Désir excessif de choses rafraîchissantes. — °Faim après le repas. — *Boulimie, même la nuit. — °Après le déjeuner, sen-sation de fadeur et de mollesse au ventre. — *Après le repas, envie de dormir* et paresse, chaleur et anxiété, sensation brûlante dans les mains, *aigreurs plus prononcées, pression et plénitude dans l'estomac,* la poitrine et le ventre, accompagnées de gêne de la respiration, vomissement des aliments, ballonnement du ventre, ‟ou *mal à la tête,* rapports, hoquet, faiblesse, coliques et beau-coup d'autres souffrances.

Estomac. — Renvois avec douleur dans l'estomac, comme si quelque chose allait s'en arracher. — °La fumée du tabac produit des nausées et des battements de cœur. — *Renvois abondants, généralement *à vide*, surtout *après le repas*, et après avoir bu, *quelquefois aussi avortés*, ou spasmodiques, ou bien *aigres*, ‾ou avec goût des aliments. — *Régurgitation aigre des aliments.* — *Pyrosis.* — Hoquet. — *Nausées de diverses natures*, surtout *le matin*, ou le soir, ou bien après le repas. — Nausées, avec forte faim ou soif, se dissipant en mangeant, ou en buvant de l'eau. — °Écoulement d'eau par la bouche, comme des pituites, surtout après avoir mangé des acides. — *Vomissements avec fortes douleurs à l'estomac, et grande faiblesse.* — Vomissement verdâtre ou noirâtre. — Vomissement de matières acides. — *Vomissement des aliments, surtout le soir. — *Vomissements de bile*, la nuit, ou de mucosités, ‾quelquefois avec froid et torpeur des mains et des pieds. — Vomissement de sang. — Vomissement avec diarrhée. — *Douleur d'estomac* surtout *au toucher*. — Douleurs violentes à l'estomac, soulagées en buvant froid. — °Sensation de rétrécissement du cardia; les aliments, à peine ingérés, remontent dans la gorge. — *Plénitude d'estomac.* — Élancements et *pression dans l'estomac* surtout *après le repas*, avec vomissement des aliments. — *Scrobicule douloureux au toucher, le matin aussi. — Sensation de froid, ou chaleur, et *sensation brûlante à l'estomac et au scrobicule*. — Inflammation d'estomac. — *Douleur crampoïde, sensation de griffement ‾et contraction dans l'estomac*, °quelquefois avec étouffement. — Malaise général, mais qui est ressenti plus particulièrement à l'estomac, les maux d'estomac se manifestent surtout *après le repas*, ainsi que le soir et la nuit.

Ventre. — Élancements dans la région hépatique. — *Ballonnement du ventre*, surtout *après le repas*. — Ventre dur, tendu. — Douleur contractive dans le ventre. — *Coliques spasmodiques.* — *Pincements, tranchées et *déchirement dans le ventre*, surtout *le matin, au lit*, la nuit et le soir, et souvent avec envie pressante d'aller à la selle et diarrhée. — Maux de ventre lancinants, quelquefois avec pâleur du visage, frissons et maux de tête. — *Sensation de froid, avec chaleurs *et sensation brûlante dans le ventre*. — Inflammation des intestins. — *Sensation de faiblesse et de vide dans le ventre, comme une sorte d'atonie. — Malaise dans le ventre, après le déjeuner. — °Pression comme si tout affluait vers les côtés du ventre. — *Hernie inguinale. — *Taches jaunes au ventre. — Gonflement et suppuration des glandes inguinales. — *Incarcération de flatuosités.* — *Coliques flatulentes*, profondément dans le bas-ventre, empirées en étant couché, *avec grondement et borborygmes.*

Selles. — *Constipation. — Selles dures, lentes, interrompues, difficiles à évacuer et par trop sèches. — °Envie pressante et pénible d'aller à la selle. — *Laxité prolongée du ventre. — *Selles de la consistance de la bouillie. — *Diarrhées séreuses. — °Diarrhées avec chute des forces. — °Diarrhées muqueuses. — °Diarrhées sanguinolentes. — °Selles non digérées. — Selles verdâtres, grises ou noires. — °Selles involontaires. — °Écoulement de mucosités par l'anus qui reste constamment ouvert. — °Ténia, ⁻ou ascarides du rectum, pendant les selles. — *Écoulement de sang pendant la selle. — Après la selle, pression, douleur brûlante, et ténesme à l'anus et au rectum, avec grand affaissement. — *Prurit et élancement à l'anus et au rectum. — *Sortie et saignement facile des boutons hémorrhoïdaux du rectum et de l'anus, avec douleur d'excoriation en étant assis ou couché.

Urines. — Sécrétion plus abondante d'une urine aqueuse. — Émission fréquente d'une urine peu abondante. — Urine avec sédiment blanc, séreux, sablonneux et rouge, ou bien jaune. — *Urines troubles, avec sédiment briqueté. — Urines pâles, aqueuses ou blanchâtres. — Pellicule irisée sur les urines. — Pissement de sang. — *En urinant, cuisson et sensation brûlante. — *Tension et tressaillement, ou douleur brûlante dans l'urèthre, hors le temps de l'émission des urines.

Parties viriles. — *Forte exaltation de l'appétit vénérien, avec désir constant du coït. — *Érections trop violentes, le soir ou le matin. — *Pollutions par trop fréquentes. — °Éjaculation sans énergie et trop prompte pendant le coït. — Douleurs dans les testicules et gonflement du cordon spermatique.

Règles. — Déchirement dans les parties génitales et élancements, depuis le vagin jusque dans la matrice. — *Règles trop hâtives et trop abondantes, ou trop peu abondantes et séreuses. — °Écoulement de sang, par la matrice, pendant la grossesse. — Règles de trop longue durée, avec maux de dents et coliques. — Avant les règles, saignement abondant des ulcères, °flueurs blanches, envie d'uriner et pleurs. — °A l'apparition des règles, tranchées incisives, douleurs dans le dos et vomissements. — °Après les règles, faiblesse, cercles bleus autour des yeux et anxiété. — Règles de trop courte durée. — *Retard des règles. — *Pendant les règles, maux de tête lancinants, fermentation dans le ventre, expectoration de sang, douleurs dans le dos, brisement des membres, grande lassitude et fièvre, °ou battement de cœur, frissons, gonflement des gencives et de la joue, et beaucoup d'autres souffrances. — Leucorrhée cuisante, corrosive. — °Nodosités dures et douloureuses dans les seins. — *Inflammation érysipélateuse des seins, avec gonflement, douleurs brûlantes, élancements. — °*Abcès dans les seins*, même avec ulcères fistuleux.

Larynx. — *Enrouement et grattement dans la gorge*, °quelquefois *prolongés*. — *Aphonie*, de manière à ne pouvoir chuchoter que très-bas, en parlant. — *Catarrhe avec toux, °fièvre, et crainte de la mort. — °*Sensibilité très-douloureuse du larynx*, qui ne permet pas de parler. — °Grande sensibilité du larynx, avec douleur brûlante. — Sécheresse dans la trachée-artère et la poitrine. — *Expectoration de mucosités par le larynx. — *Toux, provoquée par un chatouillement et une démangeaison dans la poitrine, ou avec enrouement et sensation comme si la poitrine était à vif*. — Toux creuse la nuit, qui ne permet pas de dormir. — *Toux avec élancements dans la gorge*, ⁻la poitrine et le scrobicule, quelquefois la nuit seulement. — *Toux sèche, quotidienne, et qui dure plusieurs heures, avec douleurs dans l'estomac et le ventre. — *Toux sèche, ébranlante*, comme si la tête allait éclater, provoquée par l'air froid, en buvant, ou en lisant à haute voix. — Toux, avec vomissements. — °Toux provoquée par le rire. — °Toux sèche, comme par des tubercules ou une inflammation chronique des poumons. — °*Toux avec expectoration purulente et* salée, surtout le matin et le soir. — °Expectoration verdâtre par la toux. — Toux avec *expectoration de mucosités visqueuses* ou *de sang*, avec cuisson dans la poitrine.

Poitrine. — °Respiration bruyante et haletante. — *Respiration difficile*, surtout le soir, avec *angoisse dans la poitrine*, aggravée en étant assis. — *Gêne de la respiration et oppression de poitrine de diverses natures*, ⁻surtout le matin ou le soir, comme aussi pendant le mouvement. — Asthme spasmodique. — Accès de suffocation, la nuit. — *Pression à la poitrine. — *Pesanteur, plénitude et tension dans la poitrine*. — *Crampes de poitrine* contractives. — Déchirement dans la poitrine. — *Lancinations dans la poitrine et surtout dans le côté* gauche, quelquefois de longue durée, ou bien au toucher. — °Douleur d'excoriation brûlante, dans la poitrine. — Sensation de fatigue dans la poitrine. — *Angoisse dans la poitrine. — Congestion à la poitrine*, avec sensation de chaleur qui remonte à la gorge. — *Battement de cœur de diverses natures*, ⁻surtout après le repas, le matin et le soir, *comme aussi en étant assis, et par suite de toute espèce d'émotions morales. — °Battement de cœur, avec gêne de la respiration. — °Douleur sous le sein gauche, en étant couché dessus. — *Taches jaunes à la poitrine.

Tronc. — *Douleurs de brisement aux reins et dans le dos*, ⁻surtout après avoir été longtemps assis, empêchant de marcher, de se lever et de faire le moindre mouvement. — Douleur brûlante aux reins. — Déchirement et *élancements dans les omoplates.* — *Roideur de la nuque. — Pression sur les épaules. — *Gonflement du cou. — Engorgement des glandes axillaires et de celles de la nuque et du cou. — Prurit et élancements sous les aisselles. — Sueur fétide sous les aisselles.

Bras. — *Déchirement rhumatismal (et élancements) dans les épaules, les bras et les mains, surtout la nuit. — *Douleur brûlante dans les mains* et les bras. — Engourdissement des bras et des mains. — Lassitude et **tremblement des bras et des mains,* ¯surtout en tenant un objet. — °Dartres furfuracées au bras. — Congestion de sang aux mains, avec gonflement et rougeur des veines, surtout en laissant les bras pendants. — Douleur de luxation dans les articulations des mains et des doigts, avec tension. — *Gonflement des mains, même la nuit. — °Chaleur des mains. — Froid aux mains, la nuit. — Contraction et tressaillement des doigts.— Doigts morts. — Paralysie des doigts.—*Torpeur du bout des doigts. — Peau gercée aux articulatious des doigts. — *Engelures* aux doigts.

Jambes. — Douleur d'ulcération dans les fesses, en étant assis. — *Douleur de luxation dans les articulations coxo-fémorales,* et celles des genoux et des pieds, avec chaleur extérieure. — Fatigue douloureuse et pesanteur des jambes. — Sensation brûlante dans les jambes et les pieds. — Tension et crampes dans les jambes, surtout dans les genoux. — Secousses dans les jambes, le jour et la nuit, avant de s'endormir. — **Traction et déchirement dans les genoux,* jusque dans les pieds. — *Faiblesse paralytique dans les jambes °et roideur arthritique des genoux. — Dartres au genou.— Taches comme des pétéchies aux jambes. — °Exostose au tibia. — °Tressaillements dans les mollets. — Déchirement et élancements dans les pieds, surtout la nuit. — **Gonflement des pieds,* ou seulement des malléoles, surtout le soir, ou après une promenade, quelquefois avec douleur lancinante. — Luxation facile de l'articulation du pied. — *Froid aux pieds, surtout la nuit. — Douleur d'ulcération à la plante des pieds, en marchant. — °Secousses dans les pieds, le jour et la nuit, avant de s'endormir. — °Torpeur du bout des orteils. — Inflammation et rougeur de la partie charnue du gros orteil, avec lancinations. — *Engelures et cors aux orteils.*

PHOSPHORI ACIDUM.

PHOS-AC. — Acide phosphorique. — Hahnemann. — *Hist. nat. et prép.* Voy. Pharmac. homœop. *Doses usitées :* 3, 20, 50. — *Durée d'action :* 3 à 4 jours, dans les maladies aiguës ; 6 à 7 semaines dans les affections chroniques.

Antidotes : Camph. coff. — *On l'emploie comme antidote de :* Lach.

Comparer avec : *Asa. bell.* caus. *chin.* coff. con. ign. *lach. lyc.* merc. *op. rhus.* sep. *staph.* sulf. thui. *veratr.* — C'est surtout après : *Lach.* et *rhus.*, que l'acide phosphorique sera efficace, lorsqu'il se trouvera indiqué. — Après l'acide phosphorique conviennent quelquefois : *Chin. lach. rhus. veratr.*

CLINIQUE. — Se laissant guider par l'*ensemble des symptômes*, on verra les cas où l'on pourra consulter ce médicament contre : — — Arthrite invétérée ; Arthrocace ; *Faiblesse phthisique et nerveuse par suite de fortes maladies aiguës, par perte d'humeur* et autres causes débilitantes, *surtout lorsqu'elles ont rapidement miné une constitution forte jusqu'alors ; Souffrances par suite d'onanisme ;* Faiblesse des jeunes gens qui grandissent rapidement ; *Suites fâcheuses d'un chagrin avec soucis et inquiétude* ou *d'un amour malheureux,* etc.; Dartres ; *Ulcères invétérés ;* Varices ; Scarlatine et suites fâcheuses de la répercussion de cette maladie ; *Fièvres typhoïdes ;* Fièvres nerveuses, lentes, par suite de chagrin ; *Maladies des os ;* Chute et grisonnement des cheveux par suite de chagrin ; Cholérine ; *Diarrhées,* surtout après un chagrin, ou après la répercussion de la scarlatine ; *Diarrhées épidémiques ;* Diabète sucré ; *Pollutions par suite d'onanisme ;* Impuissance par suite d'excès dans le coït ; Dysurie des femmes enceintes, etc., etc.

☞ *Voy. la note,* page 15.

SYMPTOMES GÉNÉRAUX. — *Tractions, et déchirements tressaillants dans les membres.* — Douleurs crampoïdes, pressives. — *Sensation comme si on râclait avec un couteau sur le périoste.* — Douleurs ostéocopes, brûlantes, déchirantes, la nuit. — *Gonflement des os.* — *Sensation brûlante dans toute la partie inférieure du corps, quoique les membres soient froids au toucher. — Gonflement des glandes. — *Brisement dans les membres et les articulations, comme par une paralysie ou par la croissance, surtout le matin et le soir. — Engourdissement et *faiblesse des membres.* — Pesanteur dans les membres et les articulations, avec grande paresse. — Grande fatigue après la marche. — *Grande faiblesse générale, physique ou nerveuse,* avec forte disposition à la transpiration, le jour, ou avec sensation brûlante dans le corps. — *Amaigrissement,* avec teint maladif et yeux cernés. — Fort bouillonnement du sang, avec grande agitation. — *Les douleurs sont aggravées dans le repos,* et soulagées par le mouvement, et celles qui se manifestent la nuit sont soulagées par la pression.

Peau. — Insensibilité de la peau. — *Fourmillement sous la peau.* — Taches rouges et brûlantes aux membres. — *Éruption comme la scarlatine.* — Inflammations érysipélateuses. — *Éruption de* *petits boutons et de miliaires réunies en groupe*, et rouges. — Éruptions boutonneuses avec douleur brûlante ou d'excoriation. — Vésicules galeuses. — Dartres humides et sèches. — *Cors aux pieds*, avec élancements et douleur brûlante. — Engelures. — *Condylomes. — *Furoncles. — °Ulcères lisses, indolents, avec sécrétion d'un pus sale et fond dentelé. — °*Ulcères prurileux*.

Sommeil. — Forte *envie de dormir*, le jour, *le soir de bonne heure*, et le matin, avec difficulté de s'éveiller. — *Somnolence*. — Sommeil tardif et insomnie nocturne, à cause d'agitation et de chaleur sèche. — En s'endormant, apparition de chiffres devant les yeux. — *Sommeil profond*. — Tressaillement et mouvements automatiques des mains, gémissement, paroles et chant, ou air tantôt riant, tantôt pleurant, pendant le sommeil, avec yeux moitié ouverts et convulsés. — *Rêves anxieux* de morts, avec peur au réveil. — Rêves lascifs.

Fièvre. — *Horripilation et frissons*, quelquefois avec *grelottement*, ou avec *froid aux mains et aux doigts*, généralement le soir, et sans soif. — Sensation de froid, avec frisson et froid dans le ventre. — Chaleur fébrile le soir sans soif, avec angoisse et grande activité de la circulation du sang. — Frissons alternant avec chaleur. — °*Fièvre maligne avec grande faiblesse, apathie, stupidité, aversion pour la parole*, diarrhée, etc. — *Sueurs nocturnes*. — Sueurs matutinales.

Moral. — Envie de pleurer, comme par nostalgie. — *Tristesse* et inquiétude sur l'avenir. — *Recherches inquiètes sur sa maladie. — Agitation et précipitation. — *Morosité taciturne et répugnance pour la conversation. — *Grande indifférence. — Impossibilité de supporter le bruit ou la conversation. — *Esprit obtus et paresseux, sans imagination. — *Manque d'idées et inaptitude aux travaux de tête. — Illusions des sens.

Tête. — *Tête entreprise, comme après l'ivresse, ou comme après des pollutions immodérées. — Vertige étourdissant, en étant debout ou en marchant, surtout le soir. — *Maux de tête, le matin.* Maux de tête continuels qui obligent à se coucher, aggravés jusqu'à devenir insupportables par la plus légère commotion, ou par le bruit. — *Pesanteur de la tête*, comme si elle était pleine d'eau. — *Pression crampoïde et dure dans la tête*, aggravée en pressant dessus, et en tournant la tête, comme aussi par la méditation, et en montant un escalier, mais surtout après minuit, dans la partie de la tête sur laquelle on repose. — Compression dans le cerveau. — Maux de tête déchirants. — *Lancinations* dans les tempes, ou *au-dessus des yeux*. — Tressaillements ou secousses, coups et martellement dans la tête. — Douleurs tractives dans les os de l'occiput. — Cheveux gris, flasques, comme de l'étoupe. — Chute des cheveux.

Yeux. — Yeux ternes, vitreux, abattus. — *Pression dans les yeux,* avec sensation comme si le globe de l'œil était trop volumineux. — *Froid du bord interne des paupières. — *Douleur brûlante dans les paupières et dans leurs angles,* surtout le soir à la lumière. — *Inflammation des yeux,* avec veines injectées dans les angles internes. — Inflammation des paupières. — Orgelet. — Tache jaune à la sclérotique. — *Larmoiement. — Pupilles dilatées. — Regard fixe. — Vue trouble, comme à travers un brouillard. — *Myopie.* — Bande noire devant les yeux.

Oreilles. — *Élancements dans les oreilles,* quelquefois avec traction dans les joues, les mâchoires et les dents, *aggravés seulement par le son de la musique.* — Tractions crampoïdes dans les oreilles. — *Impossibilité de supporter la musique,* le bruit et la conversation. — Forte répercussion de tous les sons dans l'oreille. — *Surdité,* pour les sons éloignés. — Cris dans l'oreille, en se mouchant.

Nez. — Gonflement du dos du nez, avec taches rouges. — Croûtes sur le nez. — Besoin de mettre les doigts dans le nez. — °Exhalaison fétide par le nez. — °Écoulement de pus par le nez. — Epistaxis. — Coryza violent, avec rougeur du bord des narines. — Coryza fluent, avec toux et douleur brûlante dans la poitrine et dans la gorge.

Visage. — Visage pâle, hâve. avec yeux caves, bordés d'un cercle bleu, et le nez effilé. — Traction dans les joues, et les mâchoires. — Traits irréguliers. — Chaleur à la face, avec *tension de la peau du visage,* comme si elle était enduite de blanc d'œuf desséché.— *Gros boutons à la face. — *Douleur brûlante dans les joues. — *Dartres humides et croûteuses aux joues, aux lèvres et aux commissures des lèvres. — Lèvres couvertes de crevasses suppurantes, avec douleur d'excoriation. — Boutons et croûtes sur la partie rouge des lèvres. — °Boutons au menton. — Gonflement des glandes sous-maxillaires. — Douleur dans la mâchoire inférieure, comme si elle était déboîtée.

Dents. — Odontalgie, avec douleur déchirante, aggravée à la chaleur du lit, et par les choses froides ou chaudes. — Douleurs violentes dans les dents incisives, la nuit. — °*Dents jaunes.* — *Gencives saignantes,* gonflées et décollées. — Nodosité douloureuse aux gencives.

Bouche. — Sécheresse de la bouche, sans soif. — *Mucosités visqueuses, tenaces, dans la bouche et sur la langue.* — Élancements et sensation brûlante sur la langue. — La nuit, on se mord la langue, sans le vouloir. — Gonflement de la langue, avec douleur en parlant. — Nasillement. — Cuisson dans l'intérieur de la bouche pendant la mastication d'aliments solides. — *Excoriation et *ulcération du voile du palais,* avec douleur brûlante.

Gorge. — Douleur d'excoriation dans la gorge, avec cuisson et élancements, surtout pendant la déglutition (des aliments). — Douleur contractive dans la fossette du cou. — Renâclement de mucosités visqueuses.

Appétit. — Goût putride, acide, herbacé. — *Arrière-goût prolongé* des aliments et surtout *du pain*. — Répugnance pour le pain qui semble amer. — *Forte soif* ¯de lait froid, ou de bière, ainsi qu'en général *de choses rafraîchissantes* et succulentes; le pain paraît trop sec. — *Soif inextinguible*, provoquée par une sensation de sécheresse dans tout le corps. — Les acides provoquent des renvois amers et autres incommodités. — *Après le repas, pression,* °ou sensation d'un *balancement dans l'estomac,* ¯avec embarras de la tête, malaise, plénitude et envie de dormir, ou abattement, comme si on allait s'évanouir.

Estomac. — *Renvois acides,* incomplets ou brûlants. — *Nausées continuelles,* °dans la gorge. — *Nausées qui forcent à se coucher. — Vomissement des aliments. — Vomissement acide. — *Pression dans l'estomac, comme par un fardeau,* en étant à jeun, et *après des aliments quelconques,* comme aussi en touchant le creux de l'estomac. — Sensation de froid ou sensation de brûlement à l'estomac.

Ventre. — Pression crampoïde, avec angoisse, dans les hypochondres, et surtout dans le foie. — Sensation de pesanteur du foie. — Élancements dans les régions du foie et de la rate. — Ventre ballonné et tendu. — Contractions dans le ventre, ¯des deux côtés de la région ombilicale. — *Maux de ventre crampoïdes,* surtout dans la région ombilicale. — Élancements et tranchées dans le ventre. — *Sensation brûlante dans le bas-ventre. — Gonflement dans le ventre, comme s'il y avait de l'eau, surtout au toucher et en se pliant en avant ou en arrière. — *Grondement fréquent et borborygmes dans le ventre. — *Production et expulsion de flatuosités abondantes, surtout après avoir mangé des acides. — Gonflement des glandes inguinales.

Selles. — Selles dures, par petits morceaux, difficiles à évacuer. — °Selles fréquentes. — *Selles diarrhéiques* non affaiblissantes. — *Selles diarrhéiques, muqueuses, gris blanchâtre. — °Selles diarrhéiques séreuses ou non digérées. — Selles involontaires de la consistance de la bouillie, avec sensation comme si on allait expulser un vent. — Pendant la selle, sortie des boutons hémorrhoïdaux du rectum. — Après la selle, ténesme. — Déchirement, cuisson et prurit à l'anus et au rectum.

Urines. — Envie pressante d'uriner, avec émission d'urine moins abondante, pâleur du visage, chaleur et soif. — *Émission fréquente et abondante d'une urine aqueuse,* ¯qui dépose immédiatement un nuage épais et blanc. — °*Urine comme du lait*, avec des morceaux sanguinolents et gélatineux. — °Urines fétides. — Flux d'urine, avec douleurs crampoïdes dans les reins. — Besoin pressant et irrésistible d'uriner. — °Urines comme dans le diabète sucré. — Angoisse et inquiétude avant d'uriner. — °Émission d'urine la nuit. — *Douleur brûlante dans l'urèthre, pendant et après l'émission des urines. — Constriction crampoïde dans la vessie. — *Douleurs incisives dans l'urèthre, en urinant. — °*Gonorrhées chroniques*, avec laxité des parties et de la membrane muqueuse.

Parties viriles. — *Douleurs lancinantes dans le gland.* — Fourmillement et vésicules suintantes autour du frein. — *Condylomes. — Éruption à la verge et au scrotum. — Gonflement inflammatoire du scrotum. — °Douleur des testicules, au toucher. — Douleur rongeante dans les testicules. — Gonflement des testicules, et cordon spermatique gros, dur et tendu. — Absence d'appétit vénérien. — Érections fréquentes sans désir du coït. — *Pollutions fréquentes* et *très-débilitantes*. — Écoulement de sperme, par les efforts que l'on fait pour aller à la selle.

Règles. — °Pendant les règles, douleurs hépatiques. — Leucorrhée jaunâtre, pruriante, après les règles. — °Ballonnement de l'utérus, comme par des gaz.

Larynx. — *Fort enrouement* et âpreté dans la gorge. — Douleur contractive dans la fossette du cou, qui rétrécit la gorge. — *Toux provoquée par un chatouillement et un grattement dans le larynx,* ⁻ou au-dessus de l'épigastre, sèche le soir, et avec expectoration blanc jaunâtre, le matin. — *Toux avec vomissement des aliments,* et mal de tête. — Expectoration pendant la toux, avec odeur et goût herbacés. — Toux, avec *expectoration purulente* et douleurs de poitrine.

Poitrine. — °Haleine courte et *impossibilité de parler d'une manière soutenue*, par faiblesse de la poitrine. — Oppression crampoïde et contractive de la poitrine, comme si elle était serrée. — Faiblesse dans la poitrine, après avoir parlé. — *Pression dans la poitrine*, souvent *crampoïde ou incisive*. — Lancinations dans les côtés de la poitrine.

Tronc. — Éruption douloureuse au toucher, au dos, aux omoplates, au cou et à la poitrine. — *Fourmillement dans le dos et aux reins.* — Tension et traction crampoïde dans les muscles du cou, surtout en remuant la tête. — Miliaire au cou. — °Furoncles sous l'aisselle.

Bras. — *Pression crampoïde* aux bras, aux mains et aux doigts. — Tractions et *déchirements tressaillants* dans les bras et les doigts. — Éruptions boutonneuses aux bras. — Douleurs tractives, inci-

sives, dans les articulations des coudes, des mains et des doigts.
— Faiblesse et tremblement des bras. — Ganglion sur le dos de la
main. — Peau des mains et des doigts, sèche, ridée, aride. —
Doigts morts, quelquefois d'un seul côté et d'une manière bien
circonscrite. — Lancinations dans les doigts et leurs articulations.

Jambes. — °Gonflement et *furoncles aux fesses.* — *Douleurs* de
brisement *dans les hanches* et les cuisses, surtout en marchant
et en se levant de son siége. — Crampe dans l'articulation coxo-
fémorale, avec déchirement dans toute la jambe, insupportable en
étant assis, et pendant le repos. — *Douleurs pressives, crampoïdes,*
dans les cuisses, les jambes, les pieds et les orteils. — Déchirement dans toute la jambe, avec pesanteur dans les articulations.—
Faiblesse des jambes, au point de tomber en faisant un faux pas.
— Déchirement brûlant dans le tibia, la nuit. — Boutons aux genoux et aux jambes, qui deviennent confluents et se transforment
en ulcères saignant facilement. — °*Ulcères pruriteux aux jambes.*
— *Sensation brûlante dans les pieds et à la plante des pieds,* avec
excoriation entre les orteils. — °Gonflement des pieds. — °Sueur
aux pieds. — Cors aux pieds. — Engelures aux orteils. — Gonflement de l'articulation du gros orteil, avec battement brûlant, et
douleurs incisives et sourdes, au toucher.

PLATINA.

PLAT. — Platine. — Hahnemann. — *Hist. nat. et prép.* Voy. Pharmac. homœop.
— *Doses usitées :* 6, 30. — *Durée d'action :* 40 à 50 jours dans quelques affections chroniques.
Antidote : Puls. — *On l'emploie comme antidote de :* Plumb.
Comparer avec : Ang. asa. bell. canth. *croc.* fer. hyos. lyc. magn. mang. natr.
nitr-ac. *plumb. puls.* rhus. *sabad. stram.* stront. valer. verb. — C'est surtout
après *bell.,* que le platina est efficace, lorsqu'il se trouve indiqué.

CLINIQUE. — Se laissant guider par l'*ensemble des symptômes,*
on verra les cas où l'on pourra consulter ce médicament contre : —
Affections diverses du sexe féminin, et principalement des femmes
irritables, qui ont les règles abondantes et l'appétit vénérien très-
prononcé; Souffrances par l'abus du plomb; Suites fâcheuses d'une
colère ou d'une mortification; Névralgies et névroses; Catalepsie,
éclampsie et autres affections spasmodiques; Spasmes hystériques;
Manie; Mélancolie; Hystérie; Céphalalgies nerveuses et hystériques;
Névralgie faciale; Odontalgies nerveuses et congestives; Péritonite
puerpérale?; Colique saturnine; Constipation par suite de voyages en
voitures; *Dysménorrhée; Métrorrhagie,* même après l'accouchement,

ou à la suite d'un avortement; Constipation, nymphomanie; Éclampsie, et autres affections des femmes en couche, etc., etc

☞ *Voy. la note*, page 15.

SYMPTOMES GÉNÉRAUX. — *Douleurs compressives, crampoïdes, constrictives* ou *pressives*, comme par la présence d'une cheville, ou bien comme de *coups obtus*. — *Douleurs crampoïdes, tressaillantes et tractives, dans les membres et les articulations.* — Tension dans les membres, comme s'ils étaient entourés de ligatures trop serrées. — Douleurs comme après une contusion, un coup, ou une meurtrissure, surtout *en pressant* sur la partie affectée. — Douleurs faibles à leur début, qui augmentent peu à peu, souvent à intervalles réguliers, et diminuent de la même manière. — °*Sensation de torpeur et d'enroidissement paralytique à diverses parties*, souvent avec tremblement et battement de cœur. — °Accès de roideur spasmodique des membres, sans perte de connaissance, mais avec serrement des mâchoires, perte de la parole, yeux convulsés et mouvements involontaires des commissures des lèvres et des paupières. — Les accès de spasmes se manifestent surtout au point du jour. — *Affections à la suite d'une frayeur, d'une mortification, ou d'une colère.* — *Affections morales et physiques alternant les unes avec les autres;* quand les unes se manifestent, les autres se dissipent, et *vice versa.* — *Faiblesse excessive.* — Inquiétudes fourmillantes, sensation de faiblesse et tremblement dans les membres, surtout *dans le repos et en plein air.* — La plupart des symptômes sont *aggravés dans le repos*, et soulagés par le mouvement. — Les affections qui sont soulagées en plein air sont généralement aggravées vers *le soir*, et dans l'appartemeut.

Peau. — *Rongement* fourmillant, avec *douleur d'excoriation*, et prurit ou *douleur brûlante, picotante* et lancinante, avec besoin de gratter à diverses parties de la peau. — *Ulcères* (aux doigts et aux orteils).

Sommeil. — *Bâillements convulsifs et spasmodiques*, surtout après midi. — Forte envie de dormir, le soir. — Sommeil prolongé, le matin. — Rêves anxieux, de guerre et de sang répandu. — *Rêves lascifs.* — Réveil, la nuit, surtout après minuit, avec pensées anxieuses, tristes et pénibles. — Étourdissement, la nuit, en se réveillant. — La nuit, on est couché sur le dos, les bras passés au-dessus de la tête, les jambes retirées, et l'on éprouve le besoin de les découvrir.

Fièvres. — Frissonnement continuel et horripilation par tout le corps, surtout en plein air.

Moral. — *Tristesse,* surtout *le soir, avec grand besoin de pleurer,* souvent (tous les deux jours), alternant avec gaieté folle et bouffonnerie. — *Pleurs involontaires.* — °Cris au secours, de toutes ses forces. — *Angoisse de cœur excessive, avec peur excessive de la mort, qu'on croit très-prochaine,* accompagnée de tremblement, battement de cœur et gêne de la respiration. — °Peur avec tremblement des mains et des pieds, et désordre des idées, comme si toutes les personnes qui s'approchent étaient des démons. — °Humeur hystérique, avec grand accablement moral, faiblesse nerveuse et surexcitation du système vasculaire. — Disposition à s'effrayer. — Grande irritabilité, avec mauvaise humeur, longtemps encore après qu'on s'est mis en colère. — Indifférence apathique et distraction. — *Orgueil et trop bonne opinion de soi-même, avec dédain pour tous les autres,* même pour ceux qu'on vénère et qu'on aime le plus, surtout dans l'appartement, *moins au grand air et au soleil.* — Distraction et oubli. — °*Perte de connaissance.* — °Divagations. — Erreurs des sens ; il semble que l'on soit très-grand, et qu'au contraire toutes les autres choses ou personnes soient très-petites et très-basses. — °*Envie irrésistible d'une mère, d'assassiner son enfant.*

Tête. — Embarras tensif, comme s'il y avait un étau devant la tête. — Accès passager de vertige, le soir, avec perte de connaissance. — *Maux de tête qui augmentent peu à peu, ou par accès, jusqu'à devenir très-violents, et s'affaiblissent dans la même progression.* — Accès de maux de tête, avec nausées et vomissements. — *Sensation de torpeur dans la tête,* et à l'extérieur, au vertex. — Douleur dans les côtés de la tête, *comme par la présence d'une cheville.* — *Douleurs pressives, crampoïdes,* dans le front et les tempes, surtout à la racine du nez, comme une *compression,* fortement aggravées par le mouvement et en se baissant, °quelquefois avec chaleur et rougeur de la face, inquiétude et pleurs, *ou avec leucorrhée.* — °Fourmillement dans les tempes, comme par des insectes. — °Bourdonnement et bruit dans la tête, comme celui que ferait un moulin. — Sensation de contraction du cuir chevelu, au vertex.

Yeux. — Douleurs dans les yeux après s'être fatigué la vue à regarder un objet. — Tension dans les orbites, avec douleur rongeante d'excoriation aux bords. — *Douleur crampoïde aux bords des orbites.* — Tension compressive dans le globe des yeux. — *Pression dans les yeux* avec sommeil. — Fourmillement dans les angles des yeux. — *Sensation* de chaleur *ou de froid, et cuisson dans les yeux.* — *Tremblement ou frémissement* spasmodique *des paupières.* — °Yeux convulsés. — *Les objets paraissent plus petits qu'ils ne le sont en effet.* — Vue trouble, comme à travers un voile, souvent avec tiraillements indolores autour de l'œil. — Tremblement et scintillement devant la vue.

Oreilles. — *Otalgie avec douleur crampoïde.* — Secousses dans les oreilles. — *Sensation de torpeur* et de froid dans les oreilles, jusque dans les joues et les lèvres. — Fourmillement rongeant dans les oreilles. — **Tonnerre sourd et roulement dans les oreilles,*

Nez. — Douleur crampoïde, avec sensation de torpeur au nez. — — Besoin inutile d'éternuer et fourmillement dans le nez. — **Coryza sec,* souvent d'un seul côté.

Visage. — *Visage pâle,* hâve. — *Chaleur brûlante et rougeur ardente de la face,* avec soif violente et sécheresse de la bouche, surtout le soir. — °Distorsion des muscles de la face. — Sensation de froid, avec fourmillement et **sensation de torpeur* de tout un côté de la face. — *Crampe et pression* tensive *dans les pommettes.* — °Fouillement pulsatif dans les mâchoires, surtout le soir, et pendant le repos, avec pleurs involontaires. — Rongement avec douleur d'excoriation, qui oblige à gratter, aux lèvres et au menton. — Vésicules cuisantes et lancinantes aux lèvres. — Lèvres sèches, gercées. — Réseau veineux rouge bleuâtre, au menton. — Sensation de torpeur ou de froid autour de la bouche et au menton. — °Crampe de la mâchoire.

Dents. — **Odontalgie, avec douleur pulsative et fouillante.* — Traction *crampoïde,* et par accès, dans les dents. — *Crevasses aux gencives.*

Bouche et Gorge. — Douleur brûlante sous la langue. — Sensation sur la langue, *comme si elle était brûlée.* — Sensation, comme si la gorge était à vif, pendant et hors le temps de la déglutition (à vide). — Traction *crampoïde* dans la gorge, *comme un étranglement.* — Sensation d'allongement de la luette. — Grattement et accumulation de mucosités dans la gorge. — *Renâclement de mucosités.*

Appétit. — Goût muqueux, pâteux. — *Goût douceâtre,* sur le bout de la langue. — *Absence de soif.* — Perte de l'appétit, dès la première bouchée. — **Perte complète de l'appétit.* — *Répugnance pour . les aliments par l effet de la tristesse.* — Dégoût de la viande. — Boulimie; on mange avec une vitesse vorace, avec disposition à mépriser toutes choses. — **Après le repas, renvois, pression à l'estomac* et coliques.

Estomac. — Besoin inutile d'expulser des renvois. — Renvois à vide, bruyants. — Sérosités d'une amertume douceâtre et désagréable, qui remontent dans la gorge, et font qu'on s'engoue facilement. — *Nausées* continuelles, avec lassitude, tremblement et anxiété. — **Pression à l'estomac,* surtout *après le repas.* —

Douleur contractive au scrobicule comme si l'on était trop serré.
— Pression aux secousses, ou bien battement, élancements et
pincements au scrobicule. — Sensation brûlante dans le scrobicule, quelquefois aussi depuis la gorge jusque dans le ventre.

Ventre. — *Maux de ventre, avec pression sourde et saccadée.* —
Ballonnement du ventre, avec expulsion difficile et interrompue
des flatuosités. — *Constriction dans le ventre. — Pincements
dans la région ombilicale.* — Élancements dans les côtés du ventre
et la région ombilicale. — Rongement dans le ventre. —
Tractions dans les aines, partant du sacrum.

Selles. — *Constipation,* quelquefois très-opiniâtre. — Besoin fréquent, avec selles peu abondantes, par morceaux, et expulsées
seulement avec de grands efforts. — Selles de la consistance de
la bouillie. — Ténia et ascarides du rectum, pendant et hors le
temps des selles. — *Après la selle, horripilation générale,* ou
sensation de faiblesse dans le ventre. — Fréquemment, *fourmillement pruriant et ténesme à l'anus,* surtout le soir. — Lancinations violentes et obtuses dans le rectum.

Urines et Parties génitales. — Urine rouge, avec nuage blanc,
ou bien se troublant et déposant un sédiment rouge. — Écoulement des urines, lent, mais fréquent. — Douleur brûlante et
rongement au scrotum. — *Exaltation peu naturelle de l'appétit
vénérien,* avec érections fréquentes, surtout la nuit. — *Écoulement de liqueur prostatique. — Coït de trop courte durée et
avec peu de jouissance.

Règles. — *Sensation comme si tout se portait vers les parties génitales,* avec pression dans le bas-ventre. — *Exaltation peu naturelle de l'appétit vénérien, chez la femme, avec sensibilité douloureuse et *fourmillement voluptueux dans les parties génitales
internes et externes. — °Induration de l'utérus.* — Congestion
sanguine à l'utérus. — °*Avortement.* — °*Métrorrhagies,* d'un sang
épais, foncé, avec tractions dans les aines. — *Règles trop hâtives
et trop abondantes,* °quelquefois avec mal à la tête, inquiétude et
pleurs. — *Règles de trop longue durée.* — Avant les règles, tranchées et douleurs comme celles de l'enfantement, dans le bas-
ventre. — *Crampes au début des règles.* — *Pendant les règles,
pression comme si tout se portait vers les parties génitales, qui
sont très-sensibles. — Leucorrhée comme du blanc d'œuf, coulant surtout après avoir uriné et en se levant de son siége.

Poitrine. — °*Aphonie.* — °Toux courte et sèche. — *Haleine courte,
avec oppression constrictive de la poitrine.* — Oppression anxieuse
de la poitrine, avec sensation de chaleur qui remonte de l'épigastre. — °Respiration courte, difficile et anxieuse. — Douleur
de poitrine, comme s'il y avait un fardeau qui pressât dessus,

avec besoin de respirer profondément qui est empêché par une sensation de faiblesse. — °Tension, pression et élancements dans les côtés de la poitrine, qui ne permettent de se coucher ni d'un côté ni de l'autre. — Pression et coups obtus dans la poitrine. — Pression crampoïde dans un côté de la poitrine. — Douleur crampoïde dans la poitrine, commençant faiblement, augmentant jusqu'à une certaine intensité, et diminuant dans la même progression. — Lancinations sourdes, dans les côtés de la poitrine, en inspirant. — *Battement de cœur anxieux.*

Tronc. — *Douleur brisement aux reins et dans le dos, surtout en pressant dessus,* ou bien en se penchant en arrière. — Douleur crampoïde aux reins. — Sensation de torpeur dans le coccyx. — — Roideur de la nuque. — Faiblesse et sensation de torpeur tensive dans la nuque.

Bras. — Pesanteur et *lassitude des bras, avec tiraillement paralytique.* — Pression et douleur crampoïde dans les avant-bras, les mains et les doigts, surtout en tenant solidement un objet. — Rongement pruriant, picotement et sensation brûlante dans les bras, les mains et les doigts. — Sensation de roideur dans les avant-bras. — Battement douloureux dans les doigts. — Distorsion des doigts — Torpeur des doigts. — *Ulcères aux doigts.*

Jambes. — Douleur crampoïde et tension dans les cuisses, les pieds et les orteils — *Faiblesse des cuisses et des genoux, comme si ces parties étaient brisées.* — Secousses et coups dans les jambes. — *Lassitude des jambes. — Agitation et tremblement dans les jambes, avec sensation d'engourdissement et °d'enroidissement. — Lassitude et torpeur dans les pieds, en étant assis. — °Froid aux pieds. — Rongement, excoriation et cuisson aux malléoles, fortement aggravés par le moindre contact. — Battement douloureux dans les orteils. — Gonflement de la partie charnue de l'orteil, avec déchirement et pulsations nocturnes. — — *Ulcères aux orteils.*

PLUMBUM.

PLUMB. — Plomb. — Hartlaub et Trinks. — *Hist. nat. et prép.* Voy. Pharmac. homœop. — *Dose usitée :* 30. — *Durée d'action :* 30 à 40 jours dans des affections chroniques.

Antidotes : Alum. bell. hyos. op. plat. stram. et *electricitas.*

Comparer avec : *Alum. bell. chin.* con. fer. hyos. *natr-m. n-vom. op.* phos. *plat.* puls. rhus. sabad. sep. *stram.* zinc.

CLINIQUE. — Jusqu'ici on n'a encore employé ce médicament que contre quelques espèces de *Constipation*.

SYMPTOMES GÉNÉRAUX. — *Tractions et déchirement dans les membres plus violents la nuit,* se transportant parfois à un autre endroit par l'effet du grattement. — Sensation brûlante à diverses parties du corps. — Violentes *douleurs ostéocopes, fourmillantes et par accès.* — *Crampes et douleurs constrictives dans les organes internes.* — Transissement, roideur, courbure et raccourcissement de quelques membres. — *Paralysies.* — Tremblement convulsif et *tressaillement des membres, convulsions et crampes,* quelquefois suivies de paralysies. — *Attaques d'épilepsie.* — *Évanouissements,* surtout dans une assemblée nombreuse. — Pesanteur et paresse dans les membres. — *Grande faiblesse avec tremblement des membres.* — Après un léger exercice, abattement avec besoin de se coucher, et pulsation dans tout le corps. — Muscles flasques et relâchés. — *Amaigrissement général,* et surtout des parties paralysées, suivi du gonflement de ces parties. — *Gonflements hydropiques,* quelquefois de tout le corps. — Sensibilité au grand air. — Les symptômes se développent lentement et disparaissent quelquefois pendant un certain espace de temps, pour reparaître ensuite.

Peau. — *Couleur* plombée, *bleuâtre ou jaune de la peau.* — Taches d'un brun foncé, sur tout le corps. — Inflammation facile et suppuration de légères blessures. — Douleur brûlante dans les ulcères. — Excoriations. — Décubitus. — Sphacèle.

Sommeil. — *Forte envie de dormir le jour ; on s'endort facilement,* même en parlant. — *Sommeil et somnolence,* quelquefois *avec engourdissement.* — Sommeil tardif. — *Insomnie nocturne,* avec crampes abdominales. — Tressaillements pendant le sommeil. — Affluence de rêves, quelquefois lascifs, avec érections. — Paroles pendant le sommeil.

Fièvre. — Prédominance des *frissons* et du *froid,* surtout *dans les membres* et en plein air. — Sueurs froides ou visqueuses. — Chaleur fugace, anxieuse

Moral. — *Mélancolie taciturne* et abattement. — *Grande angoisse et inquiétude,* avec soupirs. — Ennui et éloignement pour la conversation et le travail. — Découragement. — Dégoût de la vie. — Faiblesse de la mémoire. — Imbécillité. — Démence. — Manie. — Divagations. — Fureur. — *Délires furieux,* parfois avec aspect d'un fou.

Tête. — Tête entreprise, lourde, comme par apathie et mélancolie. — *Étourdissement,* au point de tomber sans connaissance. —

Ivresse. — Vertiges, surtout en se baissant, ou en regardant en l'air. — *Mal de tête, comme par une boule qui*, de la gorge, *monterait dans le cerveau*. — *Pesanteur de la tête*, surtout à l'occiput et au front. — Déchirement dans le front et les tempes. — Maux de tête lancinants. — Congestion à la tête, avec pulsation et chaleur. — Grande sécheresse des cheveux. — *Chute des cheveux*, même des sourcils et des moustaches.

Yeux. — *Douleur pressive et très-sensible, comme si le globe de l'œil était trop volumineux.* — Pesanteur des yeux, pendant le mouvement. — *Paralysie des paupières.* — Contraction dans les yeux et les paupières. — Déchirement dans les paupières, avec sommeil. — Congestion sanguine aux yeux. — Inflammation des yeux et de l'iris. — Agglutination nocturne des yeux. — Gonflement des yeux. — *Couleur jaunâtre de la sclérotique.* — Occlusion spasmodique des paupières. — Yeux convulsés. — Pupilles contractées. — *Vue trouble, comme à travers un brouillard*, qui force à se frotter les yeux. — *Myopie.* — Cécité, comme par amaurose.

Oreilles. — *Déchirement dans les oreilles.* — Térébration et élancements dans les oreilles. — Sensibilité au bruit. — Diminution quelquefois subite de l'ouïe. — Surdité.

Nez. — Nez froid. — Inflammation érysipélateuse du nez. — Vésicules purulentes dans les angles du nez, qui sont rouges. — Odeur fétide du nez. — Perte de l'odorat. — Obturation du nez. — Accumulation de mucosités tenaces dans les narines, et qui ne peuvent être expulsées que par les fosses nasales. — Coryza fluent, avec écoulement de mucosités séreuses.

Visage. — *Face pâle, jaune, hippocratique.* — Air d'un aliéné. — Bouffissure de la face. — Gonflement d'un seul côté de la face. — Peau luisante, huileuse, à l'œil et au toucher. — *Déchirements dans les os des mâchoires*, se dissipant par la friction, ou reparaissant à un autre endroit. — Térébration dans la mâchoire inférieure. — Exfoliation des lèvres. — *Crampes* de la mâchoire. — Gonflement des glandes sous-maxillaires.

Dents. — Douleurs déchirantes, tressaillantes, dans les dents, aggravées par les choses froides. — Dents enduites de mucosités jaunâtres. — Dents qui se noircissent. — *Dents fétides*, cariées, qui s'ébrèchent. — Vacillement et chute des dents. — Grincement des dents. — Gencives pâles, gonflées. — Nodosités douloureuses et dures aux gencives.

Bouche. — *Sécheresse de la bouche.* — Accumulation abondante de *salive douceâtre*, dans la bouche, avec sécheresse du gosier. — Salivation. — Écume dans la bouche. — Mucosités visqueuses dans la bouche, le matin, au réveil. — *Crachement de sang.* —

Aphthes et ulcères fétides dans la bouche. — Inflammation, gonflement et pesanteur de la langue. — Langue brune, sèche, avec rhagades. — *Langue verte, ou chargée d'un enduit jaune.* — *Parole empêchée.*

Gorge. — Mal de gorge, *comme par un gonflement,* ou *par la présence d'un corps étranger dans le gosier.* — *Sensation d'une boule qui remonterait dans la gorge.* — Sensation d'étranglement dans la gorge. — *Paralysie du gosier avec impossibilité d'avaler.* — Traction dans la gorge, en mangeant, comme si l'œsophage allait s'arracher. — Sensation comme si un insecte rampait dans l'œsophage. — Inflammation et induration des amygdales.

Appétit. — *Goût douceâtre* ou amer. — Goût sulfureux, acide, dans le fond de la gorge. — *Forte soif* d'eau froide. — *Absence d'appétit.* — Faim violente, même peu de temps après le repas. — Grand désir de pain et de friture.

Estomac. — Renvois avec goût des aliments. — *Renvois à vide,* quelquefois très-violents et douloureux. — *Renvois douceâtres.* — Hoquet. — *Régurgitation d'eau douceâtre* ou aigre. — Dégoût et *nausées fréquentes,* avec envie de vomir, quelquefois avec vomiturition. — *Vomissements continuels et violents des aliments* ou *de matières verdâtres et noirâtres,* ou jaunâtres, avec douleurs violentes dans l'estomac et le ventre. — Vomissements de bile ou de sang. — *Vomissement de matières fécales,* avec coliques et constipation. — *Douleurs des plus violentes à l'estomac.* — Sensation de pesanteur et *pression dans l'estomac,* quelquefois après le repas. — Pression sourde et anxieuse dans le scrobicule. — *Crampes d'estomac, constrictives.* — Élancements depuis le creux de l'estomac jusque dans le dos. — Tranchées et douleur brûlante dans l'estomac. — Inflammation de l'estomac.

Ventre. — Douleur au foie, avec pression lancinante. — Affections de la rate. — *Douleurs abdominales des plus violentes,* avec rétraction de l'ombilic. — Ballonnement et dureté du ventre. — *Coliques violentes, avec douleur constrictive,* surtout *dans la région ombilicale, avec forte contraction de l'abdomen,* formant quelquefois des grosseurs et des enfoncements, *aggravées par le moindre contact,* et quelquefois portées, la nuit, au degré le plus violent. — Pincements et tranchées dans le ventre. — Élancements autour de l'ombilic. — Sensation dans la partie supérieure et les côtés du ventre, comme si quelque chose s'en arrachait et tombait. — Pulsation dans le ventre. — Sensation brûlante, ou froid dans le ventre. — (Inflammation des intestins.) — *Nodosités dures dans le ventre,* comme par des indurations internes. — Douleur de brisement dans les muscles abdominaux, aggravée par le mouvement et le toucher. — Production et incarcération continuelles de flatuosités, avec *grondement et borborygmes dans le ventre*. — Expulsion abondante de *flatuosités très-fétides et chaudes*, brûlantes. — Dans le rectum, besoin très-pressant d'expulser des vents, sans aucun résultat.

Selles. — *Constipation des plus opiniâtres.* — Envie continuelle et inutile d'aller à la selle. — *Selles difficiles à évacuer, dures, quelquefois en boulettes, comme des crottes de mouton*, et tenaces. — Selles dyssentériques. — *Diarrhées de longue durée*, généralement d'excréments jaunes, ou bien douloureuses, et souvent trèsfétides. — Diarrhées sanguinolentes. — Rétraction douloureuse et *constriction de l'anus*. — Chute du rectum.

Urines. — *Rétention d'urine.* — Émission d'urine difficile et goutte à goutte. — Ténesme de la vessie. — Émission d'urine plus fréquente et plus abondante. — Urine aqueuse, ou rougeâtre, enflammée, trouble et quelquefois épaisse. — Écoulement de sang par l'urèthre.

Parties génitales. — Gonflement et inflammation des parties génitales (de la verge et du scrotum). — Étranglement et *constriction dans les testicules*, avec tressaillement dans le cordon spermatique. — Rétraction des testicules. — Excoriation du scrotum. — *Exaltation excessive de l'appétit vénérien, avec érections et pollutions* fréquentes. — Écoulement de sperme insuffisant, pendant le coït. — (Impuissance?) — Leucorrhée. — Avortement.

Larynx. — *Enrouement et âpreté dans la gorge.* — Aphonie. — *Constriction de la gorge.* — Expectoration abondante de mucosités du larynx, visqueuses, transparentes, ou vert jaunâtre et en globules. — Toux sèche, convulsive. — *Expectoration de pus par la toux.* — *Toux avec expectoration de sang.*

Poitrine. — *Respiration difficile*, anxieuse, oppressée et haletante. — Haleine courte. — *Asthme spasmodique.* — Oppression de poitrine, reparaissant périodiquement. — Accès de suffocation. — Pression à la poitrine, surtout en respirant profondément et en riant. — *Élancements dans la poitrine et les côtés*, quelquefois avec étouffement de la respiration. — Bouillonnement dans la poitrine, avec *angoisse dans la région du cœur*, et palpitations sensibles.

Tronc. — Déchirements et élancements aux reins, dans le dos et entre les omoplates. — Déviation de la colonne vertébrale. — Tension dans la nuque et jusque dans l'oreille, en remuant la tête.

Bras. — Mouvements convulsifs des bras et des mains, avec douleurs dans les articulations. — Traction et *déchirement dans les bras* et les doigts. — Faiblesse et paralysie douloureuse des bras et des mains. — Ganglion sur le dos des mains. — Difficulté de remuer les doigts. — Plaques rouges et gonflées aux doigts.

Jambes. — Traction dans l'articulation coxo-fémorale, en étant couché. — *Sensation douloureuse de paralysie dans les articulations coxo-fémorales, celles des genoux et des pieds*, surtout en montant un escalier. — *Paralysies des cuisses et des pieds.* — Engourdissement des jambes et des pieds. — Déchirement et élancements dans les cuisses et les genoux. — Sensation de torpeur dans les pieds, avec difficulté de s'appuyer dessus. — Crampes dans la plante des pieds. — Gonflement des pieds. — Sueur fétide des pieds. — Distorsion des orteils.

PRUNUS SPINOSA.

PRUN.— Épine noire. — WAHLE. — *Hist. nat. et prép.* Voy. Pharmac. homœop.— *Dose usitée:* 30. — *Durée d'action :* Plusieurs semaines dans quelques cas de maladies chroniques.

CLINIQUE. — On a jusqu'ici fait usage de ce médicament contre : — Anasarque générale; *Ascite;* Diarrhée, etc., etc.

SYMPTOMES GÉNÉRAUX. — Élancements dans les muscles. — Tremblement dans tout le corps. — Inquiétudes dans le corps, avec haleine courte et oppression de poitrine. — Sommeil après le repas. — Sommeil nocturne tardif, et insomnie. — Réveil de trop bonne heure. — Lassitude le matin, comme après un sommeil non réparateur. — Sommeil plein de rêves et de rêvasseries. — Rêves de furoncles et de choses qui sont sales. — Frissonnement, surtout le soir. — Chaleur sèche de tout le corps, surtout aux parties génitales. — Sueur seulement au visage, pendant le sommeil. — Tristesse, indifférence, mauvaise humeur et morosité.

Tête. — Dents. — Pesanteur de la tête et vertiges. — *Pression dans la tête*, principalement au front, à l'occiput et aux tempes. — Violentes douleurs nerveuses dans la tête qui font perdre les idées et les sens. — *La pression de la tête se manifeste le plus souvent du dehors au dedans.* — Mal de tête comme par la chaleur du soleil. — Douleurs dans les yeux, comme si les globes étaient arrachés. — Étreintes dans les oreilles. — Éternument fréquent. — *Douleurs violentes, névralgiques, ou douleurs de luxation aux dents*, ou bien sensation comme si les dents étaient soulevées et arrachées. — Douleurs picotantes aux dents.

Bouche. — Selles. — Élancements et douleurs brûlantes à la langue. — Langue chargée de mucosités blanchâtres. — Goût muqueux, pâteux, ou amer dans la bouche. — *Satiété prompte en mangeant.* — °Nausées continuelles avec dégoût de tous les aliments, et diarrhée. — *Plénitude, ballonnement et oppression dans le creux de l'estomac, avec haleine courte.* — Douleurs pressives dans la région hépatique. — *Violentes coliques spasmodiques,* qui ne permettent de se coucher ni sur le dos ni sur les côtés, ni de marcher, excepté très-lentement; les douleurs diminuent en penchant le thorax en avant. — Coliques pressives à l'épigastre ou dans le côté droit du ventre, même la nuit. — Élancements dans le ventre, qui coupent la respiration. — *Gonflement hydropique du ventre,* ¯avec perte d'appétit, urines rares, selles dures et noueuses. — *Incarcération de flatuosités,* avec coliques spasmodiques et crampes de la vessie. — Élancements dans la région inguinale, et pression comme si une hernie allait s'établir. — Selles difficiles, dures et noueuses. — *Diarrhée,* ¯avec coliques et évacuation abondante de matières fécales. — Douleurs crampoïdes dans le rectum. — Après la selle, écoulement de sang par l'anus.

Urines. — Règles. — *Crampes de la vessie,* même la nuit. — Urines rares et brunes. — Jet d'urine filiforme. — Urines chaudes, corrosives. — Urine jaune clair, avec dépôt blanchâtre et parfois couleur bleu de ciel. — Strangurie. — Rétention d'urine spasmodique. — Ténesme de la vessie. — Violentes douleurs brûlantes dans l'urèthre, en s'efforçant d'uriner. — Douleur d'excoriation dans l'urèthre, surtout au toucher. — Flaccidité de la verge et rétraction du prépuce. — Prurit au scrotum, ainsi que dans la région des ovaires. — Écoulement d'un sang aqueux et pâle par la matrice. — *Règles trop hâtives* et trop abondantes, avec maux de reins. — Flueurs blanches corrosives et qui teignent le linge en jaune.

Larynx et Poitrine. — Grattement et âpreté dans la gorge, avec envie de tousser. — En parlant, douleur dans la poitrine, avec voix faible. — *Toux excitée par un chatouillement au larynx.* — Toux sibilante. — *Respiration oppressive, courte, difficile, anxieuse, haletante.* — Sensation de pesanteur et d'oppression dans la poitrine. — La respiration s'arrête constamment au creux de l'estomac. — Douleurs sous le sternum, et oppression, avec plénitude au scrobicule et ballonnement du ventre.

Tronc et Membres. — Douleur d'ulcération aux reins. — Roideur au dos et aux reins, comme à la suite d'un tour de reins. — Endolorissement des glandes axillaires. — Tension, douleurs de luxation et sensation paralytique dans diverses parties des bras et des mains. — Prurit aux doigts, comme par des engelures. — Douleurs dans les hanches, la nuit, avant minuit. — Douleurs de luxation aux genoux et aux pieds. — Sensation brûlante dans les jambes.

PULSATILLA.

PULS. — Anémone des prés. — HAHNEMANN. — *Hist. nat. et prép.*Voy. Pharmac. homœop. — *Doses usitées :* 12, 30. — *Durée d'action :* 4 à 5 jours dans des cas aigus, et plusieurs semaines dans des affections chroniques.

ANTIDOTES : Cham. coff. ign. n-vom. — *La pulsatille est l'antidote de* : Agar, ambr. arg. bell. cham. chin. col. fer. ign. lyc. merc. plat. ran. sabad. stann. sulf. sulf-ac. tart.

COMPARER AVEC : Agar. ambr. *amm. ant. arn. urs. asa.* aur. *bell.* bry. *cham. chin.* coc. *colch.* con. cupr. *fer. ign.* kal. lach. lep. *lyc. merc. nitr-ac. n-vom. n-mos.* petr. *plat. rhus.* sabad. *sep.* stann. *sulf. sulf-ac. tart. thui.* zinc. C'est surtout après : *Asa. ant. aur. chin. lach. lyc. nitr-ac. rhus. sep. sulf. tart.* et *thui.*, que la pulsatille est efficace, lorsqu'elle se trouve indiquée. Après la pulsaille conviennent quelquefois : *Asa. bry. nitr-ac. sep. thui.*

CLINIQUE. — Se laissant guider par l'*ensemble des symptômes,* on verra les cas où l'on pourra *consulter* ce médicament contre : — Affections principalement *du sexe féminin,* ou des personnes d'un *caractère doux, portées à la plaisanterie et à des rires ou à des pleurs faciles,* avec *une physionomie douce,* un tempérament flegmatique, inclinant vers la mélancolie, constitution lymphatique, avec *teint pâle,* yeux bleus et cheveux blonds, éphélides, disposition à des rhumes de cerveau ou à d'autres écoulements muqueux, etc.; *Suites fâcheuses de l'abus des eaux sulfureuses,* du mercure, du quinquina, de la camomille, ou *de la graisse de porc,* ou même du vin; *Souffrances à la suite d'une frayeur* ou d'une affliction, ou *d'un refroidissement dans l'eau* (bains de pieds, pluie, etc., etc.); Affections rhumatismales et arthritiques, avec gonflement; *Arthrite vague;* Rhumatisme articulaire; Affections spasmodiques; Accès d'épilepsie et d'évanouissement, à la suite de la suppression des règles; Congestions passives, avec enflure des veines; Varices; Anévrismes; *Écoulement muqueux;* Affections scrofuleuses et rachitiques?; Atrophie des enfants; Ictère; *Chlorose;* Inflammations érysipélateuses; Zona?; Éruptions urticaires?; *Morbilles,* et suites fâcheuses de la répercussion de cette maladie; Varicelles conoïdes?; *Éruptions causées par la graisse de porc;* Engelures; Rhagades?; *Suppurations;* Ulcères enflammés, ou putrides; Suites de contusions, de chutes, de coups; Fièvre comateuse; Fièvres inflammatoires, avec affections gastriques, muqueuses, ou bilieuses; Fièvre typhoïde; *Fièvres intermittentes,* même après l'abus du quinquina ou du sulfate de quinine; Fièvre hectique; Manie, mélancolie, hystéries et autres *affections morales, par suite de la suppression des règles;* Congestion cérébrale; Apoplexie?; *Céphalalgies,* même par suite de l'abus du mercure, ou d'une indigestion; *Migraine; Ophthalmies et blépharophthalmies, avec sécrétion muqueuse abondante;* Ophthalmies par suite de la suppression d'une gonorrhée; Orgelet?; Cataracte?; Obscurcissement de la cornée?; Fistule lacrymale?; Amblyopie amaurotique (avec hémératopie?); *Otalgie inflammatoire; Otorrhée purulente; Dureté de l'ouïe,* même par suite d'un froid, ou après la répercussion des morbilles; Ozène?; *Hémorrhagie nasale,* Coryza aigu ou chronique; *Dispositions à s'enrhumer facilement; Odontalgie rhumatismale; Angines catarrhales, Affections gastricomuqueuses,* ou *bilieuses,* avec vomissement ou diarrhée; *Indigestions par l'abus de la graisse de porc ou des pâtisseries grasses;* Refroidissement de l'estomac par des glaces, des fruits, des acides, etc.; *Dyspepsie, avec vomissement des aliments,* même pour avoir fait abus de vin; Hématémèse; *Gastralgie;* Gastrite?; Affections hépatiques chroniques; Ictère; Coliques spasmodiques ou venteuses; Entérite?; Péritonite?; *Diarrhées muqueuses,* bilieuses; Dyssenterie; Suites fâcheuses de la suppression du flux hémorrhoïdal; Ischurie, dysurie et strangurie; Incontinence d'urine chez les enfants (pissement au lit); *Catarrhe de la vessie;* Gonorrhée et suites fâcheuses de la suppression de cette maladie; Hydrocèle, et *gonflement inflammatoire des testicules,* même par suite d'une suppression ou d'une contusion; Prostatite; Priapisme; Pollutions fréquentes par suite d'onanisme; *Dysménie, aménorrhée* et *dysménorrhée,* et *beaucoup de souffrances par suite de la suppression des règles* ou *de l'irrégularité du flux menstruel,* principalement *dans l'âge de la puberté* ou du retour; Métrite?; Métrorrhagies, principalement dans l'âge critique; *Flueurs blanches;* Affections morales, odontalgies, souffrances gastriques, coliques, spasmes hystériques, dysurie et *beaucoup d'autres souffrances de femmes enceintes* ou en couche; Douleurs d'enfantement spasmodiques, tranchées trop prolongées et trop violentes; Manque de douleurs d'enfantement; Adhérence du placenta; Suppression des lochies?; Péritonite puerpérale; Agalactie; Souffrances par suite du sevrage; Excoriations des enfants qui ont fait abus de la camomille; Ophthalmies des nouveau-nés?; Affections catarrhales avec toux humide; Grippe; Coqueluche?; Hémoptysie; *Affections asthmatiques;* Pneumonie?; Souffrances phthisiques?; *Affections organiques du cœur;* Cardite?; Déviation rachitique de la colonne vertébrale; *Gonflement inflammatoire* ou œdémateux *des jambes et des pieds;* Psoïte?; Sciatique?; Coxalgie.

☞ *Voy. la note,* page 15.

SYMPTOMES GÉNÉRAUX. — *Douleurs tractives et tressail-lantes*, dans les muscles, aggravées *la nuit*, ou *le soir au lit*, ainsi qu'à la chaleur de la chambre, soulagées au grand air, °et accompagnées souvent de torpeur avec faiblesse paralytique, ou de gonflement dur des parties affectées. — °Élancements et sensation de froid dans les parties affectées, au changement de temps. — *Tension dans quelques membres, comme si les tendons étaient trop courts. — *Douleurs erratiques, qui passent rapide-ment d'un endroit à l'autre*, souvent avec *gonflement et rougeur dans les articulations*. — Soubresaut des tendons. — *Accès de douleurs, avec frissons, gêne de la respiration, pâleur du visage*, et tremblement des jambes. — *Plus les douleurs sont violentes, plus les frissons sont forts. — *Douleurs de meurtrissure ou d'ul-cération sous-cutanée*, en touchant les parties affectées. — *Dou-leurs et souffrances semi-latérales. — Aggravation et renouvelle-ment des souffrances dans la position assise*, après des exercices prolongés ; ou *en se levant*, après être resté longtemps assis, ainsi que *dans le repos*, et principalement en *étant couché sur le côté*, ou sur le dos. — Les souffrances qui ont apparu en étant couché sur le dos *s'améliorent en se couchant sur le côté*, ou en se re-dressant, et *vice versa*. — Le mouvement, la marche, la pression, la chaleur extérieure et le grand air *améliorent* également beau-coup de souffrances, tandis que quelquefois d'autres *s'aggravent* sous ces mêmes conditions. — C'est ordinairement *le soir*, ou *la nuit, avant minuit*, quelquefois aussi *le matin* et après le repas, que l'on est le plus souffrant. — *Aggravation des souffrances, tous les deux jours, le soir*. — Agitation et malaise dans tout le corps avec impossibilité de dormir ou de se reposer, et besoin continuel d'étendre les membres. — Pulsations fréquentes et pénibles par tout le corps, plus fortes pendant le mouvement. — *Grande disposition des membres à s'endormir*. — Tremblement fréquent des membres, avec anxiété. — Paresse et *lourdeur des membres*, avec *faiblesse paralytique*, sensibilité douloureuse des articulations et marche vacillante. — Fatigue matutinale, qui augmente dans la position couchée. — °Accès d'évanouissement, avec pâleur mortelle du visage. — °Convulsions épileptiques, avec mouvements violents des membres, et suivies de faiblesse, de rapports et d'envie de vomir (après la suppression des règles). — Grande sensibilité et répugnance pour le grand air. — Grand besoin de rester couché ou assis. — *Douleur de meurtrissure dans les os des extrémités. — Amaigrissement.*

Peau. — *Prurit* le plus souvent *brûlant ou picotant* (comme par des piqûres de fourmis), principalement *le soir* et la nuit, à la chaleur du lit, aggravé en se grattant. — *Taches rouges comme* *des morbilles,* ou de**s** urticaires. — Rougeur fréquente, même des parties froides. — 'Éruptions semblables aux varicelles conoïdes, avec prurit violent, au lit. — *Engelures, avec gonflement rouge bleuâtre, chaleur et douleur brûlante ou pulsative. — °Érysipèle flegmoneux, avec dureté, chaleur brûlante et douleur lancinante en touchant ou en remuant la partie malade. — Furoncles. — Rougeur luisante, dureté et prurit autour des ulcères, *avec saignement facile et douleurs lancinantes,* brûlantes et rongeantes. — °Ulcères enflammés, ou putrides. — Varices.

Sommeil. — **Somnolence continuelle et sommeil comateux, avec agitation et rêvasscries inquiètes,* le jour ou la nuit. — *Grande envie de dormir, le jour, principalement le soir,* ou après midi. — Sommeil irrégulier, le soir de trop bonne heure, ou le matin trop tard, et quelquefois avec insomnie nocturne. — **Sommeil tardif,* quelquefois pas avant deux heures après minuit, et souvent avec *réveil de bonne heure.* — **Une grande affluence d'idées empêche de dormir le soir et la nuit.* — *Sommeil agité, avec *réveil fréquent* ⁻et. état d'engourdissement en s'éveillant. — Impossibilité de dormir autrement qu'en étant assis, la tête penchée en avant ou de côté. — **Pendant le sommeil, paroles,* délires, mouvements convulsifs de la bouche, des yeux et des membres, ⁻*pleurs, cris* et gémissements, cauchemar, *sursauts avec effroi,* ⁻secousses dans le corps et *tressaillement des membres.* — **La nuit, grande agitation et jactation,* °inquiétude et *angoisse de cœur,* bouillonnement de sang, *chaleur sèche,* prurit, divagations et idées fixes. — *En dormant, coucher sur le dos,* les genoux levés et les bras posés sur la tête ou croisés sur le ventre. — **Rêves fréquents, effroyables, anxieux,* ⁻confus, vifs, dégoûtants, voluptueux, de querelles et d'affaires du jour, de spectres et de morts. — *Bâillements fréquents.*

Fièvre. — **Froid, frissons* et *horripilations,* principalement *le soir,* ou *après midi,* et quelquefois *avec pâleur du visage,* vertiges et étourdissement, *douleur et pesanteur à la tête,* ⁻*anxiété et oppression de poitrine,* °vomissement muqueux, ⁻besoin de se coucher, et chaleur passagère. — Froid et frissons partiels, principalement au dos, aux bras, aux jambes, aux mains et aux pieds, souvent avec chaleur de la tête ou du visage et rougeur des joues. — *Froid semi-latéral,* avec torpeur du côté affecté. — **Chaleur sèche,* principalement *la nuit, le soir au lit,* ou le matin, et souvent *avec accès d'angoisse, mal à la tête,* face rouge et bouffie, ou *sueur au visage, frissons en se découvrant,* brûlement aux mains avec gonflement des veines, lamentations, soupirs et gémissements, sommeil profond ou agité, respiration anxieuse et précipitée, accès d'évanouissement avec obscurcissement des yeux, envie de vomir et selles diarrhéiques. — *Chaleur partielle*, principalement *au visage avec rougeur des joues*, aux mains, aux pieds, etc., et souvent *seulement d'un côté*, avec froid ou frissons aux mêmes parties de l'autre côté. — *Accès fébriles*, composés de *chaleur qui est précédée de frissons avec adipsie* et mêlée ou *suivie de sueurs;* type quotidien, tierce, ou quarte; *exacerbation le soir,* ou *après midi;* rémission le matin, et, dans l'apyrexie, *mal à la tête, oppression douloureuse de la poitrine, toux humide, amertume de la bouche,* constipation ou diarrhée. — °Symptômes fébriles, avec perte de connaissance, délires, pleurs et désespoir, ou avec symptômes gastrico-muqueux ou bilieux, ou avec sommeil comateux. — Répugnance pour la chaleur extérieure. — *Pouls accéléré et petit, ⁻ou plein et lent, ou faible et presque supprimé. — *Sueurs principalement la nuit,* ou *vers le matin;* sueurs abondantes et fétides; ⁻*sueurs semi-latérales,* ou partielles (à la tête et au visage), et sueurs avec crampes aux bras et aux mains, fatigue, sommeil comateux, rêvasseries et °rougeur du visage.

Moral. — *Mélancolie* avec *tristesse, pleurs, grande inquiétude sur ses affaires,* ou sur sa santé, °crainte de la mort, soucis et humeur chagrine. — °Rires et pleurs involontaires. — *Grande angoisse et inquiétude,* le plus souvent *dans la région précordiale,* et quelquefois *avec penchant au suicide,* ⁻battement de cœur, chaleur et besoin de desserrer les vêtements, tremblement des mains et envie de vomir. — *Accès d'anxiété, avec crainte de mourir ou d'être frappé d'apoplexie, avec bourdonnement d'oreilles, frissons et mouvements convulsifs des doigts. — Appréhensions, °anthropophobie, *peur nocturne ou vespertine de revenants,* avec envie de se cacher ou de s'enfuir, méfiance et soupçons. — *Folie taciturne, ⁻avec air morne, froid et égaré, soupirs et souvent position assise, les mains jointes et ne se plaignant de rien. — °Désespoir de la félicité éternelle, avec prières continuelles. — *Découragement, indécision,* horreur des affaires et gêne de la respiration. — Caractère envieux, mécontent et avide, de manière à vouloir prendre tout pour soi — Humeur capricieuse, avec désir tantôt de ceci, tantôt de cela, et refus de ces choses dès qu'on les a obtenues. — *Humeur hypochondriaque et morosité,* principalement le soir, souvent avec *répugnance pour la conversation, grande susceptibilité de caractère,* disposition à se fâcher, cris et pleurs. — *Mauvaise humeur,* quelquefois avec horreur du travail, et *dégoût ou mépris de toutes choses.* — Inadvertance, précipitation et distraction. — En parlant, difficulté à s'exprimer correctement et omission de plusieurs lettres en écrivant. — °État d'étourdissement; on ne sait ni où l'on est, ni ce que l'on fait. —
— Grande affluence d'idées très-mobiles. — *Divagations noc-

turnes; °délires violents et perte de connaissance. — °Visions effrayantes. — Faiblesse de mémoire. — Idées fixes. — °Stupidité.

Tête. — *Fatigue de la tête par des travaux intellectuels.* — *Sensation de vide et d'embarras dans la tête*, comme après des veilles prolongées ou des débauches, et quelquefois avec indifférence. — *Vertiges tournoyants, comme dans l'ivresse*, ou vertiges au point *de tomber*, et chancellement, principalement *le soir* ou le matin, en se redressant, en se levant après avoir été couché, *en étant assis, en se baissant*, en se promenant au grand air, ou après le repas, ainsi qu'en levant les yeux, et souvent avec *grande pesanteur*, et chaleur à la tête, pâleur du visage, envie de vomir, sommeil, obscurcissement des yeux, et °bourdonnement d'oreilles. — °La méditation et la conversation augmentent les vertiges. — °Accès d'étourdissement et perte de connaissance, avec rougeur bleuâtre et bouffissure du visage, perte du mouvement, battements de cœur violents, pouls presque éteint et respiration râlante. — *Douleur de meurtrissure dans le cerveau*, comme dans les fièvres typhoïdes ou par suite d'un enivrement par de l'eau-de-vie. — *Mal de tête, comme dans une indigestion* par des choses grasses. — *Douleur dans la tête, comme si le front devait éclater*, ou *comme si le cerveau était tendu, comprimé*, ou *contracté*. — *Élancements ou douleurs vives*, tractives et *tressaillantes*, ou fourmillement, *pulsation* et térébration dans la tête. — *Bruissement*, bourdonnement ⁻et petillement dans la tête, ⁻ou sensation douloureuse comme si un courant d'air traversait le cerveau. — *Les maux de tête ne sont souvent que *semi-latéraux*, se propageant jusqu'à l'oreille et aux dents, ou ils occupent le front au-dessus des yeux jusque dans les orbites, ou bien ils se font sentir à l'occiput, avec contraction douloureuse dans la nuque. — *Apparition ou aggravation des maux de tête, *le soir après s'être couché*, ou la nuit, ou le matin au lit, ainsi qu'en se baissant, ⁻en remuant les yeux ou la tête, en se promenant au grand air, *et pendant un travail de tête; ⁻la compression les soulage quelquefois. — °Maux de tête avec nausées et vomissement, *ou avec congestion et chaleur à la tête, ⁻ou bien avec horripilation et accès d'évanouissement, *vertiges, obscurcissement des yeux et bourdonnement des oreilles, ⁻photophobie et larmoiement. — Douleur au cuir chevelu en rebroussant les cheveux. — Démangeaison et prurit à la tête. — Pustules purulentes et petites tumeurs, avec douleur d'ulcération au cuir chevelu.

Yeux. — Douleur aux yeux, comme si on les grattait avec un couteau. — Sensation brûlante, *douleur pressive* comme par du sable, ⁻ou *douleur vive ou lancinante dans les yeux*, ou bien térébration et douleur incisive. — Prurit brûlant aux yeux, principalement le soir. — *Inflammation des yeux et des bords des paupières*, avec rougeur de la sclérotique et de la conjonctive, et sécrétion muqueuse abondante. — *Gonflement et rougeur des paupières. — °Trichiase à la paupière. — °Cristallin obscurci, couleur grisâtre. — Orgelets ¯avec inflammation de la sclérotique et douleurs tensives, tractives, en remuant les muscles de la face. — *Sécheresse des yeux et des paupières*, surtout lorsqu'on a sommeil. — *Larmoiement abondant*, principalement au vent, ainsi qu'au grand air, au froid et à la clarté vive du jour. — °Larmes âcres et corrosives. — Abcès près de l'angle de l'œil, comme une fistule lacrymale. — Agglutination nocturne des paupières. — *Pupilles contractées* ou dilatées. — °Regard fixe et stupide. — *Obscurcissement des yeux et perte de la vue*, quelquefois avec pâleur du visage et envie de vomir. — Vue pâle (aspect blême de tous les objets). — °Perte de la vue au crépuscule, avec sensation comme si les yeux étaient couverts d'un bandeau. — *Vue trouble*, comme à travers un brouillard, ou *comme par quelque chose que l'on pourrait enlever par le frottement*, principalement au grand air, le soir, le matin, ou en se réveillant. — Diplopie. — *Cercles lumineux devant les yeux, et diffusion de la lumière des bougies. — Grande sensibilité des yeux à la lumière, qui cause des élancements.

Oreilles. — Douleur dans l'oreille, comme si quelque chose allait en sortir. — *Élancements* avec prurit ou *douleur vive, tressaillante*, et *étreintes dans les oreilles* et aux environs ; °les douleurs viennent quelquefois par accès, envahissent toute la tête, paraissent insupportables et font perdre jusqu'à la raison. — *Gonflement inflammatoire, chaleur et rougeur érysipélateuse de l'oreille et du conduit auditif*, ainsi que des parties externes environnantes. — °Gonflement douloureux des os derrière les oreilles. — °Cérumen dur et noir. — *Écoulement de pus*, de sang, ou d'une humeur jaunâtre, épaisse, par l'oreille. — Gazouillement comme par des oiseaux, murmures pulsatifs, *tintement, *bruissement et bourdonnement dans les oreilles. — *Dureté de l'ouïe*, comme par obturation des oreilles. — Croûtes brûlantes, démangeantes, au tragus (avec gonflement des glandes du cou). — Élancements dans les parotides.

Nez. — Pression et douleur d'abcès à la racine du nez. — *Ulcération des narines et des ailes du nez. — *Écoulement d'un pus fétide et verdâtre ou jaunâtre par le nez. — Mouchement de sang et *hémorrhagie nasale*, quelquefois avec obturation du nez. — *Obturation du nez, coryza sec*, principalement *le soir, et à la chaleur de la chambre.— Coryza avec perte du goût et de l'odorat,

ou *avec écoulement de mucosités épaisses et fétides. — *Chatouillement au nez, ⁻et éternumenl fréquent, principalement le soir et
le matin. — Frissonnement continuel pendant le coryza. — Odeur
continuelle devant le nez, comme d'un vieux rhume, ou comme
d'un mélange de café et de tabac. — Gonflement du nez.

Visage. — *Visage pâle, et quelquefois avec air souffrant. — *Pâleur du visage, alternant avec chaleur et rougeur des joues. —
Sueur à la face et au cuir chevelu ; *horripilation* ou *sueur semi-
latérale* à la face. — °Visage bouffi et rouge bleuâtre. — Mouvements convulsifs et palpitations musculaires au visage. — Tension
et sensation de gonflement du visage, ou sensibilité douloureuse
de la peau, comme si elle était excoriée. — Érysipèle à la face,
avec douleur lancinante et desquamation de la peau. — Nodosités
rouges dans la région des pommettes. — Gonflement, tension et
gerçures aux lèvres, avec exfoliation de la peau. — Douleur vive
et contractive aux mâchoires. — Gonflement des glandes sous-
maxillaires et de celles du cou.

Dents. — *Douleurs vives, lancinantes dans les dents, ou douleurs
tractives, tressaillantes*, comme si le nerf était tendu et relâché
tout d'un coup, ou douleurs pulsatives, fouillantes et rongeantes,
souvent avec *picotement dans les gencives.* — *Les maux de dents
qui affectent les dents saines comme celles qui sont cariées, *ne
sont souvent que semi-latéraux*, et se propagent fréquemment
jusqu'au visage, à la tête, à l'oreille, et à l'œil du côté affecté,
étant *accompagnés quelquefois de pâleur du visage, frissonnement,*
°et dyspnée. — *Aggravation ou apparition des maux de dents,
principalement *le soir* ou *après midi*, ou la nuit, ainsi qu'à *la
chaleur du lit* ou de la chambre; renouvellement en mangeant,
ainsi qu'en prenant quelque chose de chaud et par le contact du
cure-dents; *soulagement par l'eau froide, ou à l'air frais.* —
Quelquefois, les maux de dents s'aggravent aussi par l'eau froide,
ainsi que par l'air frais ou le vent; mais ces cas sont plus rares. —
Sensation brûlante ou de gonflement, douleur d'excoriation et
pulsation aux gencives. — Vacillement des dents.

Bouche. — *Sécheresse de la bouche, ⁻le matin. — Mauvaise
odeur, et même *fétidité putride de la bouche*, principalement *le
matin*, ou la nuit et le soir au lit. — *Écoulement d'une salive
douceâtre et aqueuse par la bouche*, quelquefois avec envie de vomir. — Sensation comme si la langue était trop large. — Insensibilité de la langue, comme si elle était brûlée. — *Langue chargée
d'un enduit épais*, de couleur grisâtre, *blanchâtre*, ou jaunâtre. —
Accumulation de mucosités tenaces dans la bouche et sur la langue; ces parties sont comme revêtues d'une peau blanche. —
°Gerçures ⁻et vésicules douloureuses à la langue. — Sensation

comme si le palais était gonflé ou couvert de mucosités tenaces.

Gorge. — *Douleur d'excoriation dans la gorge, comme si tout y était à vif,* avec grattement, sensation brûlante et cuisson. — *Rougeur à la gorge, des tonsilles et de la luette, avec *sensation comme si ces parties étaient gonflées*, principalement en avalant. — Déglutition difficile, comme par paralysie ou par rétrécissement de la gorge. — *Élancements* dans la gorge, avec pression et tension en avalant à vide. — °Inflammation de la gorge avec enflure variqueuse des veines. — *Sécheresse dans la gorge, ou *accumulation d'un mucus tenace qui revêt les parties affectées.* — *Les maux de gorge s'aggravent ordinairement *le soir* ou après midi.

Appétit. — *Goût de la bouche fade, muqueux, putride,* ¯empyreumatique, terreux, ou comme du pus. — *Goût douceâtre,* acide ou amer, *de la bouche et des aliments,* principalement de la viande, du pain, du beurre, de la bière et du lait, substances qui souvent aussi paraissent insipides ou causent du dégoût. — *Amertume ou aigreur de la bouche, immédiatement après avoir mangé,* ainsi que le matin et le soir. — Goût amer du vin, et goût putride de la viande. — Les aliments paraissent ou trop salés ou insipides. — *Manque d'appétit et dégoût des aliments.* — Faim et désir de manger, sans que l'on sache quoi. — Faim canine, avec douleur rongeante à l'estomac. — *Adipsie complète,* ou *soif excessive* avec humidité de la langue, et *désir de la bière,* ou de boissons spiritueuses, piquantes et acides. — *Sensation d'un dérangement d'estomac, semblable à celui que causeraient la viande de porc ou des pâtisseries grasses.* — Dégoût et répugnance pour la fumée du tabac. — *Après avoir mangé, nausées* et rapports, régurgitation et *vomissement,* ballonnement et *pression dans le creux de l'estomac,* coliques, et flatuosités, mal à la tête, gêne de la respiration, °mauvaise humeur et mélancolie, ou rires et peurs involontaires, et ¯beaucoup *d'autres souffrances.* — °C'est surtout le pain qui pèse sur l'estomac.

Estomac. — *Rapports fréquents,* quelquefois avortés, ou *avec goût des aliments,* ou acides, *ou amers,* et principalement *après le repas.* — Régurgitation des aliments. — Écoulement d'eau de l'estomac, comme des pituites. — *Hoquet fréquent,* principalement en fumant du tabac, après avoir bu, ou la nuit, °et quelquefois avec accès d'étouffement. — *Nausées et envie de vomir insupportables,* quelquefois *jusqu'à la gorge et dans la bouche,* avec sensation pénible comme si un ver remontait dans l'œsophage. — Accès de contraction et d'étranglement dans l'œsophage. — *Vomissements,* quelquefois violents, *de matières verdâtres, muqueuses,* ou *bilieuses et amères,* ou acides. — *Vomissement *des aliments.* — Vomissement de sang. — *Les nausées et les vomissements ont principalement lieu *le soir* ou *la nuit*, ou *après avoir bu ou mangé*, ainsi que pendant le repas, et souvent ils se manifestent *avec frissonnement, pâleur du visage, coliques*, douleurs aux oreilles ou au dos, sensation brûlante dans la gorge et borborygmes. — *Sensibilité douloureuse de la région stomacale* à la moindre pression. — *Douleurs pressives, crampoïdes, contractives et compressives, dans l'estomac et la région précordiale*, principalement *après le repas*, ou *le soir*, ou le matin, et souvent *avec vomissement* ou nausées, et gêne de la respiration. — Fourmillement, *ou pulsations dans le creux de l'estomac*, ou élancements en faisant un faux pas. — °Douleur à l'épigastre qui s'aggrave fortement en étant assis (pendant la grossesse).

Ventre. — Tension tractive dans les hypochondres, ou élancements pulsatifs, comme dans un abcès. — Ballonnement dur du ventre, principalement à l'épigastre, avec tension et sensation de plénitude. — *Douleurs crampoïdes et compressives*, quelquefois au fond de l'hypogastre, avec pression sur le rectum, ou *tranchées*, principalement autour du nombril, ou douleurs vives et lancinantes dans le ventre. — *Les coliques sont souvent accompagnées de vomissement ou de diarrhées; elles se manifestent le plus souvent *le soir*, ou *après avoir bu ou mangé*, et quelquefois le serrement du ventre ou le repos les soulagent, tandis que le mouvement les aggrave. — Gonflement annulaire autour du nombril, douloureux en marchant. — Rétraction et endolorissement du ventre, avec *grande sensibilité des téguments du ventre*, qui paraissent gonflés, avec *douleur de meurtrissure* en y touchant, en bâillant, en chantant, en toussant, et à tout mouvement des muscles abdominaux. — *Coliques flatulentes*, principalement *le soir, après le repas*, ou après minuit, ou le matin, avec douleurs pressives, produites par des flatuosités incarcérées, *rumeur, borborygmes* et *grondement* dans le ventre, et sortie de flatuosités fétides. — Pustules purulentes dans les aines.

Selles. — *Constipation et selles difficiles, quelquefois avec pression douloureuse sur le rectum et douleurs au dos. — *Envie fréquente d'aller à la selle*, même la nuit. — Selles involontaires et inaperçues, pendant le sommeil. — *Selles diarrhéiques* même *la nuit*, et quelquefois *avec coliques* et *tranchées*, frissons et horripilations, et douleurs à l'anus. — *Évacuations fréquentes de mucosités blanchâtres, *jaunâtres, sanguinolentes* ou *de matières verdâtres*, hachées, *bilieuses*, ou *aqueuses*, et quelquefois même corrosives. — Avant et après les selles, brûlement, cuisson, et douleur d'excoriation à l'anus et dans le rectum. — *Écoulement de sang par l'anus*, même hors le temps des selles. — *Hémorrhoïdes aveugles* et saignantes, avec prurit, cuisson et douleur d'excoriation. — Sortie des hémorrhoïdes.

Urines. — °Rétention d'urine, avec rougeur et chaleur à la région vésicale, anxiété et douleurs pénibles dans le ventre. — *Ténesme de la vessie, et envie fréquente d'uriner,* avec pression douloureuse sur la vessie, et douleur tractive dans le ventre. — *Émission involontaire de quelques gouttes d'urine,* en toussant, en marchant, étant assis, et en expulsant des flatuosités. — *Pissement au lit.* — *Flux abondant d'urines aqueuses,* avec faiblesse dans les reins, et diarrhées, ou *urines rares, rouges* ou *brunes,* quelquefois avec écume violette. — Urines, avec dépôt rouge, ou couleur de brique ou de violette, ou muqueux, ou gélatineux. — *Urines sanguinolentes,* °avec dépôt purulent, et douleurs dans les reins. — *Écoulement par l'urèthre, comme dans la gonorrhée.* — Rétrécissement de l'urèthre, avec jet d'urine très-mince. — Brûlement pendant et après l'émission d'urine. — Tiraillement et pression dans l'urèthre, le col de la vessie et la vessie. — Pression et constriction dans la vessie, avec endolorissement de la région vésicale. — °Gonflement de la région du col de la vessie, avec endolorissement au toucher, jet d'urine intermittent, et douleur crampoïde jusque dans le bassin et les cuisses, après avoir uriné.

Parties viriles. — *Prurit et démangeaison au prépuce et au scrotum, principalement le matin et le soir. — *Gonflement inflammatoire des testicules et du cordon spermatique* (quelquefois seulement d'un côté), avec *douleurs pressives et tractives jusque dans le ventre* °et les reins, rougeur et chaleur du scrotum, nausées et envie de vomir. — *Gonflement hydropique du scrotum, de couleur blanchâtre. — *Exaltation extraordinaire de l'appétit vénérien, presque comme *priapisme,* avec *érections fréquentes* et *continues,* désir violent du coït, et *pollutions fréquentes.* — Écoulement de liqueur prostatique.

Règles. — *Douleurs crampoïdes dans la matrice,* ou *tension tractive dans l'utérus,* et *douleurs comme celles* de l'enfantement. — °Métrorrhagie. — *Sang des règles noir,* avec caillots et mucosités, ou sang pâle et séreux. — *Règles irrégulières,* trop *tardives* ou trop hâtives, de trop courte ou de trop longue durée, ou *entièrement supprimées, avec coliques, spasmes hystériques abdominaux,* douleurs hépatiques, gastralgie, maux de reins, *nausées et vomissements, frissons et pâleur du visage,* migraine, vertiges, affections morales, ténesmes de l'anus et de la vessie, points de côté et *beaucoup d'autres souffrances,* avant, pendant ou après l'époque. — *Flueurs blanches, épaisses comme de la crème,* ou corrosives et brûlantes, principalement à l'époque des règles (avant, pendant ou après), et quelquefois avec tranchées. — Gonflement des mamelles, avec tension et pression, comme si elles se remplissaient de lait.

Larynx. — *Catarrhe, avec *enrouement*, âpreté, sécheresse, grattement et douleur d'excoriation dans le larynx et la poitrine. — *Accès de constriction du larynx*, principalement *la nuit*, en étant couché horizontalement. — *Toux ébranlante*, principalement *le soir, la nuit*, ou le matin, provoquée par une sensation de sécheresse ou un grattement et un chatouillement dans la gorge, *aggravée en étant couché*, et souvent *accompagnée d'envie de vomir avec vomiturition et vomissement, ou d'étouffement* comme par la vapeur du soufre, avec saignement du nez et respiration râlante. — *Toux avec élancements dans la poitrine ou les côtés, et battements de cœur. — *Toux humide, avec *expectoration de mucosités blanches, tenaces, ou de matières épaisses, jaunâtres*, d'un goût amer ou putride. — *Expectoration d'un sang noir et de caillots par la toux*. — En toussant, élancements à l'épaule droite ou au dos.

Poitrine. — °Respiration accélérée, courte et *superficielle* (pendant la fièvre), ou râlante et anxieuse. — *Gêne de la respiration, haleine courte*, étouffement comme par la vapeur du soufre, et *accès de dyspnée et de suffocation*, avec anxiété. — *Constriction crampoïde de la poitrine ou du larynx*, hoquet violent, toux, mal à la tête, et vertiges; principalement *le soir*, après le repas, ou *la nuit, étant couché horizontalement*. — *Le mouvement, la marche accélérée, le grand air et le froid, aggravent les souffrances asthmatiques. — *Tension crampoïde et constrictive dans la poitrine*, principalement en respirant, et quelquefois avec chaleur intérieure et bouillonnement de sang. — Douleur d'ulcération, ou douleur vive et incisive, dans la poitrine. — *Élancements dans la poitrine et dans les côtés*, principalement la nuit et en étant couché, et quelquefois avec gêne de la respiration profonde, impossibilité d'être couché sur le côté malade, toux courte et accès d'étouffement. — Congestion de sang à la poitrine et au cœur, surtout la nuit. — *Accès fréquents et violents de battements de cœur*, principalement après le dîner, ou après des émotions morales, ou provoqués par la conversation, et souvent *avec angoisse*, obscurcissement de la vue et gêne de la respiration, surtout en étant couché sur le côté gauche. — Anxiété, pesanteur, pression et sensation brûlante au cœur.

Tronc. — *Maux de reins et douleurs dans le dos*, comme après être resté longtemps courbé, ou avec roideur comme par un bandeau. — *Maux de reins, comme ceux de l'enfantement*. — *Élancements dans le dos, aux reins et entre les omoplates. — °Déviation de la colonne vertébrale. — *Douleurs rhumatismales, *tensives et tractives*, *à la nuque et au cou*, quelquefois seulement d'un côté, et souvent avec gonflement des parties et douleurs d'ulcération sous-cutanée au toucher. — Craquement dans les vertèbres du cou et les omoplates, en remuant ces parties. — Boutons pruriants au cou. — Gonflement des glandes du cou.

Bras. — *Douleurs vives, tressaillantes et tractives dans l'articulation scapulaire, ainsi qu'aux bras, aux mains et aux doigts.* — Douleur paralytique à l'articulation scapulaire en levant et en remuant le bras. — *Sensation brûlante au bras, le soir ou la nuit, avec sensation de sécheresse aux doigts.* — °*Pesanteur pressive dans les bras*, avec *sensation de torpeur*, principalement dans les mains. — Sensation de *gonflement, et douleur de luxation aux articulations des coudes*, ¯des mains et des doigts, avec tension et roideur. — Engourdissement facile des doigts, principalement le matin et la nuit. — Vésicules entre les doigts, avec douleurs picotantes. — Douleur de panaris à l'index.

Jambes. — *Douleur de meurtrissure ou d'ulcération dans le psoas.* — Douleur de luxation à l'articulation coxo-fémorale, avec tressaillements douloureux, comme dans une plaie, jusqu'au genou, principalement dans le repos. — *Tiraillement et tension dans les cuisses et les jambes, principalement aux mollets, comme si les tendons étaient trop courts. — Douleur de meurtrissure, avec sensation de faiblesse paralytique dans les os et les muscles des cuisses et des jambes. — *Douleur d'ulcération sous-cutanée, dans les jambes et la-plante des pieds.* — Craquement dans les genoux. — *Gonflement des genoux*, °quelquefois principalement ¯au-dessus de la rotule, et souvent avec chaleur, inflammation, *et *douleurs vives, tractives et lancinantes.* — Faiblesse et fléchissement des genoux, avec marche vacillante. — °*Tiraillement et grande fatigue dans les jambes*, et principalement *dans les genoux*, avec *tremblement.* — Enflure des veines, et *varices aux jambes.* — Bourdonnement dans les jambes, en restant debout. — *Douleur de meurtrissure dans le tibia.* — Tension et traction dans les mollets. — *Gonflement chaud des jambes*, ou seulement *du dos ou de la plante des pieds*, quelquefois avec douleurs lancinantes au toucher, et pendant le mouvement. — Sensation de torpeur douloureuse dans la plante des pieds et dans le gras des orteils. — *Gonflement œdémateux des pieds, principalement le soir. — Élancements térébrants et douleurs incisives dans les talons. — Élancements dans la plante des pieds et le bout des orteils.

RANUNCULUS BULBOSUS.

RAN. — Renoncule bulbeuse.— Archives de Stapf.— *Hist. nat. et prép.* Voy. Pharmac. homœop.— *Doses usitées :* 6, 9.—*Durée d'action :* plusieurs semaines dans des affections chroniques.

Antidotes : Bry. camph. puls. rhus. — Les *boissons alcooliques* en aggravent les effets ; il en est de même de *staph.*, de *sulf.* et du *vinaigre.*

Comparer avec : *Bry.* carb-v. n-vom. *puls.* ran-sc. *rhus.* sassap. sabad. sep. staph.

SYMPTOMES GÉNÉRAUX. — *Douleurs de brisement, élancements* ou douleurs déchirantes, *rhumatismales et arthritiques* dans les membres et les muscles. — Tressaillement des muscles. — Secousses dans tout le corps. — Attaques d'épilepsie. — (Indurations. — Affections ictériques.) — *Douleurs provoquées par le contact, le mouvement, l'extension ou le changement de position,* surtout au tronc et dans les membres. — *Beaucoup de symptômes paraissent aussi au changement de température,* par exemple lorsqu'on passe du froid à la chaleur, et *vice versa,* comme aussi *le matin et le soir,* et après le repas. — Lassitude et brisement dans tous les membres. — Tremblement des membres après un accès de colère, même des plus légers. — Faiblesse subite comme si on allait perdre connaissance.

Peau. — Prurit fréquent et fort à diverses parties de la peau. — Lancinations à la peau qui se changent en prurit. — *Éruptions vésiculeuses,* comme des ampoules de brûlure. — *Vésicules bleu foncé,* petites, profondes, transparentes, par groupes rapprochés, avec *prurit brûlant* et croûtes calleuses et dartreuses. — Ulcères rongeants et lisses, avec bords aigus et prurit brûlant et lancinant. — Excroissances calleuses et autres. — *Dartres sur tout le corps.* — °*Éruptions bulbeuses des nouveau-nés.* — °*Gale pustuleuse.*

Sommeil. — Envie de dormir le jour. — *Sommeil tardif et insomnie* nocturne, fréquemment par oppression de poitrine, chaleur et bouillonnement de sang, mais le plus souvent sans cause appréciable. — *Réveil fréquent la nuit, et veille prolongée.* — Réveil de bon matin. — Impossibilité de rester couché sur le côté. — *Rêves anxieux,* de péril (par l'eau), ou vifs et lascifs.

Fièvre. — Accès de fièvre, consistant principalement *en froid, après le repas ou le soir,* avec douleurs abdominales et autres incommodités. — Chaleur dans la tête, avec froid aux mains. — Frissons le soir, avec chaleur de la face.

Moral. — Pusillanimité et inquiétude, surtout le soir. — Peur de revenants, le soir. — *Irritabilité colérique et humeur querelleuse,* surtout dans la matinée. — Oppression avec pleurs abondants. — Perte des idées. — Difficulté de la méditation. — *Esprit obtus.*

Tête. — Faiblesse, étourdissement et embarras de la tête. — *Vertige* tournoyant, *au point de faire tomber,* en passant de la chambre au grand air. — Mal de tête avec anxiété et faiblesse, pendant le repas. — Mal de tête semi-latéral, au-dessus de l'œil, avec abattement et envie de pleurer. — Compression et pression expansive dans le sinciput et le vertex. — *Sensation de bouffissure de toute la tête.* — Déchirement et pression dans les tempes. — Coups dans l'occiput. — *Congestion sanguine dans la tête.* — La plupart des maux de tête apparaissent *en passant d'un endroit chaud au froid, et vice versa.* — Fourmillement douloureux ou élancements brûlants au cuir chevelu.

Yeux et Oreilles. — Prurit aux yeux. — *Pression dans le globe des yeux.* — *Douleur d'excoriation dans les angles des yeux,* cuisante et brûlante. — Inflammation des yeux et larmoiement. — *Élancements dans les oreilles,* surtout le soir. — Sensation crampoïde dans les oreilles et aux oreilles.

Nez. — Fourmillement pénible et douloureux dans le nez. — *Nez rouge, gonflé* et enflammé, avec douleur tensive et croûtes abondantes dans l'intérieur. — Obturation du nez, surtout dans l'appartement, avec douleur d'excoriation. — Écoulement abondant de mucosités visqueuses par le nez.

Visage et Dents. — Chaleur de la face, avec rougeur vive des joues. — Fourmillement à la face, principalement au menton et au nez. — Douleurs crampoïdes et tournoyantes dans la face et les mâchoires. — Crampes dans les lèvres. — Maux de dents, le matin, au réveil. — Douleurs incisives et comme d'arrachement, dans les dents molaires.

Bouche et Gorge. — Accumulation abondante d'eau dans la bouche. — Salivation. — *Salive bla.che,* avec goût métallique. — *Accumulation de mucosités abondantes dans la gorge.* — Sensation spasmodique de quelque chose qui remonterait dans l'œsophage et dans la gorge. — *Douleurs* inflammatoires, *brûlantes dans la gorge et le palais.*

Appétit et Estomac. — Goût fade, douceâtre ou d'une amertume aigre. — Goût amer, empyreumatique, pendant que l'on mange et après avoir mangé des aliments secs. — Soif augmentée, après midi. — Renvois fréquents. — *Hoquet crampoïde.* — *Nausées* fréquentes, après-midi, ou le soir, quelquefois avec maux de tête. — Douleurs d'estomac. — *Pression au scrobicule.* — Douleur d'excoriation et *sensation brûlante au creux de l'estomac,* comme aussi à l'orifice de l'estomac, surtout au toucher. — (Inflammation de l'estomac.)

Ventre. — *Douleur de brisement dans les hypochondres*, quelquefois au toucher. — Douleur d'excoriation dans l'hypochondre gauche, principalement en remuant le tronc. — *Lancinations dans la région hépatique.* — Pulsations dans l'hypochondre gauche. — Douleurs sourdes dans le ventre, avec sensibilité des intestins pendant la marche. — *Douleurs abdominales pinçantes*, avec mouvements de rotation, et sensation, à la pression extérieure, comme si tout était meurtri et ulcéré dans le ventre. — *Douleur d'excoriation brûlante dans le ventre*, comme dans une inflammation lente. — Expulsion fréquente de vents très-fétides.

Selles. — Règles. — Selles tardives et dures. — *Selles fréquentes et abondantes.* — Dysurie. — Ulcères de la vessie. — *Leucorrhée âcre et rongeante.*

Poitrine. — *Respiration courte et gênée, avec oppression de poitrine*, comme après une mortification ou un chagrin, avec *besoin de respirer profondément et de pleurer abondamment.* — Pression à la poitrine. — *Douleur rhumatismale à la poitrine, ou comme d'ulcération sous-cutanée.* — Pression brûlante à la poitrine. — *Lancinations dans la poitrine et le côté* droit *de la poitrine*, souvent profondément jusque vers le foie. — Sensibilité douloureuse de l'extérieur des parties de la poitrine et de l'épigastre. — *Sensibilité douloureuse de toutes les parties externes de la poitrine*, des muscles intercostaux, de la plèvre, etc., se manifestant ou s'aggravant surtout par le *mouvement, le contact et en étendant le corps.* — Douleur dans la poitrine, comme par adhérence de la plèvre.

Tronc et Membres. — Douleur de brisement rhumatismal dans tout le tronc et entre les omoplates. — Douleurs crampoïdes, déchirantes, lancinantes et tressaillantes dans les bras. — Froid aux mains. — Prurit aux mains et aux doigts. — *Dartres à la paume des mains.* — Fourmillement dans les doigts. — *Dartres, ampoules et ulcères aux doigts.* — *Douleurs tractives le long des cuisses.* — Douleurs crampoïdes, térébrantes, et prurit dans le milieu des cuisses. — Craquement dans l'articulation du genou. — Douleur de roideur dans les articulations des pieds. — Crampes au cou-de-pied. — Lancinations pulsatives dans les talons. — Douleur d'excoriation et de lancinations dans les orteils.

RANUNCULUS SCELERATUS.

RAN-SC. — Renoncule scélérate. — Archives de Stapf. — *Hist. nat. et prép.* Voy. Pharmac. homœop. — *Doses usitées :* 6? 30? — *Durée d'action :* 6 à 7 semaines dans des affections chroniques.

Antidote : Camph.
Comparer avec : Puls. *ran.* sil. veratr.

SYMPTOMES GÉNÉRAUX. — (*Affections arthritiques.*) — *Douleurs térébrantes, rongeantes, lancinantes, fourmillantes,* et qui se manifestent ou s'aggravent *vers le soir.* — Douleurs pressives et tractives. — Affections périodiques. — Tressaillements convulsifs. — Évanouissements. — *Éruptions vésiculaires,* avec sécrétion séreuse, âcre, jaunâtre. — Ulcères opiniâtres. — *Insomnie* avec agitation et *jactation après minuit,* quelquefois avec angoisse et chaleur. — *Envie de dormir,* le soir, avec humeur maussade et peu de disposition au travail. — Bâillements fréquents, après midi. — *Sommeil incomplet* après minuit, avec rêves anxieux, effroyables. — Réveil de bonne heure, avec veille prolongée. — *Fièvre après minuit,* chaleur générale et soif ardente, avec pouls plein, souple, accéléré; suivie de sueur générale, surtout au front. — Frissons pendant le repas. — Pouls plus fréquent, avec sensation comme si l'artère radiale était plus mince. — Horripilation le soir, avec soif et pression au front vers le dehors. — Sensation de froid, le matin après le lever, partant de la nuque et descendant le long du dos. — Chaleur le soir, surtout à la figure, et suivie de sueur avec abattement. — *Paresse et inaptitude au travail,* le matin, et le soir. — Tristesse, mélancolie, le soir. — *Forte distraction* et disposition à oublier les choses.

Tête. — Vertige avec perte des idées. — Mal à la tête, comme si elle était serrée dans un étau. — *Pression rongeante,* tractive, crampoïde, sourde, occupant souvent une place très-restreinte du vertex. — Pression compressive et expansive, dans les tempes — Pesanteur et *sensation de plénitude dans la tête, qui semble être gonflée* et plus volumineuse. — Contraction des téguments de la tête. — Cuisson et prurit au cuir chevelu.

Yeux et Oreilles. — Douleur dans les yeux en remuant promptement le globe de l'œil. — *Pression dans le globe des yeux,* fréquemment. — *Cuisson dans les angles des yeux,* de temps en temps. — Yeux convulsés. — Larmoiement. — Blanc des yeux d'un jaune clair, avec veines injectées et agglutination des paupières. — *Otalgie,* avec pression dans la tête et traction dans les dents. — Tractions, élancements et térébration à l'extérieur du conduit auditif.

Face et Dents. — Cuisson et fourmillement dans le nez. — Picotement au bout du nez. — Éternument fréquent. — Mucosités séreuses, abondantes dans le nez. — Face comme recouverte de toiles d'araignée. — *Tractions dans la face, avec sensation de froid.* — Tressaillement dans la face. — *Souvent chaleur fugace à la face.* — Tache rouge à côté de l'aile droite du nez, sur laquelle se forme une petite vésicule avec douleur d'excoriation. — Sensation de tremblement autour des commissures des lèvres, et de la lèvre inférieure. — Maux de dents avec douleurs lancinantes et émoussement des dents. — *Tractions tressaillantes* et lancinantes *dans les dents*. — Gonflement rouge et douloureux et saignement facile des gencives. — Fourmillement dans quelques racines, comme si elles étaient poussées au dehors.

Bouche et Gorge. — Sécheresse de la bouche. — Salivation écumeuse. — *Langue chargée d'un enduit blanc.* — Inflammation de la langue avec sensation brûlante et rougeur. — Desquamation et rhagades à la langue. — Contraction avec étranglement dans la gorge, aggravée en mangeant du pain. — *Sensation brûlante* et *grattement dans la gorge.* — Gonflement des amygdales, avec *lancinations.* — Cuisson et élancements dans le gosier. — Mucosités épaisses dans la gorge, difficiles à détacher par le renâclement. — Besoin fréquent d'avaler à vide.

Estomac. — Goût douceâtre, le matin, avec langue blanche, chargée. — *Sensation de faim*, sans appétit, parfois avec renvois. — Absence d'appétit. — Après le repas, émission de vents, ou selles liquides. — *Renvois avec goût des aliments*, après le repas. — *Renvois à vide*, fréquents, surtout après avoir mangé des beurrées. — Renvois aigres, rances, le soir. — *Nausées*, surtout après minuit, ou le matin, *avec envie de vomir.* — Douleurs d'estomac, des plus violentes, avec inquiétude. — *Sensation de plénitude, de pression* et de tension à l'*épigastre*, aggravée par la pression extérieure, avec exacerbation le matin.— Douleurs constrictives à l'estomac. — Lancinations à l'épigastre. — *Douleur d'excoriation et sensation brûlante à l'épigastre.* — (Inflammation de l'estomac.)

Ventre. — Pression sourde dans la région hépatique, aggravée en respirant profondément.— *Lancinations dans la région hépatique.* — Élancements dans la région de la rate, aggravés en respirant profondément. — Élancements, secousses et pression, dans la région lombaire. — Douleurs abdominales, avec accès d'évanouissement. — *Pression* sourde comme une cheville, ou sensation de tortillement *derrière l'ombilic*, la nuit ou le matin. — Douleurs abdominales crampoïdes. — Pincements et tranchées dans le ventre. — Tressaillements au ventre.

Selles. — Parties génitales. — Selles retardées. — *Envie pressante et fréquente d'aller à la selle, avec selle molle.* — Besoin *fréquent*, sans qu'il sorte autre chose que des vents. — Prurit à l'anus, comme par des hémorrhoïdes, avec sensation comme si l'anus était poussé au dehors. — Suintement à l'anus. —Diarrhée séreuse fétide — *Besoin fréquent d'uriner*, avec émission peu abondante d'urines claires. — Brûlement dans l'urèthre après avoir uriné. — Émission de quelques gouttes après avoir uriné. — Tiraillements dans la verge. — Lancinations dans le gland. — Cuisson au scrotum. — Pollutions.

Poitrine. — Petite toux sèche, rare et sans efforts. — Respiration gênée et profonde. — Soupirs involontaires. — *Douleur de brisement dans la poitrine,* avec sensation de fatigue dans cette partie, surtout le soir. — Pression oppressante à la poitrine. — *Pincements et élancements dans la poitrine et la région du cœur,* quelquefois avec suspension de la respiration, surtout le soir ou la nuit. — Rongement derrière le sternum, qui suspend la respiration. — *Sensibilité douloureuse de l'extérieur de la poitrine,* surtout du sternum. — Battements de cœur plus fréquents. — Pression comme par une cheville dans la région du cœur.

Tronc et Membres. — Douleur de brisement et de paralysie aux reins. — Picotement et fourmillement dans le dos et sur la poitrine. — Excoriation de la peau sous l'aisselle droite. — *Élancements térébrants à l'avant-bras,* et jusque dans les doigts. — Térébration dans les os des mains. — Rongement dans la paume des mains. — Rongement, térébration et tressaillement lancinant dans les os des doigts. — Gonflement des doigts. — *Rongement et térébration* dans toutes les parties des jambes et des pieds, surtout *dans les orteils.* — *Élancements* tressaillants et fourmillement dans les gros orteils. — Lancinations et douleurs brûlantes dans les cors aux pieds.

<h2 style="text-align:center">RAPHANUS SATIVUS.</h2>

RAPHAN. — Rave. — D' NUSSER. — *Hist. nat. et prép.* Voy. Pharmac. homœop. — *Durée d'action :* 1 à 15 jours.
ANTIDOTE?

SYMPTOMES GÉNÉRAUX. — *Grande lassitude et accablement,* quelquefois avec brisement dans tous les membres; l'enfant se couche le jour, parce qu'il se sent malade; amaigrissement visible. — *Peau,* généralement moite; brûlement passager çà et là; odeur de raifort de tout le corps. — *Envie de dormir; somnolence* presque tout le jour, avec paroles grondeuses, en rêve; sommeil agité, avec réveil fréquent, céphalalgie, nausées et pincements dans la région ombilicale; sommeil avec rêvasseries; insomnie depuis 11 heures du soir jusqu'à 2 heures du matin, puis sommeil agité, avec embarras de la tête, froid aux genoux et aux pieds; sommeil seulement jusqu'à 3 heures et avec rêves inquiets; réveil à 3 heures du matin, avec horripilation violente au dos et aux bras; *pendant le sommeil, sueur abondante,* ou bien murmure léger, comme s'il s'entretenait avec ses amis. — *Horripilation, surtout le long du dos, et à la partie postérieure des bras,* surtout après avoir bu de l'eau froide; fréquente, avec chaleur intérieure à la tête et générale à la peau; *après l'horripilation, chaleur intérieure,* ou bien aussi alternation d'horripilation et de chaleur; *froid* le soir au lit, avec faiblesse dans les articulations, surtout celles du coude, et suivi de sueur très-abondante; froid intérieur, avec peau chaude et moite; on se plaint continuellement du froid, tandis que la peau est constamment brûlante au toucher; *sueur* de l'odeur du médicament (de même que l'haleine); sueur abondante pendant le sommeil, surtout vers le matin. — Pouls: petit et un peu dur; un peu fréquent et dur; ralenti. — *Moral : forte angoisse, avec peur de la mort; on la croit si prochaine* que l'on demande les secours de la religion.

Tête — Dents. — *Tête* entreprise, le matin au réveil, avec douleur sourde dans le front; vertige avec trouble de la vue; douleur violente dans le front; *pression dans le front,* quelquefois surtout la nuit, ou avec embarras de la tête; pression au-dessus des yeux, avec vue obscurcie, se dissipant après avoir vomi; pression au-dessus de la racine du nez; élancements au vertex; sueur à la tête, après le lever. — *Yeux* enfoncés; rougeur des yeux; œdème de la paupière inférieure; *pupilles* un peu dilatées; vue plus forte, plus longue, chez un myope. — Dans *l'oreille* gauche, déchirements et élancements qui semblent être dans l'os; élancements dans l'oreille droite; prurit à la conque de l'oreille gauche qui est douloureuse au toucher. — *Nez obstrué.* — Odeur de raifort; *éternument* fréquent, ou tout au moins, besoin fréquent d'éternuer. — *Visage :* rouge, sombre; *défiguré,* avec nez pointu et joues jaunes, ou bien avec yeux creux et teint livide, à tel point qu'on se fait peur à soi-même; pâle avec traits anxieux et qui dénotent une grande faiblesse et beaucoup de souffrances; teint jaune, surtout le matin, après le lever; déchirement dans la pommette droite; *glande* à la *mâchoire inférieure,* dure et gonflée. — *Odontalgie* lancinante, dans les molaires gauches.

Bouche — Vomissements. — *Langue : blanche; *chargée d'un épais enduit blanc;* pâle et rouge bleuâtre, avec sillon profond et points rouge pâle dans le milieu (au début de l'amélioration). — *Dans la gorge, chaleur et brûlement,* quelquefois surtout dans les amygdales et avec élancements; gonflement, rougeur et douleur des amygdales, comme si elles étaient à vif; *mucosités abondantes dans la gorge,* comme dans un catarrhe bronchique;

expectoration abondante de mucosités blanches et très-visqueuses, se détachant du gosier et de l'œsophage, le matin, à la suite d'un sommeil lourd et avec douleur d'excoriation dans la gorge. — *Goût :* de raifort; *insipide; *amer; ⁻très-mauvais; de poivre. — *Anorexie; ⁻répugnance pour les aliments; répugnance pour le tabac à priser (chez un priseur); dans l'anorexie, grand désir de lait bouilli. — *Forte soif, continuelle. — Renvois fréquents d'air venant de l'estomac, avec goût putride. — *Nausée*, comme si on allait s'évanouir, par accès, en sorte que nonobstant une faiblesse extrême, elle est forcée de s'asseoir et ne peut rester couchée; relâchement d'estomac. — *Envie de vomir : *fréquente, quelquefois à tout moment; ⁻avec perte de la vue et de l'ouïe, quelquefois presque à chaque instant; ⁻avec obscurcissement de la vue et de l'ouïe; avec régurgitation d'eau et de mucosités, qui, quelquefois, sont striées de sang; en toussant, avec pression sur la poitrine et régurgitation de mucosités acides et sans couleur. — *Vomissements : ⁻violents des aliments; des aliments et de mucosités blanches, quelquefois avec haut-le-cœur violents, forte pression sur la poitrine et froid; °de mucosités et de bile; ⁻d'abord d'un liquide vert et très-amer, puis d'eau claire; chaque fois avant de vomir, horripilation sur le dos et les bras; °vomissement noir (morbus niger); °vomissements de matières stercorales (Miserere)?.

Estomac — Parties génitales. — °Maux d'estomac qui forcent à manger constamment; forte pression à l'estomac, de même que dans le creux; élancement et picotements dans l'estomac et le creux de l'estomac. — Dans la région hépatique, élancements ou bien aussi pression avec douleur d'excoriation. — Pincements dans le ventre, surtout à la région ombilicale, quelquefois avec élancements et pression à droite de l'ombilic; tranchées violentes et élancements à la région ombilicale, surtout à droite, après le déjeuner; sensation de chaleur dans le ventre, surtout dans la région ombilicale; brûlement au-dessus du nombril; ballonnement et plénitude du ventre, suivis de pincements, comme avant la selle; borborygmes dans le ventre, surtout la nuit, ou bien chaque fois avant de vomir; émission de vents par le haut et le bas, avec odeur du médicament, surtout après avoir bu de l'eau; *aucune émission de vents pendant longtemps, ni par le haut ni par le bas (caractéristique). — Besoin d'aller à la selle, très-fréquent, surtout à midi; *fréquentes selles, liquides et abondantes, quelquefois partant violemment, brun jaunâtre, ou bien brunes et écumeuses (caractéristique); °diarrhées chroniques, vertes, liquides, mêlées de mucosités et de sang; ⁻selles diarrhéiques non digérées. — Urine peu abondante, ou bien aussi *plus *abondante que la boisson ingérée;* ⁻besoin, avec émission peu abondante; il faut attendre longtemps avant que l'urine arrive; urine pâle; jaune sale, avec sédiment comme du levain de bière; °urine trouble; en urinant, ardeur dans l'urèthre. — Dans le *testicule* droit, tiraillements et déchirements, plus tard aussi dans la plante du pied droit.

Larynx, Poitrine, Extrémités. — *Toux,* avec mucosités abondantes dans la gorge, comme dans un catarrhe bronchique. — Haleine de l'odeur du médicament. — *Douleurs à la poitrine :* surtout en mangeant et en toussant, moins en buvant; pressives et lancinantes, depuis le creux de l'estomac jusqu'à la fossette du cou, et quelquefois aussi jusque dans le dos; chaleur extérieure au sein droit; palpitations de cœur rapides et violentes. — *Au dos,* brûlement pruriant; déchirement dans les lombes, en se baissant; picotement dans le creux de l'aisselle gauche. — Tremblement des *membres.* — Au *bras,* élancements dans l'articulation du coude gauche, comme dans l'os; faiblesse, déchirements et picotements, immédiatement au-dessus du poignet droit. — A la *jambe* gauche, sensation de paralysie, en étant couché; froid aux genoux et aux pieds, avec envie de dormir, tête entreprise, douleur sourde dans le front et envie de ⁻vomir; crampe au mollet, la nuit, au lit; déchirements dans le côté du pied droit; élancements et fourmillement à la plante du pied droit; *rougeur et gonflement* du talon droit, avec pincements violents en appuyant le pied et en marchant, plus tard il s'y forme une ampoule pleine d'eau claire et un peu rougeâtre, qui disparaît après le lever.

RHABARBARUM (RHEUM).

RHAB. — Rhubarbe. — HAHNEMANN. — *Hist. nat. et prép.* Voy. Pharmac. homœop.
  Doses usitées : 9, 50. — *Durée d'action :* 2, 3 jours dans des maladies aiguës.
ANTIDOTES : Camph. cham. n-vom.
COMPARER AVEC : *Ars.* bry. carb-v. *cham.* n-vom. puls. rhus. samb. tart.

CLINIQUE. — Jusqu'ici on n'a encore employé ce médicament que contre : — *Diarrhées* des enfants ou des femmes en couche; *Aigreurs, colique, insomnie et cris des enfants.*

SYMPTOMES GÉNÉRAUX. — *Endolorissement des articulations,* pendant le mouvement. — *Douleurs pulsatives.* — Palpitations dans les muscles, surtout autour des articulations. — *Engour-*

dissement des membres sur lesquels on est couché. — Lassitude et *pesanteur dans tout le corps.*

Sommeil. — Sommeil et bâillements. — **Sommeil de nuit agité, avec jactation, cris,* gémissements et ronflement, ou avec tressaillement convulsif des paupières, des muscles de la face et des doigts, surtout *chez les enfants.* — Mains passées au-dessus de la tête, en s'endormant et pendant le sommeil. — Divagations nocturnes, et ambulation dans le lit, bien qu'on ait les yeux fermés. — Après le sommeil, maux de tête, et étourdissement, ou mucosités fétides, odeur et goût putride dans la bouche. — *Rêves anxieux, tristes,* vifs.

Fièvre. — Horripilation, sans froid extérieur. — Frissons et chaleur alternatifs, avec anxiété et répugnance pour toute chose. — Chaleur aux mains et aux pieds, avec visage frais. — *Sueur facilement excitée par le moindre exercice,* surtout au front et au cuir chevelu.

Moral. — Indifférence. — Paresse et éloignement pour la conversation. — Humeur chagrine, avec pleurs. — Désir impétueux de tel ou tel objet. — Engourdissement des sens, comme dans un demi-sommeil. — Divagations.

Tête. — *Obnubilation stupéfiante de la tête,* comme après l'ivresse, avec yeux proéminents. — Vertige à faire tomber de côté, en étant debout. — Mal de tête, comme un étourdissement, avec anxiété. — Maux de tête pressifs, surtout dans le sinciput, les tempes et le vertex. — *Pesanteur de la tête,* avec chaleur et déchirements. — Tension sourde et crampoïde dans la tête. — *Battement dans la tête,* quelquefois remontant du ventre. — Mouvements du cerveau, en se baissant.

Yeux. — Yeux faibles et abattus, avec douleur pressive, surtout en fixant un objet avec persévérance. — Pression et tiraillements dans les paupières. — Cuisson dans les yeux, comme par l'effet de la poussière. — *Battement douloureux dans les yeux.* — Tressaillement convulsif des paupières. — Larmoiement, surtout en plein air. — Pupilles contractées.

Oreilles et Nez. — Otalgie, avec prurit dans l'oreille. — Pression et *battement dans les oreilles.* — Émoussement de l'ouïe, comme par laxité du tympan, avec grondement dans les oreilles. — Traction étourdissante à la racine du nez, et jusqu'au bout du nez, avec fourmillement dans cette partie. — Sensation de chaleur du nez.

Face et Dents. — Tension de la peau du visage. — Froncement et contraction des muscles du front. — Sueur fraîche à la face, surtout à la bouche et au nez. — Tressaillement des commissures des lèvres. — Douleurs fouillantes dans les dents cariées.

— Sensation douloureuse de froid dans les dents. — Sensation de torpeur, et insensibilité de la langue. — Contraction du gosier.

Estomac. — Perte du goût. — *Goût fade, pâteux* ou aigre. — Amertume des aliments. — *Appétence pour diverses choses, qui répugnent cependant à la première bouchée.* — Dégoût pour les aliments gras ou sans saveur. — Répugnance pour le café (non sucré). — Faim, sans appétit. — *Nausées,* comme venant du ventre, avec coliques. — *Plénitude d'estomac,* avec pression comme par surcharge. — Contractions dans l'estomac. — Élancements et *battements dans le creux de l'estomac.*

Ventre. — *Ballonnement du ventre,* avec tension. — Pression dans la région ombilicale. — *Tranchées dans le ventre, qui forcent à se replier sur soi-même,* souvent peu après le repas, aggravées en étant debout. — Incarcération de flatuosités, avec pression et tension à la poitrine. — Palpitation et tressaillement dans les muscles abdominaux.

Selles. — *Envie pressante et fréquente d'aller à la selle, non suivie de résultat,* aggravée par le mouvement et la marche. — **Selles diarrhéiques,* généralement *d'odeur aigre,* liquides, ou de la consistance de la bouillie, *précédées et suivies* de ténesme, avec *pincement constrictif dans le ventre,* et horripilation pendant l'évacuation. — *Diarrhées* grisâtres ou brunes, *mêlées de mucosités.* — °Diarrhée abondante, avec vomissements et grande faiblesse.

Urines. — *Sécrétion plus abondante d'urine.* — Urine rouge ou jaune verdâtre. — Faiblesse de la vessie; l'urine ne peut être évacuée sans effort. — Sensation brûlante dans la vessie. — Urines brûlantes.

Poitrine. — Dyspnée en respirant profondément, comme par un fardeau sur la poitrine. — Lancinations dans la poitrine. — Palpitation des muscles de la poitrine. — Douleurs et lancinations dans les mamelons. — Lait amer et jaune.

Tronc et Membres. — Roideur aux reins et dans les hanches, qui ne permet pas de se tenir droit. — Lancinations dans les bras. — Déchirement dans les bras, les avant-bras et les articulations des doigts. — Tressaillements dans les bras et les mains. — Palpitation musculaires dans les articulations du coude. — Veines gonflées et chaleur aux mains. — Sueur, quelquefois froide, dans la paume des mains. — Tressaillement des doigts. — Grande lassitude dans les cuisses. — Tressaillements dans les muscles des cuisses. — Engourdissement des jambes lorsqu'elles sont croisées. — Palpitations musculaires dans les jarrets, les jambes et les orteils. — Roideur du jarret, avec douleur pendant le mouvement. — Élancement dans les genoux et les jambes.

RHODODENDRON CHRYSANTHUM.

RHOD. — Rosage à fleurs blanches. — *Archives de* STAPF. — *Hist. nat. et prép.* Voy. Pharmac. homœop. — *Doses usitées :* 12, 18, 30. — *Durée d'action :* 4 à 6 semaines dans des affections chroniques.
ANTIDOTES : Camph. clem. rhus.
COMPARER AVEC : *Calc.* canth. *carb-an. carb-v. clem.* lyc. n-vom. *rhus.* sep. sil. sulf.

CLINIQUE. — Jusqu'ici ce médicament n'a encore été employé que contre des *Affections arthritiques*, une espèce d'*Hydrocèle* et une *Induration des testicules*.

SYMPTOMES GÉNÉRAUX. — *Traction rhumatismale et arthritique et déchirements, comme sur le périoste,* dans les membres, provoqués par un temps âpre et *aggravés dans le repos.* — Douleurs de luxation et *tractions fouillantes dans les articulations,* avec rougeur et gonflement. — °*Nodosités arthritiques.* — *Inquiétudes, fourmillement,* faiblesse, et *sensation d'enroidissement paralytique* dans quelques membres. — Grand abattement et courbature après le plus léger exercice. — Gonflements hydropiques. — *Rémittence fréquente des souffrances* et apparition généralement le matin. — **Les souffrances sont provoquées ou aggravées par un froid humide,* ou à l'approche d'*un orage,* comme aussi dans *le repos.*

Sommeil. — Forte *envie de dormir le jour,* avec sensation brûlante dans les yeux. — *Sommeil* profond *avant minuit,* après s'être endormi de bonne heure, le soir. — *Insomnie après minuit.* — *Sommeil du matin troublé par une agitation dans le corps* et des douleurs.

Fièvre. — Frissons, alternant avec chaleur. — *Chaleur augmentée,* surtout dans les mains. — Fièvre le soir, avec chaleur à la tête, froid aux pieds, sensation brûlante dans les yeux et le nez, courbature et absence de soif, suivie de chaleur nocturne et d'insomnie. — Sueur avec prurit et fourmillement à la peau. — Sueur d'odeur aromatique.

Moral. — Humeur sombre, morose. — *Indifférence* excessive, avec crainte de tout travail, de toute occupation. — Oubli excessif. — Perte subite des idées.

Tête. — *Tête entreprise le matin, après le lever,* avec sommeil. —

Ivresse. — Vertige, avec angoisse. — Vertige tournoyant, au lit, comme si la tête allait se renverser en arrière. — *Maux de tête provoqués ou aggravés par le vin* ou par *un froid humide.* — Tension dans le front. — *Pression tractive dans le sinciput et les tempes,* principalement dans les os. — Lancinations dans le sinciput et les côtés de la tête. — Déchirement dans les os de la tête. — Battement dans la tête. — Sensibilité douloureuse de l'extérieur de la tête, comme par ulcération sous-cutanée. — Douleur comme par contusion ou des coups, à l'occiput. — *Prurit* rongeant *au cuir chevelu,* surtout le soir.

Yeux. — Élancements pressifs dans les bords de l'orbite, avec contraction spasmodique des paupières. — Pression dans les yeux venant d'un côté de la face. — *Sensation de sécheresse et brûlement dans les yeux,* de temps à autre, surtout à la clarté vive du jour et en regardant fixement un objet. — Agglutination des paupières. — Tressaillement frémissant des paupières. — Contraction d'une pupille, tandis que l'autre est dilatée. — Trouble de la vue, en lisant et en écrivant.

Oreilles. — *Otalgie, avec déchirements tressaillants.* — Déchirement et térébration dans les oreilles et près des oreilles. — Sensation comme s'il y avait un ver dans l'oreille. — Bourdonnement sourd, continuel, dans les oreilles, augmenté en avalant.

Nez. — *Épistaxis.* — Odorat diminué. — *Obturation semi-latérale du nez,* à la racine, surtout le matin. — Coryza fluent, avec obturation d'*une* narine et perte de l'odorat et du goût. — Sécrétion plus abondante de mucosités nasales, au grand air.

Visage. — Horripilation parcourant le visage. — Lèvres sèches, brûlantes. — Vésicules aux lèvres, avec douleur d'excoriation en mangeant.

Dents. — **Odontalgie, avec déchirement tractif,* dans les dents molaires, *par un froid humide ou un temps d'orage,* aggravée par le contact. — Odontalgie nocturne, avec otalgie. — Prurit aux gencives. — Gonflement et douleur d'excoriation entre les gencives inférieures et la joue. — *°Odontalgie arthritique, aggravée par les boissons froides et chaudes,* améliorée par la chaleur extérieure. — *°Térébration dans une dent,* avec *élancement jusque dans l'oreille,* renouvellement des douleurs *par un vent d'est âpre,* au printemps et en automne, aggravation la nuit.

Bouche et Gorge. — Accumulation abondante de salive dans la bouche, avec sécheresse du gosier, et vésicules cuisantes sous la langue. — Grattement dans la gorge, comme par des mucosités. — Constriction et *sensation brûlante dans la gorge.*

Estomac. — Émoussement du goût. — Les aliments n'ont point de saveur. — Soif augmentée. — *Satiété prompte,* avec bon appétit, suivie de malaise. — *Nausées,* avec envie de vomir, *pression à l'estomac,* et écoulement d'eau par la bouche, comme des pituites, soulagée par des renvois. — *Pression à l'estomac,* la nuit, ou après avoir bu de l'eau froide. — *Pression* contractive *ou scrobicule, avec gêne de la respiration.* — Élancements pressifs dans le creux de l'estomac et les hypochondres.

Ventre. — Douleurs crampoïdes dans les hypochondres. — Tension dans la région de la rate, après s'être baissé. — *Élancements dans la rate,* en marchant vite. — *Ballonnement du ventre,* surtout de la partie supérieure, avec sensation de plénitude qui gêne la respiration, le matin et le soir. — Incarcération douloureuse de flatuosités dans les hypochondres et les reins. — Grondement et borborygmes dans le ventre, avec renvois et expulsion de vents fétides.

Selles. — *Envie pressante d'aller à la selle, avec retard de la selle.* — *Évacuation difficile de la selle,* même lorsqu'elle est molle. — *Selles de la consistance de la bouillie.* — Evacuations muqueuses. — *Diarrhée après avoir mangé des fruits,* ou par un froid humide. — Battement à l'anus. — Traction depuis le rectum jusque dans les parties génitales.

Urines. — Envie plus fréquente d'uriner, avec traction dans la région de la vessie et les aines. — *Urine plus abondante et fétide.*

Parties génitales. — *Sensation d'excoriation entre les parties génitales et les cuisses.* — Battement et élancements sous le gland. — *Traction et douleur de meurtrissure dans les testicules,* et jusque dans le ventre et les cuisses. — *Testicules gonflés* et rétractés. — Prurit, sueur et *racornissement du scrotum.* — °Gonflement transparent du scrotum, comme par hydrocèle. — °*Induration des testicules.* — *Suppression des règles.* — Règles trop hâtives et trop abondantes.

Larynx. — *Catarrhe et enrouement* de la trachée-artère. — *Toux sèche,* ébranlante, avec oppression de poitrine et âpreté de la gorge, surtout la nuit et le matin. — Toux grattante, avec expectoration peu abondante de mucosités.

Poitrine. — *Pression à la poitrine, avec gêne de la respiration.* — *Constriction* oppressive *de la poitrine.* — Ondulation chaude dans la poitrine et au cœur. — *Congestion sanguine à la poitrine.* — Douleur de brisement à l'extérieur de la poitrine.

Tronc. — *Douleurs dans le dos,* aux reins, comme de luxation ou de brisement. — Traction rhumatismale et déchirement dans le dos et les épaules. — *Roideur de la nuque.* — *Tension et traction* rhumatismale, *dans les muscles de la nuque et du cou.*

Bras. — *Douleurs tractives dans les bras,* par un temps âpre. — Sensation comme si le sang ne circulait pas dans les bras. —

Faiblesse, avec fourmillement et pesanteur dans les bras, jusque dans le bout des doigts, pendant le repos. — *Tiraillement et déchirement dans les avant-bras et les mains*, comme dans le périoste, *aggravés pendant le repos.* — Douleur de luxation dans les articulations de la main. — Chaleur des mains augmentée.

Jambes. — Douleur de luxation dans l'articulation coxo-fémorale et celle des genoux. — *Sensation de froid et racornissement de la peau à quelques parties des jambes.* — Sueur aux jambes. — Gonflement des jambes et des pieds. — *Traction et déchirement dans les jambes et les pieds*, comme dans le périoste, surtout dans le repos. — *Froid excessif aux pieds.* — Cors aux pieds, avec douleur lancinante.

RHUS TOXICODENDRON.

RHUS. — Arbre à poison. — Hahnemann. — *Hist. nat. et prép.* Voy. Pharmac. homœop. — *Dose usitée :* 30. — *Durée d'action :* 3 à 6 semaines dans des affections chroniques.

Antidotes : Bry. camph. coff. sulf. — *On l'emploie comme l'antidote de :* Bry. rhod. tart.

Comparer avec : Alum. *amm.* ant. *arn.* *ars.* asa. *bell.* *bry.* calc. *caus.* cham. chin. *clem.* cocc. coff. con. cupr. *dulc.* graph hyos. ipn. iod. kal. lach. laur. led. *lyc.* magn. merc. mur-ac. natr. *nitr-ac.* n-vom. *phos. phos-ac.* plat. *puls. rhod. rut. samb.* sabad. *sep. sil. sulf. veratr.* — C'est surtout après : *Arn. bry. calc-phos. cham. lach. phos. phos-ac. sulf.* que le rhus est efficace, lorsqu'il est indiqué. — Après le rhus, conviennent quelquefois : *Amm. ars. bry. calc. con. phos. phos-ac. puls. sulf.*

CLINIQUE. — Se laissant guider par *l'ensemble des symptômes*, on verra les cas où l'on pourra consulter ce médicament contre : — *Affections, surtout des tendons, des ligaments et des membranes synoviales; Manque de plasticité dans le sang, avec tendance à la cessation de l'activité organique jusqu'à la paralysie;* Affections rhumatismales avec gonflement; Inflammations locales avec affections cérébrales; Affections rachitiques et scrofuleuses; Engorgement et induration des glandes; Convulsions et autres souffrances par suite d'un bain froid; *Paralysies;* Gonflements œdémateux et inflammatoires; Atrophie; Exostoses, carie et autres affections des os?; Dartres humides, ou sèches, ou lichénoïdes; *Pemphigus; Inflammations érysipélateuses; surtout l'érysipèle vésiculeux; Zona, Pétéchies,* Ulcères; Verrues; Scarlatine et morbilles, et affectious à la suite de ces maladies; Prodromes de la petite vérole; *Suites fâcheuses d'un tour de reins, d'une luxation, d'une commotion et d'autres lésions mécaniques, surtout avec souffrances des articulations et des mem-*

branes synoviales, ou avec sugillation et extravasation de sang; *Fièvres intermittentes*, rhumatismales, gastriques et *typhoïdes;* Hypochondrie; Mélancolie; Céphalalgies nerveuses, hystériques et autres; Migraine; *Hydrocéphale aiguë* (deuxième période); *Teigne; Ophthalmies scrofuleuses* (et arthritiques?); *Photophobie scrofuleuse;* Amblyopie amaurotique; *Parotite*, même à la suite de la scarlatine; Hémorrhagie nasale; *Érysipèle à la face, surtout érysipèle vésiculeux; Croûte de lait;* Odontalgie arthritique?; Angines; *Affections gastriques;* Dispepsie, même avec vomissement des aliments; *Rétrécissement de la gorge et de l'œsophage;* Coliques inflammatoires; Entérite; Ictère; Diarrhées et dyssenteries; Incontinence d'urine; Fièvre puerpérale; Tumeur blanche et lochies maladives chez les femmes en couche; *Incommodités par suite de sevrage*, ou par la suppression du lait; *Grippe;* Pneumonie avec symptômes typhoïdes et soif nocturne (après l'usage d'*acon.* et de *bryon.*); Hémoptysie; Maladies de cœur; Maux de reins rhumatismaux ou par suite d'un refroidissement; Coxalgie et luxation spontanée; *Inflammation érysipélateuse des pieds;* Gonflement œdémateux des pieds, même à la suite de dartres répercutées, etc., etc.

☞ *Voir la note*, page 15.

SYMPTOMES GÉNÉRAUX. — *Tractions, tension et déchirements rhumatismaux et arthritiques*, dans les membres, *portés au plus haut degré pendant le repos*, °ainsi que dans la mauvaise saison, *la nuit*, et à la chaleur du lit, souvent avec sensation de torpeur et engourdissement de la partie affectée, après l'avoir remuée. — Crampe et tension à diverses parties, comme par raccourcissement des tendons. — Contraction de quelques membres. — *Élancements tensifs* et roideur *dans les articulations*, aggravés en se levant de son siége et en plein air. — *Roideur* paralytique *dans les membres*, surtout en commençant à remuer la partie après le repos. — *Engourdissement facile des parties sur lesquelles on repose. — *Torpeur de quelques parties, avec fourmillement et insensibilité. — *Fourmillement dans les parties affectées. — *Douleur de luxation facile des membres. — *Paralysies*, quelquefois semi-latérales. — *Gonflements rouges et luisants*, avec douleur lancinante d'excoriation au toucher. — *Douleurs de brisement, ou bien *sensation comme si la chair était détachée des os*, à quelques parties. — Tractions pressives sur le périoste, comme si on *raclait les os*. — Sensation comme si quelque chose était arraché dans les organes internes. — Gonflement et induration des glandes. — Ictère. — Tressaillement des muscles et des membres. — °Mouvements convulsifs et autres souffrances, après avoir pris un bain froid. — Affections semi-latérales. — *Exacerbation et apparition* des douleurs et des symptômes, *pendant le repos*, ou la nuit, comme aussi en entrant dans l'appartement après avoir été au grand air; *amélioration par le mouvement* et la marche. — °Reproduction ou aggravation de beaucoup de souffrances, dans la mauvaise saison. — Surexcitabilité générale du système nerveux, augmentée pour peu qu'on se fâche. — *Tiraillement dans tous les membres en étant couché.* — Tremblement des membres, après la plus légère fatigue. — Marche mal assurée. — *Grande lassitude et faiblesse, avec besoin de se coucher. — Accès d'évanouissement. — *Impossibilité de supporter le grand air*, chaud ou froid; il impressionne douloureusement la peau.

Peau. — Prurit sur tout le corps, principalement aux parties velues. — *Inflammations érysipélateuses.* — *Éruptions urticaires.* — *Éruptions généralement vésiculeuses, croûteuses, avec prurit brûlant*, apparaissant surtout au printemps et en automne. — *Éruptions de petites pustules, sur un fond rouge, comme le zona. — °Ulcères gangréneux, résultant de petits vésicules, avec fièvre violente. — °Pétéchies avec grande faiblesse allant jusqu'à la prostration de toutes les forces. — Pustules noires. — °Éruptions *dartreuses*, quelquefois alternant avec souffrances asthmatiques et selles dyssentériques. — °*Verrues*, principalement aux mains et aux doigts. — Rhagades aux mains. — Panaris. — *Fourmillement* ou élancements, ou bien cuisson brûlante dans les ulcères, surtout la nuit. — Engelures. — Cors aux pieds, avec sensation brûlante et douleur d'excoriation. — *Anasarque générale après la scarlatine.*

Sommeil. — *Bâillements fréquents, violents, crampoïdes.* — Forte *envie de dormir le jour*, et même le matin, au lit. — *Somnolence pleine de rêvasseries pénibles et interrompues. — Insomnie*, surtout *avant minuit*, et généralement causée par une sensation de chaleur, un bouillonnement de sang, et une inquiétude qui ne permettent pas de rester couché. — *Sommeil agité, avec rêves anxieux et effrayants.* — °Coma somnolent, avec ronflement, murmures et carphologie. — Sommeil empêché par des idées tristes. — Réveil causé par amertume et sensation de sécheresse dans la bouche. — Sommeil de nuit, empêché par une pression à l'estomac, *pincements fouillants dans le ventre*, et nausées avec envie de vomir. — Impossibilité de rester couché sur le côté, la nuit. — Sursauts avec effroi et tressaillement du corps, pendant le sommeil. — Sommeil incomplet et agité, avec jactation et affluence d'idées pénibles. — *Rêves vifs des affaires du jour*, avec paroles pendant le sommeil. — Pleurs en dormant. — *Rêves d'incendie.* — Sommeil avec bouche ouverte et respiration courte.

Fièvre. — *Frissons et froid*, généralement le soir, et *accompagnés d'accès de douleurs et autres symptômes accessoires.* — *Frisson grelottant au grand air*, avec forte soif. — Frissons passagers, continuels, comme si on était inondé d'eau froide. — Sensation de froid, pour peu que l'on bouge. — Froid et pâleur du visage, alternant avec chaleur et rougeur. — Frissons et chaleur entremêlés, soit généraux et simultanés (frissons intérieurs, avec chaleur extérieure, et *vice versa*), soit à des parties différentes. — *Fièvre le soir*, d'abord frisson, puis *chaleur et soif* (et sueur), accompagnée ou suivie de tranchées et de diarrhée. — °*Fièvres* tierces ou quotidiennes. — *Fièvre tierce double*, d'abord frisson avec soif, puis chaleur générale, avec frisson au moindre mouvement, enfin sueur. — *Pendant le frisson, douleur dans les membres*, maux de tête, vertige, maux de dents pulsatifs, avec accumulation de salive dans la bouche, et envie de vomir. — Pendant la chaleur nocturne, tiraillements dans tous les membres. — Chaleur fugace, avec sueur partant de la région ombilicale et alternant brusquement avec frissons. — *Pendant ou après la fièvre, tressaillements*, tintement d'oreilles, surdité, coryza sec, insomnie, avec jactation inquiète, jaunisse et éruption urticaire, pression dans le creux de l'estomac, battement de cœur avec anxiété, coliques, diarrhée et autres affections gastriques et soif nocturne. — °*Fièvres malignes, avec délire loquace, douleurs violentes dans tous les membres, faiblesse excessive*, langue sèche ou noire, lèvres sèches, brunâtres ou noirâtres, chaleur et rougeur des joues, *carphologie*, pouls accéléré et petit, coma somnolent avec ronflement et gémissements. — Sueur pendant les douleurs. — Sueur en étant assis, souvent avec tremblement violent. — *Sueur nocturne*, quelquefois avec éruption miliaire et pruriante. — *Sueurs matutinales*, quelquefois d'odeur acide. — Sueur continuelle.

Moral. — *Tristesse anxieuse et angoisse mortelle*, surtout *le soir et la nuit*, avec désir de la solitude *et besoin de pleurer.* — *Agitation* qui ne permet pas de rester assis. — *Angoisse avec crainte de la mort et soupirs.* — Peur d'être empoisonné. — Manie du suicide. — Irritabilité et mauvaise humeur, avec répugnance pour un travail quelconque. — °Abattement moral, avec anthropophobie. — *Inquiétude sur ses enfants, sur ses affaires et sur l'avenir*, avec manque de confiance en soi-même. — Faiblesse de la mémoire et oubli. — Absence d'idées et d'esprit. — Lenteur de la marche des idées et esprit obtus. — Erreurs de l'imagination et visions. — °*Délires.*

Tête. — *Tête entreprise, comme dans l'ivresse.* — Stupeur de la tête. — *Vertige et chancellement, comme si l'on allait tomber.*

— Surtout en se levant du lit. — Vertige le soir, en se couchant, avec crainte de mourir. — Maux de tête, immédiatement après le repas, ou après avoir bu de la bière, comme aussi en remuant les bras. — °Accès de maux de tête, avec besoin de se coucher; toute contrariété et tout exercice en plein air renouvellent les accès. — °Maux de tête périodiques. — *Douleur dans la tête, *comme si le cerveau était meurtri*, surtout le matin, aggravée en remuant et en levant les yeux. — *Pesanteur et plénitude pressive de la tête*, avec sensation *en se baissant*, comme si le cerveau allait éclater. — Sensation de compression ou d'expansion dans la tête. — Tractions et déchirements dans la tête et surtout dans les tempes, principalement le soir et la nuit. — °*Maux de tête lancinants* jour et nuit, jusque dans les oreilles, la racine du nez et les pommettes, avec dents agacées. — Battement et pulsations dans la tête, surtout à l'occiput. — Douleurs, surtout dans les bosses occipitales. — Congestion sanguine à la tête. — Sensation brûlante, surtout dans le front et l'occiput. — *Fourmillemen, douloureux dans la tête*. — Bourdonnement et bruissement dans la tête. — *Ballonnement et sensation de fluctuation dans la tête à chaque pas, comme si le cerveau vacillait*. — Sensibilité douloureuse de l'extérieur de la tête, comme par ulcération sous-cutanée, surtout en rebroussant les cheveux et au toucher. — Contraction du cuir chevelu, comme si on arrachait les cheveux. — Traction et déchirement au cuir chevelu. — *Gonflement de la tête*. — Fourmillement rongeant au cuir chevelu. — °*Dartres sèches au cuir chevelu*. — °*Teigne* périodique réapparaissant tous les ans. — °*Teigne* à croûtes épaisses, *qui détruisent les cheveux, avec pus* verdâtre, *et prurit* violent *la nuit*. — Petites tubérosités molles au cuir chevelu.

Yeux. — *Douleurs dans les yeux, en remuant le globe de l'œil. — Pression et sensation brûlante dans les yeux. — °Yeux fixes, ternes et abattus. — Cuisson dans les yeux et les paupières. — *Inflammation des yeux et des paupières, avec rougeur et agglutination nocturne*. — Larmoiement abondant, avec gonflement œdémateux autour des yeux. — °Photophobie. — Gonflement des paupières. — *Gonflement de l'œil tout entier et des parties environnantes*. — Orgelet aux paupières. — Roideur paralytique des paupières. — Tressaillement et frémissement des yeux et des paupières. — Voile devant les yeux et faiblesse de la vue; tous les objets paraissent pâles. — *Amblyopie après la suppression d'une transpiration habituelle des pieds*, avec sensation d'un voile devant les yeux.

Oreilles. — Otalgie. — Battement douloureux dans l'oreille, la nuit. — Gonflement des oreilles. — °Écoulement de pus sangui-

nolent par les oreilles, avec surdité. — *Gonflement et inflammation des parotides*, avec fièvre.

Nez. — Rougeur du haut du nez, avec *douleur d'excoriation* au
toucher. — Gonflement du nez. — °Sécheresse du nez. — °Écou-
lement de pus verdâtre, fétide, par le nez. — *Épistaxis*, même
la nuit et *en se baissant* ou en renâclant. — Éternuments fréquents, violents, presque crampoïdes. — Écoulements abondants
de mucosités nasales, sans coryza.

Visage. — *Face pâle*, maladive, hâve, avec yeux bordés d'un
cercle bleu et nez effilé. — *Visage défiguré, convulsé. — *Face
rouge avec chaleur brûlante. — *Inflammation érysipélateuse et
gonflement de la face*, avec élancements pressifs et tensifs et fourmillement brûlant. — *Érysipèle vésiculeux*, avec sérosité jaune
dans les vésicules. — °*Éruptions humides et croûtes épaisses au
visage*, avec suintement de sérosités fétides et sanguinolentes. —
*Éruption au visage, comme la couperose. — Éruption dartreuse,
croûteuse, autour de la bouche et du nez, avec tressaillement
pruriant et sensation brûlante. — Desquamation de la peau et au
visage. — Contractions incisives et douleurs crampoïdes brûlantes
dans les joues (avec chaleur et rudesse de ces dernières). —
°Sueur froide au visage. — Éruptions de boutons brûlants autour
des lèvres et du menton. — Douleur crampoïde dans l'articulation des mâchoires, avec craquement au moindre mouvement. —
°*Crampes de la mâchoire*. — Gonflement dur et douloureux des
glandes sous-maxillaires. — *Lèvres sèches, brunâtres.

Dents. — *Odontalgie*, comme par excoriation ou avec *déchirements, élancements, tressaillements*, creusement et *fourmillement*,
fréquemment *la nuit*, ou aggravée en plein air et *soulagée par la
chaleur extérieure*, quelquefois aussi à la suite d'un refroidissement. — Vacillement des dents. — Exhalaison fétide par les
dents cariées. — Douleur d'excoriation brûlante aux gencives,
même la nuit.

Bouche. — *Sécheresse de la bouche, avec forte soif. — *Accumulation abondante de salive dans la bouche. — Il coule de la
bouche, la nuit, une salive jaune*, et quelquefois même sanguinolente. — Accumulation abondante de mucosités visqueuses dans
la bouche, avec crachement fréquent. — *Langue sèche, °rouge
ou brunâtre. — Sensation comme si la langue était recouverte
d'une peau.

Gorge. — Mal de gorge, comme par gonflement intérieur, avec
douleur de meurtrissure, même en parlant, et avec *pression et
élancements pendant la déglutition*. — Sensation dans la gorge,
comme si quelque chose en était arraché. — *Difficulté d'avaler
et douleur en ingérant des aliments solides, comme par rétrécis-*

sement de la gorge et de l'œsophage. — L'eau-de-vie cause une sensation extraordinairement brûlante dans la gorge. — Accumulation abondante de mucosités dans la gorge, avec renâclement fréquent, le matin. — Douleur pulsative au fond du gosier.

Appétit. — *Goût putride,* surtout le matin et après le repas. — Goût fade, pâteux ou âcre, d'une aigreur amère ou métallique. — Goût douceâtre dans la bouche. — *Goût amer des aliments,* surtout *du pain,* qui paraît âpre et sec. — **Absence totale d'appétit, avec répugnance pour tous les aliments,* ⁻surtout *le pain, la viande,* le café et le vin. — Sensation de plénitude et de satiété dans l'estomac, qui ôte tout appétit. — *Après le repas, forte envie de dormir,* pression et *plénitude dans l'estomac* et le ventre, nausées avec envie de vomir, lassitude, vertige et horripilation. — Le pain pèse sur l'estomac. — Douleur et chaleur dans la tête après avoir bu de la bière. — **Soif,* le plus souvent *par une sensation de sécheresse dans la bouche,* même *la nuit,* ou le matin, avec désir principalement d'eau et de lait froid. — Grand désir de friandises.

Estomac. — Renvois avec goût des aliments. — Renvois à vide, après le repas ou après avoir bu. — *Violents renvois avec fourmillement dans l'estomac,* soulagés en étant couché, renouvelés chaque fois qu'on se redresse. — Pituites de l'estomac. — *Nausées et envie de vomir,* principalement après le repas et après avoir bu, comme aussi la nuit ou le matin, après le lever, soulagées en se couchant. — Vomissement immédiatement après avoir mangé. — °*Vomissement fréquent,* dans le choléra, avec *froid général* et *circulation du sang diminuée.* — **Douleurs dans l'estomac, comme s'il contenait des pierres,* surtout après le repas. — **Pression dans l'estomac et le scrobicule,* souvent avec gêne de la respiration. — **Battement* et élancements dans la région épigastrique. — °Serrement, sensation de gonflement et *douleur d'ulcération au creux de l'estomac.* — Sensation de froid dans l'estomac. — Sensation dans le creux de l'estomac, comme si quelque chose en était arraché, surtout en se baissant ou en faisant un faux pas.

Ventre. — **Ballonnement du ventre,* surtout après le repas. — Pesanteur pressive dans le ventre, comme par un fardeau. — *Crampes abdominales* contractives, qui forcent à se tenir courbé. — Contraction dure et visible du ventre à travers l'ombilic. — Tournoiement fouillant dans le ventre, comme par un ver. — Déchirements incisifs, tressaillements et *pincements dans le ventre.* — Sensation brûlante dans le ventre. — Laxité dans le ventre, avec ébranlement intérieur à chaque pas que l'on fait. — °*Coliques violentes,* souvent *la nuit,* ou aggravées par des aliments ou des boissons quelconques, parfois avec selles sanguinolentes. — Sensation dans le ventre, comme si quelque chose en était arraché. — °Rougeur écarlate du bas-ventre. — Téguments du ventre douloureux, comme s'ils étaient ulcérés, surtout le matin en s'étirant. — Pression vers le dehors dans les aines, comme si une hernie allait s'établir. — Flatuosités abondantes, avec grondement, fermentation et mouvements pinçants dans le ventre. — Flatuosités très-fétides.

Selles. — *Constipation, quelquefois alternant avec diarrhées. — Selles dures et tardives. — *Ténesme, quelquefois avec nausées et déchirements ou pincements dans le ventre. — *Selles diarrhéiques sanguinolentes, ⁻séreuses ou muqueuses, écumeuses, gélatineuses, rouges ou striées de blanc et de jaune. — *Diarrhées opiniâtres ou dyssentériques, aussi par suite de l'affection des glandes du mésentère. — Selles complétement blanches. — °Diarrhées nocturnes, avec coliques violentes, mal à la tête et douleurs dans tous les membres. — Selles involontaires, en dormant, la nuit. — Pendant la selle, haleine courte. — Fourmillement et prurit à l'anus et au rectum. — Après une selle molle, sortie des boutons hémorrhoïdaux de l'anus, avec douleur d'excoriation.

Urines. — °Rétention d'urine. — *Envie pressante et fréquente d'uriner, jour et nuit, avec écoulement plus abondant. — °Incontinence d'urine, surtout pendant le repos. — °Émission goutte à goutte d'une urine rouge de sang, avec ténesme. — Émission d'urine diminuée, quoique l'on boive beaucoup. — Urine foncée, se troublant promptement. — Urine d'un blanc trouble. — Urine claire comme de l'eau, avec sédiment blanc de neige. — Enflure de l'urèthre. — Jet d'urine double.

Parties viriles. — Forte éruption aux parties génitales. — Inflammation du gland. — Vésicules suintantes sur le gland. — Gonflement du gland et du prépuce. — Paraphimosis du prépuce. — Tache rouge à l'intérieur du prépuce. — Gonflement et épaississement du scrotum. — Éruption humide au scrotum. — Erections fréquentes la nuit, avec envie d'uriner. — Forte propension à l'éjaculation, le matin.

Règles. — Règles trop hâtives et trop abondantes. — Règles de trop longue durée. — °Écoulement de sang pendant la grossesse. — Douleur d'excoriation et élancements dans le vagin. — Écoulement de sang et de caillots par la matrice, avec douleurs d'enfantement. — Diminution de la sécrétion du lait.

Larynx. — Enrouement et âpreté de la gorge, avec sensation dans la poitrine, comme si elle était à vif. — Sensation de froid dans la gorge, en respirant. — Engouement facile. — Exhalaison brûlante par le larynx. — Sensation de constriction dans la fossetle du cou, après une courte promenade. — *Toux provoquée par un chatouillement dans les voies aériennes*, généralement *courte et sèche*, avec angoisse et haleine courte, et principalement *le soir avant minuit*. — Toux, avec vomissement des aliments, surtout le soir, et en étant couché sur le dos. — *Toux le matin, après le réveil*. — Toux courte, avec amertume de la bouche, le soir, après s'être couché, et le matin après le réveil. — Toux avec douleur d'estomac ou avec ébranlement dans la poitrine et la tête. — °*Toux avec expectoration d'un sang* rouge vif, et sensation de fadeur dans la poitrine. — *Toux de grippe, la nuit en se réveillant*, avec *expectoration blanchâtre, difficile, le matin*, grande faiblesse, forte angoisse, respiration profonde, inquiétudes corporelles avec besoin constant de changer de position ; °*grippe à la suite d'un froid humide*.

Poitrine. — Respiration difficile, après une marche modérée. — *Oppression anxieuse de poitrine*, même la nuit. — Respiration gênée par une pression et un serrement au creux de l'estomac. — Haleine courte, le soir, avec tension sur la poitrine. — Besoin fréquent de respirer profondément. — Faiblesse de poitrine, qui rend la parole difficile, après une promenade en plein air. — Sensation de comstriction de la poitrine. — *Élancements et lancinations dans la poitrine et les côtés de la poitrine*, ¯surtout en étant assis courbé, en parlant, en respirant profondément, rarement en marchant ou en faisant de forts mouvements. — *Fourmillement dans la poitrine*, avec tension dans les muscles de la poitrine, aggravée par le repos. — Congestion sanguine à la poitrine. — °Faiblesse et *sensation de tremblement au cœur*. — Battement de cœur violent, en étant assis tranquille. — *Élancements dans la région du cœur, avec sensation douloureuse de paralysie et torpeur du bras gauche. — Froid passager au dos.

Tronc. — *Douleur de brisement aux reins*, surtout au toucher et pendant le repos. — Roideur douloureuse aux reins. — °Exostose douloureuse au sacrum. — °Déviation de la colonne vertébrale. — *Douleurs aux reins, dans le dos et la nuque, comme si l'on s'était donné un tour de reins*. — Traction et élancements dans le dos, surtout en étant assis et en se baissant. — Déchirement rhumatismal entre les omoplates, aggravé par le froid, soulagé par la chaleur. — °*Renversement du dos*. — *Roideur* rhumatismale *de la nuque* et du cou, avec tension douloureuse pendant le mouvement. — Gonflement douloureux des glandes axillaires.

Bras. — °*Déchirement et sensation brûlante dans l'épaule*, avec *paralysie du bras*, surtout pendant la mauvaise saison, *dans le repos* et à la chaleur du lit. — *Froid, paralysie et insensibilité du bras*. — °Exostose au bras, avec sensation brûlante et ulcères suintant un pus sanieux. — *Gonflement érysipélateux* et pustules, avec prurit brûlant, *aux bras*, aux mains et aux doigts. — Taches rouges sur les bras. — Tressaillements, élancements et déchirement dans les bras. — Déchirement tressaillant dans les coudes, les poignets et les articulations des doigts. — Fouillement dans les os de l'avant-bras. — Faiblesse et roideur des avant-bras et des doigts pendant le mouvement, et tremblement de ces parties après le moindre effort. — Gonflement chaud des mains, le soir. — Éruption vésiculaire, en forme de grappe, au poignet. — *Cuisson au dos des mains.* — °*Verrues aux mains et aux doigts.* — Gonflement des doigts. — Tressaillement des pouces. — Contraction des doigts.

Jambes. — °*Élancements et déchirements dans l'articulation coxo-fémorale,* jusque dans le jarret, surtout en s'appuyant sur le pied, ou avec tiraillements sourds et sensation brûlante dans le repos, et *sensibilité douloureuse des articulations en se levant de son siége,* et en montant un escalier. — Tension et roideur dans les muscles et les articulations des hanches, des cuisses, des jambes, des genoux et des pieds. — *Paralysie des extrémités inférieures. — *Crampes* dans les fesses, les cuisses et les mollets, surtout *la nuit,* au ¯lit, ou *en étant assis,* après avoir marché. — Tension dans le genou, comme si les tendons étaient trop courts. — Traction et déchirement tressaillant dans les cuisses et les jambes. — Lancinations dans les cuisses, les jambes, les genoux, les pieds et les orteils. — *Lourdeur des jambes,* surtout dans les jarrets et les mollets. — *Paralysie des jambes et des pieds. — Élancements et *douleur de luxation* dans les malléoles, en appuyant le pied. — *Gonflement inflammatoire du cou-de-pied,* °quelquefois avec pustules et boutons miliaires à la partie affectée. — *Gonflement érysipélateux des pieds.* — Gonflement des pieds, le soir. — Torpeur et pâtissement des pieds (pieds morts). — Distorsion des orteils. — Cors aux pieds, avec sensation brûlante et douleur d'excoriation.

RUMEX PATIENTIA.

RUM. — Patience. — HERING. — Études pathogénétiques de l'Amérique du Nord. — *Hist. nat. et prép.* Voy. Pharmac. homœop.
COMPAREZ : *Ox-ac. rhab.*

CLINIQUE. — En examinant les symptômes caractéristiques de ce médicament, on verra les cas où l'on pourra le consulter, surtout contre les affections suivantes : — Éruptions croûteuses; Affections cancéreuses; Ulcères aux jambes; Dyspepsies; Gastrites; Cancer de l'estomac; Diarrhées; *Catarrhes bronchiques; Douleurs de poitrine*, etc.

SYMPTOMES GÉNÉRAUX. — Grande lassitude, faiblesse et fatigue corporelle et intellectuelle. — Dans la position *couchée :* douleur à la mâchoire inférieure; toux. — Pendant le *mouvement :* douleur dans la tête, le cartilage typhoïde, l'épigastre, la poitrine et l'épaule. — Pendant la *marche :* toux; douleurs dans les oreilles, le côté droit du ventre, l'anus, l'hypochondre droit, la cuisse et le genou. — Au *grand air :* abattement, toux, caducité; douleur de poitrine; douleur dans l'os frontal, avec flatuosités; sensibilité au grand air; l'air *froid* donne la toux et des douleurs de poitrine. — *La plupart des souffrances paraissent se manifester le soir et la nuit.*

Peau. — Prurit à divers endroits. — *Éruptions; vésicules au nez et au cou. — °Ulcères aux jambes. — °Érysipèle avec chaleur fugace.

Sommeil. — Bâillements fréquents; avec mouvements de flatuosités et douleur dans la région ombilicale. — Grande envie de dormir. — *Sommeil agité, avec des rêves de toutes sortes,* dans lesquels les petits objets paraissent constamment grandir; rêves de dangers, d'inondations, de querelles, de soucis, de malheurs, etc.

Fièvres. — Frissonnement et horripilations surtout au dos. — Sensation de *chaleur* générale, mais principalement aux joues. — Sueur en se réveillant d'un bon sommeil. — Pouls fréquents, surtout après avoir monté les escaliers.

Moral et intellect. — Abattement moral, comme l'appréhension d'un grand malheur; air très-sérieux, ainsi que la parole. — Caractère irascible, irritable. — Les petits objets paraissent grandir, pendant un sommeil agité. — Arrêt des pensées et grande indifférence, avec abattement corporel; répugnance pour la méditation, dans la matinée.

Tête. — °Tête entreprise pendant la toux. — Sensation de plénitude, pression, pesanteur et douleur sourde dans la tête. — Douleur aiguë dans l'os frontal, au grand air, avec flatuosités; douleur sourde au front, plus forte pendant le mouvement. — La *nuit,* pression dans la tempe et le côté droit de l'occiput; *douleur dans l'occiput,* la nuit, en se réveillant.

Yeux. — *Douleurs* (brûlantes, lancinantes) *dans la région des sourcils.* — Yeux douloureux comme si les paupières étaient sèches et enflammées, surtout le soir, sans altération visible. — Picotements dans l'œil droit.

Oreilles. — *Prurit au fond du conduit auditif;* dans le conduit gauche, suivi de bâillement. — Douleurs pressives dans l'oreille.

Nez. — Rougeur, vésicule et croûtes à la cloison du nez; brûlement au côté droit du nez et à la joue. — Saignement de nez. — Obturation de la narine droite, la nuit. — Éternument violent, la nuit. — *Coryza* : avec voix voilée; avec expectoration jaunâtre provenant des fosses nasales. — *Coryza fluent;* *avec éternument; avec douleur dans la narine droite, et aggravation, le soir; °plus fort la nuit; très-violent, avec toux.

Face et Dents. — Chaleur à la face, surtout *aux joues* et particulièrement *le soir*. — Grande pâleur le matin. — Prurit à la face et à la lèvre supérieure. — Élancements à la mâchoire inférieure et à la racine d'une dent canine, après s'être couché.

Bouche. — Salive augmentée, le soir. — *Langue sèche* et chaude, *à sa partie antérieure*, le soir; écorchure des bords, le soir; blanche; chargée d'un enduit jaune; d'un brun rougeâtre, avec un enduit sec qui s'enlève facilement.

Gorge. — *Accumulation abondante de mucosités dans les fosses nasales* et la gorge. — *Sensation comme si les parties étaient à vif*, dans la gorge et au voile du palais; écorchure dans la gorge; sensation comme s'il y avait un morceau dedans.

Goût et appétit. — Mauvais goût de la bouche; goût amer; surtout le matin. — Appétit diminué; fortement augmenté, avec faim après avoir mangé. — Forte soif, le soir. — *Après le repas* (de midi) : renvois, douleur dans l'hypochondre droit et l'oreille; douleur dans l'hypochondre gauche en marchant vite; toux dès qu'on se couche; élancements violents dans la poitrine; colique venteuse. — *Après le déjeuner* : plénitude dans l'estomac; sensation comme si la digestion était arrêtée; coryza fluent. — *Avant le déjeuner* : toux.

Symptômes gastriques. — *Renvois à vide*, après le repas, avec douleur dans l'hypochondre droit. — Dégoût avec élancements dans la poitrine. — *Nausées* : en se réveillant à minuit, avec le goût des aliments ingérés, plénitude dans le ventre et douleur dans l'occiput; avec renvois, élancement au-dessus du sourcil et *douleur dans la région ombilicale*; le soir, améliorée après avoir émis des renvois, et avec sensation comme avant la diarrhée; avec douleur dans l'estomac, et le ventre; le matin, en s'habillant.

Estomac. — Douleurs sourdes dans l'estomac; douleur dans l'estomac en toussant, et chatouillement dans cet organe, qui provoque la toux. — Sensation dans l'estomac, comme si cet organe avait disparu; plénitude dans l'estomac, après le déjeuner. — Douleur lancinante dans le cartilage xyphoïde et les parties voisines de l'épigastre et la poitrine. — °Cancer de l'estomac? — °Gastrite?

Ventre. — Douleur dans l'hypochondre droit. — *Douleurs dans l'hypochondre gauche :* la nuit, en étant couché sur le côté gauche, forçant à changer de position, ce qui soulage; en marchant vite, après le repas de midi. — Douleur dans l'épigastre, le ventre et l'hypogastre, le soir, avec nausées; dans la région du colon ascendant, en marchant. — *Douleurs dans la région ombilicale :* avec nausées, rapports et élancements au-dessus du sourcil droit; subites, étant au lit, d'abord en bâillant, puis en respirant profondément; le soir, avec nausées, des deux côtés du nombril. — *Coliques venteuses : autour du nombril, le matin;* commençant pendant le repas, après midi, et soulagées par l'émission des vents; sensation de vents qui se promènent dans les intestins et le rectum, le soir, précédée de bâillements et suivie de douleur dans la région pelvienne; plénitude dans le ventre, la nuit, en se réveillant; ballonnement et dureté du ventre; flatuosités avec douleur dans l'os frontal. — Douleurs de ventre qui changent de place. — Mal de ventre avec dégoût, élancements dans la poitrine et frissonnement. — Prurit au ventre. — Douleur dans l'aine, partant, comme un coup, du rectum.

Anus et Selles. — *Constipation avec accumulation d'excréments durs et tenaces; garde-robes insuffisantes. — *Selles liquides, diarrhéiques, le matin : brunâtres,* et aqueuses, ou en forme de bouillie; avec ténesme; précédées de coliques. — Dans le *rectum, sensation comme si l'on y enfonçait un bâton; prurit,* irritation et chaleur autour de l'anus, surtout en marchant; apparition d'un petit bouton hémorrhoïdal.

Urines. — Envie pressante d'uriner. — Urines très-pâles. — Urines plus rares, rouges, troubles, avec sédiment floconneux et surface graisseuse. — Sédiment couleur de brique.

Parties viriles. — Douleur dans la région pelvienne. — Prurit au prépuce; rougeur et écorchure au bord.

Larynx et Toux. — *Voix* d'un timbre plus élevé; voilée, comme pendant un coryza; nasillarde. — *Enrouement,* surtout le soir; °sensation comme si le larynx était à vif, en toussant; *chatouillement dans la fossette du cou,* provoquant la toux; °la pression sur la fossette du cou fait tousser. — Renâclement de mucosités du larynx et de la gorge. — *Toux : *provoquée par un chatouillement dans la gorge :* les *bronches, la poitrine* et *l'estomac; *surtout le soir ou la nuit; dès qu'on se couche,* la nuit et le jour. — *En toussant :* douleur aiguë dans la poitrine; élancements dans le poumon gauche, en respirant l'air froid; *ébranlement douloureux de l'estomac,* avec douleur au-dessus du sourcil droit; °sensation comme si la poitrine était à vif.

Poitrine et respiration. — *En respirant,* douleur d'écorchure dans la poitrine; en inspirant l'air froid, toux et élancements dans le poumon gauche. — *Douleurs de poitrine comme si les poumons étaient à vif;* douleurs sous le sternum; °douleur invétérée dans le poumon gauche; *douleurs en toussant. — *Élancements; *surtout à gauche;* par l'air froid, dans la position couchée ou en se couchant. — °Douleur de luxation près du sternum. — *Douleurs dans la région du cœur :* à gauche, la nuit, en se réveillant; *brûlantes,* le soir et au commencement de la nuit. — Prurit au sternum, la nuit.

Tronc. — Mal aux reins, le matin. — *Douleurs* (pressives, aiguës) *dans la colonne vertébrale et à côté; sensation de chaleur dans le dos et la face,* le soir; *prurit au dos et entre les omoplates.* — Douleur crampoïde dans la nuque, à gauche; vésicules au côté droit du cou, près de la mâchoire.

Membres thoraciques. — Douleurs dans les épaules et autour des clavicules. — *Douleur dans le bras gauche,* le *soir,* comme après un effort. — Douleur dans les articulations des mains; engourdissement de la main droite, le soir. — °Doigts froids, pendant la toux.

Membres pelviens. — *Douleurs rhumatismales dans les cuisses et les jambes;* sensation de fatigue dans les os. — °Ulcères aux jambes. — *Sensibilité douloureuse des pieds,* surtout dans les cors. avec douleurs lancinantes.

RUTA GRAVEOLENS.

RUTA. — Rue des jardins. Hahnemann. — *Hist. nat. et prép.* Voy. Pharmac. homœop. — *Doses usitées :* 12, 30. — — *Durée d'action :* 8 à 15 jours.
Antidote : Camph.
Comparer avec : Acon. *amm. arn.* ars. asa. bell. bry. con. hyos. *ign.* n-vom. op. plumb. puls. rhus. stram. veratr.— C'est quelquefois *ign.* qu'on peut administrer alternativement avec *ruta.*

CLINIQUE. — Se laissant guider par *l'ensemble des symptômes,* on verra les cas où l'on pourra consulter ce médicament contre : — Souffrances par suite de lésions mécaniques (contusion, chute, luxation, lésions des os ou du périoste); Carie?; Douleurs ostéocopes?; Paralysie par suite de lésions extérieures; Souffrances par suite d'un temps pluvieux et froid; Affections rhumatismales, principalement aux articulations des mains et des pieds; Amblyopie amaurotique, surtout par suite de travaux fins, de la lecture, etc.; Couperose; Affections vermineuses des enfants, surtout avec vomissement; Dyspepsie, surtout par suite de vomissements fréquents; Coliques vermineuses; Pneumonie chronique avec suppuration, par suite de lésions mécaniques de la poitrine; Paralysie des articulations des mains et des pieds, soit par suite d'affections rhumatismales, soit par suite de luxation, etc.

☞ *Voy. la note*, page 15.

SYMPTOMES GÉNÉRAUX. — *Douleurs de brisement* ou comme à la suite d'une *contusion*, d'une *chute* ou d'une *meurtrissure, dans les membres, les articulations et les os*, surtout au toucher. — *Douleurs dans le périoste des membres*, brûlantes ou rongeantes. — Déchirements et tractions pressives, crampoïdes, dans les membres. — Sensation de plénitude dans tout le corps, avec gêne de la respiration. — Lassitude, *faiblesse et pesanteur dans tous les membres*, surtout en étant assis, avec grandes inquiétudes dans les jambes. — *Marche chancelante, mal assurée*, par faiblesse des cuisses. — En étant assis, après de petites promenades, *sensation* d'un grand brisement dans tous les membres, avec sensibilité douloureuse du sacrum et des lombes.

Peau. — Prurit rongeant à la peau. — Inflammations érysipélateuses. — Excoriation facile, chez les enfants ou bien en marchant et en montant à cheval. — Ulcères enflammés. — Anasarque. — Verrues.

Sommeil. — Bâillements fréquents et pandiculations. — *Forte envie de dormir*, le soir et *après le repas*, avec réveil en sursaut et cris perçants au plus léger attouchement. — Agitation la nuit, avec jactation et réveil fréquent.

Fièvre. — *Horripilation, froid et frisson*, même auprès du feu. — Froid aux mains et aux pieds, avec chaleur à la face, embarras dans la tête et soif. — Chaleur générale avec agitation et inquiétude mortelle, étouffement de la respiration et mal de tête pressif. — Chaleur passagère, fréquente.

Moral. — Anxiété, comme trouble de conscience. — Disposition à la querelle et à la contradiction. — Inaptitude au travail. — *On est mécontent de soi et des autres*, et disposé à pleurer. — Mélancolie et abattement moral. — Lenteur de la marche des idées — Fréquente absence d'esprit.

Tête. — Tête entreprise, comme si l'on n'avait pas assez dormi. — Vertige tournoyant, au point de tomber, le matin en se levant, comme aussi en étant assis et en se promenant en plein air. — *Maux de tête*, comme par une *pression étourdissante* sur tout le cerveau, avec grande inquiétude. — Douleur battante ou déchirante dans le front avec embarras de la tête, le soir, avant de se coucher, et le matin, au réveil. — Chaleur dans la tête. — *Dou-*

leurs de traction tensive ou lancinante, à l'extérieur de la tête, comme *après un coup ou une contusion*, surtout dans le périoste. — *Prurit rongeant au cuir chevelu.* — Nodosités et bosses au cuir chevelu, avec douleur d'excoriation au toucher, se formant après avoir éprouvé un déchirement à la partie qu'elles occupent. — Petits ulcères et croûtes suintantes au cuir chevelu.

Yeux. — *Douleurs dans les yeux en regardant fixement un objet.* — Cuisson pruriante dans l'angle des yeux. — *Pression sur les yeux.* — Sensation brûlante dans les yeux, en lisant aux lumières. — Larmoiement au grand air. — Tache sur la cornée. — *Auréole rouge autour de la lumière, le soir.* — Frémissement et tressaillement des muscles des sourcils. — *Spasmes des paupières.* — Propension à la fixité du regard. — *Vue trouble, comme à travers un brouillard* et obscurité complète dans le lointain. — Points voltigeant devant les yeux. — °*Myopie.*

Oreilles et Nez. — Otalgie avec pression grattante. — Lancinations pruriantes dans l'oreille. — Douleur de meurtrissure dans le cartilage de l'oreille et sous l'apophyse mastoïde. — Pression aiguë et dure à la racine du nez. — Sueur sur le dos du nez. — Épistaxis avec pression à la racine du nez.

Visage et Dents. — *Douleurs de la face, comme par suite de contusions ou de coups,* dans le périoste. — Déchirement crampoïde dans l'os de la pommette. — Prurit et rongement à la face et sur les joues. — Érysipèle au front, avec gonflement. — Éruption de boutons aux lèvres. — °*Couperose.* — Odontalgie avec douleur fouillante. — Sensibilité douloureuse et saignement facile des gencives.

Bouche et Gorge. — Bouche sèche, gluante. — Crampe de la langue, avec parole embarrassée. — Mal de gorge, comme par une tubérosité au fond du gosier, en avalant à vide. — Sensation d'excoriation et pression au voile du palais, en avalant.

Appétit. — Goût des aliments fade et sec, comme du bois. — Forte soif d'eau froide, après midi. — Dégoût dès la première bouchée, avec sensation de plénitude et de satiété dans le ventre, d'ailleurs avec bon appétit. — *En mangeant, nausées subites, avec vomissement des aliments.* — Après avoir mangé du pain, ou bien des crudités et des aliments indigestes, douleurs à l'estomac.

Estomac. — Renvois à vide, ou avec goût des aliments. — Hoquet en fumant. — Renvois putrides, après avoir mangé de la viande. — Renvois comme chez les femmes hystériques. — *Nausées dans le creux de l'estomac.* — Vomissement, même des aliments. — Douleurs d'estomac après avoir mangé des crudités ou des aliments indigestes. — Pincements dans l'estomac après avoir mangé du pain. — *Douleurs d'estomac, rongeantes*, brûlantes ou pressives. — Élancements déchirants dans l'épigastre.

Ventre. — *Pression* rongeante *dans la région hépatique.* — °*Gonflement douloureux de la rate.* — Pulsation et picotement dans l'hypochondre gauche. — Gonflement douloureux de la rate. — *Douleur de meurtrissure dans le ventre*, avec fouillement dans la région lombaire. — Pincements pressifs dans le bas-ventre. — Pincements incisifs dans les côtés du ventre. — Élancements qui remontent dans le ventre, en s'asseyant. — Sensation de froid, ou chaleur, et sensation brûlante dans le ventre. — **Rongement dans le ventre.* — *Coliques, comme par des vers.* — Lancinations dans les muscles abdominaux qui forcent à rentrer le ventre.

Selles. — *Selles difficiles*, évacuées seulement par de violents efforts, comme par inactivité du rectum. — Selles rares, dures, noueuses, comme des crottes de mouton. — **Diarrhée muqueuse alternant avec constipation.* — **Envie fréquente d'aller à la selle, avec évacuations peu abondantes, mais molles.* — Envie inutile d'aller à la selle, avec chute du rectum. — **Chute du rectum à chaque selle.* — Écoulement de sang, pendant la selle. — Déchirements et élancements dans le rectum.

Urines et Parties viriles. — **Envie d'uriner, quelquefois très-pressante*, avec pression sur la vessie, et émission d'une *urine peu abondante et verte.* — *Pression sur la vessie*, quelquefois même après et hors le temps de l'émission des urines. — Émission d'urine fréquente et abondante, même la nuit. — **Envie continuelle d'uriner, même immédiatement après l'émission.* — Rétention d'urine. — **Émission d'urine involontaire la nuit, au lit*, et le jour, pendant le mouvement. — **Urine chargée de gravelle.* — Exaltation de l'appétit vénérien. — Pollutions.

Règles. — Stérilité. — **Règles très-irrégulières, trop fortes et trop hâtives.* — **Règles de trop courte durée*, précédées et suivies de flueurs blanches. — **Flueurs blanches, corrosives*, après la cessation des règles.

Larynx. — Douleur de contusion au larynx. — Toux, le soir, après s'être couché, avec expectoration abondante de mucosités visqueuses, et soulèvement de cœur, comme pour vomir. — Toux croassante, la nuit, avec grattement dans la poitrine. — Toux avec expectoration abondante de matières purulentes. — **Expectoration de mucosités épaisses, jaunâtres, presque sans toux, mais avec sensation de fatigue dans la poitrine.*

Poitrine. — *Haleine très-courte avec dyspnée.* — *Pression à la poitrine*, avec sensation de plénitude. — Compression nocturne de la partie inférieure de la poitrine. — *Lancinations dans la poitrine, souvent avec suspension de la respiration*, principalement en montant un escalier. — Sensation de froid, ou chaleur dans la poitrine. — Sensation de rongement dans la poitrine. — *Au sternum, place douloureuse au toucher. — *Battement de cœur avec anxiété.*

Tronc. — *Douleurs de brisement dans le dos et aux reins,* souvent avec étouffement de la respiration. — Traction dans la nuque et les omoplates. — Douleur de contusion aux reins et dans le sacrum. — *Élancements dans les reins, en marchant et en se baissant, ou seulement en étant assis.*

Bras. — Douleur de luxation dans l'articulation de l'épaule, surtout en laissant pendre les bras ou en les appuyant. — Secousses dans les bras, comme si c'était dans les os. — Déchirements sourds dans les os du bras et les articulations du coude. — *Douleur de contusion* dans l'articulation du coude. — *Douleur de brisement dans les avant-bras,* ainsi que dans les os et les articulations des mains. — Tractions pressives et crampoïdes, et déchirement dans les avant-bras, les mains et les doigts. — *Roideur paralytique du poignet. — *Douleur de luxation ou élancements dans les poignets. — *Douleur dans le poignet, en soulevant un fardeau. — *Torpeur et fourmillement dans les mains, après des efforts.* — Contraction crampoïde des doigts. — Veines gonflées aux mains.

Jambes. — Traction crampoïde dans les cuisses, jusque dans l'articulation coxo-fémorale et le sacrum. — *Douleur de brisement dans l'articulation coxo-fémorale et les os des jambes,* comme par une contusion, surtout au toucher et en les étendant. — *Faiblesse dans les os des cuisses,* en se levant de son siége, comme s'ils étaient brisés. — *Faiblesse, tremblement,* et pesanteur paralytique *des genoux et des jambes,* qui ne permet pas de se tenir solidement debout. — Fatigue et lourdeur des jambes, après la marche. — *Sensation de raccourcissement des tendons du genou. — *Ulcères fistuleux aux jambes. — Fléchissement des genoux,* surtout en descendant un escalier. — Douleur brûlante, rongeante, dans les os des pieds, qui ne permet pas de les appuyer. — *Roideur paralytique du cou-de-pied, comme par luxation.*

SABADILLA.

SABAD. — Cédaville. — *Archives de* STAPF. — *Hist. nat. et prép.* Voy. Pharmac. homœop. — *Dose usitée:* 30. — *Durée d'action:* 2 à 3 semaines.

ANTIDOTES : Camph. puls.

COMPARER AVEC : Ant. ars. caps. cham. chin. con. ign. natr-m. n-vom. *plat.* plumb. *puls.* rhus. *sep.* veratr.

CLINIQUE. — Se laissant guider par *l'ensemble des symptômes,* on verra les cas où l'on pourra consulter ce médicament contre : — Fièvres intermittentes, surtout au printemps; Angines chroniques, opiniâtres; Affections vermineuses, surtout souffrances par le ténia; Œsophagite?; Gastrite; Grippe, etc., etc.

☞ *Voy. la note,* page 15.

SYMPTOMES GÉNÉRAUX. — *Tractions* douloureuses *dans les membres,* comme dans la moelle des os, avec disposition à s'étirer les membres, soulagées pendant le repos. — *Raclement et douleurs incisives dans les os,* comme par des couteaux, surtout dans les articulations, aggravés au toucher, soulagés en remuant promptement la partie. — Lancinations picotantes, pressives et sourdes, à diverses parties. — Fourmillement dans les membres. — Convulsions. — Lourdeur de la marche et des mouvements. — *Sensation douloureuse de paralysie dans les membres, et surtout dans les genoux. — *Lassitude et *pesanteur dans tous les membres,* aggravée *le soir, ou vers midi, temps pendant lequel les douleurs dans les membres s'aggravent aussi.* — En étant couché, on se trouve mieux qu'en marchant ou en se tenant debout. — Plusieurs symptômes paraissent d'*abord au côté droit, puis au côté gauche.* — *Grande sensibilité au froid,* qui aggrave le malaise et les douleurs.

Peau. — Élancements fourmillants et brûlants sous la peau. — *Bandes, taches et points rouges* à différentes parties de la peau, apparaissant *plus fortement au froid.* — °*Couleur sale, grisâtre, de la peau.*

Sommeil. — *Forte envie de dormir le jour,* ⁻avec bâillements continuels et pandiculations. — Sommeil tardif par affluence d'idées. — Sommeil incomplet le soir, avec esprit fatigué par des pensées étranges. — *Sommeil de nuit agité, non réparateur, avec rêves anxieux.

Fièvre. — *Fièvre sans soif,* consistant *seulement en froid* et en accès de chaleur isolés, qui sont plus sensibles à la face et aux mains qu'aux autres parties du corps. — *Frisson ou froid extérieur, avec tremblement des membres,* sans frisson, et *avec soif peu forte ou complétement nulle;* puis chaleur, avec soif modérée, accompagnée ou suivie de sueur. — °Pendant le frisson, douleurs dans les côtes supérieures, toux sèche, crampoïde et déchirements dans tous les membres et les os. — °Pendant la chaleur, délire, bâillements et pandiculations. — Sommeil pendant la sueur. — °*Fièvre* quotidienne, tierce, quarte, apparaissant à heures fixes, avec absence d'appétit, ballonnement pressif de l'estomac, dou leurs de poitrine, toux, frissonnement, faiblesse et soif, entre les frissons et la chaleur. — °Dans l'apyrexie, courbature des membres, sans autres souffrances.

Moral. — *Inquiétude et angoisse, avec grande agitation. — Disposition à s'effrayer.* — Mauvaise humeur et colère. — Éloignement pour le travail. — Fureur. — Exaltation de l'esprit, avec caractère froid, et *vice versa.* — Difficulté de penser. — *Erreurs de l'imagination par rapport à soi-même;* il semble que le corps soit défait et comme un cadavre, que l'estomac soit rongé, etc.

Tête. — Vertige avec nausées, soulagé en appuyant la tête. — Vertige avec perte de connaissance et obscurcissement des yeux, en se levant de son siège. — *Mal de tête,* avec douleur tensive, surtout *pendant une fatigue intellectuelle.* — *Mal de tête pressif* et étourdissant, dans le front et les tempes. — Pesanteur douloureuse de la tête. — Douleurs térébrantes dans la tête toutes les fois qu'on s'est promené. — Battement pulsatif et douloureux dans la tête. — Fourmillement brûlant et picotement dans le front et au cuir chevelu.

Yeux. — Cuisson brûlante dans les yeux. — *Pression sur le globe des yeux,* surtout en regardant en l'air. — *Rougeur du bord des paupières.* — *Larmoiement,* ⁻surtout pendant la promenade au grand air, en regardant la clarté, en toussant, en bâillant, et à la plus légère douleur à d'autres parties. — Faiblesse de la vue.

Oreilles. — Otalgie, avec pression pénible. — *Chatouillement dans les oreilles.* — Prurit brûlant et élancements aux lobes de l'oreille. — Surdité comme s'il y avait un bandeau sur les oreilles. — Bourdonnement, grondement et détonation dans les oreilles. — Térébration dans les parotides.

Nez. — *Fourmillement pruriant dans le nez,* et cuisson contractive. — Épistaxis. — Grande sensibilité à l'odeur de l'ail. — Éternument ébranlant. — Obturation tantôt de l'une, tantôt de l'autre narine. — *Coryza fluent, avec visage altéré et tête entreprise.* — Mouchement de grosses masses de mucosités blanches et transparentes, sans coryza.

Visage. — *Chaleur de la face avec rougeur ardente,* surtout après avoir bu du vin. — Cercles bleus autour des yeux. — Peau marbrée, dartreuse, à la face. — Sensation brûlante, douleur d'excoriation, picotement et fourmillement pruriant, aux lèvres. — Térébration dans la mâchoire inférieure et les glandes sous-maxillaires.

Dents. — Odontalgie, avec douleur tractive et pulsative. — *Douleur lancinante dans les dents molaires.* — Carie des dents. — Gencives bleuâtres. — Picotement dans les gencives. — *Douleur dans les dents inférieures du côté gauche.*

Bouche. —Sensation dans la bouche et sur la langue, comme si elles étaient brûlées et excoriées. — Picotement au bout de la langue. — Bout de la langue bleuâtre. — *Langue chargée d'un enduit épais, jaunâtre.* — *Sécheresse de la bouche, sans soif.* — Accumulation abondante de salive (douceâtre) dans la bouche.

Gorge. — *Mal de gorge, comme par une cheville,* ou un gonflement intérieur, pendant et hors le temps de la déglutition. — Sensation de constriction dans la gorge. — *Pression et sensation brûlante dans la gorge,* pendant et hors le temps de la déglutition. — *Sécheresse de la gorge.* — *Apreté et grattement dans la gorge,* avec besoin continuel d'avaler ou de renâcler. — Inflammation de la luette.

Appétit. — *Goût amer (ou d'une douceur répugnante).* — *Forte soif d'eau froide,* de lait et de bière, même le matin. — Faim avec *répugnance pour tous les aliments,* surtout *la viande* (le café, le vin et les acides). — *Boulimie,* surtout le matin et le soir (et principalement pour le miel et les farineux).

Estomac. — Renvois généralement à vide, et quelquefois avec horripilation. — Renvois douloureux et incomplets. — *Pyrosis.* — *Nausées avec envie de vomir,* souvent avec horripilation, soulagées en mangeant. — *Vomissement de lombrics.* — Mollesse, malaise et froid dans l'estomac. — Fouillement dans la région épigastrique, avec *douleur d'excoriation* en pressant dessus. — Fréquemment, sensation subite de gêne de la respiration dans le scrobicule, avec anxiété. — Sensation de chaleur au scrobicule et *brûlement à l'estomac.*

Ventre. — Raclement pressif dans la région hépatique. — Traction fouillante dans le foie, avec douleur d'excoriation en pressant dessus. — Sensation de chaleur dans la région hépatique. — *Mal de ventre, comme par des vers.* — Constriction dans le ventre. — (*Tranchées, comme par des couteaux.*) — Élancements violents dans les côtés du ventre qui obligent à se courber. — Térébration, fouillement et rotation dans le ventre. — Sensation de froid, ou *brûlement dans le ventre.* — Contraction crampoïde des muscles du ventre. — Taches et points rouges sur le ventre.

Selles. — *Constipation.* — *Selle interrompue,* dure, insuffisante.— Forte envie d'aller à la selle, avec évacuation peu abondante. — *Selles diarrhéiques* brunes ou fermentées, mêlées de mucosités et de sang. — Pincements, déchirement et *fourmillement dans le rectum.* — *Souffrances par le ver solitaire.*

Urines. — *Envie pressante d'uriner,* surtout *le soir,* avec ténesme et émission peu abondante. — Sécrétion d'urine plus abondante. — Urine trouble, épaisse, bourbeuse. — *Sensation brûlante en urinant.*

Parties génitales. — Douleur fouillante et pressive dans les testicules. — Appétit vénérien diminué. — Érections tensives et douloureuses, sans désir du coït. — Pollutions avec flaccidité de la verge. — (Règles en retard, mais plus abondantes et de plus longue durée.)

Larynx. — Voix rauque, enrouée. — *Aphonie complète.* — Renâclement d'un sang rouge vif, venant des fosses nasales. — Toux courte, sèche, même la nuit, par un grattement dans la gorge. — *Toux, avec vomissement, élancements au vertex et douleur à l'estomac.* — *Toux sourde, quelquefois avec crachement de sang.* — *Toux dès que l'on se couche.* — Toux avec expectoration et lancinations dans la poitrine.

Poitrine. — Respiration gênée, comme s'il y avait une pierre sur la poitrine. — *Respiration courte,* difficile. — Respiration sifflante. — Pression à la poitrine. — Sensation brûlante dans la poitrine. — *Élancements dans les côtés de la poitrine,* surtout *en respirant et en toussant,* qui troublent le sommeil de nuit et ne permettent pas de se coucher sur le côté. — (Inflammation de la plèvre.) — Battement de cœur, avec pulsation dans tout le corps. — Taches et points rouges sur la poitrine.

Tronc. — Douleur de brisement dans le dos et aux reins, surtout en étant assis. — Sensation de constriction depuis les omoplates jusque dans la poitrine, avec sensation comme si le sang n'y circulait pas, aggravée au froid.

Bras. — Mouvements convulsifs des bras. — Tremblements des bras et des mains. — Taches, bandes et points rouges aux bras et aux mains. — Lancinations picotantes dans les avant-bras. — Sécheresse de la peau des mains. — Distorsion des doigts. — Taches jaunes aux doigts. — Desquamation de la peau autour des ongles.

Jambes. — Élancements dans les cuisses et les genoux. — Faiblesse et fléchissement des genoux. — Déchirement et *tension dans les mollets,* même la nuit. — Pesanteur des pieds. — Gonflement des pieds, avec sensibilité douloureuse de la plante des pieds. — Sueur abondante à la plante des pieds.

SABINA.

SABIN. — Sabine. — *Archives de* STAPF. — *Hist. nat. et prép.* Voy. Pharmac. homœop. — *Dose usitée :* 30. — *Durée d'action :* 3 à 4 semaines dans des affections chroniques.

ANTIDOTE : Camph.

COMPARER AVEC : Acon. *arn.* bell. cham. cocc. graph. ipec. puls. *thui.* veratr.

CLINIQUE. — Se laissant guider par l'*ensemble des symptômes*, on verra les cas où l'on pourra consulter ce médicament contre : — Affections arthritiques, aiguës et chroniques ; Maladies des os ?; Odontalgie rhumatismale ; Aménorrhée ; Flueurs blanches ; *Métrorrhagies actives*, surtout par suite de pléthore, et chez des femmes qui ont été réglées de bonne heure et très-abondamment ; Métrorrhagies à la suite de l'accouchement, ou par suite d'un avortement ; *Disposition à l'avortement*, surtout dans le troisième mois de la grossesse (en l'alternant avec *lyc.*,) Hydropisie de l'ovaire ; Podagra, etc., etc.

☞ *Voir la note*, page 15.

SYMPTOMES GÉNÉRAUX. — °*Douleurs arthritiques, lancinantes et déchirantes*, surtout dans les articulations,°et quelquefois avec *gonflement rouge et luisant des parties affectées*. — °Nodosités goutteuses. — Traction lancinante dans les os cylindriques. — Sensation brûlante, pressive, dans le périoste qui est gonflé. — Hémorrhagies. — *Battement* tressaillant *dans toutes les artères.* — Malaise général, comme après avoir beaucoup veillé. — *Affections du périoste.

Peau. — Prurit à la peau, avec excoriation et ulcération ou plaques croûteuses, après avoir gratté. — Sensation brûlante au toucher, dans les parties de la peau qui sont affectées.

Sommeil. — *Sommeil agité*, avec réveil fréquent, bouillonnement de sang, chaleur et sueur. — Rêves anxieux. — Rêves continuels, pleins d'imaginations et d'efforts intellectuels. — Paroles et ronflement bruyant pendant le sommeil. — Disposition à être couché sur le côté gauche, en dormant.

Fièvre. — *Horripilation et frisson*, avec chair de poule et obscurcissement de la vue. — Chaleur brûlante sur tout le corps, avec grande agitation. — Chaleur de la face, avec froideur glaciale des pieds et des mains. — Fièvre le soir ; d'abord frisson, puis chaleur, et enfin sueur. — Sueur nocturne.

Moral. — Abattement, découragement et tristesse. — Morosité, avec éloignement pour la conversation, surtout en se promenant au grand air. — Disposition à se fâcher, avec pleurs et sanglots. — Indifférence. — Faiblesse de la mémoire.

Tête. — Vertige étourdissant, à faire tomber, avec obscurcissement de la vue. — Accès de migraine. — *Pesanteur et pression* pénible dans la tête, souvent *depuis le sinciput jusque dans la nuque.* — Sensation d'écartement dans le front et les tempes. — Douleurs tractives dans la tête, surtout dans le front et les tempes. — *Douleurs de tête lancinantes*, avec cuisson ou pression, souvent dans tout le cerveau. — Fourmillement et térébration dans la tête.

— Maux de tête pulsatifs, avec pesanteur et étourdissement. — Les maux de tête paraissent souvent subitement, diminuent lentement, et se renouvellent fréquemment.

Yeux et Oreilles. — Douleur tensives dans les yeux, comme si les muscles étaient trop courts. — *Yeux ternes, abattus.* — Chaleur des yeux. — Larmes cuisantes. — Tressaillement frémissant des paupières. — Nuages devant les yeux. — Pincements dans les oreilles. — Dureté de l'ouïe.

Visage. — Face pâle, avec cercles bleus autour des yeux. — Pores noirs sur les joues et autour du nez. — Douleur paralytique et pression à l'os de la pommette. — Lancinations depuis la mâchoire inférieure jusque dans l'os de la pommette.

Dents. — *Odontalgie pendant et après le repas* et la mastication. — °Pression et battement dans les dents, surtout le soir et la nuit, avec *sensation comme si la dent allait être arrachée*, aggravée en buvant, en fumant, et à la chaleur du lit, améliorée après le lever. — Traction dans les dents, en buvant, en mangeant, et par le contact de l'air. — Sensibilité douloureuse et gonflement blanc des gencives, autour d'une dent cariée. — Ulcère des gencives.— *Pression comme si la dent allait éclater.*

Bouche. — Exhalaison putride par la bouche. — Salive rougeâtre ou blanche, qui devient écumeuse en parlant. — *Crachement de sang.* — Langue chargée d'un enduit blanc ou brunâtre.

Gorge. — *Mal de gorge, pendant la déglutition,* comme par un corps étranger ou un *gonflement intérieur* dans le gosier, avec *pression et étranglement.* — Lancinations sourdes dans la gorge.

Appétit. — Goût dans la bouche et la gorge, comme d'un vieux rhume. — Goût fade, gras, ou comme de sang, dans la bouche.— *Goût amer de la bouche, et amertume des aliments, surtout du lait et du café.* — Appétence pour les acides, surtout pour la limonade. — Après le repas, aigreur dans l'estomac.

Estomac. — *Renvois à vide.* — Nausées avec plénitude d'estomac. — *Vomissement de bile,* °ou des aliments. — Plénitude et ballonnement de la région de l'estomac. — *Pression à l'estomac.* — Lancinations depuis le creux de l'estomac jusqu'à travers le dos.

Ventre. — Pression dans la région hépatique. — Ballonnement du ventre. — Douleurs contractives dans le ventre. — Pincements pressifs dans le ventre, comme par un refroidissement ou par une diarrhée. — Inflammation des intestins. — Douleur de meurtrissure dans les muscles abdominaux, le soir, au lit.

Selles. — Évacuations alvines, d'abord molles, puis dures.— *Selles diarrhéiques,* molles, ˉavec bruit et expulsion abondante de vents. — Écoulement de mucosités sanguinolentes par l'anus. — *Écoulement de sang par l'anus,* après une selle dure. — Boutons hémorrhoïdaux de l'anus, douloureux. — Fourmillement à l'anus.

Urines. — Rétention d'urine, avec émission goutte à goutte, et sensation brûlante. — Forte envie d'uriner, avec écoulement peu abondant. — Émission d'urine abondante, même la nuit. — Inflammation douloureuse de l'urèthre, avec écoulement de pus, comme par une gonorrhée.

Parties viriles. — Tumeur dure sur le dos de la verge. — Élancements dans le gland. — Rougeur foncée du gland. — Sensibilité douloureuse du prépuce, avec difficulté de le retirer. — Frein gonflé et tendu. — Douleur d'excoriation aux condylomes. — *Exaltation de l'appétit vénérien*, avec érections violentes et prolongées.

Règles. — Forte exaltation de l'appétit vénérien chez la femme.— Douleur contractive dans la région de la matrice. — Congestion sanguine à l'utérus. — *Métrorrhagies*, avec écoulement d'un *sang caillé* ou *d'un rouge vif*, et douleurs comme pour l'enfantement aux reins et dans les aines. — *Règles trop abondantes*. — °Suppression des règles avec flueurs blanches. — *Avortement. — Gonflement sensible des seins. — Fourmillement dans les seins. — *Leucorrhée ¯pruriante, jaunâtre, fétide, épaisse comme de l'amidon. — °*Hydropisie de l'ovaire*.

Larynx et Poitrine. — *Toux sèche, provoquée par un chatouillement*, ou suivie plus tard d'expectoration de mucosités striées de sang. — Pression à la poitrine. — Tension pressive, crampoïde dans la poitrine, principalement au milieu du sternum. — Élancement et douleur d'excoriation dans le cartilage xiphoïde, avec aggravation en respirant profondément et par le toucher. — Tremblement dans les poumons, avec râlement sourd et petillement. — Battements de cœur, augmentés et tendus. — Lancinations à l'extérieur de la poitrine et dans la clavicule.

Tronc. — Traction pressive aux reins, jusque dans la région de l'aine. — Déchirements pressifs et élancements dans l'épine dorsale. — Douleur de brisement dans les muscles et les vertèbres du cou.

Bras. — Douleur de luxation dans les articulations de l'épaule et des mains. — Déchirements pressifs et élancements dans les bras et les doigts. — *Roideur arthritique et gonflement de l'articulation du poignet*; avec déchirement et élancements. — Traction et déchirement dans les os des mains. — Faiblesse des mains (en écrivant). — Distorsion des doigts.

Jambes. — Furoncle, avec douleur lancinante, à la fesse. — *Douleurs* lancinantes *dans les articulations coxo-fémorales*, en appuyant le pied. — Pression et traction dans les cuisses et les genoux. — Tension déchirante dans les cuisses, avec sensation, en s'accroupissant, comme si les muscles étaient trop courts. — *Ulcère purulent et lardacé sur le tibia.* — Déchirement pressif dans les os des pieds. — *Gonflement rouge et luisant dans le gros orteil,* avec douleur térébrante et lancinante.

SAMBUCUS NIGRA.

SAMB. — Sureau. — HAHNEMANN. — *Hist. nat. et prép.* Voy. Pharmac. homœop. —
Dose usitée : 30. — *Durée d'action :* souvent seulement 3 à 4 heures, mais plus
longtemps dans les affections chroniques.
ANTIDOTES : Ars. camph. — *On l'emploie comme antidote de :* Ars.
COMPARER AVEC : Arn. *ars.* bell. *chin.* cupr. *hep. ipec.* merc. n-vom. op. *rhus.*

CLINIQUE. — Se laissant guider par l'*ensemble des symptômes,*
on verra les cas où l'on pourra consulter ce médicament contre : —
Affections hydropiques; Fièvres intermittentes; Hydrocèle, par suite
de lésion mécanique; Coryza des nouveau-nés; Croup; *Asthmes
spasmodiques, crampes de poitrine,* chez les adultes, surtout chez des
sujets arthritiques, ou par suite d'un refroidissement; Angine de
poitrine?; Coqueluche?; *Asthme de Millar;* Croup; Souffrances
phthisiques, etc., etc.
☞ *Voy. la note,* page 15.

SYMPTOMES GÉNÉRAUX. — Bouillonnement général de sang,
le soir, après s'être couché, avec sensation de tremblement. —
Souvent traction subite par toute la surface du corps, en étant
assis. — La plupart des symptômes se manifestent pendant le repos,
et se dissipent par le mouvement. — °Gonflement hydropique de
tout le corps. — °Fort amaigrissement. — *Besoin de sommeil sans
qu'on puisse dormir.* — °Réveil fréquent en sursaut avec angoisse,
tremblement et étouffement de la respiration, jusqu'à suffoquer.
— *Sommeil incomplet, avec bouche et yeux à moitié ouverts. —
Rêves lascifs. — Horripilation, avec frisson, froid glacial des
mains et des pieds, et fourmillement picotant à la peau. — Frisson
grelottant avant de s'endormir. — *Chaleur* insupportable, *sans
soif,* avec crainte de se découvrir. — *Fièvre avec sueurs excessives,* surtout *la nuit. — Forte disposition à s'effrayer. —* Humeur
chagrine, pendant laquelle tout impressionne désagréablement.—
Délires de temps à autre, avec visions effrayantes.
Tête. — Face. — Étourdissement et embarras dans la tête, surtout
pendant le mouvement. — Mal de tête, comme par l'ivresse. —
Tension dans la tête pendant le mouvement, comme si elle conte-

naît de l'eau. — Pression et expansion dans la tête. — *Maux de tête pressifs déchirants*, dans le front et les tempes. — Secousses subites dans le cerveau. — Douleur fouillante dans le vertex. — Pupilles, d'abord contractées, puis fortement dilatées. — Lancinations et douleurs crampoïdes dans les oreilles. — Fourmillement pruriant dans les oreilles. — *Sensation de torpeur dans le nez*, avec prurit sur le dos du nez. — Congestion sanguine au nez, avec sensation de pesanteur au bout du nez. — Obturation du nez, avec accumulation de mucosités épaisses et visqueuses dans les narines. — *Face bleuâtre, bouffie*, °ou pâle et terreuse. — °Rougeur circonscrite des joues. — Sensation de torpeur et tension dans les joues, comme par un gonflement. — Taches rouges, brûlantes, sur les joues. — Pression rongeante dans les os de la mâchoire supérieure.

Dents.— Règles. — Odontalgie, avec *déchirements et lancinations dans toutes les dents*, et avec sensation comme si la joue était gonflée. — Fourmillement pruriant dans la gorge. — Soif, sans que les boissons paraissent bonnes. — Vomissement, le matin, d'abord du lait qu'on a pris, avec des mucosités, puis de la bile. — Pression à l'estomac. — Lancinations aiguës sous l'estomac, aggravées en pressant dessus. — *Pincements dans le ventre*, comme par refroidissement, avec expulsion de flatuosités. — Élancements dans le côté gauche du bas-ventre. — Douleur de meurtrissure dans le ventre. — Déchirements crampoïdes, élancements et pincement dans les muscles abdominaux. — Douleur pressive dans le ventre, avec nausées en l'appuyant contre un corps dur. — *Envie fréquente d'uriner avec émission abondante*, même la nuit. — Urine d'un jaune foncé. — Émission d'urine en un jet mince. — °*Gonflement du scrotum*. — *Règles trop abondantes*, comme une métrorrhagie.

Larynx.— Poitrine. — Enrouement, par accumulation de mucosités visqueuses dans le larynx. — Toux profonde, rauque, creuse, avec agitation et soif. — °Toux continuelle, avec *expectoration abondante* d'un goût salé, ou de mucosités douceâtres. — *Accès de toux suffocante, avec cris*, chez les enfants. — °*Toux avec voix croassante*, ou avec cris, comme par une douleur dans le gosier. — *Respiration sibilante* et accélérée. — Suspension de la respiration, en étant couché. — *Accès de suffocation crampoïde la nuit*, avec pleurs, grande agitation et jactation des mains. — *Gène excessive de la respiration. — Oppression de poitrine, avec lancination dans le côté, ou avec pression sous le sternum. — °Douleur pressive à la poitrine. — Sensation subite de contraction dans les côtés de la poitrine.

Tronc et Membres. — Maux de reins, avec pression tractive. —

Coups incisifs dans les reins. — *Pression dans* le milieu de *l'épine dorsale*, pendant le repos et le mouvement. — Lancinations dans les omoplates. — Pesanteur pressive dans la nuque. — Lancinations profondes, incisives, dans les muscles du cou. — Traction dans les avant-bras et les os des mains. — Pesanteur paralytique de l'articulation du coude. — Lancinations dans les poignets. — Tremblement des mains (en écrivant). — Déchirement dans les articulations des doigts — Tractions crampoïdes et élancements dans les cuisses. — Tension des tendons du jarret, comme s'ils étaient trop courts. — Lancinations aiguës dans le tibia. — °Gonflement œdémateux des pieds, jusqu'aux genoux. — Déchirement dans les jambes et les malléoles.

SANGUINARIA CANADENSIS.

SANG. — Sanguinaire du Canada. — *Archives de* STAPF. — *Hist. nat. et prép.* Voy. Pharmac. homœop. — *Doses usitées ?*
ANTIDOTES ?

CLINIQUE. — En examinant les symptômes que nous donnons plus loin, l'on verra les cas dans lesquels on pourra espérer un secours réel de cette substance contre les affections suivantes : — *Affections rhumatismales et arthritiques;* Paralysie, faiblesse; Éruptions urticaires; Ulcères chroniques; Excroissances fongueuses; Verrues; Ictère; *Fièvres intermittentes; Fièvres lentes; Fièvres des marais;* Migraine; Polype nasal; *Angines et esquinancies* de différentes sortes; *Souffrances gastriques;* Gastrite; Affections hépatiques; Inflammation des organes abdominaux en général; Indurations dans le ventre?; Coliques spasmodiques; Diarrhées; Hémorrhoïdes; Gonorrhées?; Métrorrhagies; Avortement; Aménorrhée; Souffrances de l'âge critique; Croup; Grippe; Coqueluche; Asthme; *Pneumonies;* Phthisie pulmonaire; *Panaris.*

GÉNÉRALITÉS. — *Douleurs rhumatismales et arthritiques dans les membres,¯parfois avec roideur. — Le soir, douleur dans les parties du corps où les os sont moins couverts; au toucher, la douleur disparaît pour reparaître immédiatement à un autre endroit. — *Grande faiblesse,* surtout pendant et après les vomissements, ou le soir en se promenant au grand air, dans les jambes. — Faiblesse comme de défaillance. — Insensibilité générale et froid. — Roideur spasmodique des membres. — Torpeur et langueur. — °*Paralysie du côté droit*. — *Changement continuel des symptômes*, dès qu'un symptôme nouveau se manifeste, l'ancien disparaît. — La plupart des symptômes paraissent se manifester le soir et le matin.

Peau. — °*Sécheresse continuelle de la peau*. — °*Éruption urticaire*, pruriteuse, précédée de mal au cœur. — °*Ulcères chroniques*, indolents, calleux et ichoreux. — °*Excroissances fongueuses*. — °*Verrues*. — °*Jaunisse*.

Sommeil. — Insomnie. — Réveil en sursaut, comme par une chute. — Rêves de voyages par mer, espèce de vertige. — Rêves d'un pendu.

Fièvres. — *Frissons :* le soir au lit, avec horripilation au dos, avec grelottement, et douleur sous l'omoplate pendant le mouvement ; avec nausées ; pendant le mal de tête. — **Chaleur fugace,* °*parfois comme si, un courant d'eau bouillante se répandait de la poitrine au ventre ;* chaleur fugace depuis la tête jusqu'à l'estomac. — Chaleur brûlante, alternant rapidement avec frissons et horripilations. — °Chaleur avec peau sèche et pouls fréquent. — Pulsations par tout le corps. — *Les fortes doses rendent le pouls plus fréquent ;* les faibles doses, au contraire, en diminuent la fréquence. — **Pouls irrité, dur, fréquent ;* ou bien °souple, plein, vibrant et facile à comprimer pendant les pneumonies. — Pouls supprimé, avec défaillances, par de fortes doses. — Sueurs abondantes.

Moral. — Irritabilité chagrine. — Angoisse avant les vomissements. — (Délires.)

Tête. — **Vertiges :* °*en tournant rapidement la tête et en levant les yeux ;* ⁻avec tintement des oreilles, renvois d'air et chatouillement au gosier, forçant à tousser ; avec obscurcissement de la vue avant et après les vomissements ; avec mal au cœur. — Étourdissement et embarras à la tête, avec rapports. — Congestion à la tête, avec bourdonnement des oreilles et chaleur fugace, suivie d'écoulement d'eau de la bouche comme pour vomir, et se terminant par une selle. — Pesanteur au cerveau. — Mal de tête comme si le front allait éclater, avec frisson, et avec brûlement dans l'estomac. — Douleur de tête qui passe rapidement d'un endroit à l'autre. — Élancements au front et à la tempe gauche. — Forte douleur dans tout le côté gauche de la tête, surtout à l'œil, et en même temps au pied gauche. — Mal de tête avec douleurs rhumatismales et roideur des membres et de la nuque, et précédé d'envie de vomir. — **Mal de tête avec vomissement amer,* °parfois débutant le matin, supportable seulement dans un repos absolu, et amélioré par le sommeil. — *Mal de tête pulsatif,* aggravé par le mouvement, et parfois avec vomissement amer. —

Pendant le mal de tête : chatouillement dans la gorge; *frissons,* parfois avec nausées, suivies de chaleur fugace depuis la tête jusqu'à l'estomac; vertiges et douleur à l'oreille. — *Les maux de tête s'aggravent.particulièrement par le mouvement et en se baissant,* et viennent parfois par accès. — °*Mal de tête avec douleur d'excoriation, surtout aux tempes.* — °*Mal de tête remontant de la nuque comme un rayonnement.* — Sensation comme si quelque chose tirait la tête en avant. — Douleur d'excoriation aux téguments de la tête, en y touchant — *Sensation comme si la peau de la tête était détachée du côté droit,* avec tiraillement en levant les yeux. — **Enflure des veines à la tête,* particulièrement aux tempes.

Yeux. — *Yeux larmoyants,* avec brûlement, ou bien avec douleur au toucher, suivie de coryza. — Sensation comme si des vapeurs acides étaient entrées dans l'œil. — Yeux troubles, avec sensation comme s'il y avait des cheveux dedans. — Scintillement devant les yeux. — Obscurcissement fréquent de la vue. — Pupilles dilatées.

Oreilles. — Battement au-dessous des oreilles. — °Douleur d'oreille, avec mal à la tête. — °*Chaleur brûlante aux oreilles, avec joues rouges.* — Élancement dans l'oreille gauche. — Bruissement et tintement dans les oreilles. — Ouïe très-sensible, chaque coup de marteau (d'une forge) est ressenti douloureusement.

Nez. — Sensation de chaleur dans le nez. — Perte de l'odorat. — Odeur devant le nez, comme des oignons rôtis. — Répugnance pour l'odeur de la mélasse. — *Éternument fréquent.* — *Coryza fluent, corrosif, avec excoriation des narines,* ou bien avec larmoiement violent de l'œil droit et selles diarrhéiques. — Alternation de coryza fluent et d'obturation du nez. — °Coryza avec gorge enrouée, douleur de poitrine, toux et diarrhée.

Face. — Sensation de plénitude à la face. — Bouffissure du visage, avec rougeur foncée et sensation de roideur. — *Rougeur de la face,* parfois avec chaleur et brûlement. — °*Rougeur de l'une des joues.* — °*Rougeur circonscrite de la face.* — Face pâle pendant l'envie de dormir. — °*Couleur livide des joues et des mains, dans les pneumonies typhoïdes.* — Tressaillement aux pommettes. — Roideur des mâchoires. — *Sensation de sécheresse aux lèvres.*

Dents. — *Douleur dans les dents cariées,* surtout au contact des aliments, ou en y portant le cure-dents. — Rongement dans une molaire. — *Mal aux dents, au réveil,* avec mal de tête du même côté (droit), *aggravation du mal de dents par l'eau froide* et amélioration par des boissons chaudes. — *Branlement des dents,* au point qu'on croit les pouvoir ôter toutes.

Bouche. — *Salivation*, avec branlement des dents. — *Fourmille-ment et picotement à la langue*, surtout au bout de la langue. — *Sensation d'excoriation* et de *sécheresse* à la langue, comme après avoir mangé des choses âcres, le matin, au réveil. — °Langue au vif, avec douleur d'ulcération. — Élancement au côté gauche de la langue. — Langue chargée d'un enduit blanc. — Perte du goût.

Gorge. — Sensation de sécheresse dans la gorge, sans soulagement par la boisson. — Chaleur dans la gorge, soulagée par l'inspiration de l'air frais. — Sensation d'âcreté, comme après avoir mangé quelque chose d'âcre. — *Brûlement dans le gosier*, sur-tout après avoir mangé des choses sucrées. — *Sensation de gonfle-ment :* comme si la gorge était fermée, et que la tumeur allait l'étouffer, avec aphonie ; ou bien le soir, *le plus fort pendant la déglutition*, et surtout du côté droit. — °*Ulcération à la gorge.*

Appétit et Goût. — *Manque d'appétit*, avec langue chargée d'un enduit blanc. — Le sucre paraît amer, et cause un brûlement au gosier. — Goût gras ou muqueux à la bouche. — Répugnance pour le beurre, qui a un arrière-goût douceâtre. — Désir de choses non définies, avec manque d'appétit. — Désir de choses piquantes. — *Grande faiblesse de digestion.* — Après le repas, sensation de vacuité dans l'estomac.

Estomac. — *Renvois :* spasmodiques et à vide ; d'une odeur désa-gréable ; avec envie de vomir et face pâle ; avec soulagement des étourdissements. — Pyrosis et *dégoût*. — Hoquet en fumant du tabac. — Pituites avec envie de vomir. — *Nausées :* après le repas ; *périodiques*, avec manque d'appétit ; en se baissant ; *avec besoin de cracher beaucoup ; avec salivation* et sensation comme si on allait mourir ; *avec frissons* et chaleur, pendant le mal de tête aussi ; °avant l'éruption urticaire, ou avant le mal à la tête. *Vomissements :* précédés de grande angoisse, d'envie inutile d'aller à la selle, ou de beaucoup d'autres souffrances ; avec désir de manger, pour apaiser le mal de cœur ; avec diarrhée ; avec grande faiblesse ; *vomissements amers.* — *Sensation de chaleur, ardeur et brûlement dans l'estomac.* — Mouvements dans l'estomac, comme si quelque chose de vivant y sautillait. — °Inflammation de l'estomac ?

Ventre. — *Douleurs dans les hypochondres*, avec vertiges continus et lassitude. — °Douleur dans l'hypochondre gauche, plus forte en toussant, moindre en pressant dessus et en se pliant à gauche. — °*Torpeur et atonie du foie.* — *Sensation d'un courant chaud passant de la poitrine au ventre*, °suivie de diarrhée. — Batte-ment dans le ventre. — Crampe dans le ventre, passant d'une place à l'autre. — °*Ballonnement du ventre, le soir, avec émission* *de vents par le vagin.* — Émission de vents par le haut et le bas, en se redressant à cause de la toux, qui disparaît ensuite. — Les maux de ventre viennent par accès. — Tranchées tractives. — Douleur fouillante dans le ventre, la nuit, avec maux de reins. — Élancements violents dans le ventre, comme par des couteaux, suivis de diarrhée aqueuse. — Le matin, colique, suivie de diarrhée. — Sortie fréquente de vents fétides.

Anus et Selles. — *Envie inutile d'aller à la selle,* avec sensation d'un gros tampon dans l'anus, ou bien suivie de vomissement, ou encore *avec émission de vents.* — *Diarrhée :* avec émission fréquente de vents ; précédée de tranchées, de coliques, de douleurs violentes. — *Après les selles diarrhéiques,* cessation du coryza, de la toux, des douleurs de poitrine. — Selles avec évacuation des aliments non digérés. — Selles molles, plus fréquentes, les premiers jours.

Urines. — *Pissement fréquent, surtout la nuit* aussi, avec *émission fréquente d'urines claires, aqueuses.*

Parties viriles. — Pollutions, deux nuits de suite.

Règles. — *Souvent mal au ventre, comme si les règles allaient venir.* — Règles trop hâtives de 8 jours, avec sang noir. — Règles plus fortes, avec mal à la tête surtout du côté droit, comme si les yeux allaient sortir de la tète. — Métrorrhagies. — Avortement. — °*Émission de vents par le vagin, avec orifice ouvert de la matrice.* — Élancement dans les mamelles. — Douleur d'excoriation au-dessus du mamelon droit, plus sensible au toucher. — Excoriation et sensibilité douloureuse des mamelons.

Larynx. — *Toussottement fréquent,* surtout en mangeant ; ou bien *avec chatouillement à la gorge, le soir,* parfois surtout après s'être couché, ou avec mal à la tête. — Toux sèche pendant le sommeil, et réveillant, ne cessant que par l'émission de vents par le haut et le bas après s'être redressé sur son séant. —*Toux, °avec ou *sans expectoration,°parfois violente, continuelle,* avec *rougeur circonscrite des joues,* et douleur de poitrine. — Facilite l'expectoration.

Poitrine. — °*Douleurs de poitrine, avec toux périodique, avec ou sans expectoration.* — °Respiration difficile, avec couleur livide des joues et des mains, et pouls vibrant et facile à comprimer (dans une pneumonie typhoïde). — °Pression et ardeur à la poitrine, suivies de chaleur dans le ventre et diarrhée. — °*Oppression et sensation de faiblesse dans la poitrine.* — Sensation d'un courant ardent dans le côté droit de la poitrine, partant de la clavicule et de l'aisselle droites, et descendant jusqu'à la région du foie. — *Élancements, dans la poitrine,* à droite et à gauche. — Pression dans la poitrine, le dos et la région du cœur. — Battement de cœur avec grande faiblesse.

Tronc. — °Maux de reins à la suite d'un tour de reins. — °Douleurs au dos. — Mal aux reins, soulagé en se courbant en avant. — *Douleurs rhumatismales à la nuque, aux épaules et aux bras,* °*parfois le plus fort la nuit, au lit,* et surtout en se retournant. — Douleur d'excoriation à la nuque. — Douleur au cou, comme à la suite d'un tour de reins.

Extrémités supérieures. — *Douleurs rhumatismales dans les bras et* la paume *des mains.* — Douleur d'ulcération dans la paume des mains. — *Brûlement à la paume des mains,* parfois avec rougeur. — °Couleur livide des mains. — °*Roideur des articulations des doigts.* — Douleur d'ulcération au-dessous de l'ongle du pouce. — °*Panaris à tous les doigts.*

Extrémités inférieures. — *Douleurs rhumatismales et de meurtrissure dans la hanche gauche,* °ainsi qu'au côté intérieur de la cuisse droite, °ou bien alternant avec brûlement et pression dans la poitrine. — *Roideur et tension dans les jarrets.* — Crampe et traction dans les mollets. — Élancements dans l'articulation du pied et les malléoles. — °Pieds froids, après midi. — *Brûlement à la plante des pieds et à la paume des mains, plus fort la nuit, au lit.* — Douleurs aux cors. — Grande faiblesse dans les jambes.

SASSAPARILLA.

SASS. — Salsepareille. — Hahnemann. — *Hist. nat. et prép.* Voy. Pharmac. homœop. — *Dose usitée :* 30. — *Durée d'action :* jusqu'à 5 semaines dans des affections chroniques.

Antidotes?

Comparer avec : Amm. cham. clem. cocc. *merc.* puls. ran. sep. sil. *sulf.*

CLINIQUE. — Se laissant guider par l'*ensemble des symptômes,* on verra les cas où l'on pourra consulter ce médicament contre : — Affections rhumatismales et arthritiques, surtout à la suite d'un refroidissement dans l'eau ou après la suppression d'une gonorrhée; *Ulcères* et autres souffrances par l'abus du mercure; Dartres, Calculs urinaires et rénaux; Constipation, etc., etc.

☞ *Voy. la note,* page 15.

SYMPTOMES GÉNÉRAUX. — *Douleurs lancinantes, déchirantes,* pressives. — *Déchirement* paralytique *dans toutes les articulations et les membres,* souvent accompagné de tremblement des mains et des pieds, déchirements douloureux dans la tête, et pincements dans le ventre. — °Douleurs arthritiques, avec diminution de la sécrétion des urines. — Roideur et immobilité des membres. — Gonflements chauds et épais. — Grande lassitude, surtout dans les membres inférieurs. — Lassitude dans les mains et les pieds. — *Amaigrissement.* — Les douleurs attaquent le moral et abattent l'esprit.

Peau. — *Prurit*, quelquefois *sur tout le corps*, surtout le soir au lit, et le matin, en se levant. — Boutons rouges et secs, qui ne démangent qu'à la chaleur. — Éruption miliaire, au contact de l'air frais, en sortant d'un appartement chaud. — Éruptions urticaires. — Vésicules purulentes. — *Dartres*, presque à toutes les parties du corps. — Verrues. — *Peau ridée.* — *Rhagades* profondes, brûlantes, douloureuses (aux doigts).

Sommeil. — Sommeil de bonne heure, le soir. — Insomnie nocturne et réveil fréquent. — *Rêves effrayants*, avec sursauts fréquents.

Fièvre. — Frissons nuit et jour. — *Froid*, même auprès du feu, par tout le corps, excepté au visage et à la poitrine, mais principalement *aux pieds.* — Chaleur le soir, avec bouillonnement de sang, battement de cœur et sueur au front.

Moral. — Anxiété, avec tremblement dans les pieds. — Morosité et mauvaise humeur, avec aptitude au travail. — Irascibilité et susceptibilité. — Humeur changeante.

Tête. — Vertige, en fixant longtemps les yeux sur un objet. — Vertiges, avec nausées et renvois aigres. — Maux de tête, avec nausées et vomissements aigres. — Maux de tête *lancinants* ou pressifs, ou bien *pressifs et lancinants à la fois.* — Douleurs de tête crampoïdes, semi-latérales, comme si la tête était serrée dans un étau, avec obscurcissement des yeux, besoin de se coucher et résonnement dans le cerveau à chaque parole qu'on prononce. — *Douleurs battantes dans la tête.* — Bruit et bourdonnement dans la tête. — *A l'extérieur de la tête, douleurs* pressives et incisives, ou *lancinantes pressives*, tractives et déchirantes, aggravées par le contact et la marche. — Sensibilité du cuir chevelu. — Chute des cheveux.

Yeux. — Douleurs dans les yeux, par la clarté du jour. — Pression dans les yeux, surtout le soir, en lisant aux lumières. — *Élancements dans les yeux.* — Sensation brûlante dans les yeux et les paupières. — Agglutination des paupières, le matin. — Angles internes des yeux, bleus et gonflés. — *Obscurité devant les yeux*, comme un brouillard. — Reflet rouge du papier blanc, le soir.

Oreilles et Nez. — Élancements dans les oreilles. — Contraction et pression dans les oreilles. — Croûtes brûlantes, pruriantes, aux lobes des oreilles. — Tintement et sonnerie dans les oreilles. — Épistaxis. — Éruption croûteuse, sur, sous et dans le nez. — Coryza sec et obturation du nez. — Mucosités nasales très-épaisses.

Visage. — *Éruption faciale.* — Éruption pruriante sur le front, avec sensation brûlante et suintement après avoir gratté. — Taches rudes, rouge pâle sur le front. — *Croûtes épaisses au visage. — Roideur et *tension dans les masséters*, et les articulations de la mâchoire. — Dartre sur la lèvre supérieure. — Vésicules purulentes et pruriantes au menton.

Dents. — Odontalgie, avec déchirements tractifs, par un courant d'air froid ou par des boissons froides. — Agacement des dents supérieures. — Déchirement dans les gencives. — Gencives gonflées, avec douleur d'excoriation.

Bouche et Gorge. — Sécheresse de la bouche. — Aphthes sur la langue et au palais. — Mal de gorge, avec douleur lancinante, en avalant. — Pression crampoïde dans la gorge, *comme un étranglement*, avec gêne de la respiration. — Sécheresse et âpreté dans la gorge, surtout le matin. — Accumulation de mucosités visqueuses dans la gorge.

Appétit. — *Goût amer*, ou acide et pâteux, ou bien douceâtre, métallique et herbacé. — Amertume du pain. — Insipidité des aliments. — Après le repas, sensation de vide dans l'estomac, comme si on était à jeun, ou bien dégoût seulement en pensant à ce que l'on a mangé. — Soif d'eau surtout, même le matin.

Estomac. — *Renvois et régurgitations*, surtout *pendant et après le repas*, généralement *amers* ou aigres. — *Nausées fréquentes ou continuelles, avec envie inutile de vomir. — Vomissements aigres. — Douleurs constrictives dans l'estomac. — Pression dans le creux de l'estomac. — Chaleur et sensation brûlante dans l'estomac, surtout après avoir mangé du pain.

Ventre. — Douleur de brisement dans l'hypochondre gauche. — Élancements dans l'hypochondre gauche. — Grande sensibilité du ventre à la pression extérieure. — Douleurs intestinales, constrictives et crampoïdes. — Tranchées, surtout dans la *région ombilicale*. — *Élancements dans les côtés du ventre*, surtout *dans le côté gauche.* — Sensation de froid, ou chaleur et sensation brûlante dans le ventre. — *Sensation de vacuité et borborygmes dans le ventre.* — Expulsion abondante de vents fétides. — Inertie des intestins.

Selles. — Selles dures, retardées et rares, souvent avec besoin pressant. — *Évacuations alvines, douloureuses, difficiles*, avec douleurs contractives dans le ventre et forte pression vers le bas. — *Constipation opiniâtre, avec envie fréquente d'uriner. — Selle gluante, tenace. — Selles diarrhéiques, âcres, corrosives, avec maux de ventre. — Pendant la selle, accès d'évanouissement. — Douleur d'excoriation et prurit brûlant à l'anus.

Urines. — *Ténesme vésical,* avec pression sur la vessie et écoulement d'une matière blanche et trouble, mêlée de mucosités. — Envie fréquente d'uriner, sans résultat, ou avec émission peu abondante. — *Emission fréquente et abondante d'une urine pâle, jour et nuit,* souvent sans sensation dans les voies urinaires. — Urine trouble, bourbeuse. — Urine enflammée, rare, rouge. — Flocons filiformes dans les urines. — Sang dans les urines, vers la fin de l'émission. — °Urines chargées de gravelle et de petits calculs. — *Sensations brûlantes en urinant.* — Crampe de la vessie, avec douleur contractive. — Écoulement de pus par l'urèthre, comme une gonorrhée.

Parties génitales. — Exhalaison fétide des parties génitales. — Inflammation et rougeur du gland. — Dartres sur le prépuce. — Désir du coït, avec pollutions fréquentes et douloureuses. — Règles en retard, peu abondantes et âcres. — Pendant les règles, envie d'uriner, excoriation entre les cuisses, pincements dans le ventre et serrement comme par une griffe aux reins, et dans le creux de l'estomac. — Leucorrhée muqueuse.

Larynx. — Toux violente, avec sensation d'ulcération chatouillante dans le gosier, ou par une âpreté dans la gorge. — Respiration courte et gênée. — Forte dyspnée et étouffement, par une sensation de constriction dans la gorge, qui oblige à se débarrasser de tous les vêtements qui couvrent le cou et la poitrine. — *Oppression crampoïde de la poitrine.* — Respiration profonde, fréquemment. — En respirant profondément, sensation comme s'il y avait un corps qui se fût arrêté dans le dos. — Haleine fétide. — Pression à la poitrine, souvent avec haleine courte. — Élancements dans les côtés de la poitrine, qui forcent souvent à se replier sur soi-même. — Battements de cœur. — Douleur tensive à l'extérieur de la poitrine, comme par raccourcissement, en se redressant. — Mamelons flétris, insensibles.

Tronc. — Douleur de brisement aux reins, surtout pendant qu'on se baisse et après. — Fourmillement aux reins. — Douleur tensive depuis les reins jusque sur les hanches, au moindre mouvement. — Pression douloureuse et tension dans le dos et la nuque, avec *lancination au moindre mouvement* du tronc ou de la tête. — Lancinations entre les omoplates et dans les muscles du cou. — Gonflement d'un côté du cou, douloureux au toucher.

Bras. — *Déchirements et élancements pressifs* dans les bras, les avant-bras et les articulations des mains et des doigts. — Sueur aux mains. — Dartres aux mains. — Engourdissement des doigts. — Douleur au bout des doigts, comme par ulcération sous-cutanée. — Vésicules purulentes aux doigts. — *Rhagades* profondes *à la peau des doigts.*

Jambes. — *Déchirements pressifs et élancements* dans les cuisses, les genoux et les jambes. — Lassitude dans les cuisses et les articulations des genoux. — Gonflement et roideur des genoux, avec élancements. — Taches dartreuses rouges, aux mollets. — Roideur des jambes, comme par contraction. — Crampes dans les jambes et les mollets. — Sensibilité douloureuse de la plante des pieds. — Tension et gonflement des pieds, avec chaleur et rougeur. — *Froid aux pieds, °surtout avant de se coucher.

SECALE CORNUTUM.

SEC. Seigle ergoté. — Hartlaub et Trinks. — *Hist. nat. et prép.* Voy. Pharmac. homœop.— *Doses usitées :* 3, 30. —*Durée d'action :* jusqu'à 7 semaines dans des affections chroniques.
Antidotes : Camp. (solan-nigr.)
Comparer avec : Arn. camph. ign. laur. veratr.

CLINIQUE. — Se laissant guider par *l'ensemble des symptômes,* on verra les cas où l'on pourra consulter ce médicament contre : — *Hémorrhagies,* surtout chez les sujets faibles, cachectiques ; Spasmes hystériques, chez des femmes d'une constitution faible ; Convulsions par suite d'une frayeur ; Gangrène sénile?? ; Amblyopie amaurotique ; Hémorrhagie nasale ; Souffrances des enfants, par suite de la dentition ; *Affections gastriques* et bilieuses ; Coliques ; Gastrite?? ; Entérite?? ; *Choléra asiatique et sporadique ; Cholérine ;* Diarrhées, surtout chez les vieillards ; Métrorrhagies des femmes faibles et cachectiques ; prodromes de l'avortement, surtout dans le troisième mois ; Absence de douleurs d'enfantement ; Douleurs d'enfantement spasmodiques ; Adhérence du placenta ; Lochies de trop longue durée ; Métrite par suppression des lochies ; Affections hystériques par manque de vitalité dans l'utérus? ; Affection gangréneuse de la matrice, etc., etc.

☞ *Voir note,* page 15.

SYMPTOMES GÉNÉRAUX. — Traction, déchirement et *fourmillement dans les membres et les articulations.* — *Douleurs crampoïdes,* violentes et erratiques. — Sensation brûlante dans toutes les parties du corps, comme par des étincelles. — *Distorsion des membres.* — *Spasmes* toxiques. — Tressaillements et *mouvements convulsifs dans les membres,* se manifestant surtout *la nuit,* souvent aussi périodiquement, et soulagés en étirant violemment les parties. — Tétanos. — Attaques d'épilepsie. — Atrophie générale et *amaigrissement.* — Marche mal assurée. — Évanouissements. — Grande *lassitude et paresse*. — Tremblement des membres. — *Faiblesse, pesanteur et torpeur des membres.* — Paralysies. — Mort de quelques parties par le sphacèle.

Peau. — Peau blafarde, plombée, flétrie et ridée. — Peau rude, sèche. — Torpeur et insensibilité de la peau. — °Éruption miliaire, surtout à la poitrine et à la nuque. — *Fourmillement sous-cutané.* — Desquamation générale de l'épiderme. — Pétéchies.— Furoncles. — Pustules noires, gangréneuses. — Vésicules sanguinolentes, et qui passent à la gangrène, aux membres.

Sommeil. — *Forte envie de dormir et somnolence.* — Sommeil profond, comateux. — °Insomnie avec agitation et chaleur sèche. — °Somnolence avec délire, sursauts et effroi.

Fièvre. — Frisson violent, suivi de chaleur brûlante, avec forte soif. — *Froid excessif dans le dos, le ventre et les membres. — °Chaleur sèche, avec pouls accéléré, agitation et insomnie. — °Pouls petit, supprimé. — *Sueurs froides.

Moral. — Découragement et caractère peureux. — *Tristesse et mélancolie. — *Forte angoisse. — *Démence furieuse*, avec désir de s'élancer dans l'eau. — Fureur et envie de mordre. — °*Crainte de la mort.* — Manie. — Faiblesse des facultés intellectuelles. — Aliénation mentale. — *Délires. — *Perte de connaissance.*

Tête. — *Tête embarrassée, étourdie.* — Ivresse. — *Accès de vertiges de diverses natures*, même opiniâtres. — *Mal de tête*, avec embarras sourd et douloureux, surtout *à l'occiput*. — Douleur de tête semi-latérale. — *Chute des cheveux.*

Yeux. — *Globe des yeux enfoncé.* — Pupilles contractées spasmodiquement, ou bien dilatées. — Yeux convulsés. — *Regard fixe*, égaré. — Diplopie. — Brouillard, taches et voile devant la vue. — Faiblesse de la vue. — Scintillement devant les yeux et obscurcissement de la vue.

Oreilles et Nez. — Bourdonnement d'oreilles et *dureté de l'ouïe.* — Surdité passagère. — *Épistaxis.*

Face et Dents. — *Visage décoloré, pâle, jaune, hâve, avec yeux caves, bordés d'un cercle bleu.* — Distorsion des traits du visage.— Taches livides à la face. — *Fourmillement dans le visage.* — Lèvres et bouche douloureusement contractées. — *Trismus.* — Grincement des dents. — *Vacillement et chute des dents.*

Bouche et Gorge. — Sécheresse de la bouche, avec soif. — *Crachement de sang. — Ecume à la bouche*, sanguinolente ou vert jaunâtre. — Langue décolorée, brune ou noire, °ou bien chargée d'un enduit épais. — *Fourmillement* douloureux dans la langue. — Gonflement de la langue. — *Parole bégayante*, embarrassée, indistincte, faible. — Sécheresse de la langue. — *Sensation brû-

lante, ou fourmillement pénible de la gorge. — (Inflammation de l'œsophage.)

Estomac. — Goût émoussé. — *Soif ardente, inextinguible.* — Faim insatiable, surtout pour les acides. — °Renvois fréquents.— *Dégoût et nausées.* — *Vomiturition et vomissement de matières bilieuses, crues.* — Vomissement facile. — °Vomissement des aliments, avec grande débilité. — Vomissement de lombrics. — *Vomissement de mucosités.*—Vomissement de bile noire. — *Pression à l'estomac.* — Crampes d'estomac. — *Sensibilité douloureuse excessive,* oppression pénible et *angoisse dans le creux de l'estomac,* avec envie inutile de vomir. — *Sensation brûlante dans le scrobicule et l'estomac.* — Inflammation et cancer de l'estomac.

Ventre. — *Ventre excessivement ballonné et tendu. — °Tranchées et douleurs déchirantes dans le ventre. — °Douleurs fixes, brûlantes dans les régions splénique et lombaire. — °Coliques, avec maux de reins, douleurs dans les cuisses, rapports fréquents et vomissements. — *Coliques douloureuses, ¯avec convulsions. — Sensation d'un froid excessif dans le ventre et le dos. — *Sensation brûlante dans le ventre. — °Borborygmes.

Selles. — Constipation, avec besoin continuel et inutile d'aller à la selle. — *Selles diarrhéiques, fréquentes, avec évacuations séreuses, muqueuses, ou bien décolorées, ou bleuâtres.* — Diarrhée d'odeur putride. — *Diarrhées,* avec °prostration subite des forces. — *Selles involontaires.* — Expulsion de vers.

Urines. — Suppression de la sécrétion des urines. — °Urines rares, chaudes, brûlantes. — Urine émise goutte à goutte; difficile, rare, avec besoin continuel. — *Urine claire comme de l'eau,* blanche. — Sécrétion d'urine augmentée. — *Hémorrhagie* par l'urèthre.

Règles. — *Règles trop abondantes et de trop longue durée,* quelquefois avec spasmes violents. — *Métrorrhagies ¯d'un sang noir, liquide, coulant surtout pendant un mouvement un peu fort, quelquefois avec fourmillement dans les jambes et grande débilité. — — *Avortement.* — °Après l'avortement, manque de contraction de l'utérus. — °Gonflement et verrues au col de la matrice qui est béant. — *Congestion sanguine à l'utérus. — Lochies rares, fétides ou de trop longue durée et sanguinolentes. — °Abaissement de la matrice. — *Inflammation de la matrice.*

Poitrine. — Voix rauque, creuse. — Respiration anxieuse et gênée, avec soupirs et sanglots. — Dyspnée et oppression de poitrine. — *Oppression de poitrine suffocante,* avec crampe dans le diaphragme. — *Battements de cœur spasmodiques,* violents.

Tronc. — *Fourmillement et insensibilité dans le dos.* — Roideur de la nuque. — Sensation de froid au dos. — °Forte éruption miliaire à la nuque *et à la poitrine.

Bras. — Courbure spasmodique du bras, avec tiraillement dans la partie. — *Sensation brûlante dans les mains.* — Gonflement des mains, avec pustules noires. — Gonflement œdémateux à l'articulation de la main. — Distorsion des mains. — *Fourmillement dans le bout des doigts,* avec torpeur et insensibilité de ces parties. — Contraction, distorsion et renversement des doigts. — Sphacèle des doigts.

Jambes. — Lassitude et endolorissement dans les jambes. — Contraction des jambes et des orteils. — *Crampes pénibles dans les mollets* et la plante des pieds, surtout la nuit. — *Sensation brûlante dans les pieds.* — Distorsion des pieds. — *Gonflement des pieds,* avec pustules noires. — Sphacèle des orteils. — *Fourmillement dans les orteils.*

SELENIUM.

SEL. — Selenium. — Hering. — *Hist. nat. et prép.* Voy. Pharmac. homœop. — *Dose usitée : 30.* — *Durée d'action :* 5 à 6 semaines dans les affections chroniques.

Antidotes: Ign. puls. — Le *vin,* et le *chin.* aggravent les souffrances.

Comparer avec : Carb. cinnab. graph. ign. lach. merc. nitr-ac. puls. rhus. sulf. thui. — C'est surtout après *cinnab.,* que selen. est efficace, lorsqu'il est d'ailleurs indiqué.

SYMPTOMES GÉNÉRAUX. — Douleurs dans tous les membres, comme par un refroidissement. — *Amaigrissement* excessif, surtout du visage, des mains et des jambes. — Le china produit des souffrances extraordinaires et aggrave celles déjà existantes d'une manière insupportable. — *Grand désir d'être couché* et de dormir, surtout pendant la chaleur du jour.— *Aggravation des symptômes après avoir dormi.* — *Impossibilité de supporter le courant d'air.* — *Accès de vertige avec défaillance, sueur anxieuse, face pâle et décomposée, nausées et vomissement,* surtout après le déjeuner et le repas fait à midi, avec grande faiblesse, selles bilieuses, élancements dans la poitrine comme par des flatuosités incarcérées, tête douloureusement entreprise, hoquets et rapports fréquents.

Peau. — Fourmillement fréquent à des parties circonscrites de la peau, avec forte envie de gratter. — Éruptions miliaires. — *Suintement prolongé des parties que l'on a grattées.* — Ulcères lisses.— °Éruption galeuse, à la suite de la rougeole.

Sommeil. — Envie de dormir; le soir, de bonne heure, avec sommeil incomplet la nuit et réveil fréquent. — Sommeil tardif, le soir. — Tressaillement du corps en s'endormant. — *Sommeil léger la nuit*, avec réveil au moindre bruit. — *Réveil de bon matin et toujours à la même heure.* — Rêves de querelles et de cruautés contre nature. — Sommeil plein de rêves avec des comptes et des calculs. — Rêves de voyages.

Fièvre. — Ardeur brûlante à quelques parties assez étendues de la peau (de la poitrine, du ventre, des lombes et des côtés). — Chaleur et froid alternant constamment. — *Tendance par trop excessive à transpirer*, pendant la marche et la sieste. — Sueur qui fait des taches blanches dans le linge et le roidit (sur la poitrine et sous les aisselles.)

Moral. — *Rêvasseries religieuses et mélancoliques.* — *Grande loquacité.* — Oubli excessif, surtout dans les affaires. — Incapacité absolue d'exécuter un travail quelconque.

Tête. — Fatigue de la tête, par un travail intellectuel. — Vertige à faire tomber, le soir en allant en voiture. — Vertige en se levant. — Mal de tête toutes les après-midi. — *Maux de tête après avoir bu de la limonade, du vin ou du thé.* — Violents accès de maux de tête lancinants, au-dessus de l'œil, avec besoin de se coucher, sensibilité de l'extérieur de la tête, émission d'urine abondante, absence d'appétit et mélancolie, provoqués par la marche et les odeurs fortes. — Chute des cheveux en se peignant. — Douleur au cuir chevelu, comme si on arrachait les cheveux. — Élancements au front, aux tempes et aux yeux, en passant de l'air froid à la chaleur de la chambre.

Yeux. — Nez. — Douleurs dans la profondeur des orbites. — Vésicules pruriantes dans les sourcils et sur le bord des paupières. — Chute des sourcils. — Sécrétion plus abondante d'un cérumen qui se durcit dans l'oreille de laquelle on est sourd. — Prurit au nez, dans les narines et sur le bord des ailes du nez. — Besoin de mettre les doigts dans le nez. — Obturation du nez. — Coryza fluent le soir. — Mucosités nasales, jaunes, épaisses, gélatineuses.

Face. — Gorge. — Peau huileuse à la face. — Tressaillement des muscles du visage. — Lèvre supérieure gercée. — Odontalgie qui force à se servir du cure-dents jusqu'à ce que le sang vienne. — Douleur dans une dent cariée, avec sensation de froid jusque dans la joue, s'aggravant le soir au lit, soulagée par l'air libre, l'eau froide, le boire, le manger et la fumée de tabac. — Térébration dans les dents molaires. — Les dents deviennent dures, lisses, et crient quand on les frotte. — Sécheresse de la gorge. — Espèce de bégayement, qui fait qu'on confond et qu'on déplace les syllabes des mots. — Douleur sous la racine de la langue. — Langue chargée d'un enduit blanc, épais, le matin. — Grande sécheresse de la gorge, surtout le soir.

Appétit. — Goût douceâtre, désagréable, après avoir fumé. — Absence d'appétit, le matin. — Faim la nuit. — Répugnance pour les choses salées. — *Désir fréquent d'eau-de-vie.* — Hoquet et renvois après avoir fumé. — Après le repas, *battement des artères dans tout le corps, surtout dans le ventre.* — Beaucoup de soif, le soir.

Ventre et Selles. — *Douleur au foie,* surtout en *inspirant,* s'étendant jusqu'à la région des reins, avec sensibilité à la pression extérieure. — Miliaire rouge, pruriante, à la région hépatique. — Élancements violents dans la rate en marchant. — Constipation. — Selles dures, suivies d'écoulement de mucosités ou de sang. — Selles moitié liquides, avec ténesme. — Filaments, comme des cheveux, dans la selle.

Urines. — Urine rare et de couleur foncée, ou d'odeur de violette. — *Urine rouge, le soir.* — Émission involontaire de quelques gouttes en marchant. — *Sédiment rouge,* comme de l'argile, ou comme du gros sable, dans les urines. — Pissement fréquent, la nuit. — °*Gonorrhée chronique.*

Parties génitales. — Chatouillement et prurit aux parties génitales, surtout au scrotum. — *Impuissance,* avec idées lascives. — Pollutions, avec flaccidité de la verge. — Écoulement de sperme goutte à goutte, pendant le sommeil. — *Écoulement de liqueur prostatique* pendant et hors le temps des selles. — Sperme séreux et sans odeur. — Pendant le coït, érection faible, lente, et éjaculation trop prompte. — Après le coït, faiblesse et mauvaise humeur.

Larynx. — Enrouement, en commençant à chanter. — Renâclement de mucosités et de petits globules de sang. — Toux matutinale qui fatigue toute la poitrine, avec expectoration de sang et de petits globules de mucosités. — Gêne de la respiration pendant la marche au grand air. — Besoin fréquent de respirer profondément, comme des soupirs. — Étouffement de la respiration, la nuit, en étant couché, par des douleurs à la poitrine, dans le côté et aux reins.

Tronc et Extrémités. — Sensation de paralysie dans les reins. — Roideur des muscles du cou et de la nuque, qui ne permet pas de tourner la tête. — Miliaire à l'avant-bras. — Déchirement nocturne dans les mains. — Prurit au poignet, dans la paume des mains, ainsi que sur et entre les doigts. — Boutons galeux à la main. — Amaigrissement des mains. — Boutons pruriants aux fesses et aux cuisses, près du scrotum. — Amaigrissement des jambes. — Craquement des genoux en les pliant. — Ulcères lisses aux jambes. — *Prurit aux pieds, le soir*, surtout *autour des malléoles.*

SENEGA.

SENEG. — Polygane de Virginie. — *Archives de* STAPF. — *Hist. nat. et prép.* Voy. Pharmac. homœop. — *Dose usitée :* 30. — *Durée d'action :* 5 semaines dans des affections chroniques.

ANTIDOTES : Arn. bell. bry. camph.

COMPARER AVEC : Arn. ars. bar. *bell. bry.* canth. euph. squill. *stann.* sulf.

CLINIQUE. — Se laissant guider par *l'ensemble des symptômes,* on verra les cas où l'on pourra consulter ce médicament contre : — *Souffrances des membranes muqueuses;* Affections des personnes pléthoriques avec laxité des fibres; Anasarque et hydropisie des organes internes?; Inflammations internes; Plaies par la morsure d'animaux venimeux; Angines catarrhales et muqueuses?; Grippe; Laryngite chronique?; Phthisie laryngée?; Blennorrhée des poumons; Phthisie muqueuse?; Pneumonie?; Hydrothorax, etc.

☞ *Voir la note,* page 15.

SYMPTOMES GÉNÉRAUX. — *Sensation d'une grande lassitude* générale, avec tremblement, surtout dans les membres inférieurs. — Grand *accablement moral et physique*, avec pandiculation des membres, lourdeur, vacuité et battement dans la tête. — Grande faiblesse qui semble provenir de la poitrine. — *Évanouissement*, en se promenant au grand air. — Plusieurs souffrances, surtout celles de la poitrine, s'aggravent par le repos et s'améliorent par la marche au grand air. — Forte envie de dormir le soir et *sommeil profond, engourdissant,* peu après qu'on s'est couché. — Sommeil agité par des affections de poitrine ou bien des crampes d'estomac vers le matin. — Frisson fréquent, provenant de lassitude dans les jambes. — Horripilation au dos, avec chaleur à la face, sensation brûlante dans les yeux, dyspnée, élancements dans la poitrine et battements dans la tête. — *Mélancolie hypochondriaque,* avec grande *susceptibilité aux offenses.* — *Angoisse excessive,* souvent avec respiration accélérée et précipitée. — Gaieté *avec irritabilité et disposition à s'abandonner à des accès de colère et de fureur.

Tête. — Tête entreprise, avec étourdissement. — *Embarras et vacuité dans la tête,* avec pression dans les yeux. — Vertige, avec bruit dans les oreilles. — *Maux de tête qui affectent en même*

temps, s'aggravent à la chaleur de l'appartement et sont soulagés
au grand air ou *au froid.* — *Céphalalgies pressives*, dans le front
et les orbites. — Traction dans le sinciput et les tempes, jusque
dans la face. — Congestion de sang à la tête et aux yeux, en se
baissant. — Céphalalgie pulsative, avec pression dans les yeux. —
Horripilation au cuir chevelu et prurit. — Éruption à la tête.

Yeux. — Douleur dans les yeux, comme s'ils se dilataient et *qu'ils*
fussent poussés en dehors des orbites. — *Pression dans les yeux,*
le soir, surtout aux lumières et en se baissant. — Congestion de
sang aux yeux en se baissant. — Sensation brûlante dans les yeux,
en lisant et en écrivant (le soir). — Gonflement des paupières,
avec pression brûlante et fourmillement. — Sécheresse des yeux.
— *Larmoiement* au grand air et en regardant fixement un objet. —
Le matin, accumulation de chassie sèche aux paupières. — Tressaillement et traction spasmodique dans les paupières. — Paupières inférieures contractées convulsivement. — Fixité du regard.
— *Opacité de la cornée.* — *Amblyopie,* avec lueurs devant les
yeux, augmentée en les frottant. — Confusion des caractères et
éblouissement en lisant. — Tous les objets paraissent être dans
l'ombre. — Taches brillantes devant la vue. — Photophobie.

Oreilles et Nez. — *Pression dans les oreilles*, pendant la mastication. — Sensibilité douloureuse de l'ouïe. — Prurit à l'intérieur
du nez. — *Odeur de pus dans le nez.* — Éternument, avec douleur d'excoriation dans la poitrine. — Sécheresse pénible du nez.

Face et Dents. — Sensation de paralysie des muscles de la face.
— *Vésicules* brûlantes *aux commissures des lèvres* et sur la lèvre
supérieure. — Dents agacées. — Fouillement dans les dents, en
inspirant (l'air humide et froid).

Bouche. — *Sécheresse de la bouche,* surtout le matin. — *Sécrétion*
de salive plus abondante. — Haleine putride. — Langue chargée
d'un enduit blanc. — Sensation brûlante sur la langue et au
palais.

Gorge. — Mal à la gorge, comme si elle était excoriée et à vif. —
Grattement, *sensation brûlante et sécheresse dans la gorge,* avec
irritation qui provoque la toux et parole embarrassée. — Sensation de constriction du gosier. — *Gonflement inflammatoire du*
palais et de la luette. — *Accumulation abondante de mucosités*
visqueuses dans la gorge et au palais, se détachant en petits globules.

Appétit. — Goût moins sapide des aliments. — *Goût métallique*
dans la bouche, ou comme celui de l'urine. — Goût pâteux dans
la bouche. — *Absence totale d'appétit,* surtout *le matin.* — Faim
rongeante, avec sensation de vacuité dans l'estomac. — *Soif*
ardente.

Estomac. — Renvois. — Dégoût et *nausées*, avec envie de vomir, *qui semble provenir de l'estomac*, avec vomiturition. — Vomissements, avec diarrhée et forte angoisse. — *Crampe d'estomac, avec douleur pressive*, même la nuit. — Sensation brûlante dans l'estomac. — Sensation de vacuité dans l'estomac.

Ventre. — *Maux de ventre avec douleurs térébrantes* et fouillantes, surtout dans la partie supérieure du ventre et les hypochondres. — Rongement dans le bas-ventre. — Ardeur et serrement dans la partie supérieure du ventre, en inspirant. — *Traction entre les téguments du ventre*, comme par un corps étranger. — Affections flatulentes, avec sensation, comme si tout se portait vers le bas-ventre.

Selles. — *Selles lentes, dures et rares*, avec efforts, et suivies de pression à l'anus et au rectum. — Selles diarrhéiques, fréquentes et de la consistance de la bouillie.

Urines. — *Sécrétion d'urine diminuée.* — Sécrétion plus abondante d'urine. — *Pissement au lit, la nuit.* — Urine écumeuse ou mêlée de filaments muqueux, et devenant trouble et nuageuse en se refroidissant. — Sédiment rougeâtre dans les urines, avec flocons muqueux. — Sensation en urinant, comme si l'urèthre était obstruée. — Élancement et *sensation brûlante dans l'urèthre* après et *pendant l'émission des urines.*

Parties génitales. — Exaltation de l'appétit vénérien, avec érections douloureuses. — Leucorrhée muqueuse.

Larynx. — Grande sécheresse du larynx, surtout le matin et avant midi. — *Enrouement* et âpreté dans la gorge. — °Chatouillement et sensation brûlante dans le larynx, surtout en étant couché, avec péril de suffocation. — *Accumulation abondante de mucosités dans le larynx et la trachée-artère*, avec haleine courte. — *Toux* sèche et ébranlante, *provoquée par un chatouillement dans le larynx*, plus forte au grand air. — Expectoration de mucosités transparentes et jaunes, en toussant. — *Toux avec expectoration abondante de mucosités visqueuses.*

Poitrine. — *Dyspnée*, avec sensation de *stagnation dans les poumons.* — Haleine courte, en marchant vite et en montant un escalier. — *Oppression de poitrine*, pénible, surtout *au grand air*, et en se baissant, comme si le thorax était trop étroit. — *Pression à la poitrine, dans le repos* surtout, et le matin ou la nuit, en se réveillant. — Grande sensibilité des parois internes de la poitrine, au toucher. — Serrement et douleurs crampoïdes dans la poitrine, avec agitation et anxiété, surtout quand on est couché sur le côté. — *Élancements dans la poitrine*, surtout en toussant et en inspirant. — *Douleur d'excoriation dans la poitrine*, aggravée par la pression extérieure, le mouvement, en toussant et en éternuant. — Traction et *sensation brûlante dans la poitrine*. — Fourmillement dans la poitrine. — Forte *congestion de sang à la poitrine, avec pulsation* et bouillonnement au point de s'évanouir. — Battement de cœur violent, ébranlant. — Pression et térébration dans la région du cœur. — La plupart des *souffrances de la poitrine sont plus fortes dans le repos*, et ne gênent pas la respiration.

Tronc et Extrémités. — Pression et traction dans le dos et les omoplates, ainsi qu'entre et sous les omoplates. — Sensation brûlante, et prurit sous-cutané dans tout le dos. — Traction paralytique dans les avant-bras, jusque dans les doigts. — Douleur de luxation dans l'articulation de la main. — *Sensation de lassitude dans les jambes, avec sensation de paralysie dans les articulations.* — Douleurs de luxation dans l'articulation coxo-fémorale. — Tremblement dans les jambes.

SEPIA.

SEP. — Le suc de la sépia. — Hahnemann. — *Hist. nat. et prép.* Voy. Pharmac. homœop. — *Dose usitée :* 30. — *Durée d'action :* 7 à 8 semaines, dans des affections chroniques.

Antidotes : Acetum. acon. nitr-sp. tart. — *On l'emploie comme antidote de :* Calc-ph. chin. merc. sassap. ? sulf.

Comparer avec : *Acon.* ambr. ant. ars. *bar. bell.* carb-v. caus. cham. *chin.* coff. con. fer. graph. ign. led. *lyc. merc.* natr. natr-m. *nitr-ac.* n-mos. *n-vom.* petr. phos. phos-ac. plumb. *puls. rhod. rhus.* sabad. sass. *sil. sulf. tart. veratr.* zinc. — C'est surtout après : *Caus. led. merc. puls. sil.* et *sulf.*, que la sépia est efficace, lorsqu'elle est d'ailleurs indiquée. — Après la sépia, conviennent quelquefois : *Carb-v. caus. puls.*

CLINIQUE. — Se laissant guider par l'*ensemble des symptômes*, on verra les cas où l'on pourra consulter ce médicament contre : — *Affections du sexe féminin*, et surtout des femmes d'une constitution faible, ayant la peau délicate et sensible; Affections des vaisseaux capillaires et du système nerveux; Affections à la suite d'une contrariété; Faiblesse physique et nerveuse par suite d'onanisme; Affections scrofuleuses (et rachitiques?) Engorgement et inflammation des glandes; Tumeurs lymphatiques, inflammatoires; Affections rhumatismales, surtout chez les personnes d'une taille élancée; *Extension des ligaments* (après *rhus*); Éruptions et dartres chroniques; Gale; Taches livides des femmes enceintes ou nerveuses; Indurations squirrheuses; Verrues; Fièvres intermittentes; Manie; Hystérie; Céphalalgies nerveuses et *hystériques; Migraine;* Teigne; Ophthalmies scrofuleuses et autres; Amblyopie amaurotique;

Hémorrhagie nasale; Croûte de lait; Stomacace et affection scorbutique des gencives?; *Odontalgies , surtout chez les femmes hystériques ou enceintes;* Disposition chronique aux angines; Dyspepsie, aigreurs, gastralgie et autres affections gastriques; *Grosseur du ventre chez les femmes âgées;* Ascite; Diarrhées, aussi chez les sujets scrofuleux; Blennorrhée du rectum?; Constipation chronique; Gonorrhée chronique; Pollutions par suite d'onanisme; Dysménie des jeunes filles; *Dysménorrhée;* Métrorrhagie; *Aménorrhée;* Chlorose?; *Flueurs blanches;* Odontalgie, constipation ou diarrhée, affections gastriques, avec vomissement, taches jaunâtres à la peau, et autres *souffrances des femmes enceintes;* Disposition à l'avortement; Excoriation des mamelles; Écorchure des enfants; Toux de différentes espèces; Coqueluche?; Pneumonie?; Hémoptysie; Souffrances phthisiques; Panaris, etc., etc.

☞ *Voy. la note,* page 15.

SYMPTOMES GÉNÉRAUX. — *Élancements et douleurs picotantes* dans les membres et autres parties du corps. — *Douleurs brûlantes à diverses parties du corps. — *Tension dans les membres, comme s'ils étaient trop courts. — Traction et déchirement dans les membres et les articulations. — Douleurs qui sont soulagées par la chaleur extérieure. — Douleurs par accès, avec horripilation. — *Douleur de luxation, surtout par un effort de la partie affectée, ainsi que la nuit, à la chaleur du lit. — *Douleurs rhumatismales, avec gonflement des parties affectées, sueur facilement excitée, frissonnement ou frissons alternant avec chaleur. — *Fortes incommodités à la suite de contrariétés. — *Engourdissement facile des membres (bras et jambes), surtout après un travail manuel. — *Roideur et manque de flexibilité des articulations.* — Luxations et entorses faciles, aux membres. — *Dispositions à se donner un tour de reins. — *Commotions et tressaillement dans les membres,* nuit et jour. — *Tressaillement dans les muscles. — Accès de malaise et spasmes hystériques. — Gonflement et suppuration des glandes. — Exacerbation et renouvellement de plusieurs souffrances, pendant et immédiatement après le repas. — *Les symptômes se dissipent pendant tout exercice violent,* excepté celui du cheval, et *sont aggravés* pendant le repos, comme aussi *le soir,* la nuit, à la chaleur du lit (et avant midi). — Sensibilité douloureuse de tout le corps. — Traction dans tous les membres. — *Pandiculations fréquentes. — *Inquiétudes et battement dans tous les membres,* avec agitation qui ne permet de rester nulle part. — *Fort bouillonnement de sang, même la nuit,* avec pulsation dans tout le corps. — Gonflement général du corps, avec haleine courte, sans soif. — Lourdeur et paresse physique. — °Manque de solidité dans les membres. — *Accès de faiblesse et de défaillance hystériques ou autres. — Évanouissements. — *Lassitude avec tremblement. — *Manque de vigueur, ⁻quelquefois seulement au réveil. — *Prompte fatigue en se promenant au grand air. — Forte disposition à prendre des refroidissements, et sensibilité à l'air froid, surtout au vent du nord. — Après avoir été mouillé, frisson fébrile, accès d'évanouissement, et ensuite coryza.

Peau. — Sensibilité excessive de la peau. — Prurit à diverses parties, qui se change en sensation brûlante. — Prurit et éruption boutonneuse dans les articulations. — *Excoriation surtout dans les articulations — *Éruptions comme la gale, sèches et pruriantes. — *Taches brunes ou vineuses, ou bien rougeâtres et dartreuses, à la peau, — *Desquamation en forme d'anneau (dartres annulaires). — °Dartres humides, croûteuses, avec prurit et sensation brûlante. — Furoncles. — *Glandes engorgées. — °Indurations squirrheuses. — °Éruptions de vésicules, semblables au pemphigus. — Ulcères pruriants, lancinants, brûlants, ou quelquefois indolents. — Cors aux pieds, avec douleur lancinante. — Difformité des ongles. — °Taches hépatiques. — °Hydropisie des ivrognes.

Sommeil. — *Forte envie de dormir le jour et le soir de trop bonne heure. — Accès de somnolence, réapparaissant en type tierce. — Sommeil tardif le soir. — Insomnie par surexcitation. — Réveil de trop bonne heure et veille prolongée. — *Réveil fréquent, sans cause appréciable. — *Sommeil agité, avec fort bouillonnement de sang, jactation continuelle, rêves fantastiques, anxieux, effrayants, et sursauts fréquents, avec effroi. — En dormant, on croit s'entendre appeler. — *Sommeil non réparateur; on n'a pas assez dormi le matin. — Rêves lascifs. — En dormant, paroles, cris et tressaillement des membres. — La nuit, divagations, angoisse, chaleur fébrile et agitation dans le corps, maux de dents, coliques, toux et beaucoup d'autres souffrances.

Fièvre. — Horripilations pendant les douleurs. — *Manque de chaleur vitale. — Frissonnement fréquent, surtout le soir, au grand air. — *Accès de chaleur (fugace), surtout en étant assis et en se promenant au grand air, comme aussi lorsqu'on se fâche ou pendant une conversation importante. — Accès de chaleur (et de frissons) avec soif. — Chaleur continue, avec rougeur de la face et forte soif. — °Fièvre avec soif pendant les frissons, douleurs dans les membres, froid glacial des mains et des pieds, et doigts morts. — °Sueur pendant qu'on est assis. — *Sueur abondante au plus léger mouvement. — *Sueurs nocturnes, quelquefois froides. — *Sueurs matutinales*, quelquefois *d'odeur acide*.

Moral. — **Tristesse et abattement* avec *pleurs*. — *Mélancolie et morosité. — *Angoisse et inquiétude, quelquefois avec chaleur fugace, généralement *le soir*, et quelquefois au lit. — *Grande inquiétude sur son état de santé.* — °Caractère rêveur. — *Forte disposition à s'effrayer. — **Découragement* souvent au point d'être dégoûté de la vie. — **Indifférence* pour toute chose et même pour les siens. — °Répugnance à s'occuper de ses affaires. — *Caractère susceptible, acariâtre*, avec forte disposition à la colère et à l'emportement. — Humeur querelleuse et caustique. — **Faiblesse de la mémoire.* — Distraction — Disposition à se tromper en parlant et en écrivant. — *Inaptitude aux travaux intellectuels. — Lenteur de la marche des idées.

Tête. — **Tête entreprise.* — *Accès de vertige*, surtout *en se promenant au grand air* ou en écrivant, ou bien au moindre mouvement des bras. — *Vertige*, comme si tous les objets remuaient, ou comme si quelque chose roulait dans la tête. — Vertige, le matin, en se levant, ou l'après-midi. — **Accès de maux de tête, avec nausées, vomissement*, et douleurs lancinantes ou térébrantes qui forcent à crier. — **Maux de tête, tous les matins.* — *Maux de tête, qui ne permettent pas d'ouvrir les yeux. — °Maux de tête, avec désir excessif du coït. — *Céphalalgie en secouant ou en remuant la tête, comme aussi à chaque pas que l'on fait*, comme si le cerveau était ébranlé. — *Douleurs de tête semi-latérales*, quelquefois le soir, après le coucher, précédées de *pesanteur de la tête.* — *Pesanteur de la tête. — *Céphalalgie pressive au-dessus des yeux, à la clarté du jour. — **Pression expansive dans la tête*, quelquefois *en se baissant*, comme si elle allait éclater. — Contraction dans la tête. — *Traction et déchirement dans la tête et à la tête, quelquefois d'un seul côté. — *Céphalalgie lancinante*, souvent semi-latérale ou frontale. — *Tressaillement et secousses dans la tête. — **Céphalalgie battante*, surtout dans l'occiput. — **Forte congestion de sang à la tête*, avec chaleur, surtout en se baissant. — Froid à l'extérieur de la tête. — *Tremblement involontaire, et *secousse de la tête.* — Mobilité du cuir chevelu. — **Prurit à la tête.* — *Croûtes humides à la tête. — Chute des cheveux. — Gonflement de la tête, surtout du front.

Yeux. — °Pesanteur et affaissement de la paupière supérieure. — **Pression sur le globe des yeux.* — Prurit et cuisson dans les yeux et les paupières. — °Picotement dans les yeux, le soir, aux lumières. — Sensation brûlante dans les yeux, surtout le matin, au réveil. — °*Inflammation des yeux*, avec rougeur de la sclérotique et *élancements*. — *Inflammation, rougeur et gonflement des paupières*, avec orgelets. — °Pustules à la cornée. — *Gonflement des yeux, °surtout le matin, au réveil. — Croûtes dans les sourcils. — Yeux vitreux, noyés, le soir. — °Fongus hématoïde à la cornée. — Croûtes sèches aux paupières, surtout le matin au réveil. — Couleur jaune de la sclérotique. — Larmoiement, surtout le matin, ou *agglutination nocturne des paupières.* — Frémissement et tressaillement des paupières. — °Paralysie des paupières et *impossibilité de les ouvrir,* surtout *la nuit.* — Vue trouble, en lisant et en écrivant. — °*Presbyopie.* — °Faiblesse de la vue, comme par amaurose, avec pupilles contractées. — °*Voile, *taches noires,* ¯points et traces lumineuses devant la vue. — — Reflet vert autour de la lumière, le soir. — *Grande susceptibilité des yeux à la clarté du jour.*

Oreilles. — Otalgie. — *Élancement dans les oreilles.* — Douleur d'excoriation dans l'oreille. — Gonflement et éruption purulente à l'oreille extérieure. — Dartres au lobe de l'oreille. — Écoulement d'un pus liquide par l'oreille, avec prurit. — °Sensibilité excessive de l'ouïe à la musique. — °Dureté de l'ouïe. — Surdité subite, comme par un tampon dans les oreilles. — Bruissement et *bourdonnement devant les oreilles.* — °Dartres derrière les oreilles et à la nuque.

Nez. — *Gonflement* et inflammation *du nez,* surtout *du bout.* — — Croûte sur le bout du nez. — *Narines croûteuses, ulcérées.* — Mucosités durcies dans le nez. — *Épistaxis, et mouchement fréquent de sang,* °même après le plus léger échauffement, ou la plus légère contusion au nez. — °*Absence d'odorat.* — °Odeur fétide dans le nez. — *Obturation ou sécheresse* pénible *du nez.* — Coryza sec. — Mucosités sèches qui obstruent le nez. — Violent coryza fluent, avec éternument, douleur dans l'occiput et traction dans les membres.

Face. — *Pâleur de la face,* avec cercles bleus autour des yeux, qui sont rouges et ternes. — *Couleur jaune de la face.* — °Face amaigrie. — °*Trace jaune à cheval sur le nez et les joues.* — Forte chaleur à la face. — Bouffissure pâle de la face. — °Inflammation érysipélateuse et gonflement *d'un* côté de la face (provenant d'une dent cariée). — Gonflement inflammatoire de la face, avec boutons rapprochés à croûte jaune. — °Dartres et croûtes à la face. — °Verrues à la face. — Pores noirs à la face. — Prurit et *éruption à la face et sur le front;* quelquefois comme rougeur et rudesse de la peau. — Tumeurs au front. — *Douleurs faciales,* tractives. — Douleur crampoïde et déchirement dans les os de la face. — *Prosopalgie dans la région sus-orbitaire,* comme des coups électriques, plus forte dans la forte chaleur de l'été. — °Sécheresse et exfoliation des lèvres. — Tension de la lèvre inférieure. — *Couleur jaune et éruption dartreuse autour de la* *bouche.* — Éruptions humides et croûteuses sur la partie rouge des lèvres et au menton. — Ulcère douloureux à la face interne des lèvres. — Engorgement et sensibilité douloureuse des glandes sous-maxillaires.

Dents. — Odontalgie en serrant les dents ou en y touchant, et en parlant, comme aussi par le plus léger courant d'air froid. — Odontalgie nocturne, avec forte surexcitation. — **Odontalgie pulsative* ou *lancinante*, ou bien *tractive*, s'étendant quelquefois jusque dans l'oreille, ou dans les bras et les doigts. — *°Maux de dents avec gêne de la respiration*, fluxion à la joue, engorgement des glandes sous-maxillaires, et toux, ou bien avec fort bouillonnement de sang et pulsation dans tout le corps. — Secousses déchirantes dans les dents. — Émoussement, vacillement, saignement facile et *carie de dents*. — *Gonflement, excoriation, ulcération et saignement facile des gencives.

Bouche. — *Haleine fétide.* — Gonflement de l'intérieur de la bouche. — *Sécheresse de la bouche et de la langue. — Salivation salée. — Douleur de la langue et du palais, comme s'ils étaient brûlés. — Excoriation de la langue. — Vésicules sur la langue. — *Langue chargée d'un enduit blanc.

Gorge. — Mal de gorge avec gonflement des glandes du cou. — *Sensation* pressive, comme s'il y avait *un tampon dans la gorge*, ou *douleur d'excoriation et *élancements* pendant la déglutition. — *Tressaillement dans la gorge. — Gonflement et inflammation du gosier. — Inflammation, gonflement et suppuration des amygdales. — Sécheresse dans la gorge, avec tension et grattement. — °Gorge comme pâteuse. — Accumulation de mucosités dans la gorge et au voile du palais. — **Renâclement des mucosités*, surtout le matin. — Expulsion de mucosités sanguinolentes, en renâclant.

Appétit. — *Goût putride ou aigre.* — Goût trop salé des aliments. — *Adipsie, ou *soif excessive*, *surtout le matin* et le soir, quelquefois avec anorexie. — **Grande voracité.* — *Boulimie, ¯avec sensation de vacuité dans l'estomac. — Désir ardent de vin. — **Répugnance et dégoût pour les aliments*, surtout pour la viande et °le lait, ¯qui donne la diarrhée. — La fumée de tabac ne convient pas. — °Après des aliments gras, renvois désagréables avec nausées. — °Faiblesse de la digestion. — **Après le repas, aigreurs dans la bouche*, ¯renvois fréquents, grattement et sensation brûlante dans la gorge, pulsation dans le scrobicule, hoquet, *ballonnement du ventre*, sueur, chaleur fébrile, battement de cœur, céphalalgie, nausées, vomissements, douleurs d'estomac, etc.

Estomac. — **Renvois fréquents*, généralement *aigres* ou amers,

⁻ou bien comme des œufs pourris, ou avec le goût des aliments·
— *Renvois douloureux*, pendant lesquels il vient du sang dans la
bouche. — °Aigreurs avec dégoût de la vie. — *Nausées*, quelquefois *le matin à jeun*, soulagées en mangeant quelques bouchées.
— Nausées, avec goût amer et renvois. — *Nausées par le mouvement de la voiture.* — °*Nausées* et vomissement *après le repas*.
— *Vomissement de bile* et d'aliments. — *Maux d'estomac après
le repas*, quelquefois le soir. — Douleur violente au cardia, en
ingérant des aliments. — °Douleur dans le scrobicule en marchant. — *Pression dans l'estomac*, comme par une pierre, surtout pendant ou *après le repas*, ou bien la nuit. — °Crampe
d'estomac contractive. — *Pituites de l'estomac*, °surtout après
avoir bu, ou précédées d'une sensation de tournoiement dans
l'estomac. — Vomissement de sérosités laiteuses (chez les femmes
enceintes). — Vomissement nocturne avec mal à la tête. —
Crampes d'estomac et de poitrine. — Térébration déchirante dans
la région stomacale, jusque dans les reins. — *Élancements* pressifs *dans le scrobicule* et la région de l'estomac. — *Sensation
brûlante dans l'estomac et le scrobicule.* — *Battement dans le
creux de l'estomac.* — *Sensation de vacuité* douloureuse *dans
l'estomac.*

Ventre. — Douleurs au foie, en étant en voiture. — Pression,
battement et *élancements dans la région hépatique.* — Térébration, ⁻ou *élancements* tensifs *dans les hypochondres*, surtout pendant le mouvement. — Élancement dans l'hypochondre gauche.
— Maux de ventre, le matin, au lit. — *Pression et pesanteur
dans le ventre*, avec sensation d'expansion, comme s'il allait éclater. — *Fort ballonnement du ventre.* — Pesanteur et *dureté
dans le bas-ventre. — °*Grosseur du ventre (chez les femmes qui
ont eu des enfants).* — *Gonflement hydropique du ventre. —
Crampes abdominales*, avec douleur de griffement, comme si les
intestins étaient tordus. — *Coliques incisives*, surtout *après un
exercice corporel*, ou la nuit, avec envie d'aller à la selle. —
Fouillement, tranchées et pression dans le bas-ventre. — *Douleur de meurtrissure dans les intestins. — °Froid dans le ventre.
— *Sensation brûlante et élancements dans le ventre*, surtout du
côté gauche et quelquefois jusqu'à la cuisse. — Sensation de
vacuité dans le ventre. — Lancinations dans les aines. — Taches
brunâtres au ventre. — *Mouvements et borborygmes dans le
ventre*, surtout après le repas. — Production abondante et incarcération de flatuosités.

Selles. — *Envie sans résultat d'aller à la selle, ou seulement avec
évacuation de mucosités* et de vents. — *Évacuations insuffisantes,
lentes et comme des crottes de mouton.* — Évacuations peu abon-

dantes, avec efforts et ténesmes. — *Selles trop molles.* — Selles gélatineuses, avec tranchées. — *Diarrhées débilitantes.* — *Diarrhées verdâtres*, souvent avec odeur putride ou aigre, ou surtout chez les enfants. — *Pendant la selle, écoulement de sang. — Douleur contractive et tension, *prurit*, fourmillement, *sensation brûlante* et *élancements à l'anus et dans le rectum.* — Suintement par le rectum. — °Écoulement muqueux par le rectum, avec douleurs lancinantes et déchirantes. — *Chute du rectum,* surtout *pendant la selle.* — Congestion de sang à l'anus. — *Sortie des boutons hémorrhoïdaux du rectum. — Hémorrhoïdes fluentes. — Excoriation entre les fesses. — Douleur contractive au périnée.

Urines. — *Besoin fréquent* et impossibilité *d'uriner.* — *Pression sur la vessie.* — *Emission d'urine, la nuit. — *Pissement au lit,* dans le premier sommeil. — *Urine foncée, d'un rouge de sang. — *Urine trouble, avec sédiment rouge, sablonneux ou briqueté. — Urine fétide, avec sédiment blanc, abondant. — Urine qui dépose du sang. — Crampe de la vessie. — Sensation brûlante dans la vessie et l'urèthre. — *Cuisson dans l'urèthre,* surtout en urinant. — Douleurs incisives et élancements dans l'urèthre. — °Écoulement muqueux par l'urèthre, comme une gonorrhée chronique.

Parties génitales. — *Sueur abondante des parties génitales* et surtout des testicules. — *Prurit autour des parties génitales. — Éruption pruriante au gland et au prépuce. — *Gonorrhée bâtarde,* d'odeur acide, salée. — Ulcères au gland et au prépuce. — *Douleurs dans les testicules. — °Gonflement du scrotum. — °Faiblesse des parties génitales. — Exaltation de l'appétit vénérien, avec érections fréquentes. — *Pollutions fréquentes.* — Écoulement de liqueur prostatique après avoir uriné et pendant une selle difficile. — Après le coït et les pollutions, fatigue intellectuelle, morale et physique.

Règles. — *Excoriation à la vulve et entre les cuisses,* quelquefois avant les règles. — °Chaleur intérieure et extérieure aux parties génitales. — Douleur contractive dans le vagin. — *Gonflement et *éruption* pruriante, *humide, aux petites lèvres.* — *Pression* vers le bas, *dans la matrice,* gênant la respiration. — °Chute de la matrice. — °Métrorrhagies. — °Règles trop abondantes. — °Induration du col de la matrice. — °Règles supprimées, °ou trop faibles, *ou trop hâtives. — Avant les règles coliques. — *Pendant les règles,* mélancolie, odontalgie, céphalalgie, *et *courbature dans les membres,* ou coliques spasmodiques et pression vers les parties. — Stérilité. — *Leucorrhée* d'une eau jaune ou rouge verdâtre, ˉou purulente, fétide, °quelquefois avec ballonnement du ventre, ou élancements dans le vagin. — *Leucorrhée pruriante, corrosive. — Élancements dans les mamelles. — °Excoriation des mamelons. — *Ecorchure des enfants.

Larynx. — *Enrouement* avec coryza. — Sensation de sécheresse dans la trachée-artère. — *Toux provoquée par un chatouillement* dans le larynx ou la poitrine. — *Toux sèche*, qui semble venir de l'estomac, surtout *le soir*, *au lit*, et souvent avec *nausées et vomissement amer*. — Toux grasse, après un refroidissement. — °*Toux des femmes enceintes.* — *Toux, avec expectoration abondante de mucosités* généralement putrides, ou de *goût salé*, souvent seulement le *matin* ou le *soir*, et fréquemment accompagnée de bruit, de faiblesse, et de douleur d'excoriation dans la poitrine, comme si elle était à vif. — *Toux nocturne, avec cris, suffocation et vomiturition. — °Toux semblable à la coqueluche. — °Toux provoquée par un chatouillement, et accompagnée de constipation. — *Expectoration qui se détache difficilement. — Expectoration jaune, verdâtre, purulente, en toussant. — Expectoration en toussant, ¯le matin et le soir, avec expectoration de mucosités le jour. — Pendant la toux, lancinations dans la poitrine ou le dos.

Poitrine. — *Dyspnée, oppression de poitrine, et haleine courte en marchant* et en montant, ainsi qu'en étant couché au lit, le soir et *la nuit*. — *En respirant et en toussant, douleur dans les côtés de la poitrine. — *Oppression de poitrine, produite par accumulation de mucosités*, ou *par une expectoration trop abondante. — *Douleur de poitrine par le mouvement. — *Pression dans la poitrine, surtout le soir, au lit. — Pesanteur, plénitude et tension dans la poitrine. — °Douleur d'excoriation dans la poitrine. — Crampes de poitrine. — *Élancements et picotements dans la poitrine et les côtés de la poitrine, en respirant et en toussant, ainsi que par un travail de tête. — *Bouillonnement de sang dans la poitrine et battements de cœur violents. — Intermittence des battements du cœur. — *Taches brunâtres sur la poitrine.

Tronc. — *Douleurs aux reins et dans le dos*, avec déchirement brûlant. — °Battement aux reins. — Faiblesse aux reins, en marchant. — *Douleurs incisives, pression, fouillement et déchirements crampoïdes dans le dos. — *Roideur du dos et de la nuque. — °Frissonnement dans le dos. — Taches brunâtres sur le dos. — Taches rougeâtres, dartreuses, au-dessus de la hanche et aux deux côtés du cou. — °Éruption pruriante au dos. — °Dartres à la nuque et derrière les oreilles. — Taches vineuses au cou et sous le menton. — Furoncle au cou. — *Sueur sous les aisselles, d'une forte odeur. — Gonflement et suppuration des glandes axillaires. — °Dartre humide sous l'aisselle.

Bras. — *Douleur de luxation dans l'articulation de l'épaule, surtout en soulevant ou en tenant un objet. — Lassitude dans le bras. — Sensation de roideur et de froid dans le bras, comme s'il était paralysé. — *Douleur de traction paralytique* dans le bras et l'articulation de l'épaule, jusque dans les doigts. — *Élancement dans les bras* et *l'articulation de la main*, en fatiguant ou en remuant ces parties. — *Tension* douloureuse *dans les bras*, et les articulations du coude et des doigts, comme par raccourcissement. — Gonflement inflammatoire rouge foncé, dur, marbré, au milieu du bras. — Pustules aux bras, avec prurit violent. — °*Roideur des articulations du coude et des mains.* — Taches brunâtres, peau dartreuse et *croûtes pruriantes au coude.* — *Vésicules purulentes sur le dos de la main et au bout des doigts. — °Dartres sur le dos des mains. — °Gonflement de la main avec éruption de vésicules, semblable au pemphigus. — °Élancements dans le poignet en remuant la main. — °Chaleur ardente dans la paume des mains. — °Sueur froide aux mains. — °*Gale maligne et croûtes aux mains.* — Traction arthritique et *élancements dans les articulations des doigts.* — Distorsion des doigts. — °*Ulcères* indolores dans les articulations et *au bout des doigts.* — Verrues aux mains. — Envies aux doigts. — °Ongles difformes. — *Panaris avec douleurs pulsatives et lancinantes.

Jambes. — *Douleurs dans les hanches, avec élancements déchirants. — Douleur dans les fesses et les cuisses après avoir été assis. — °*Faiblesse paralytique des jambes*, surtout après s'être mis en colère. — *Roideur des jambes*, jusque dans l'articulation coxo-fémorale, *après avoir été assis un peu de temps.* — *Froid aux jambes et aux pieds. — Gonflement des jambes et des pieds.* — Crampes dans les cuisses, en marchant. — *Lancinations* déchirantes *ou saccadées dans les cuisses* et le tibia, au point de faire crier. — *Furoncles* à la cuisse et *dans les jarrets.* — Traction et *élancements* déchirants *dans les genoux*, les jambes et *les talons.* — Gonflement douloureux du genou. — °*Roideur des articulations du genou et du pied.* — *Crampes aux mollets*, quelquefois la nuit. — Inquiétudes dans les jambes, le soir. — Boutons pruriants sur les jambes et le cou-de-pied. — °Douleur tractive dans les jambes et les gros orteils. — °Élancements au tibia et au cou-de-pied. — Sensation dans les jambes, comme si une souris y courait. — *Tressaillement des pieds en dormant. — Ulcères sur le cou-de-pied. — Roideur dans les talons et les articulations du pied, comme par raccourcissement. — *Picotement et *sensation brûlante dans les pieds.* — Fourmillement et engourdissement de la plante des pieds. — °*Sueur aux pieds, abondante et fétide*, ou bien supprimée. — °*Ulcères au talon*, provenant de vésicules rongeantes. — °*Ulcères* indolents, aux articulations et *au bout des orteils.* — *Cors aux pieds, avec douleur lancinante. — °Difformité des ongles des orteils.

SILICEA.

SIL. — Silice. — HAHNEMANN. — *Hist. nat. et prép.* Voy. Pharmac. homœop. — *Dose usitée :* 30. — *Durée d'action :* 7 à 8 semaines, dans des affections chroniques.

ANTIDOTES : Camph. hep. — *On l'emploie comme antidote de :* Merc, sulf. (psorinum.)

COMPARER AVEC : *Alum.* amm. bar-c. bell. *calc.* carb-an. *carb-v.* chin. cin. cycl. graph. *hep.* kal. *lich. lyc.* magn. *merc.* natr. petrol. *phos.* puls. ran. rhod. rhus. sass. *sep.* spig. *sulf.* veratr. — C'est surtout après : *Calc. hep. lyc. sulf.,* que silic. est efficace, lorsqu'il est d'ailleurs indiqué. — Après silic. conviennent quelquefois : *Hep. lach. lyc. sep.*

CLINIQUE. — Se laissant guider par l'*ensemble des symptômes,* on verra les cas où l'on pourra consulter ce médicament contre : — Suites fâcheuses de l'abus du mercure; Souffrances hystériques; Faiblesse physique chez les enfants, avec difficulté d'apprendre à marcher; Paralysies; Épilepsie; Surexcitation nerveuse avec insomnie; Affections rhumatismales et arthritiques, chroniques; *Inflammations flegmoneuses; Tumeurs lymphatiques;* Affections scrofuleuses et rachitiques, même avec tête grosse, et fontanelles tardives à s'ossifier; *Engorgement, inflammation, induration et ulcération des glandes; Inflammation, ramollissement, ulcérations et autres maladies des os;* Abcès; Indurations squirrheuses; *Ulcères presque de toutes natures,* surtout chez les personnes malpropres, cachectiques et adonnées aux boissons spiritueuses; *Ulcères scrofuleux, mercuriels et scorbutiques; Ulcères carcinomateux;* Hydrarthre?; Hystérie; Vertiges; Migraine; Teigne; Chute des cheveux à la suite de fortes maladies aiguës; Fongus hématode dans l'œil; Ulcères de la cornée; Cataracte; *Amblyopie* amaurotique; Dureté de l'ouïe; Cancer aux lèvres; Fièvre de dentition; Boulimie, pituites de l'estomac, gastralgie, dyspepsie et autres affections gastriques; Abcès hépatiques; Affections vermineuses, surtout chez les sujets scrofuleux; Gonorrhée chronique; Hydrocèle, surtout chez les sujets scrofuleux; Excoriation des mamelons; Ulcération et même affection carcinomateuse des mamelles; *Coryza chronique* et *disposition opiniâtre à des rhumes de cerveau; Souffrances phthisiques,* même chez les sculpteurs; Gonflement inflammatoire du genou; Panaris; Paralysie des mains, aussi chez les lépreux, etc., etc.

☞ *Voy. la note,* page 15.

SYMPTOMES GÉNÉRAUX. — *Traction, déchirement et élancement dans les membres (bras et jambes). — °Élancements nocturnes dans toutes les articulations. — *Disposition des membres à s'engourdir. — *Douleur de brisement et faiblesse paralytique dans les membres, surtout le soir. — *Disposition à se donner des tours de reins. — *Crampes dans les bras et les jambes. — *Gonflement et *induration des glandes*, généralement sans douleur, seulement quelquefois avec prurit pénible. — *Tressaillement des membres, jour et nuit. — *Craquement douloureux ou pétillement des tendons chez les ouvriers occupés de travaux lourds et fatigants. — *Attaques d'épilepsie.* — Plusieurs affections et *douleurs* s'aggravent ou *se manifestent la nuit* et le soir, comme aussi pendant le mouvement. — *Aggravation des symptômes à la nouvelle* ou °à *la pleine lune.* — Douleurs aux changements de temps. — *Inquiétudes dans tout le corps, après avoir été longtemps assis.* — °Bouillonnement de sang et soif après avoir bu peu de vin. — Amaigrissement excessif. — °Enfants tardifs à marcher. — Marche nonchalante, maladroite. — Faiblesse des articulations; elles fléchissent. — *Lassitude et tremblement dans les membres, surtout le matin. — *Inertie générale et *grande faiblesse nerveuse.* — °Évanouissement en se couchant sur le côté. — Grande fatigue, lassitude et envie de dormir, à l'approche d'un orage. — *Grande disposition à prendre des refroidissements*, même seulement en se découvrant les pieds.

Peau. — *Sensibilité douloureuse de la peau.* — *Prurit sur tout le corps, souvent formicant ou lancinant. — Éruption comme des varicelles sur tout le corps. — °Taches tubéreuses, *rosées*, à la peau. — *Tumeurs et abcès lymphatiques, même avec ulcères fistuleux. — Engorgement et induration des glandes. — °Inflammation, ramollissement et ulcération des os. — °Indurations squirrheuses. — °Ulcères fistuleux, putrides, phagédéniques, fongueux, etc., avec végétations ou sanie fétide et rongeante. — *Suppurations bénignes et malignes*, surtout dans les parties membraneuses. — Peau maladive; toute lésion tend à s'ulcérer. — *Cancer de la peau.* — *Pression, prurit, cuisson, et *élancements térébrants dans les ulcères. — Furoncles. — °*Charbons* de nature maligne. — °Ganglions. — Verrues. — *Panaris.* — °*Loupes suppurantes.*

Sommeil. — *Sommeil excessif*, sans que l'on puisse s'endormir. — *Bâillements fréquents. — *Sommeil le soir, de bonne heure.* — *Sommeil tardif. — °Sommeil trop léger la nuit, comme si on n'était qu'assoupi. — *Insomnie, causée surtout *par bouillonnement de sang, chaleur à la tête,* ¬et grande affluence d'idées. — *Visions effrayantes, la nuit, et *affluence de rêves anxieux et fan-

tastiques, ¯avec pleurs, paroles, cris et *réveils fréquents en sursaut. — *Tressaillement du corps, pendant le sommeil.* — Rêves
lascifs. — *Ronflement en dormant. — Cauchemar. — Somnambulisme.* — Rêves de brigands, d'assassins, de chiens, de voyages,
de spectres, etc. — *La nuit, congestion de sang à la tête, avec
douleurs pulsatives et battement au cerveau, douleur d'estomac,
nausées et vomissement ou élancements dans toutes les articulations, sécheresse du nez, et beaucoup d'autres souffrances.

Fièvre. — *Forte disposition frileuse* et horripilation avec frissons
fréquents, même au plus léger mouvement. — Chaleur fréquente,
quelquefois fugace. — *Fièvre avec forte chaleur*, généralement
sans frisson et avec sueur peu abondante, ordinairement depuis
10 heures du matin jusqu'à 8 heures du soir. — *Sueur pendant
une marche modérée. — *Sueur abondante la nuit, °quelquefois
d'odeur acide. — °Sueur débilitante le matin.

Moral. — Humeur mélancolique et envie de pleurer. — Nostalgie.
— *Anxiété et agitation.* — Humeur taciturne : on est concentré
en soi-même. —*Inquiétude et mauvaise humeur pour la moindre
chose, °provenant de grande faiblesse nerveuse. — Scrupules de
conscience. — *Grande disposition à s'effrayer, surtout au bruit.
— *Découragement. — *Morosité, mauvaise humeur, et désespoir
avec dégoût profond de la vie. — *Disposition à se fâcher, opiniâtreté et grande irritabilité. — °Répugnance pour le travail. —
°Apathie et absence d'intérêt. — *Faiblesse de la mémoire. — *Incapacité de réfléchir. — Grande distraction. — Disposition à se
tromper en parlant.— °Idées fixes ; on ne songe qu'à des épingles,
on les craint, les cherche, et les compte partout.

Tête. — *Obnubilation. — *Fatigue de la tête par un travail intellectuel* (lire, écrire ou réfléchir). — *Étourdissement, °surtout le
soir, comme si on était ivre. — *Vertiges de diverses natures, surtout le matin*, et principalement en levant les yeux, ou en étant
en voiture, ainsi qu'en se baissant ou après des émotions morales.
— *Vertiges avec nausées* et vomiturition, ou bien *qui montent du
.dos* dans la nuque et à la tête. — *Vertige à tomber à la renverse.
— *Douleur qui remonte depuis la nuque jusque* dans le vertex,
quelquefois empêchant de dormir la nuit. — °Céphalalgie en s'é-
chauffant. — Céphalalgie avec frisson, lassitude et besoin de se
coucher. — *Maux de tête tous les matins. — Pression dans la
tête*, avec mauvaise humeur, et pesanteur dans tous les membres,
quelquefois le matin. — *Pesanteur de la tête; il semble que le
front va éclater, quelquefois *tous les jours*, depuis le matin jusqu'au soir. — *Tension et pression dans la tête, comme si elle
allait éclater.* — Tiraillements dans la tête, qui semblent sortir
par le front. — *Douleurs déchirantes dans la tête, °souvent semi-

latérales, avec élancements qui semblent sortir par les yeux et s'étendent jusque dans les os de la face, aux dents, ou qui se manifestent tous les matins avec *chaleur à la tête*, principalement dans le front. — *Lancinations dans la tête*, surtout dans les tempes. — *Céphalalgie battante*, généralement par *congestion de sang à la tête*. — Secousses douloureuses dans la tête. — Mouvements et tournoiement dans la tête, comme si tout y était vivant. — Ébranlement et résonnement dans le cerveau, à chaque pas que l'on fait. — Les maux de tête sont aggravés principalement par le travail intellectuel, par la parole et en se baissant. — Après les douleurs de tête, obscurcissement de la vue. — Sensibilité douloureuse de l'extérieur de la tête au moindre contact. — °*Sueur à la tête le soir*. — °Élévations tubéreuses au cuir chevelu. — Fort prurit au cuir chevelu. — °*Teigne humide*, *pruriteuse. — Chute des cheveux.

Yeux. — Douleurs dans les yeux, le matin, comme provenant d'une trop grande sécheresse ou de sable qui s'y serait introduit. — Pression et cuisson dans les yeux et les paupières. — Élancements qui semblent sortir par les yeux. — *Prurit, cuisson et ardeur dans les yeux. — *Rougeur des yeux*, avec douleur cuisante dans les angles. — *Inflammation des yeux. — *Gonflement de la glande lacrymale*. — °Fistule lacrymale. — *Larmoiement*, surtout *en plein air*. — *Agglutination des paupières*, la nuit. — °*Fongus et hématode et ulcères de la cornée*. — °Taches et cicatrices sur la cornée. — Frémissement des yeux. — Occlusion spasmodique des paupières. — °Presbyopie. — *Les caractères se confondent, en lisant. — Les objets semblent être pâles, en lisant. — *Vue trouble comme à travers un voile grisâtre. — *Accès momentanés de cécité subite. — °Obscurcissement du cristallin. — °Obscurcissement de la vue, comme par une amaurose. — °Étincelles et *taches noires devant la vue*. — *Photophobie et éblouissements à la clarté du jour.

Oreilles. — Otalgie, avec douleur tractive. — °Térébration et *battement dans les oreilles. — °Élancements qui semblent sortir par les oreilles. — Prurit aux oreilles. — Inflammation et suintement du bord des oreilles. — Croûtes derrière les oreilles. — Gonflement de l'extérieur de l'oreille, avec *écoulement par l'oreille*, accompagné d'une sorte de sifflement. — Accumulation abondante d'un cérumen humide. — Sensibilité excessive de l'oreille, au bruit. — *Obturation des oreilles*, °qui se dissipe quelquefois en se mouchant ou bien *avec une détonation*. — *Dureté de l'ouïe*, quelquefois sans bruit dans les oreilles, ou bien exclusivement pour la voix humaine. — °Dureté de l'ouïe, augmentée à la pleine lune. — Tintement, gloussement et bruit, comme si un oiseau

battait des ailes dans les oreilles. — Carie de l'apophyse mastoïde.
— *Gonflement et induration des parotides.

Nez. — Os du nez, douloureux au toucher. — *Douleurs rongeantes
dans le haut du nez*, avec pesanteur en se baissant et sensibilité
excessive à la pression. — Douleur pulsative d'ulcération, dans le
nez et jusque dans la tête. — *Inflammation dans les narines. —
*Prurit et rougeur du nez (au bout), qui est couvert de vésicules
croûteuses. — Furoncles au nez. — *Croûtes, boutons et *ulcères
dans le nez*. — *Épistaxis*. — °Absence d'odorat. — °Éternuments
avortés, interrompus. — *Éternument par trop fréquent, immodéré*. — *Obturation du nez*, opiniâtre, °quelquefois *par des mucosités*. — °*Sécheresse* pénible *du nez*, quelquefois la nuit. —
*Coryza sec. — *Coryza continuel*. — *Coryza fluent*, fréquemment, °ou qui enlève une obturation opiniâtre du nez. — Mucosités nasales, âcres et corrosives.

Face. — Face pâle, terreuse. — Taches blanches sur les joues, de
temps à autre. — Taches rouges, brûlantes, sur les joues et le
nez, surtout après le repas. — Chaleur à la face. — °Élancements
dans les os de la face. — Prurit dans les favoris. — Furoncle sur
la joue. — °Gerçures et rhagades à la peau du visage. — °Indura-
tion squirrheuse au visage et à la lèvre supérieure. — Gonflement
des lèvres. — Ulcération des commissures des lèvres. — *Éruptions
croûteuses aux lèvres*, avec douleur cuisante. — *Ulcères sur la
partie rouge de la lèvre inférieure*. — °*Cancer des lèvres*. — Furoncles au menton. — *Dartres au menton*. — °Crampe dans l'articulation de la mâchoire. — °Élancements et tractions nocturnes
dans la mâchoire inférieure. — °Gonflement et carie des os de la
mâchoire inférieure. — *Gonflement des glandes sous-maxillaires*,
avec douleur au toucher ou même avec induration.

Dents. — *Odontalgie par des aliments chauds ou l'introduction
de l'air froid dans la bouche. — *Traction, tressaillement et *déchirements dans les dents* et la joue, *aggravés la nuit*, ou bien
seulement en mangeant. — *Odontalgie* généralement *lancinante*,
la nuit, qui trouble le sommeil, aggravée par les choses froides ou
chaudes. — °Maux de dents avec gonflement de l'os ou du périoste
de la mâchoire et chaleur nocturne, universelle, qui empêche de
dormir. — °Fouillement et térébration dans les dents. — Dents
émoussées. — Inflammation douloureuse, gonflement, excoriation
et *saignement facile des gencives.

Bouche. — *Sécheresse de la bouche*. — Haleine fétide, surtout le
matin. — °Stomacace. — °Mucosités continuelles dans la bouche.
— Sensation comme s'il y avait un cheveu sur la langue. — *Excoriation de la langue. — Gonflement d'un seul côté de la langue.
— Ulcère au palais. — Langue chargée de mucosités brunâtres.

Gorge. — Mal de gorge avec *accumulation de mucosités dans la gorge*. — Douleur d'excoriation et *picotement comme par des épingles, dans la gorge, pendant la déglutition. — Gonflement de la luette. — Déglutition difficile, comme par paralysie du gosier. — Tendance des aliments à remonter dans les fosses nasales, pendant la déglutition.

Appétit. — °*Perte du goût.* — *Amertume dans la bouche*, même *le matin.* — *Goût aigre*, putride, ou comme si l'on avait du sang ou des mucosités dans la bouche. — *Forte soif*, quelquefois avec absence d'appétit. — *Répugnance pour* tous les aliments, surtout *les aliments cuits et chauds*, avec appétence seulement pour les choses froides. — °*Dégoût pour la viande;* elle est indigeste. — °Répugnance de l'enfant pour le sein de la mère, avec vomissement après avoir teté. — *Après le repas*, forte envie de dormir, pyrosis, *aigreurs dans la bouche*, renvois aigres, plénitude dans l'estomac et le ventre, ou bien (souvent consécutivement), *pression à l'estomac, écoulement d'eau par la bouche, comme des pituites, vomissement*, frissons fébriles, congestion à la tête, chaleur aux joues.

Estomac. — °*Renvois, avec goût des aliments*, quelquefois après chaque repas. — *Renvois aigres.* — Pyrosis. — Hoquet quelquefois le soir, au lit. — *Nausées tous les matins*, avec douleur dans la tête et les yeux, en tournant les yeux, ou bien suivies de vomissement d'eau amère. — °*Nausées continuelles, et vomissement*, même la nuit. — °*Écoulement d'eau par la bouche, comme des pituites*, quelquefois avec horripilation. — °Vomissement toutes les fois que l'on boit. — *Vomissement des aliments*, même la nuit. — *Pression à l'estomac*, quelquefois *après chaque repas*, ou en buvant vite. — °*Sensibilité douloureuse du scrobicule, en pressant dessus.* — Pesanteur dans l'estomac. — *Serrement dans le scrobicule, comme par une griffe*, quelquefois après le repas.— *Sensation brûlante dans le creux de l'estomac.

Ventre. — °Gonflement et induration de la région hépatique. — °Douleur d'ulcération à la région hépatique, avec battement; les douleurs s'aggravent au toucher et en marchant. — Élancements dans les hypochondres, surtout à gauche. — Coliques pendant lesquelles les mains jaunissent et les ongles deviennent bleus. — Pression dans le ventre, surtout après le repas. — *Ventre dur, tendu, chaud* (même chez les enfants), et quelquefois douloureux au toucher. — *Grosseur du ventre.* — *Coliques par constipation.* — *Tranchées ou pincement dans le ventre*, avec ou *sans diarrhée.* — *Sensation brûlante dans le ventre.* — Les maux de ventre sont soulagés par l'application de linges chauds. — *Hernie inguinale, douloureuse.* — Inflammation et gonflement des glandes de l'aine.

— *Incarcération de flatuosités.—Gargouillement et borborygmes dans le ventre, surtout en remuant le corps. — *Expulsion difficile des flatuosités. — Flatuosités très-fétides.

Selles. — *Constipation* et *selles lentes, dures*, difficiles, noueuses. — *Dureté des selles*, avec ténesme fréquent. — *Selles de la consistance de la bouillie, plusieurs fois par jour. — Diarrhée avec coliques. — Selles rougeâtres, ou avec mucosités sanguinolentes. — Écoulement fréquent de sérosités fétides, d'une odeur cadavéreuse. — Élancements et *prurit à l'anus,* et au rectum, même pendant la selle.

Urines. — *Ténesme urinaire.* — Besoin continuel d'uriner, avec écoulement peu abondant. — *Émission fréquente d'urine, même la nuit. — °Pissement au lit.* — Sable rougeâtre et sédiment jaune, sablonneux dans les urines.

Parties génitales. — Prurit et taches rouges sur le gland. — *Excoriation, prurit et rougeur au prépuce. — Gonflement du prépuce, qui est couvert de boutons pruriants et humides. — *Gonflement hydropique du scrotum,* surtout chez les individus scrofuleux. — Sueur et prurit au scrotum. — *Tache pruriante et humide au scrotum.* — *Absence d'appétit vénérien, avec faiblesse des fonctions génitales, ou bien *exaltation immodérée de l'appétit vénérien,* avec affluence d'idées lascives, et érections fortes et fréquentes. — Écoulement de liqueur prostatique pendant les selles. — Après le coït, courbature dans les membres, ou sensation de paralysie dans un côté de la tête.

Règles. — *Règles trop hâtives et trop faibles,* ou bien *trop abondantes. — Suppression des règles. — Métrorrhagie. — °Avant les* règles, diarrhée. — °Pendant les règles, douleurs dans le ventre, ou vue pâle, ou sensation brûlante et excoriation à la vulve. — *Prurit à la vulve. — °Écoulement de sang par la matrice pendant l'allaitement. — *Avortement. — *Leucorrhée* qui coule en urinant, ou après les règles. — *Leucorrhée comme du lait, coulant par intervalles, et précédée de tranchées dans la région ombilicale. — *Leucorrhée âcre, corrosive. — °Inflammation des mamelons. — °Abcès au sein, même avec ulcères fistuleux. — Indurations au sein.

Larynx. — *Enrouement, avec âpreté et excoriation dans le larynx. — Toux par les boissons froides, ou pour peu qu'on ait parlé. — Toux ébranlante provoquée par un chatouillement suffocant dans la fossette du cou. — *Toux fatigante, jour et nuit, aggravée par le mouvement, avec expectoration muqueuse peu abondante. — *Toux nocturne, suffocante. — Toux spasmodique. — Toux sèche, avec douleur d'excoriation dans la poitrine. — Toux avec vomissement de mucosités. — *Expectoration abondante de mucosités apparentes, en toussant. — *Expectoration de pus*, en toussant. — Expectoration de sang, avec toux creuse, profonde.

Poitrine. — *Étouffement de la respiration*, °en étant couché sur le dos, ou bien en se baissant, en courant ou en toussant. — Respiration profonde, suspirieuse. — °*Haleine courte*, pendant un travail manuel peu fatigant, ou bien en marchant vite, quelquefois avec dyspnée pendant le repos. — °Respiration haletante en marchant vite. — Gêne de la poitrine, comme par constriction de la gorge. — *Pression à la poitrine*, quelquefois seulement en toussant ou en éternuant. — *Élancements* et picotements *dans la poitrine* et le côté, quelquefois jusqu'au travers du dos. — Battement dans le sternum. — Douleur de brisement dans la poitrine, en respirant et en toussant.

Tronc. — *Douleur aux reins*, au toucher, et sans qu'on y touche. — °Traction crampoïde aux reins, qui ne permet pas de se redresser, et force à rester couché. — °*Abcès inflammatoire dans la région lombaire*. — *Faiblesse et roideur paralytique dans le dos, aux reins et à la nuque. — *Déchirements et élancements dans le dos.. — °Élancements dans les lombes, en étant assis ou couché. — °*Gonflement et déviation de la colonne vertébrale*. — °Douleur de brisement entre les omoplates. — Tractions tensives, déchirements et lancinations dans et entre les omoplates. — °Ulcère purulent à la nuque. — Boutons et furoncles à la nuque. — *Gonflement des glandes à la nuque*, au cou et sous les aisselles, quelquefois avec induration. — °*Suppuration des glandes axillaires* — °Carie de la clavicule.

Bras. — *Tractions et *déchirements dans les bras*, les mains et les doigts. — *Pesanteur et lassitude paralytique des bras, qui tremblent au moindre travail. — *Engourdissement des bras lorsqu'on est couché dessus*, ou en s'accoudant sur une table. — Battement et tressaillement des muscles du bras. — Peau gercée, aux bras et aux mains. — Furoncles et verrues aux bras. — *Faiblesse paralytique de l'avant-bras; on laisse tout tomber des mains. — Induration du tissu cellulaire de l'avant-bras. — °Élancements nocturnes dans l'articulation de la main, jusqu'au haut du bras. — Douleur crampoïde dans les mains et les doigts. — Engourdissement des mains la nuit. — *Faiblesse paralytique des mains*. — Ganglion sur le dos de la main. — *Ulcère sur le dos de la main. — °Fourmillement dans les doigts. — *Sensation brûlante dans le bout des doigts*. — Douleur dans les articulations des doigts, en pressant dessus. — *Faiblesse, roideur et manque de flexibilité des doigts. — Vésicules rongeantes, purulentes, avec brûlement aux doigts. — *Panaris*, surtout avec végétations, cris et douleurs insupportables jour et nuit.

Jambes. — *Tractions, déchirements et tensions dans les jambes.* — Engourdissement facile des jambes, surtout en étant assis. — Faiblesse paralytique des jambes. — *Pression, déchirement et élancement dans les muscles des cuisses. — °Ulcères pruriants aux cuisses et aux malléoles. — *Furoncles aux cuisses* et aux mollets. — °Ramollissement et ulcération du fémur. — *Déchirements dans le genou. — °Gonflement* inflammatoire *du genou.* — °Fongus au genou. — Douleur tractive dans les jambes. — Froid aux jambes. — Gonflement des jambes jusqu'aux pieds. — °Ulcères *aux jambes,* souvent avec teint maladif. — Tache rouge, cuisante, sur le tibia. — °Carie du tibia. — *Tension des mollets,* comme par raccourcissement. — *Crampes aux mollets, surtout le soir, après un travail corporel. — °Torpeur des mollets. — Miliaire pruriante aux mollets. — Déchirement et élancements dans les mollets, les talons et les orteils. — °Lancination dans la malléole, en appuyant le pied. — Engourdissement des pieds, le soir. — *Froid aux pieds,* °quelquefois après une suppression de la transpiration des pieds. — Sensation brûlante dans les pieds et la plante des pieds, surtout le soir et la nuit. — *Gonflement des pieds,* généralement le matin. — *Odeur fétide des pieds. — *Sueur aux pieds,* avec excoriation entre les orteils. — °Sueur aux pieds supprimée. — °Durillons durs et douloureux à la plante des pieds. — °Chatouillement voluptueux à la plante des pieds, au point de rendre fou après s'être gratté tant soit peu. — Crampe à la plante des pieds. — Vésicules rongeantes au talon. — Roideur des orteils. — *Ulcération du gros orteil,* avec douleur lancinante. — *Cors aux pieds avec douleurs lancinantes.

SPIGELIA.

SPIG. — Spigélie anthelminthique. — HAHNEMANN. — *Hist. nat. et prép.* Voy. Pharmac. homœop. — *Dose usitée :* — 30. — *Durée d'action :* 3 à 4 semaines, dans des affections chroniques.

ANTIDOTE : Camph. — *On l'emploie comme antidote de :* Merc.

COMPARER AVEC : Acon. aur. chin. *dig. euphr. laur. merc.* natr-m. sil. spong. tar. *veratr.*

CLINIQUE. — Se laissant guider par l'*ensemble des symptômes,* on verra les cas où l'on pourra consulter ce médicament contre : — Convulsions; *Ivrognerie;* Fièvres muqueuses et vermineuses?; Fièvres intermittentes larvées?; *Céphalalgies, prosopalgies et odontalgies intermittentes, nerveuses* et *rhumatismales,* surtout chez les femmes d'une constitution nerveuse; Ophthalmies rhumatismales et arthri-

tiques; Douleurs névralgiques aux yeux, surtout après s'être fatigué
la vue; Affections vermineuses; Grippe; Fièvres catarrhales; Hydrothorax; *Maladies du cœur*, etc., etc.

☞ *Voy. la note*, page 15.

SYMPTOMES GÉNÉRAUX. — *Douleurs arthritiques, lancinantes ou déchirantes* dans les membres. — Déchirement auprès
des articulations, comme si on en ratissait les os. — Sensations
de pesanteur et de brisement dans les membres. — °Convulsions.
— *Lassitude*, surtout *après un léger exercice et au grand air.* —
°Accès d'évanouissement, surtout en faisant des efforts pour aller
à la selle, ou dans un appartement chaud. — Grande sensibilité
à l'air froid, avec souffrances par la marche au grand air. —
*Grande facilité à prendre un refroidissement.

Peau. — Sensibilité douloureuse de toute la peau du corps, au
toucher. — Boutons rouges, avec douleur d'excoriation au toucher.

Sommeil. — Forte *envie de dormir, le jour*, et même dès *le matin*,
ou le soir; on ne s'endort, cependant, que longtemps après qu'on
s'est couché. — Sommeil de nuit non réparateur, *agité*, avec
inquiétudes dans les membres. — Sommeil lourd, engourdissant.

Fièvre. — *Frissons* fréquents, surtout *le matin* ou *pendant un léger
exercice.* — Chaleur fréquente, quelquefois fugace. — Pendant la
chaleur, soif de bière.

Moral. — Tristesse et découragement. -- Agitation et *anxiété, avec
soucis inquiets sur l'avenir.* — Caractère peureux. — Morosités
jusqu'à la manie du suicide. — *Faiblesse de la mémoire.* —
Absence d'idées. — Inaptitude aux travaux intellectuels.

Tête. — Tête embarrassée, comme par l'ivresse ou un étourdissement. — Vertiges, au point de tomber, en marchant, en étant
debout, et en regardant en bas. — Vertige avec nausées. — Maux
de tête, en branlant la tête, avec vertige et sensation de pesanteur.
— *Douleurs de tête, aggravées par le plus léger mouvement*, un
bruit un peu fort, et en ouvrant la bouche. — *Sensibilité douloureuse de l'occiput*, avec sensation d'engourdissement et de roideur
dans la nuque. — *Maux de tête périodiques.* — *Pression dans la
tête*, compressive et expansive, aggravée en se baissant. — *Douleur comme si la tête allait éclater, en toussant et en parlant
fort. — *Maux de tête déchirants*, fouillants ou térébrants, surtout
pendant le mouvement. — Lancinations pulsatives et étendues
dans le front, avec bruit de coups de marteau devant les oreilles.
— *Commotions et coups dans la tête*, pendant la marche au grand
air. — Ébranlement dans le cerveau, à chaque pas et à chaque

mouvement de la tête. — *Douleur brûlante à l'extérieur du front et des tempes, jusque dans les yeux. — Tension du cuir chevelu. — Sensibilité douloureuse du cuir chevelu, au toucher.

Yeux. — *Douleurs dans les yeux, profondément dans les orbites. — *Pression sur le globe des yeux, surtout en les tournant. — *Douleurs dans les yeux, pendant le mouvement, comme si le globe des yeux était trop volumineux. — *Fouillement, térébration et élancements dans les yeux, et jusque dans la tête, quelquefois avec douleurs qui portent au désespoir. — *Le mouvement des yeux et des muscles de la face aggrave les douleurs. — Fourmillement dans les yeux. — Chaleur sèche et sensation brûlante dans les yeux qui oblige à les fermer. — *Rougeur de la sclérotique, avec injection des vaisseaux sanguins. — *Inflammation des yeux et de la cornée. — *Inflammation et ulcération des paupières, avec douleur cuisante d'excoriation. — *Yeux troubles, ternes. — Larmoiement abondant. — Larmes âcres, cuisantes. — °Grande sensibilité des yeux à la lumière. — *Chute des paupières, comme par paralysie. — °Tendance à clignoter. — Difficulté de soulever les paupières, avec sensation de roideur douloureuse. — Contraction et mouvements involontaires des yeux. — Pupilles dilatées. — Perte (suspension momentanée) de la vue. — Presbyopie. — *Rayons lumineux devant la vue.

Oreilles. — Otalgie, avec douleur pressive, pénible, comme s'il y avait une cheville dans l'oreille. — Déchirement tressaillant dans les oreilles. — Étreinte, prurit et sensation brûlante à l'oreille extérieure. — Obturation des oreilles, avec ou sans dureté de l'ouïe. — *Surdité périodique. — Mugissement, bourdonnement et pulsation dans les oreilles. — Bruit de coups de marteau devant les oreilles.

Nez. — Prurit au nez, avec chatouillement. — Fourmillement, élancements, térébration, cuisson et démangeaison dans le nez. — Éruption dartreuse au nez, avec douleur d'excoriation. — Obturation et sécheresse du nez, avec écoulement abondant de mucosités blanchâtres et jaunâtres, par les fosses nasales. — °Coryza fluent, fréquemment, surtout après le plus léger refroidissement.

Visage. — *Visage pâle, défait, avec cercles jaunes autour des yeux. — °Joues et lèvres tantôt rouge foncé, tantôt pâles. — *Bouffissure de la face, °surtout après avoir dormi. — *Déchirements tressaillants, sensation brûlante et pression dans la région des os zygomatiques, ou °douleurs violentes, qui ne supportent ni le plus léger contact, ni le moindre mouvement, avec gonflement luisant du côté affecté. — °Douleurs semi-latérales à la face, avec angoisse de cœur et grande agitation. — Exostose au côté de l'orbite qui est près de la tempe. — Lèvres tendues et brûlantes. — Petits boutons noirâtres sur la lèvre supérieure. — *Douleur pressive dans l'angle de la mâchoire inférieure*, comme dans la mâchoire ou dans les dents, provenant de l'oreille.

Dents. — Odontalgie après avoir fumé. — *Douleur* de pression écartante *aux dents, immédiatement après le repas*, ou *la nuit*, ne permettant pas de rester couché. — *Maux de dents* tressaillants, ou avec déchirements *pulsatifs*, surtout dans les dents cariées, *aggravés par l'eau froide*, ou par le contact du grand air. — °Maux de dents, avec prosopalgie, face pâle et bouffie, cercles jaunâtres autour des yeux, battement de cœur, frissonnement et agitation.

Bouche. — Gorge. — *Exhalaison fétide par la bouche.* — Sécheresse lancinante dans la bouche, le matin, au réveil. — Accumulation abondante de salive blanche, écumeuse, dans la bouche. — Mucosités blanches ou jaunes dans la bouche et le palais. — Langue fendillée. — Vésicules, avec douleur brûlante sur la langue et au palais. — Mal de gorge, avec lancinations et gonflement au palais.

Appétit. — Goût putride, fétide. — *Absence d'appétit, avec forte soif.* — Répugnance pour le tabac à fumer et à priser. — Répugnance pour le café. — *Boulimie*, quelquefois avec nausées et soif.

Estomac. — Renvois après tous les aliments. — Renvois aigres. — *Nausées à jeun, avec sensation comme si quelque chose remontait de l'estomac dans la gorge. — Accumulation de mucosités dans l'estomac. — *Pression dans l'estomac* et dans le scrobicule, *comme par un corps pesant.* — Lancinations dans le creux de l'estomac et le diaphragme, quelquefois avec étouffement de la respiration. — °Impossibilité de supporter des vêtements serrés autour du scrobicule; le moindre contact donne des angoisses, avec rougeur et chaleur du visage, et sensation comme si quelque chose se déchirait dans la poitrine.

Ventre. — Ventre dur et douloureusement tendu. — *Pression dans la région ombilicale, comme par un corps dur.* — Colique, avec des douleurs pinçantes, tranchées dans la région ombilicale avec frisson, diarrhée et sécrétion abondante d'urine. — Lancinations dans le ventre. — Douleur tensive dans les aines, au toucher. — Grondement et borborygmes dans le ventre. — Expulsion de vents fétides.

Selles. — Envie fréquente d'aller à la selle, sans résultat. — Selles molles, liquides. — *Selles dures avec efforts et mucosités abondantes. — Écoulement de mucosités par l'anus, sans selle. — Diarrhées* liquides, de matières fécales et de *mucosités.* — Diarrhée, avec pincements dans le ventre et froid au corps. — *Lombrics et ascarides du rectum.* — Prurit et sensation comme si quelque chose rampait dans le rectum et l'anus.

Urines. — Urine, avec sédiment blanchâtre. — *Envie fréquente d'uriner, avec émission abondante,* même la nuit. — Suintement involontaire des urines, avec sensation brûlante dans la partie antérieure de l'urèthre.

Parties génitales. — Fourmillement autour du gland. — Gonflement semi-latéral du gland. — Érections, avec idées lascives, sans excitation voluptueuse. — (Écoulement de liqueur prostatique.)

Larynx. — Catarrhe, avec enrouement, écoulement continuel de mucosités nasales, chaleur sèche, sans soif, yeux proéminents, mal de tête pénible et envie de pleurer. — Catarrhe nocturne, avec toux. — Toux, au grand air, avec douleur d'excoriation dans la poitrine. — *Toux sèche,* violente, creuse, *avec étouffement de la respiration* jusqu'à suffoquer.

Poitrine. — Pression à la poitrine, avec oppression douloureuse. — °Haleine courte, surtout en parlant, avec anxiété et rougeur des joues et des lèvres. — °*Péril de suffocation au moindre mouvement et surtout en levant les bras.* — °Forte gêne de la respiration, en se remuant au lit, avec impossibilité de rester couché autrement que sur le côté droit et presque assis. — °Accès subits de suffocation, avec battement de cœur et angoisse. — *Contraction de la poitrine, avec angoisse* et respiration gênée. — °Bruit dans la poitrine, comme celui que fait un rouet, surtout dans la région du cœur. — °Pression, sensation brûlante ou incisive, douleur d'ulcération et *déchirement dans la poitrine,* surtout en levant les bras. — °Sensation d'un tremblement dans le thorax, aggravée par le mouvement des bras. — Sensation crampoïde dans la poitrine, °partant du creux de l'estomac et produisant des étouffements. — *Lancinations* tensives *dans la poitrine,* surtout en respirant. — *Battements de cœur violents,* sensibles à la vue et à l'ouïe, *souvent avec oppression anxieuse de la poitrine,* aggravés en courbant la poitrine et en s'asseyant. — *Lancinations dans la région du cœur. — Sensation de tremblement au cœur. — Les battements du cœur ne répondent pas à ceux du pouls. — Mouvement du cœur, comme une ondulation.

Tronc. — Douleur de brisement dans le dos, même pendant le mouvement. — *Lancinations dans le dos,* quelquefois en respirant. — Boutons rouges au cou, avec douleur d'excoriation au toucher. — Gonflement dur et douloureux des glandes du cou.

Bras. — Pesanteur et tremblement des bras. — Engourdissement facile des bras et des mains. — Tressaillement des muscles des bras et des avant-bras. — *Lancinations* violentes et saccadées, *dans le pli du coude* et les articulations des mains et des doigts. — Tractions et déchirements crampoïdes dans les os des mains. — Nodosités dures dans la paume des mains, avec prurit brûlant. — Mains jaune pâle. — Contraction des doigts. — Boutons purulents aux doigts.

Jambes. — Douleur de brisement, tension et *élancements dans les cuisses*, presque exclusivement *en marchant et pendant les mouvements prompts.* — Lancinations violentes dans le genou, en le pliant. — Roideur douloureuse de l'articulation du genou. — Secousses lancinantes dans les articulations des pieds. — Excroissances, comme des verrues, aux orteils.

SPONGIA TOSTA.

SPONG. — Éponge brûlée. — Hahnemann — *Hist. nat. et prép.* Voy. Pharmac. homœop. — *Doses usitées : 2, 3, 30. — Durée d'action : 3 à 4 semaines, dans des* affections chroniques.

Antidote : Camph.

Comparer avec : Acon. ars. cupr. dros. hep. iod. merc. phos. spig. — C'est surtout après *acon.* que spong. est efficace (dans le croup), lorsqu'il est d'ailleurs indiqué. — Après spong., convient souvent (dans le croup) *hep.*

CLINIQUE. — Se laissant guider par *l'ensemble des symptômes*, on verra les cas où l'on pourra consulter ce médicament contre : — *Affections des glandes et des vaisseaux lymphatiques; Croup* (avant d'employer *hep.*, ou alternant avec celui-ci); Laryngite chronique; (Phthisie laryngée); Bronchite; Souffrances asthmatiques; Maladies du cœur; *Tubercules aux poumons;* etc., etc., etc.

☞ *Voy. la note*, page 15.

SYMPTOMES GÉNÉRAUX. — *Gonflement et induration des glandes.* — Courbature des bras et des jambes. — Sensation de torpeur dans la partie inférieure du corps — Lourdeur du corps. — *Abattement excessif, moral et physique.* — En étant couché tranquillement, on se trouve mieux que dans toute autre position. — Élancements pruriants à la peau, surtout en se réchauffant au lit. — Sensation de quelque chose qui ramperait sur la peau, avec rougeur et chaleur de la partie, après s'être gratté. — Tache rouge, pruriante à la peau. — Éruptions pruriantes. — Éruptions miliaires. — *Dartres.* — *Insomnie, avec rêveries fantastiques et délire en s'endormant.* — Rêves tristes, anxieux, effrayants. — Frissons fréquents par tout le corps, surtout au dos. — Accès de chaleur fugace. — °*Chaleur fébrile, avec peau sèche et chaude,* soif continuelle, mal à la tête et délire. — °Pouls dur, accéléré. — Sueurs nocturnes. — *Accès d'angoisse,* avec douleur dans la région du cœur. — Humeur inconsolable et pleurs. — Caractère craintif et frayeur facile. — Humeur récalcitrante et bravades. — Gaieté immodérée et malicieuse. — Grande envie de chanter. — Esprit obtus, avec incapacité complète de se livrer à un travail de tête.

Tête. — *Vertige,* avec étourdissement *au point de tomber,* quelquefois le soir, ou bien avec sensation comme si la tête allait fléchir de côté. — Vertige avec nausées, la nuit, en se réveillant. — Pesanteur et plénitude de la tête. — Mal de tête sourd, semi-latéral, en entrant dans un appartement chaud, lorsqu'on vient du grand air. — Mal de tête avec larmoiement, en fixant les yeux sur un objet. — *Maux de tête pressifs,* quelquefois avec compression. — *Douleurs dans la tête, comme si elle allait éclater,* surtout dans le front. — *Battement et pulsation dans la tête. — Congestion de sang à la tête.* — Sensibilité désagréable de l'extérieur de la tête. — Prurit pénible au cuir chevelu.

Yeux. — Yeux ternes et troubles, avec bouffissure des paupières. — *Pression* et *élancements dans les yeux.* — *Yeux brûlants, rouges et larmoyants. — Agglutination des paupières. — Éruption de croûtes jaunes, dans les sourcils. — Pesanteur* pressive *des paupières.* — Contraction des paupières le matin. — Myopie.

Oreilles et Nez. — Otalgie, avec douleur contractive. — Pression dans les oreilles. — Ulcération de l'oreille extérieure. — *Dureté de l'ouïe. — Épistaxis,* surtout après s'être mouché. — Éruption au bout du nez.

Visage. — Visage pâle, avec yeux abattus. — °*Visage bouffi, rouge ou bleuâtre, avec physionomie anxieuse. — Gonflement des joues.* — Prurit et élancements dans les joues. — *Éruptions aux lèvres.* — Douleurs crampoïdes dans les articulations de la mâchoire. — *Gonflement des glandes sous-maxillaires,* avec douleur tensive.

Dents. — Sensation d'émoussement et de vacillement des dents, pendant la mastication. — Prurit et élancements aux dents. — Gonflement des gencives, avec douleurs pendant la mastication.

Bouche. — Bouche et langue couvertes de vésicules, avec douleur brûlante et lancinante. — *Salivation.* — Parole faible. — °Langue sèche, brunâtre.—Sensation brûlante et élancements dans la gorge.

Appétit. — Diminution du sens du goût. — *Goût amer,* quelquefois *seulement dans la gorge.* — Goût douceâtre dans la bouche. — Appétit modéré et satiété prompte.— *Faim violente, insatiable.* — *Soif,* °quelquefois inextinguible. — La fumée du tabac ne convient pas. — Après le repas, plénitude et souffrance dans l'abdomen, comme par difficulté de la digestion.

Estomac. — *Renvois, °quelquefois avec tranchées et déchirements dans l'estomac. — Renvois amers. — Régurgitations aigres. — Hoquets fréquents. — Nausées, avec fortes aigreurs dans la bouche. —Vomissement après avoir pris du lait. — *Laxité de l'estomac, avec sensation comme s'il était ouvert. — Pression dans l'estomac et le scrobicule. — Pression des vêtements sur l'estomac. — Douleurs contractives à l'estomac.

Ventre. — Ventre dur et tendu. — Crampes abdominales. — Fouillement et étranglement dans le ventre. — Tranchées dans le ventre, après le repas. — *Grondement dans le ventre*, surtout le soir, et le matin, en étant couché. — Douleur comme par une hernie, dans l'anneau inguinal. — Gonflement des glandes de l'aine.

Selles. — *Selles dures et retardées. — Selles diarrhéiques, blanchâtres. — Avant la selle, élancements à l'anus et grondement dans le ventre. — *Pendant la selle, ténesme à l'anus.* — Prurit, corrosion, et douleur d'excoriation à l'anus. — Ascarides du rectum et fourmillement au rectum.

Urines. — Sécrétion d'urine plus abondante. — °*Envie fréquente d'uriner, avec émission peu abondante.* — Incontinence d'urine. — Jet d'urine mince. — Urine écumeuse. — Sédiment épais, blanchâtre, grisâtre ou jaune, dans les urines.

Parties génitales. — Étranglement crampoïde dans les testicules. — *Gonflement dur des testicules* et du cordon spermatique, avec douleur pressive. — Appétit vénérien peu prononcé. — Absence d'érections. — Règles trop hâtives et trop abondantes. — Avant les règles, battement de cœur et douleur dans le dos. — Pendant les règles, traction dans les cuisses.

Larynx. — *Enrouement, quelquefois avec *toux et coryza.* — Voix faible, peu nette, et qui manque pendant le chant et la conversation. — *Douleur dans le larynx, au toucher et en tournant la tête.* — Pression dans le larynx, en chantant. — *Sensation d'obturation du larynx,* avec respiration empêchée. — *Apreté et sécheresse dans la gorge. — *Douleur brûlante dans le larynx et la trachée-artère. — Toux venant du fond de la poitrine, avec douleur d'excoriation et sensation brûlante. — *Toux, avec expectoration jaunâtre et enrouement. — *Toux, creuse, sèche, °aboyante ou sibilante, *jour et nuit,* augmentée vers le soir, et quelquefois avec douleur dans le larynx. — *Toux avec expectoration de mucosités °visqueuses. — Toux sèche, provoquée par un chatouillement brûlant dans le larynx.

Poitrine. — Respiration lente et profonde, comme par faiblesse.— *Asthme et dyspnée par une gêne dans le larynx. — °Inspiration sifflante. — °Accès de râle muqueux, dans la trachée-artère. — °Respiration accélérée, anxieuse et difficile, quelquefois avec excès de suffocation et râle muqueux dans la poitrine. — Douleur fixe, lancinante et pressive dans la région des bronches. — Douleurs crampoïdes, constrictives, dans toute la poitrine. — Douleur de poitrine, avec dyspnée. — Plénitude et gêne dans la poitrine. — Élancements dans la poitrine. — *Sensation brûlante qui remonte dans la poitrine.* — *Bouillonnement de sang dans la poitrine, après le plus léger effort et le moindre mouvement*, avec étouffement de la respiration, angoisse, nausées, et faiblesse au point de s'évanouir. — Douleurs et anxiété dans la région du cœur.

Tronc. — Sensation de torpeur aux reins et dans les fesses. — °Maux de reins avec douleurs tractives, déchirantes et pressives.— *Tension douloureuse et roideur des muscles du cou et de la nuque.* — *Gonflements goîtreux*, volumineux et durs, avec pression, fourmillement et élancements. — Crampes dans les muscles du cou.

Bras. — Tressaillement des muscles, dans les articulations scapulaires. — Pesanteur et tremblement des avant-bras et des mains. — Tiraillements dans les avant-bras et les articulations des mains. — Grosses ampoules sur l'avant-bras. — Gonflement des mains, avec roideur des doigts. — Rougeur et gonflement des articulations des doigts, avec tension en les faisant jouer. — Torpeur du bout des doigts.

Jambes. — Tressaillement des muscles aux fesses. — Traction spasmodique des jambes, en avant et en arrière. — Roideur des jambes. — Traction et déchirement dans les jambes et les pieds, quelquefois la nuit seulement.

SQUILLA MARITIMA.

SQUIL. — Scille maritime. — HAHNEMANN. — *Hist. nat. et prép.* Voy. Pharmac. homœop. — *Dose usitée :* 50. — *Durée d'action :* 2 à 4 semaines, dans des affections chroniques.
ANTIDOTE : Camph.
COMPARER AVEC : Bry. magn. mur-ac. n-vom. puls. rhab. rhus. seneg. spong.

CLINIQUE. — Se laissant guider par l'*ensemble des symptômes*, on verra les cas où l'on pourra consulter ce médicament contre : — Affections hydropiques?; Gastrite?; Entérite?; Ascite?; Affections catarrhales; Grippe; *Pneumonie, Pleurésie*, et souffrances à la suite de ces maladies, lorsqu'elles ont été traitées par des évacuations sanguines; Hydrothorax?; etc., etc.

☞ *Voy. la note, page* 15.

SYMPTOMES GÉNÉRAUX. — *Douleurs* sourdes, rhumatismales dans tout le corps, *aggravées par le mouvement, et soulagées par le repos.* — Palpitations musculaires. — *Convulsions* et accès de crampes. — Induration des glandes. — Pesanteur, fatigue et tiraillement dans les membres. — Inquiétudes dans les membres. — Sensation brûlante et pruriante à la peau. — Éruption comme une gale pustuleuse, avec prurit brûlant. — Excoriation dans le pli des membres. — Sphacèle. — Sommeil inquiet, avec rêves fréquents et jactation. — Insomnie. — Disposition frileuse. — Froid glacial des pieds et des mains, avec chaleur du corps. — *Chaleur sèche, brûlante,* °avec frissonnement et douleur pour peu qu'on se découvre. — °Après la chaleur, pâleur du visage sans frisson. — Angoisse, avec peur de la mort. — Gémissements. — Irritabilité chagrine. — Éloignement pour le travail intellectuel ou corporel.

Tête. — Vertige avec nausées. — Vertige le matin, à faire tomber de côté. — Mal de tête, le matin, *après le réveil,* comme une pesanteur pressive et douloureuse. — Sensibilité douloureuse du vertex, tous les matins. — Douleur serrante dans les côtés de la tête. — Contraction dans les tempes. — *Maux de tête tractifs, lancinants.* — °Battement dans la tête, en se levant.

Yeux. — Douleur dans les yeux, avec sensation de contraction. — Déchirement dans les yeux, comme derrière les globes. — Sensation brûlante dans les angles extérieurs des yeux. — Gonflement des paupières supérieures. — Yeux grandement ouverts. — Regard fixe. — Pupilles contractées, ou fortement dilatées. — Tournoiement et obscurcissement devant les yeux.

Oreilles et Nez. — Déchirement dans les oreilles. — Narines douloureuses, comme si elles étaient excoriées. — Éruption suintante sous le nez, avec prurit lancinant. — Coryza fluent, avec narines ulcérées et éternument fréquent. — Mucosités nasales, âcres, corrosives.

Visage. — Visage tantôt très-altéré, tantôt physionomie animée. — Chaleur à la face, aisément excitée par le plus léger mouvement ou la parole. — Traits du visage tirés, contractés, surtout pendant la chaleur fébrile; après la chaleur, pâleur. — °Lèvres et dents noires. — °*Lèvres gercées,* avec croûtes brunâtres. — *Face rouge foncé.*

Bouche et Gorge. — *Bouche* pâteuse et *pleine de mucosités.* — °*Bouche sèche et ouverte.* — Vésicules sur la langue. — Apreté et grattement dans la gorge. — *Sensation brûlante dans le palais et la gorge.* — Sécheresse dans la gorge.

Appétit. — Insipidité des aliments. — Goût empyreumatique dans le gosier, en mangeant. — *Goût douceâtre, ou* *amer des aliments,* surtout de la viande et de la soupe. — *Dégoût des aliments. — Désir des acides. — *Perte de l'appétit. — *Forte soif, surtout d'eau fraîche. — °Malgré la soif, on ne peut boire que goutte à goutte, à cause d'une gêne de la respiration. — Voracité et boulimie. — °Faiblesse de la digestion.

Estomac. — Nausées, quelquefois avec envie de vomir. — °Nausées continuelles le matin, pendant la toux. — Nausées avec envie de vomir, alternant constamment avec mouvements comme pour la diarrhée. — Vomiturition violente. — °Renvois amers. — Pression sur l'estomac, comme par une pierre.

Ventre. — *Sensibilité douloureuse du ventre, avec ballonnement sans dureté. — Traction et déchirement à travers le ventre. — Pincements, grondement et borborygmes dans le ventre. — Expulsion fréquente de vents. — °Ascite.

Selles. — Constipation. — Selle dure, insuffisante. — Diarrhée de mucosités brunâtres, avec expulsion abondante de vents. — Selles diarrhéiques, noires. — Ascarides et filaments blancs, abondants avec la selle. — Selles fétides non digérées. — Selles sanguinolentes.

Urines. — Diminution de la sécrétion des urines. — Forte envie d'uriner, avec émission abondante d'une urine aqueuse. — Flux d'urine. — *Émission fréquente d'urine, la nuit. — *Pression continuelle sur la vessie, qui est très-sensible. — *Urines rouges, chaudes, foncées, ⁻avec sédiment rouge. — Pissement de sang. — Après l'émission des urines, ténesme.

Parties génitales. — Douleur dans les testicules, avec sensation compressive. — Métrorrhagies.

Larynx. — Toux provoquée par un chatouillement au-dessous du cartilage xiphoïde, ou en respirant profondément. — Toux, jusqu'à provoquer des vomituritions. — Toux violente, avec lancinations dans les côtés de la poitrine. — Toux, avec ébranlement douloureux dans le ventre. — *Toux courte, sèche, chaque fois que l'on respire, °surtout le soir et la nuit. — *Toux après avoir bu froid. — Râle muqueux avant la toux. — *Toux, avec expectoration de mucosités et haleine courte. — °Toux, avec crachement de sang. — *Expectoration de mucosités rougeâtres. — *Mal à la tête et suffocation en toussant, ou pression sur la vessie, et émission d'urine involontaire. — *Toux, avec courte haleine.

Poitrine. — Respiration accélérée et anxieuse, avec dyspnée et besoin d'être couché la tête et la poitrine hautes. — Respiration gémissante, avec bouche ouverte. — Pression des deux côtés de la poitrine, surtout en inspirant. — *Lancinations étendues, pressives ou tressaillantes, dans la poitrine et les côtés de la poitrine, en respirant et en toussant. — *Sensation de pesanteur dans la poitrine. — *Congestion de sang à la poitrine.* — Douleurs de poitrine, aggravées le matin.

Tronc et Membres. — Éruption pruriante au dos. — *Roideur de la nuque et du cou.* — Traction rhumatismale et serrement dans les muscles du cou. — Boutons au cou, douloureux seulement en les grattant. — Sueur sous les aisselles. — Tressaillement convulsif des bras. — Élancements dans les articulations des mains. — *Tressaillement convulsif dans les jambes.* — Tractions rhumatismales dans les cuisses et les jambes. — Sensation brûlante au gras du pied, comme s'il avait été gelé. — Sueur aux orteils. — Sueur froide aux pieds.

STANNUM.

STAN. — Étain. — HAHNEMANN. — *Hist. nat. et prép.* Voy. Pharmac. homœop.
Dose usitée : 30. — *Durée d'action :* 6 à 7 semaines, dans des affections chroniques.
ANTIDOTE : Puls.
COMPARER AVEC : Ars. hell. cann. caus. cham. chin. hell. ign. *puls. seneg.* ,tram. valer. verb. — C'est surtout après : *Caus.*, que stann. est efficace, lorsqu'il est d'ailleurs indiqué.

CLINIQUE. — Se laissant guider par l'*ensemble des symptômes*, on verra les cas où l'on pourra consulter ce médicament contre : — Paralysies ; Épilepsie, surtout pendant la dentition ; Fièvres lentes? ; Prosopalgie ; Gastralgie et coliques spasmodiques, surtout chez des femmes hystériques ou chez des personnes hypochondriaques ; Ténia? ; *Flueurs blanches ;* Catarrhe des bronches ; Grippe ; *Phthisie pituiteuse ;* Phthisie laryngée ; Hydrothorax ; etc. etc.

☞ *Voy. la note,* page 15.

SYMPTOMES GÉNÉRAUX. — *Douleurs pressives et tractives* surtout *dans les membres,* s'aggravant insensiblement jusqu'à ce qu'elles deviennent très-violentes, et décroissant de même. — *Attaques d'épilepsie,* °avec rétraction des pouces et jactation, ou bien avec renversement de la tête, pâleur du visage, mouvements convulsifs des mains et des yeux, et perte de connaissance ; les accès viennent quelquefois le soir. — *Amaigrissement excessif.* — °*Paralysies.* — Grande lourdeur et paresse. — *Abattement excessif, et accablement physique et moral,* avec tremblement, surtout en faisant un exercice doux, °et avec disposition à transpirer facilement. — °Surexcitation nerveuse. — °Inquiétudes insupportables dans le corps. — °Fatigue excessive par la parole. — Les souffrances semblent disparaître pendant la marche, à l'exception de l'abattement, qui est excessif alors; elles reparaissent dès qu'on est tranquille.

Peau. — Élancements pruriants (brûlants) sur toute la peau du corps. — Engelures. — Envies aux ongles.

Sommeil. — Envie de dormir, le jour. — Bâillement fréquent avec oppression de la poitrine, comme si elle était entourée d'un cercle. — *Sommeil tardif.* — *Insomnie nerveuse*, ou *continuelle*. — Le matin, on n'a pas assez dormi. — Sommeil profond. — *Agitation nocturne et *affluence de rêves vifs*, anxieux ou lascifs. — Gémissements, pleurs et lamentations plaintives, en dormant.

Fièvre. — Frissons et horripilation, le matin, avec froid aux mains et torpeur du bout des doigts. — Frissonnement qui parcourt le dos, ou seulement à la tête, le soir, avec soif. — °Chaleur brûlante dans les membres, surtout aux mains. — *Sensation de chaleur anxieuse au moindre mouvement.* — °Pouls petit accéléré. — *Sueurs nocturnes très-débilitantes.* — *Sueurs matutinales, abondantes.

Moral. — Humeur sombre, hypochondriaque. — *Grande agitation et angoisse*, mélancolie et disposition à pleurer. — On est très-affairé, sans venir à bout de rien faire. — *Découragement. — *Mauvaise humeur, avec taciturnité et éloignement pour la société et la conversation. — Emportement colérique subit. — °Surexcitation nerveuse.

Tête. — Vertige, comme si tous les objets étaient trop éloignés. — Vertige en s'asseyant, avec perte des idées. — *Mal de tête, avec nausées* et vomiturition, quelquefois avec sensation brûlante dans le sinciput, les yeux et le nez, ou bien, le matin, avec mauvaise humeur. — *Pesanteur et pression étourdissante dans la tête, parcourant surtout le front.* — *Douleurs lancinantes dans la tête, surtout au front, et °principalement après une quinte de toux. — Douleurs crampoïdes dans la tête, comme par une tension ou un serrement. — Traction pressive et déchirement dans la tête. — Douleurs térébrantes dans la tête. — Douleurs battantes dans les tempes.—Secousses douloureuses à travers la tête.

Yeux. — Yeux douloureux, et comme excoriés par le frottement. — *Pression dans les paupières* et dans leurs angles. — Lancinations brûlantes dans les paupières. — Prurit, cuisson et sensation brûlante dans les yeux. — Orgelets. — *Agglutination nocturne des paupières.* — Ulcère à l'angle interne de l'œil, comme une fistule lacrymale. — *Yeux ternes, troubles.* — Tressaillement et frémissement des yeux. — Yeux convulsés ou proéminents. — Auréole irisée autour de la lumière.

Oreilles et Nez. — Otalgie, avec déchirements tractifs. — Ulcération du trou percé pour les boucles d'oreilles. — Tintement d'oreilles. — Cris dans les oreilles, en se mouchant. — Pesanteur et sensation d'obturation dans la partie supérieure du nez. — Inflammation de l'intérieur du nez. — Sensation brûlante dans le nez. — Coryza sec d'un seul côté, avec gonflement et rougeur de la narine.

Visage. — *Visage pâle, hâve, avec yeux caves.* — *Douleurs de la face,* avec traction pressive, surtout aux pommettes et dans les orbites. — Douleur brûlante, lancinante dans les muscles de la face. — *Gonflement des joues* et de la mâchoire supérieure. — Crampe de la mâchoire. — Gonflement douloureux des glandes sous-maxillaires.

Dents. — Odontalgie après le repas, avec douleur tressaillante et chaleur du visage. — *Sensation d'allongement et de vacillement des dents.* — Ulcère aux gencives, avec gonflement des joues.

Bouche et Gorge. — Exhalaison fétide par la bouche. — Ecoulement de salive acide. — *Parole embarrassée, abattue,* par faiblesse. — °Langue rouge. — Mal de gorge, comme par gonflement intérieur, avec traction et tension. — *Sensation de sécheresse dans la gorge,* avec lancinations. — Apreté et grattement dans la gorge, surtout le soir. — *Accumulation de mucosités dans la gorge et la bouche,* avec besoin de renâcler, suivi de sensation d'excoriation.

Appétit. — Goût amer et aigre. — Goût amer de tous les aliments. — Goût amer, herbacé, de la bière. — Faim augmentée, avec impossibilité de se rassasier. — Soif augmentée. — Après le repas, nausées et vomissement. — °*Faiblesse excessive de la digestion.*

Estomac. — Renvois, avec goût d'œufs pourris, ou amers. — *Renvois aigres, avec grattement dans la gorge.* — Hoquet fréquent. — *Nausées, surtout après le repas,* suivies de *vomissement amer* et aqueux. — *Vomiturition violente,* suivie de vomissement des aliments. — *Pression à l'estomac,* quelquefois très-violente. — *Pression* tensive *au scrobicule,* qui est douloureux au toucher, comme par une ulcération sous-cutanée. — *Crampes d'estomac,* °quelquefois avec renvois amers, sensation de faim et diarrhée, ou bien avec nausées et teint pâle et maladif. — Serrement, comme par une griffe dans l'estomac et la région ombilicale, avec nausées.

Ventre. — Coups obtus à travers les hypochondres. — *Crampes dans la région du diaphragme.* — *Pression et sensation brû-*

lante dans la région hépatique. — *Pression, douleur crampoïde et élancement dans l'hypochondre gauche.* — Ventre douloureusement ballonné et sensible au toucher. — *Crampes abdominales,* avec douleurs au-dessus et au-dessous de l'ombilic. — Fouillement, pincement et tranchées dans le ventre. — Sensation brûlante et élancements dans l'abdomen. — Sensation d'excoriation dans le ventre, aggravée au toucher. — Serrement comme par une griffe dans la région ombilicale, suivi de nausées. — Sensation de vacuité dans l'abdomen. — *Incarcération de flatuosités.*

Selles. — Constipation. — *Envie d'aller à la selle,* inutile et fréquente. — Selles dures, sèches, noueuses, ou peu abondantes et verdâtres. — *Selles muqueuses.* — *Forte diarrhée.*

Urines. — Rétention d'urine. — Emission d'une urine rare. — *Envie fréquente uriner,* quelquefois avec émission peu abondante. — Absence du besoin d'uriner, comme par insensibilité de la vessie.

Parties génitales. — *Exaltation de l'appétit vénérien.* — Excitation violente et voluptueuse à l'éjaculation. — *Pollutions fréquentes.*

Règles. — Menstruation plus abondante. — Avant les règles, anxiété et mélancolie. — °Pendant les règles, coliques. — Crampes de la matrice. — *Leucorrhée de mucosités transparentes ou jaunâtres, avec chute considérable des forces.* — Le nourrisson quitte le sein de sa mère et ne veut plus teter.

Larynx. — *Enrouement et âpreté dans la gorge,* avec chatouillement qui provoque la toux. — °*Catarrhe avec voix rauque,* sensation de fatigue dans la poitrine, gène de la respiration et toux avec expectoration. — *Accumulation abondante de mucosités dans la trachée-artère,* se détachant facilement par une toux légère. — Voix plus haute pour le chant, après avoir renâclé des mucosités. — °*Toux provoquée par le rire, la parole et le chant,* *ou par un chatouillement dans la poitrine. — *Toux sèche,* violente, ébranlante, au lit, *le soir,* jusqu'à minuit, ou plus violente le matin. — °*Toux excitée en se couchant du côté droit.* — °Toux, avec vomituration et vomissement des aliments. — °*Toux avec expectoration fréquente de mucosités.* — *Expectoration, en toussant, verdâtre, douceâtre,* ou jaune, salée, ⁻ou bien visqueuse et en morceaux, ou bien encore séreuse et de mucosités liquides, ou d'odeur putride. — *Pendant et après la toux, douleur d'excoriation et élancements dans la poitrine.*

Poitrine. — *Étouffement de la respiration, la nuit,* surtout en étant couché, ou le jour au moindre mouvement. — *Dyspnée, le soir* surtout, avec sensation de vacuité dans le scrobicule et angoisse qui force à desserrer les vêtements. — *Oppression de* poitrine, *en marchant, et en montant*. — **Râle muqueux et sifflement dans la poitrine*. — En respirant profondément, sensation agréable de légèreté. — Douleur de brisement dans la poitrine. — **Pression profonde dans la poitrine comme par un fardeau*. — **Tension de la poitrine*. — **Constriction de poitrine*, quelquefois le soir, avec angoisse. — **Lancinations du côté gauche de la poitrine*, en respirant, et en étant couché du côté droit. — **Douleur d'excoriation dans la poitrine*. — **Sensation de faiblesse dans la poitrine, comme si elle était vide*, surtout après avoir parlé ou expectoré.

Tronc. — Renversement du dos, en arrière. — Lancinations dans les omoplates et la nuque. — Faiblesse des muscles de la nuque et craquement des vertèbres du cou, en secouant la tête.

Bras. — Douleur paralytique dans l'articulation de l'épaule. — *Pesanteur paralytique dans les bras*. — Déchirements pressifs dans les muscles et les articulations des bras, des mains et des doigts. — Faiblesse et tremblement des mains. — **Gonflement des mains*, surtout le soir. — Tressaillement des mains. — Violente *sensation brûlante dans les mains*. — Petites taches rouges sur le dos des mains. — Engelures aux mains. — Contraction des doigts. — Rétraction des pouces. — Élancements dans le bout des doigts. — Envies douloureuses aux ongles.

Jambes. — Tractions et déchirements pressifs dans les hanches, jusqu'au-dessus du sacrum, comme aussi dans les jambes et les genoux. — *Lassitude paralytique et pesanteur des jambes*. — Fléchissement des genoux en marchant. — Roideur et tension dans le jarret. — Sensation de chaleur et *sensation brûlante dans les pieds*. — Secousses déchirantes dans les malléoles, s'étendant jusqu'aux orteils. — **Gonflement des pieds*, surtout le soir. — Gonflement rougeâtre des pieds.

STAPHYSAGRIA.

STAPH. — Staphysaigre. — Hahnemann. — *Hist. nat. et prép.* Voy. Pharmac. hom. — *Dose usitée : 30. — Durée d'action : 3 à 4 semaines dans des affections chroniques.*

Antidote : Camph. — *On l'emploie comme antidote de :* Thui.

Comparer avec : Amb. arn. *coloc.* con. ign. lyc. *merc.* mosch. magn-m. *phos-ac.* puls. sabin. *thui.* — C'est surtout après *thui.*, que staph. fait du bien, lorsqu'il est d'ailleurs indiqué.

CLINIQUE. — Se laissant guider par l'*ensemble des symptômes*, on verra les cas où l'on pourra consulter ce médicament contre : —

Suites fâcheuses d'une contrariété, avec dépit et indignation, ou d'un chagrin avec inquiétude; Faiblesse nerveuse par suite d'onanisme; Souffrances par abus du mercure; Affections scrofuleuses et scorbutiques; Blessures par des instruments tranchants; Affections carcinomateuses?; Inflammation, ramollissement, ulcération et autres affections des os; Éruptions croûteuses; Fièvres intermittentes, avec affections scorbutiques; Hystérie; Hypochondrie; Teigne, Prosopalgie; Blépharophthalmie; Polypes au nez et aux oreilles; Stomacace et affections scorbutiques des gencives; Odontalgie; Affections gastriques et bilieuses; Gastralgie; Dyssenterie; Dysurie; Cancer de la matrice?; Goître?; Sciatique?; Coxalgie, avec tendance à la suppuration?, etc., etc.

☞ *Voy. la note*, page 15.

SYMPTOMES GÉNÉRAUX. — **Traction paralytique dans les articulations*, surtout pendant le mouvement ou une fausse position de la partie. — *Déchirements tractifs dans les muscles*, surtout en étant assis. — Lancinations aiguës, pénétrantes, profondes, à différentes parties. — Crampes dans les membres. — **Inflammations douloureuses des os. — °Gonflement des os. — **Paralysie semi-latérale, après s'être mis en colère. — Accès d'évanouissement. — Sensibilité douloureuse de tous les muscles, au toucher, et des articulations en les faisant jouer. — *Courbature et lassitude excessive*, surtout pendant le mouvement, améliorées en étant assis ou couché. — Besoin continuel de rester couché. — Grande fatigue le matin, de bonne heure, avec roideur de toutes les articulations. — Après la sieste, obnubilation, et pesanteur dans les membres.

Peau. — Fourmillement, comme par des insectes, par tout le corps, surtout le matin. — **Éruptions miliaires, chroniques*, quelquefois avec tressaillements convulsifs la nuit. — Éruptions de nodosités pruriantes, suintantes, avec douleur brûlante. — Éruptions dartreuses, avec prurit, le soir, et sensation brûlante après s'être gratté. — **Dartres sèches, croûteuses, aux articulations. — **Engorgement et induration des glandes. — **Peau maladive, suppurant facilement. — **Furoncles fréquents. — Ulcères avec élancements déchirants ou cuisson pruriante. — Tressaillement et déchirement autour des ulcères, surtout le soir et le matin.

Sommeil. — *Forte envie de dormir le jour. — Pandiculations et bâillements violents*, qui font venir les larmes aux yeux. — **Sommeil tardif par affluence d'idées*, ou à cause d'un prurit et d'une sensation brûlante dans les dartres et les ulcères, ou de douleurs violentes dans les mollets. — Tressaillement des membres, en dormant. — Sommeil agité, avec rêves inquiets et réveil fréquent en sursaut. — *Rêves lascifs.

Fièvre. — Frissons fréquents et horripilation, même la nuit. — °*Fièvre le soir, consistant seulement en froid.* — °Fièvre tierce avec goût amer, gencives saignantes, anorexie et constipation. — Chaleur brûlante extérieure, avec bouillonnement de sang et soif. — La nuit, chaleur ardente dans les pieds et les mains, qui force à les découvrir. — *Forte disposition à transpirer le jour,* même en étant tranquillement assis, ou bien impossibilité de transpirer, avec pâleur du visages et mal à la tête. — *Sueurs nocturnes* abondantes, quelquefois *avec odeur putride.* — Sueur froide au front et aux pieds.

Moral. — *Humeur hypochondriaque,* avec indifférence pour toute chose. — *Tristesse* avec crainte sur l'avenir. — *Pleurs* et chagrin sur son état. — *Caractère susceptible.* — Désir de la mort. — Anxiété, et agitation qui ne permet de rester nulle part. — *Mauvaise humeur, irascibilité* et *dépit excessif,* au point de jeter violemment tout ce qu'on a sous la main. — Éloignement pour la conversation, la méditation et pour tout travail intellectuel et sérieux. — *Faiblesse de la mémoire.* — Instabilité des idées. — *Esprit excessivement obtus,* avec impossibilité de se livrer à un travail quelconque. — Erreurs de l'imagination par des événements du passé. — Illusion, comme si tous les objets qui environnent étaient bas, et que l'on fût beaucoup plus grand.

Tête. — Tête confuse et embarrassée. — *Vertiges tournoyants,* quelquefois le soir, au lit, ou le jour en étant assis ou couché, soulagés en se promenant. — Maux de tête, le matin, au réveil, comme si le cerveau était meurtri. — *Douleur étourdissante dans la tête,* alternant quelquefois avec térébration. — *Pesanteur de la tête,* surtout dans le front au-dessus de la racine du nez. — *Pression dans la tête,* tractive, déchirante ou lancinante. — Maux de tête comme si le front allait éclater, en se baissant et en se remuant. — *Douleurs de tête compressives ou expansives.* — Douleur de tête, semi-latérale, comme par un clou enfoncé dans le cerveau. — Maux de tête lancinants. — Sensation de vacillement du cerveau. — Douleurs rhumatismales et tractives à l'extérieur de la tête. — Prurit fourmillant, quelquefois aussi rongeant, au cuir chevelu, avec douleur d'excoriation. — *Production abondante de furfures avec prurit au cuir chevelu.* — *Teigne humide, fétide, avec prurit violent.* — *Chute des cheveux.

Yeux. — Yeux, comme quand on a sommeil. — Pression dans les yeux, les paupières et les angles. — Prurit aux bords des paupières. — Prurit et *cuisson mordicante dans les angles internes* *des yeux*. — Cuisson et sensation brûlante dans les yeux, en écrivant. — Lancinations violentes dans les yeux, en les fatiguant. — *Inflammation des yeux, qui sont entourés de boutons.* — *Inflammation du bord des paupières.* — *Nodosités dans le bord des paupières.* — Grande *sécheresse des yeux*. — Mucosités abondantes, purulentes, sèches, dans les angles des yeux. — *Agglutination nocturne des yeux.* — Occlusion spasmodique des paupières. — Diminution de la vue. — *Vue trouble*, comme si on avait de l'eau dans les yeux. — Reflets noirs comme des éclairs, et scintillement lumineux devant les yeux. — Étincelles devant les yeux, dans l'obscurité. — Auréole autour de la lumière, le soir.

Oreilles et Nez. — *Élancements dans les oreilles.* — Éruption derrière les oreilles. — °*Dureté de l'ouïe par un développement plus grand des amygdales*, principalement *après avoir fait abus du mercure.* — Tintement des oreilles. — *Nez ulcéré*, avec croûtes profondément dans l'intérieur. — Fort coryza fluent avec obturation d'un côté du nez, éternument fréquent et larmoiement. — *Coryza avec narines ulcérées.* — Obturation des fosses nasales, avec voix nasillarde.

Visage. — *Visage hâve, pointu, avec yeux caves, bordés d'un cercle bleu.* — *Visage bleuâtre et brunâtre, en se mettant en colère. — *Douleur faciale* pénible, pressive et battante, depuis les dents jusque dans l'œil. — *Inflammation des os de la face*, avec élancements brûlants, ou tractions incisives et déchirements pressifs. — *Éruption faciale*, avec prurit et élancements. — *Lèvres couvertes d'ulcères* et de croûtes, avec douleur brûlante. — *Gonflement des lèvres.* — Luxation facile de l'articulation de la mâchoire. — *Gonflement douloureux et induration des glandes sous-maxillaires.*

Dents. — *Odontalgie, avec gonflement des joues et des glandes sous-maxillaires. — *Odontalgie, immédiatement après le repas* et la mastication, comme aussi *après les boissons froides et l'introduction de l'air froid* dans la bouche, la nuit ou *le matin*, principalement. — *Déchirements et tractions* pressives *dans les dents cariées*, ou dans les racines de celles qui sont saines, ainsi que dans les gencives. — *Douleur rongeante dans les dents cariées.* — Noirceur, ébrèchement et *carie des dents.* — Sensibilité douloureuse, gonflement et *saignement facile des gencives.* °*Nodosités et excroissances douloureuses aux gencives.* — Gencives pâles, blanches, ulcérées.

Bouche. — Bouche et langue couvertes de vésicules. — °Excroissances douloureuses à l'intérieur de la joue. — Ulcères dans la bouche. — Salivation. — Salive sanguinolente. — Gonflement des glandes sous la langue. — Élancements sur la langue, comme par des échardes. — Parole abattue par faiblesse des organes de la parole.

Gorge. — *Apreté dans la gorge* et grattement, avec sensation d'excoriation, en avalant et en parlant. — Déglutition continuelle, en parlant. — Sécheresse et *élancements dans le palais* et la gorge. — Gonflement des amygdales. — Tiraillement douloureux depuis l'arceau hyoïde jusque dans la gorge.

Appétit. — *Goût fade et aqueux*, avec goût normal des aliments. — Goût amer de tous les aliments. — Goût aigre du pain. — Appétit avec insipidité des aliments. — *Faim vorace.* — *Boulimie, même après le repas, quelquefois avec pituites de l'estomac.* — *Grand désir de lait.* — Le tabac a un goût piquant, et donne des pyrosis. — *Appétence seulement pour les aliments liquides.* — *Désir excessif du vin et du tabac.*

Estomac. — *Renvois, généralement à vide ou grattants.* — *Renvois amers, après des aliments acides.* — *Renvois salés et amers, après avoir mangé de la viande.* — *Renvois sanglotants.* — Écoulement d'eau par la bouche, comme des pituites. — Nausées avec envie de vomir, tous les matins. — *Nausées fréquentes.* — *Pression à l'estomac, comme par un fardeau, le matin, au lit.* — °*Tension et pression dans l'estomac, aggravées ou soulagées en mangeant, surtout du pain.* — Plénitude, pression et élancements dans le scrobicule. — Douleur fouillante à l'estomac. — Tension anxieuse à travers les hypochondres, le matin, avec gêne de la respiration.

Ventre. — *Pression tensive dans le ventre.* — °*Ventre gros, chez les enfants.* — Traction au travers du ventre. — Sensation de faiblesse dans le ventre, comme s'il allait tomber. — Tranchées après tous les aliments ou toutes les boissons. — *Tranchées crampoïdes*, avec envie d'aller à la selle. — Production abondante et incarcération de flatuosités. — Expulsion fréquente de vents chauds ou fétides. — *Gonflement des glandes inguinales.* — *Hernie inguinale,* °*aussi à la suite d'un effort.*

Selles. — *Constipation.* — *Dureté des selles* — Envie fréquente d'aller à la selle, avec *évacuations peu abondantes, dures,* ou bien selles molles. — Selles tardives sans être dures. — Évacuation difficile. — *Selles dyssentériques,* précédées, accompagnées et suivies de ténesme et de tranchées. — *Selles diarrhéiques,* °avec expulsion fréquente de vents fétides. — Évacuation involontaire d'une selle liquide. — *Pendant la selle,* tranchées brûlantes, pression et *constriction à l'anus.*

Urines. — *Besoin très-fréquent d'uriner, avec émission goutte à goutte,* ou en un jet mince, d'une urine foncée. — Émission d'urine excessivement douloureuse. — Émission fréquente d'une urine claire, aqueuse. — Émission fréquente d'une urine rouge. — Émission d'urine involontaire, en toussant. — Après avoir uriné, nouvelle envie comme si la vessie était encore pleine. — *Sensation brûlante dans l'urèthre, surtout en urinant.*

Parties viriles. — Excroissances molles, humides sur et derrière le gland. — *Inflammation des testicules,* avec élancements brûlants ou traction pressive et déchirements. — *Exaltation prononcée de l'appétit vénérien,* avec érections fréquentes, surtout la nuit. — Prurit voluptueux au scrotum, qui provoque l'éjaculation. — *Pollutions fréquentes,* même pendant la sieste. — Après le coït, dyspnée. — Écoulement de liqueur prostatique, pendant une selle dure.

Règles. — Sensibilité douloureuse des parties génitales. — Cuisson et prurit lancinant à la vulve. — Règles trop hâtives.

Larynx. — *Enrouement,* avec accumulation de mucosités adhérentes dans le larynx et sur la poitrine. — °*Sensation de pression et contraction dans la fossette du cou,* après s'être mis en colère, aggravée par la déglutition. — °*Apreté dans le larynx, après avoir beaucoup parlé.* — *Toux sèche, creuse, provoquée par un chatouillement dans le larynx.* — *Toux violente, avec expectoration de mucosités visqueuses,* le soir, après s'être couché. — *Toux, avec expectoration purulente, jaune,* surtout la nuit. — Expectoration de sang, en toussant. — Pendant la toux, douleur dans la poitrine, comme par ulcération.

Poitrine. — *Pression à la poitrine, avec pesanteur dans cette partie, en étant assis, soulagée en marchant. — *Oppression contractive et grande *agitation dans la poitrine.* — Lancinations dans la poitrine. — *Douleur d'excoriation et d'ulcération dans la poitrine.* — Crampe dans le diaphragme, après s'être mis en colère. — *Battement de cœur* tremblotant, *au plus léger mouvement,* et à la moindre fatigue intellectuelle, comme aussi en écoutant de la musique, et après la sieste. — Éruption miliaire sur la poitrine, avec rougeur et prurit à la chaleur. — Éruption dartreuse sur les dernières côtes, avec prurit brûlant.

Tronc. — *Douleur de brisement aux reins, ou sensation comme si l'on s'était donné un tour de reins,* surtout dans le repos, *et principalement la nuit et le matin.* — Douleurs aux reins en se levant de son siège, ou en se retournant dans son lit. — Lancinations violentes qui remontent le dos. — °*Abcès dans le muscle lombaire.* — *Pression tractive,* rhumatismale, *et tension dans la nuque, avec roideur.* — Faiblesse des muscles de la nuque et du cou. — Éruption de boutons pruriants à la nuque. — *Gonflement des* *glandes au cou, à la nuque et sous les aisselles.* — Lancinations sous les aisselles.

Bras. — Pression sur les épaules. — Roideur de l'articulation de l'épaule, le matin. — *Douleur ostéocope dans les bras,* pendant le mouvement. — *Traction* pressive, paralytique, et *déchirements* lancinants *dans les bras et les avant-bras,* les épaules, les mains et les doigts. — Pression douloureuse dans l'os du bras. — Dartres sur les mains. — Torpeur du bout des doigts. — Déchirement, tressaillement dans les doigts, surtout dans les bouts. — °*Nodosités arthritiques aux articulations des doigts.* — Crampes dans les doigts. — Mouvements convulsifs des doigts.

Jambes. — Roideur de l'articulation coxo-fémorale, le matin. — *Faiblesse douloureuse des cuisses et des jambes, et surtout de l'articulation du genou.* — Douleur de brisement dans les cuisses, en marchant. — Dartres pruriantes aux cuisses et aux jambes. — *Élancements* tractifs *dans les genoux et leurs articulations.* — Tractions et déchirements pressifs sur le tibia et dans les os des pieds. — Crampes nocturnes dans les mollets et la plante des pieds. — Gonflement du cou-de-pied. — Gonflement des os du métatarse. — *Prurit brûlant aux orteils,* comme s'ils avaient été gelés.

STRAMONIUM.

STRAM. — Pomme épineuse. —HAHNEMANN. — *Hist. nat. et prép.* Voy. Pharmac. homœop. — —*Dose usitée :* 30. — *Durée d'action :* 24 heures.
ANTIDOTES : Acetum. citr-ac. n-vom. tabac. acides végétaux. — *On l'emploie comme antidote de :* Merc. plumb.
COMPARER AVEC : Acon. asar. *bell.* bry. camph. canth. carb-v. cham. cocc. *hell.* hep. *hyos.* merc. mosch. n-vom. *op. plumb.* puls. rut. stann. *veratr. zinc.*

CLINIQUE. — Se laissant guider par *l'ensemble des symptômes,* on verra les cas où l'on pourra consulter ce médicament contre : — Convulsions, accès d'épilepsie, danse de Saint-Guy, catalepsie et autres *affections spasmodiques,* surtout à la suite d'une frayeur, ou de la respiration de la vapeur du mercure ; Affections à la suite des morbilles ; Fièvres typhoïdes ; Imbécillité ; *Delirium tremens,* surtout par l'abus de la bière ; Manie ; Hydrophobie ; Nymphomanie des femmes en couche ; Encéphalite ; Hydrocéphale ; Hoquet convulsif ; Crampe de poitrine, etc., etc.

☞ *Voy. la note,* page 15.

SYMPTOMES GÉNÉRAUX. — *Douleurs crampoïdes*, tractives, paralytiques *dans les muscles et les articulations des muscles.* — Sensation comme si les membres étaient séparés du corps. — Crampe contractive dans les membres. — *Fourmillement dans les membres.* — Contraction et extension lente des membres. — *Accès de crampes de diverses natures. — Tétanos.* — Renversement du corps. — °*Crampes et autres souffrances hystériques.* — Roideur et contractions de quelques membres. — *Accès de roideur cataleptique du corps, avec perte de connaissance, ¯précédées de maux de tête, avec vertige. — *Mouvements faciles des membres*, ou grande pesanteur de ces parties. — *Convulsions qui ressemblent à la danse de Saint-Guy. — *Tressaillement convulsif des membres, ¯avec pleurs. — *Mouvements convulsifs et tressaillements*, surtout au toucher ou en fixant les yeux sur des objets brillants (une lumière, un miroir ou de l'eau), ou bien apparaissant périodiquement. — °*Convulsions*, comme dans l'épilepsie, *mais sans perte de connaissance.* — Accès d'évanouissement, avec ronflement. — *Tremblement des membres.* — Chancellement des membres en marchant et en se tenant debout. — *Paralysies*, quelquefois après une *attaque d'apoplexie.* — Faiblesse, avec besoin d'être couché. — *Suppression de toutes les sécrétions et excrétions.*

Sommeil. — Forte envie de dormir, le jour. — *Sommeil profond, avec ronflement*, cris et hurlement. — *Somnolence comateuse*, avec physionomie ridiculement solennelle, au réveil. — Sommeil agité, avec rêves vifs. — *Position agenouillée dans le lit, et sursauts au moindre attouchement, avec cris et gestes d'un fou.

Fièvre. — *Froid de tout le corps, surtout des membres*, avec frisson grelottant et tressaillement général. — Froid aux mains et aux pieds, avec rougeur de la face. — *Chaleur avec anxiété* et rougeur des joues, ou bien avec soif et vomissements. — Chaleur à la tête d'abord, puis froid général, suivi de chaleur et de soif. — *Pouls petit, accéléré. — Sueurs fréquentes, abondantes*, même la nuit.

Moral. — *Mélancolie.* — Tristesse, avec angoisse mortelle et pleurs abondants, surtout le soir, au lit. — Angoisse de conscience. — *Humeur inconsolable et irritation facile pour des vétilles.* — Grande activité et promptitude des mouvements. — Opiniâtreté et entêtement. — *Rire aux éclats*, alternant avec emportements colériques, ou avec gémissements. — Hurlements et gémissements. — Murmures ou cris continuels. — *Fureur indomptable, envie de mordre, de donner des coups et de tuer.* — °Tantôt grande indifférence pour les affaires, tantôt crainte d'être incapable de s'en acquitter. — *Envie de s'enfuir.* — °*Désir de société*, de lumière et de la clarté du soleil, parce que l'obscurité et la solitude aggravent l'état moral. — *Après l'équinoxe d'automne, l'état moral est aggravé. — Perte de la mémoire. — *Émoussement de tous les sens*, et insensibilité aux influences extérieures. — *Étourdissement, avec agitation intérieure. — *Délires*, généralement effrayants, *avec vision de fantômes qui font peur.* — Perte de connaissance, au point de ne plus reconnaître les siens. — Idée fixe; il semble que le corps soit coupé par moitié. — *Erreurs de l'imagination*, comme si tout ce qui entoure était très-petit, et que l'on fût très-grand et très-élevé. — *Divagations*, avec idées extraordinaires. — *Aliénation* mentale, avec prières et gestes pieux (prières, chants, air dévot, etc.). — *Manie*, généralement avec *fictions inépuisables de l'imagination, loquacité* lascive, entretien avec les esprits, *importance affectée*, danses, rire, ˉet coups ou *bouffonneries ridicules, alternant* constamment avec gestes tristes et sérieux. — °*Aliénation mentale et délire furibond à la suite d'un érysipèle à la face.*

Tête. — Ivresse et étourdissement. — *Vertige*, avec *étourdissement*, et *chancellement*, ou avec obscurcissement des yeux et mal de tête. — *Mal de tête, avec obscurcissement des yeux* et dureté de l'ouïe. — Sensation pénible de légèreté et de faiblesse dans la tête. — *Douleurs de tête pulsatives, au vertex, avec accès d'évanouissement. — *Congestion de sang à la tête*, avec chaleur. — *Renversement et *mouvements convulsifs de la tête.* — °On soulève souvent la tête en étant couché.

Yeux. — *Yeux rouges et gonflés.* — Pression et tension dans les yeux et les paupières. — *Inflammation du bord des paupières.* — Paupières ulcérées. — *Yeux larmoyants.* — Agglutination nocturne des yeux. — *Yeux fixes, étincelants.* — Regard vague, triste. — Paralysie et occlusion spasmodique des paupières. — Yeux convulsés. — *Pupilles dilatées* et insensibles. — *Obscurcissement de la vue.* — Cécité passagère. — *Myopie.* — Diplopie. — Vue indistincte, embrouillée. — *Amblyopie.* — Confusion des caractères, en lisant. — Erreurs de la vue; les objets semblent être de travers ou colorés. — *Illusions de la vue.*

Oreilles et Nez. — Il s'échappe du vent par les oreilles. — Surdité. — *Obturation du nez. — °Éternument spasmodique.

Face et Dents. — Air d'hébétude et d'égarement, avec gestes craintifs. — *Distorsion douloureuse des traits du visage.* — Visage sillonné de rides profondes. — *Face bouffie, gorgée de sang,* quelquefois avec physionomie d'un niais. — °Rougeur circonscrite des joues. — *Face rouge foncé.* ˉou très-pâle. — Érysipèle d'un seul côté de la face et du nez. — Lèvres sèches et collant ensemble. — Raie jaune sur la partie rouge des lèvres. — Frémissement des lèvres. — Distorsion de la bouche. — *Grincement des dents.* — Odontalgie pulsative, comme si les dents allaient tomber.

Bouche. — *Sécheresse de la bouche.* — Salivation abondante. — *Écume* sanguinolente *à la bouche.* — Crachement de sang. — *Langue gonflée, paralysée.* — *Bredouillement et bégayement.* — Murmures continuels. — *Perte complète de la parole.*

Gorge. — *Constriction spasmodique de la gorge.* —· *Déglutition gênée,* ¯avec élancements dans la gorge, ou avec pression dans les glandes sous-maxillaires. — *Déglutition empêchée,* quelquefois par sécheresse dans la gorge.

Appétit. — Perte du sens du goût. — *Les aliments n'ont qu'un goût de sable ou de paille.* — Amertume continuelle dans la bouche, avec goût amer des aliments. —· *Soif ardente,* généralement *avec horreur de l'eau et de tous les liquides.*

Estomac. — Renvois avec goût aigre. — Vomissement aqueux, avec coliques et diarrhée. — *Vomissement de mucosités* verdâtres ou d'odeur aigre. — *Vomissement de bile* verte, après un léger exercice. — °Hoquet convulsif. — Douleur d'estomac, avec sensation cuisante ou pressive. — *Grande anxiété dans le creux de l'estomac,* avec gêne de la respiration. — (Inflammation de l'estomac.)

Ventre. — Ventre douloureux au toucher. — *Ventre ballonné,* dur, tendu. — Douleur de brisement dans le ventre pendant le mouvement. — Déchirements violents dans le ventre, comme si on arrachait l'ombilic. — *Crampes abdominales,* hystériques. — Gonflement des glandes de l'aine. — Borborygmes et fermentation dans le ventre. — Expulsion abondante de flatuosités.

Selles et Urines. — *Constipation.* — Ténesme. — Selles fétides, d'odeur cadavéreuse. — Diarrhée avec douleurs et borborygmes dans le ventre. — Écoulement de sang coagulé par l'anus. — *Suppression de la sécrétion des urines.* — Émission d'urine goutte à goutte, avec besoin fréquent. — Émission involontaire des urines. — (Flux d'urines.)

Parties génitales. — Lasciveté. — Impuissance. — °Pollutions sanguinolentes. — *Règles plus abondantes,* avec écoulement d'un sang noir, en grosses masses coagulées. — *Métrorrhagies.* — Pendant les règles, fétidité lascive du corps, grande loquacité, tiraillements dans le ventre et les cuisses. — Après les règles, sanglots et gémissements.

Poitrine. — Voix haute, criarde. — Manque d'haleine. — Respiration difficile, suspirieuse. — Étouffement suffocant de la respiration. — Oppression constrictive de la poitrine. — Pression dans la poitrine provoquée par la parole. — Sensation comme si quelque chose se retournait dans la poitrine.

Tronc et Membres. — Douleur de brisement dans le dos, pendant le mouvement. — Traction et déchirement dans le dos et aux⁀ reins. — *Renversement du dos.* — *Mouvements convulsifs* *des bras*, par-dessus la tête. — Douleur contractive dans le bras, avec lancinations aiguës dans l'avant-bras. — *Distorsion des mains. — *Poings fermés. — Crampes dans les mains. — *Tremblement des mains.* — Engourdissement des doigts. — *Tressaillement dans les jambes*, comme par une secousse, avec rétraction de ces parties. — Tractions dans les cuisses. — Fléchissement des jambes, en marchant. — *Tremblement des pieds.* — Crampes contractives dans les pieds.

STRONTIANA.

STRONT. — Strontiane. — HARTLAUB ET TRINKS. — *Hist. nat. et prép.* Voy. Pharmac. homœop. — *Dose usitée :* 30. — *Durée d'action :* 40 jours environ dans des affections chroniques.
ANTIDOTE : Camph.
COMPARER AVEC : Merc. plat.

CLINIQUE. — Jusqu'ici on n'a encore employé ce médicament que contre un cas de *Gastralgie*.

SYMPTOMES GÉNÉRAUX. — *Déchirement* dans les membres et surtout *dans les articulations*, plus violent le soir et la nuit, au lit. — Immobilité des membres, d'un seul côté, comme par paralysie, le soir. — *Amaigrissement excessif.* — Tremblement des membres. — La plupart des douleurs, dont il est difficile de déterminer le siége, semblent être dans la moelle des os (?). — Les affections augmentent insensiblement jusqu'à une certaine intensité et diminuent de la même manière. — Prédominance des symptômes d'un seul côté du corps. — Au grand air, principalement à la chaleur du soleil, comme à la chaleur en général, on se trouve mieux. — Grande lassitude et abattement, le matin et le soir.

Peau. — Tension de la peau à diverses parties, le soir, en étant au lit. — Éruption de petits boutons à diverses parties, avec prurit brûlant, surtout après avoir gratté.

Sommeil. — Sommeil tardif. — Tressaillement dans le corps et sursauts en s'endormant. — *Réveil fréquent la nuit*, surtout à cause d'une toux sèche. — Sommeil avec affluence de rêves fantastiques.

Fièvre. — Frissons, le matin et le soir. — Chaleur qui vient du nez et de la bouche, avec soif. — Chaleur sèche, la nuit. — *Sueur abondante la nuit*, et en découvrant un membre, douleur immédiate à cette partie. — Sueur des parties affectées.

Moral. — Inquiétude et angoisse. — Humeur chagrine, avec disposition à s'emporter et à se mettre en colère. — Oubli excessif.

Tête. — Mal de tête avec nausées et vertige. — Pression pénible dans le front. — *Céphalalgie tensive*, comme si la peau était tirée vers le vertex, ou comme si tout se poussait vers le dehors. — *Mal de tête lancinant.* — Résonnement dans les tempes, le soir. — Sensation de chaleur ardente dans la tête et la face, l'après-midi, en marchant, avec rougeur de la face, angoisse et envie de dormir.

Yeux. — Sensation brûlante dans les yeux. — Pression sur la partie supérieure du globe de l'œil. — Fort tressaillement et frémissement des paupières. — Cercles rouges et bleus devant les yeux, après les avoir frottés, avec pression comme par du sable. — Scintillement devant les yeux. — Taches vertes devant les yeux, dans l'obscurité.

Oreilles, Nez et Face. — Déchirements dans les oreilles. — Bourdonnement dans les oreilles. — Frémissement d'un seul côté du nez. — Mouchement de croûtes sanguinolentes. — Rougeur de la face, avec chaleur brûlante. — Prurit à la face. — Tressaillement, déchirement et *térébration dans les pommettes.*

Dents. — Odontalgie, avec douleur tressaillante. — Déchirement dans la racine des dents. — Arrachement dans les dents, précédé d'une accumulation abondante de salive. — Gencives gonflées, douloureuses au toucher.

Bouche et Gorge. — *Sensation de torpeur* et sécheresse *de la bouche*, le matin, sans absence de salive. — Apreté et sécheresse de la gorge. — Inflammation du palais, avec douleur pendant la déglutition.

Appétit. — Goût de terre dans la bouche. — Forte soif surtout de bière. — Appétence seulement pour le pain bis. — Faim après le dîner.

Estomac. — Nausées, avec chaleur brûlante de la face. — Hoquet violent. — *Pression à l'estomac, avec sensation de plénitude dans le ventre, surtout après le repas.

Ventre. — Ventre tendu et douloureusement ballonné. — Colique dans la région ombilicale. — *Tranchées, avec diarrhée* et frissons. — Lancinations dans les flancs. — Grondement dans le ventre, avec expulsion abondante de vents très-fétides.

Selles. — *Selles tardives, dures, noueuses,* s'évacuant seulement avec des efforts et de grandes douleurs. — *Diarrhée* d'une eau jaune, avec tranchées et pincements dans le ventre. — Sensation brûlante à l'anus, pendant et après la selle. — Douleurs des boutons hémorrhoïdaux du rectum.

Urines. — Règles. — Sécrétion d'urine diminuée. — Sécrétion plus abondante d'une urine jaune foncé. — Émission d'urine, la nuit. — *Urine pâle*, avec forte odeur d'ammoniaque. — Règles en retard, d'abord séreuses, puis en caillots.

Poitrine. — Enrouement et âpreté dans la gorge, qui provoquent la toux. — Toux sèche provoquée par une irritation dans la trachée-artère, aggravée la nuit. — Dyspnée en marchant, avec ardeur au visage. — Pression à la poitrine. — Douleurs tractives dans les muscles de la poitrine. — Battement de cœur.

Tronc et Membres. — Douleur de brisement aux reins et dans le dos. — Douleur tractive dans le dos et la région lombaire. — Déchirements dans les bras, les mains et les doigts, surtout dans les articulations. — Torpeur presque paralytique des avant-bras et des mains. — Traction paralytique dans les jambes. — Tressaillement des jambes. — Tressaillements et déchirements dans les jambes, les pieds et les orteils, surtout dans les articulations. — Gonflement des pieds.

SULFUR.

SULF. — Soufre. — HAHNEMANN. — *Hist. nat. et prép.* Voy. Pharmac. homœop. — *Doses usitées :* 0, 30. — *Durée d'action :* 35 à 40 jours (dans les maladies chroniques), et même plus longtemps.

ANTIDOTES: Acon. camph. cham. chin. merc. n-vom. puls. sep. — *On l'emploie comme antidote de :* Chin. iod. merc. nitr-ac. rhus. sep.

COMPARER AVEC : Acon. amm. ant. *ars.* bar. *bell.* bry. *calc.* canth. caps. caus. cham. *chin. coff.* con. *cupr.* dulc. graph. ign. *iod.* ipec. lach. *lyc.* magn. magn-m. *merc.* natr. natr-m. *nitr-ac. n-vom.* phos-ac. *puls. rhus. sass.* seneg. *sep. sil.* sulf-ac. veratr. — C'est surtout après : *Acon. ars. cupr. merc. nitr-ac. n-vom. puls.* et rhus, que le soufre est efficace, lorsqu'il est d'ailleurs indiqué. — Après le soufre conviennent quelquefois : *Acon. bell. calc. cupr. merc. nitr-ac. n-vom. puls. rhus. sep. sil.*

CLINIQUE. — Se laissant guider par l'*ensemble des symptômes* on verra les cas où l'on pourra consulter ce médicament contre : — Affections principalement des personnes d'une *constitution lymphatique, disposées à des éruptions, des dartres, des glandes engorgées,* etc., etc., ou bien de constitution *bilieuse,* avec *disposition aux hémorrhoïdes, à l'hypochondrie et à la mélancolie;* ou bien encore de constitution faible et leucophlegmatique, ou épuisée, avec *teint maladif, disposition aux blennorrhagies, à des refroidissements, des sueurs faciles et abondantes, des rhumes de cerveau et des diarrhées avec coliques; Souffrances par l'abus du vin, ou du mercure et d'autres poisons minéraux; Souffrances par suite d'un refroidissement au vent* (courant d'air), *ou dans l'eau; Souffrances périodiques* et intermittentes; Arthrite et rhumatismes aigus et chroniques, avec ou sans gonflement; Arthrite vague; Arthrocace; Hydrarthre; *Rhumatisme articulaire; Inflammations locales chroniques;* Accès de spasme et de convulsions, même pendant la· dentition; *Épilepsie; Faiblesse nerveuse par suite d'onanisme, ou d'autres pertes débilitantes, ainsi que par l'excès de l'étude et des veilles prolongées;* Faiblesse musculaire, avec marche mal assurée, corps courbé, ou difficulté (pour les enfants) d'apprendre à marcher; Tremblement des membres, même chez les ivrognes; Paralysie, principalement par faiblesse; *Atrophie des enfants scrofuleux* et des personnes épuisées; Affections à la suite d'un tour de reins, ou d'autres lésions mécaniques; Ictère; *Chlorose;* Cachexie par l'abus du quinquina; *Affections hydropiques;* Suppurations; *Inflammation, engorgement et suppuration des glandes,* et autres *souffrances scrofuleuses et rachitiques;* Gonflement, inflammation et autres maladies des os; *Dartres miliaires et croûteuses; Éruptions chroniques,* éruptions après la vaccination; *Gale, et suites fâcheuses d'une gale ou de dartres répercutées;* Taches hépatiques; Sugillations et autres souffrances à la suite d'une contusion; *Taches de naissance;* Anévrismes; Verrues; Engelures; *Morbilles* et affections à la suite de cette maladie; Scarlatine (maligne) et affections provenant de la répercussion de l'éruption; Petite vérole (période d'éruption); *Inflammations érysipélateuses; Excoriations; Rhagades; Ulcères* (même ceux par l'abus du mercure); *Ulcères fistuleux;* Tumeurs enkystées; *Abcès; Somnambulisme nocturne;* Fièvres inflammatoires, avec affections gastriques et nerveuses; Fièvres typhoïdes; Fièvres intermittentes; Fièvres hectiques; Mélancolie; Exaltation religieuse et philosophique; Manie; Fatigue de la tête, ou même aliénation mentale, par excès d'étude; Hypochondrie; Hystérie; Imbécillité; Congestion cérébrale; Céphalalgies rhumatismales, catarrhales, nerveuses, etc.; *Migraine;* Céphalalgies des ouvriers en métaux; Encéphalite?; *Teigne; Chute des cheveux,* même après de graves maladies aiguës, chez les femmes en couche, par suite de fréquentes migraines, etc.; *Ophthalmies scrofuleuses, traumatiques,* catarrhales, etc.; Obscurcissement et ulcères de la cornée; *Blépharophthalmie;* Amblyopie amaurotique; Myopie; Presbyopie; Cataracte; Dureté de l'ouïe; Otorrhée purulente; Inflammation flegmoneuse du nez; *Coryza sec ou fluent, aigu ou chronique;* Hémorrhagie nasale; Érysipèle à la face; Croûte de lait et autres dartres faciales; Éphélides?; Cancer des lèvres?; Inflammation des gencives; Odontalgies rhumatismales ou congestives; Dentition difficile, avec disposition aux convulsions; *Aphthes dans la bouche;* Salivation par suite de l'abus du mercure; Angines catarrhales, chroniques; Souffrances gastriques; Dyspepsie avec *aigreurs, pyrosis* et vomissement des aliments; Blennorrhée gastrique; *Anorexie opiniâtre; Gastral-*

gies; Penchant à l'ivrognerie; Affections hépatiques chroniques; Gonflement et induration du foie; Ictère; Carreau; *Coliques spasmo= diques, flatulentes et hémorrhoïdales; Ascite;* Entérite?; Péritonite?; Hernies qui sortent facilement; *Hernies incarcérées* (après l'usage de l'aconit); *Bubons scrofuleux et mercuriels; Constipation opiniâtre* ou *disposition à la diarrhée;* Diarrhées muqueuses; Dyssenteries; Lientéries?; Chute du rectum; Affections vermineuses; *Hémorrhoïdes aveugles ou saignantes;* Suites fâcheuses de la suppression du flux hémorrhoïdal; Ischurie; Dysurie; Diabète?; Hématurie?; Inconti-nence d'urine chez les enfants (pissement au lit); Uréthrite?; Go-norrhée secondaire; Blennorrhée de la vessie?; Fistule urinaire; Rétrécissement de l'urèthre?; Inflammation et phimosis du prépuce; Gonorrhée bâtarde; Induration des testicules?; Hydrocèle?; Impuis-sance; Faiblesse des parties génitales par suite d'onanisme; *Ménos-tase; Dysménorrhée;* Coliques menstruelles; Métrorrhagie?; Stérilité?; Abortus?; *Flueurs blanches;* Chlorose; Excoriation, inflammation et ulcération des mamelles; Induration (et cancer?) des mamelles; Ex-coriation, constipation, *aphthes,* et ophthalmie des nouveau-nés; *Catarrhe pulmonaire, avec enrouement,* même à la suite des mor-billes; Catarrhes invétérés; Blennorrhée des poumons chez les vieil-lards; Grippe; Aphonie; Toux catarrhale, spasmodique, nerveuse, etc.; Coqueluche?; *Hémoptysie; Souffrances asthmatiques; Pneumonie chronique; Phthisie; Mal de poitrine à la suite d'efforts ou d'un tour de reins;* Affections du cœur; Maux de reins; Distorsion rachi-tique de la colonne vertébrale; *Tremblement des mains,* même chez les ivrognes; Rhagades aux mains; *Panaris;* Coxarthrocace?; Coxal-gie; Luxation spontanée; *Gonite arthritique ou rhumatismale;* Tu-meur blanche?; Goutte aux mains et aux pieds; Ulcères aux jambes; Inflammation érysipélateuse des pieds ou des jambes, etc., etc.

☞ *Voy. la note,* page 15.

SYMPTOMES GÉNÉRAUX. — Douleurs vives ou tractives *ou élancements dans les membres,* principalement *aux articulations,* et quelquefois avec manque de force, *roideur* et sensation de torpeur dans les parties affectées. — *Douleurs de luxation, ten-sion comme par raccourcissement des tendons, crampes et con-traction dans plusieurs parties. — *Craquement dans les articu-lations, principalement du coude et du genou. — *Gonflement inflammatoire des articulations,* avec chaleur et rougeur. — *Fourmillement dans les membres, principalement dans les mollets et les bras. — *Disposition des membres à s'endormir facilement. — *Palpitations musculaires. — *Tressaillements et secousses dans certaines parties ou dans tout le corps, principa-

lement étant assis, ou couché. — *Accès de spasmes. — *Convulsions épileptiques, ¯provoquées par quelque frayeur ou en courant,
*et quelquefois avec cris, enroidissement des membres, serrement
des dents et sensation comme si une souris parcourait le dos ou
les bras. — *Accès d'évanouissement, ¯ou de malaise hystérique
ou hypochondriaque, quelquefois avec vertiges, vomissement et
sueur. — *Tremblement des membres, principalement des mains.
— Sensation de tremblement dans l'intérieur du corps. — Accès
d'inquiétudes dans tout le corps, qui ne permettent pas de rester
assis, avec besoin d'étendre et de contracter alternativement les
membres. — Fort bouillonnement de sang, quelquefois avec chaleur brûlante aux mains. — Grand épuisement, avec *grande
fatigue après la moindre conversation et la promenade la plus
courte, besoin de rester toujours assis, et sueurs abondantes,
même en étant assis, en lisant, en mangeant, en étant couché et
en se promenant. — La sensation de fatigue se dissipe quelquefois
par la marche. — Faiblesse musculaire, principalement dans les
genoux et les bras, ainsi que dans les jambes, avec marche mal
assurée. — *Marche courbé. — Amaigrissement extraordinaire,
quelquefois avec faiblesse, fatigue et sensation brûlante aux mains
et aux pieds. — *Grande sensibilité au grand air et au vent,
¯avec douleurs dans les membres aux changements de temps,
disposition à se refroidir facilement, et beaucoup de souffrances
par l'effet du grand air. — Ce sont principalement les affections
de la tête et de l'estomac qui s'aggravent au grand air. — La plupart des affections s'aggravent ou apparaissent la nuit ou le soir,
ainsi que dans le repos, en restant debout, et en s'exposant au
froid; elles disparaissent en marchant et en remuant la partie
malade, ainsi qu'à la chaleur de la chambre; mais la chaleur du
lit rend les douleurs nocturnes insupportables. — *Plusieurs
souffrances apparaissent périodiquement, ou par intermittence.

Peau. — *Prurit à la peau, même de tout le corps, ¯plus violent
la nuit, ou le matin, au lit, et souvent avec douleur d'excoriation,
chaleur, démangeaison, ou saignement de la partie que l'on a
grattée. — *Éruptions comme celles qui suivent quelquefois la
vaccine. — *Éruptions et dartres croûteuses, de couleur jaune
verdâtre, provenant de petites phlyctènes pruriteuses à auréole
rouge. — °Taches dartreuses, rouges, irrégulières, furfuracées,
ou couvertes de petites phlyctènes suintant une lymphe séreuse.
— *Éruptions galeuses. — *Éruptions miliaires, principalement
aux extrémités. — *Urticaire. — *Prurit brûlant des éruptions.
— *Taches hépatiques, de couleur jaune ou brunâtre. — °Inflammations érysipélateuses, avec douleurs pulsatives et lancinantes.
— °Sugillations, même par la plus légère contusion. — °Rougeur

vive écarlate sur tout le corps. — *Engelures rouges, gonflées et ulcérées, avec prurit à la chaleur de la chambre. — *Verrues calleuses, principalement autour des doigts. — *La peau se gerce facilement, surtout au grand air; gerçures avec douleur d'excoriation. — *Desquamation et *excoriation de la peau* à plusieurs endroits. — Peau maladive; les moindres lésions s'enflamment et s'ulcèrent. — *Ulcéres avec bords élevés, boutons pruriteux aux environs,* auréole rouge ou bleuâtre, douleurs vives, lancinantes et tensives, *saignement facile* et sécrétion d'un pus fétide et sanieux ou jaune et épais. — *Chairs luxuriantes dans les ulcéres. — Ulcéres fistuleux. — Furoncles. — Tumeurs enkystées; ou °tumeurs pâles, tendues et chaudes; abcès inflammatoires. — *Inflammation, gonflement et induration, ou suppuration des glandes.* — °Nodosités sur la peau de tout le corps, par gonflement des glandes sous-cutanées, principalement au sein. — °Inflammation, gonflement et sensibilité douloureuse des os. — *Répugnance pour les lotions.

Sommeil. — *Envie de dormir insurmontable,* principalement *après midi et le soir,* aux lumières. — *Bâillement fréquent. — *Sommeil nocturne tardif,* *ou *insomnie,* quelquefois à cause d'une grande affluence d'idées, ou comme par surexcitation. — *Sommeil trop léger,* ⁻ou agité, avec *réveil fréquent,* souvent *en sursaut et avec effroi.* — Réveil de trop bonne heure et impossibilité de se rendormir. — *Sommeil du matin trop prolongé,* ⁻quelquefois profond et comateux, avec *difficulté de se lever le matin.* — *Sommeil qui ne délasse point.* — *La nuit, douleurs, inquiétudes et fourmillement dans les membres, anxiété et chaleur, coliques,* ⁻gastralgie, vertiges, mal à la tête, visions et illusions des sens, battement de cœur, *souffrances asthmatiques,* *soif et faim. — Impossibilité de dormir autrement qu'étant couché sur le dos, la tête haute. — *En dormant, agitation et jactation, secousses dans le corps et tressaillement des membres, sursauts et effroi, paroles, cris,* murmures, divagations, délires, lamentations et gémissements, ronflements, yeux à demi ouverts, *coucher sur le dos,* les bras sur la tête, cauchemar et somnambulisme. — *En s'éveillant, illusion des sens,* ⁻visions effrayantes et peur des revenants. — *Rêves fréquents, fantastiques, anxieux, effrayants et horribles,* fâcheux, dégoûtants, et agités; rêves de feu, de chiens qui mordent, de beaux habits que l'on possède, de chutes, de périls, de morts; rêves avec pressentiment de ce qui aura lieu le lendemain.

Fièvre. — *Frissonnement,* ⁻froid, frisson et horripilations, principalement *le soir,* ou *la nuit,* au lit, ainsi qu'*après midi,* et en se promenant au grand air. — Frissons partiels, principalement *au* *dos*, à la poitrine, aux bras; *froid aux mains, aux pieds et au nez. — Pendant les frissons, pâleur ou chaleur de la face, mal à la tête, et quelquefois chaleur passagère. — *Accès fréquents de chaleur fugace. — *Chaleur*, principalement *la nuit* ou *le soir*, ou *le matin*, ainsi qu'après midi, et souvent *avec rougeur* (circonscrite) *des joues*, *soif ardente*, sensation brûlante aux mains et aux pieds, ¯frissons partiels, *sueurs partielles, principalement à la tête, au visage et aux mains; *fatigue et courbature dans les membres*, enrouement et toux, anxiété, etc. — *Accès fébriles, tant avant qu'après midi, ou le soir, consistant en chaleur, qui est précédée de frissons et suivie ou mêlée de sueurs, ou bien en *chaleur au visage*, suivie de frissons. — *Pendant *la fièvre, battement de cœur*, délires, faiblesse, obturation et croûtes au nez, et forte soif, même avant les frissons. — °Pouls dur, accéléré et plein. — *Sueurs fréquentes et abondantes, le jour et la nuit*, le soir et le matin au lit; *sueur facile en travaillant; sueurs partielles*, principalement *à la tête*, à la nuque, aux mains, etc.; *sueurs acides.

Moral. — *Mélancolie et tristesse*, ¯avec idées chagrines, inquiétude sur son sort et sur ses affaires, au point de se trouver excessivement malheureux, de se dégoûter de la vie et de désespérer même de son salut éternel. — *Grande disposition à pleurer*, et pleurs fréquents, alternant quelquefois avec rires involontaires. — *Humeur inconsolable et scrupules de conscience, même pour les actions les plus innocentes. — *Accès d'angoisse*, principalement le soir; *caractère peureux et *grande disposition à s'effrayer*. — Précipitation, inquiétude et impatience. — *Mauvaise humeur, morosité, humeur querelleuse, envie de critiquer, et répugnance pour la conversation. — °Irritabilité*, humeur colère, *disposition à se fâcher* et à s'emporter. — Grande paresse et répugnance pour tout travail de corps et d'esprit. — *Indécision*, maladresse, inadvertance, anthropophobie et état d'étourdissement. — Stupidité et imbécillité, avec difficulté de comprendre et de répondre juste. — *Grande faiblesse de mémoire*, principalement pour les noms propres. — On oublie jusqu'à ce qu'on allait dire. — *Grande affluence d'idées*, pour la plupart tristes et pénibles; mais quelquefois aussi gaies et mêlées d'airs de musique. — *Grande disposition à des rêveries religieuses* ¯et *philosophiques*, *avec idées fixes. — Divagations. — Manie, avec idée fixe d'avoir toutes choses en abondance, de posséder de beaux effets, etc. — *Délires avec carphologie. — Erreurs sur les objets; on prend un chapeau pour un bonnet, un chiffon pour une belle robe, etc.

Tête. — *Embarras de la tête, avec méditation difficile*, ou ¯faiblesse et *étourdissement* ¯et stupeur, quelquefois avec besoin de se coucher, et principalement *le matin*, ou *le soir*, ou en se promenant au grand air, ou en montant. — *Vertiges et chancellement*, principalement *en étant assis*, ou après le repas, ou en se promenant au grand air, en se baissant, en marchant, *en montant*, en se levant de son siége, en étant couché sur le dos, en passant au-dessus d'une eau courante, ainsi que *le matin*, le soir ou la nuit, et souvent *avec nausées*, évanouissement, faiblesse et saignement du nez. — Mal à la tête comme par des flatuosités incarcérées, par enchifrènement, ou comme par suite de débauches. — *Sensibilité douloureuse de la tête, et principalement du vertex, au moindre mouvement, avec douleur à chaque pas, en toussant, en se mouchant et en mâchant. — *Plénitude, pression et *pesanteur à la tête*, principalement *au front* ou à l'occiput. — Tension et contraction douloureuse dans le cerveau, quelquefois avec sensation comme si la tête était serrée par un bandeau. — *Pression expansive, comme si la tête allait éclater, principalement aux tempes. — *Douleurs vives* et tressaillantes, ou *tiraillements* et *élancements dans la tête*. — Sensation douloureuse, comme si le cerveau était blessé ou meurtri. — En remuant la tête, le cerveau frappe contre le crâne. — *Congestion de sang à la tête*, avec *douleurs pulsatives, gloussantes* et *sensation de chaleur au cerveau*. — *Fourmillement, bourdonnement, bruissement* et résonnement dans la tête. — *Les maux de tête ne sont souvent que *semi-latéraux*, ou ils occupent le vertex, ou l'occiput, ou *le front au-dessus des yeux*, avec *besoin de froncer les sourcils*, ou de fermer les yeux, trouble de la vue, *inaptitude à la méditation*, bourdonnement des oreilles, et *nausées* avec envie de vomir. — *Maux de tête quotidiens*, périodiques et intermittents, apparaissant principalement *la nuit*, ou *le soir au lit*, ou *le matin*, ou après le repas. — *Le mouvement, la marche, *le grand air* et *la méditation* provoquent ou aggravent souvent les maux de tête. — Prurit et boutons à la tête, principalement au front. — °*Croûtes au cuir chevelu*, *sèches*, ou *épaisses*, *jaunâtres*, avec sécrétion d'un pus épais et fétide, mais toujours *avec fort prurit*. — *Froid à la tête*, quelquefois seulement à des parties circonscrites. — Sensibilité douloureuse *de la racine des cheveux et du cuir chevelu*, *au toucher*. — Mobilité du cuir chevelu. — *Chute des cheveux*. — °Tête penchée, en marchant. — Prurit à la tête, avec impatience.

Yeux. — Pesanteur *et pression dans les yeux et les paupières*, avec sensation d'un frottement, comme par du sable. — *Prurit*, *démangeaison et sensation brûlante dans les yeux, les angles et les paupières*. — Douleurs de meurtrissure ou de plaie, et cuisson dans les yeux et les paupières. — *Les douleurs aux yeux répondent* *souvent jusque dans la tête*, et s'aggravent par le mouvement des yeux, ainsi que *par la lumière du soleil*, qui les augmente quelquefois jusqu'à les rendre insupportables. — *Inflammation, rougeur et gonflement de la sclérotique, de la conjonctive et des paupières.* — *Ulcération du bord des paupières. — *Pustules et ulcères autour des orbites, jusqu'aux joues.* — Rougeur inflammatoire de l'iris. — *Cornée trouble, comme couverte de poussière, °ou obscurcie, avec dépôt d'une lymphe grisâtre entre les lamelles. — °Taches, *vésicules et °ulcères à la cornée. — Injection des vaisseaux de la conjonctive. — Pupille inégale, ou dilatée et immobile. — °Obscurcissement du cristallin. — Nodosité à la paupière, comme un orgelet. — *Larmoiement abondant, ¯surtout au grand air; ou *grande sécheresse des yeux*, principalement dans l'appartement. — Larmes huileuses. — *Sécrétion abondante de mucosités aux yeux, le jour et la nuit. — Agglutination nocturne des paupières. — *Palpitation et frémissement des paupières.* — *Contraction matutinale des paupières. — Tremblement des yeux. — *Trouble de la vue, comme par un brouillard, du duvet ou *un voile devant les yeux.* — *Presbyopie — °Myopie. — Obscurcissement de la vue en lisant. — Éblouissement des yeux, par la lumière du jour. — Scintillement et taches blanches, ou mouches volantes, points et taches noirs devant les yeux. — Couleur jaune des objets. — *Grande sensibilité des yeux à la lumière, principalement *du soleil*, et pendant un temps chaud et étouffant. — °Couleur jaunâtre de la sclérotique.

Oreilles. — *Prurit aux oreilles.* — *Douleurs vives ou tractives, ou *élancements dans les oreilles*, quelquefois jusque dans la tête ou dans la gorge. — Chaleur brûlante, qui sort par les oreilles. — Gargouillement dans les oreilles, comme s'il y avait de l'eau dedans. — °Écoulement de pus par les oreilles. — Furoncle au tragus. — Sensibilité excessive de l'ouïe; le moindre bruit est insupportable, et en touchant le piano, on éprouve même des nausées. — *Dureté de l'ouïe, principalement *pour la voix humaine.* — *Obturation et sensation d'occlusions des oreilles, *d'un seul côté*, et souvent en mangeant et en se mouchant. — Tintement, *bourdonnement et bruissement dans les oreilles, ¯quelquefois avec congestion de sang à la tête. — Craquement dans l'oreille, comme si une vessie pleine d'eau éclatait. — °Écorchure derrière les oreilles.

Nez. — Térébration à la racine du nez. — Brûlement dans les narines. — *Gonflement inflammatoire du nez, principalement au bout, ¯ou aux ailes. — *Inflammation, ulcération et croûtes aux narines.* — Craquement dans le nez, comme si une vessie pleine d'air éclatait. — Ephélides et pores noirs sur le nez. — *Obtura-

tion du nez, quelquefois d'un seul côté. — *Grande sécheresse du nez.* — *Coryza sec*, ou *coryza fluent*, avec sécrétion abondante de mucosités. — Ecoulement de mucosités brûlantes, ou *sécrétion d'un mucus épais, jaunâtre* et puriforme, par les narines. — *Mouchement de sang ou de mucosités sanguinolentes.* — *Saignement de nez*, ¯principalement *le matin*, et quelquefois avec vertiges. — Eternument fréquent, même spasmodique, et précédé quelquefois de nausées. — Odorat exalté ou diminué, et même entièrement perdu. — Odeur d'un vieux coryza, de corne brûlée ou de fumée, dans le nez.

Visage. — *Face pâle* ou jaunâtre, avec *teint maladif*, ¯et yeux enfoncés, cernés de bleu. — *Chaleur et sensation brûlante au visage*, avec *rougeur foncée de toute la face*, ou *rougeur circonscrite des joues*, ou bien *taches rouges*, même au cou. — *Enflure pâle ou rouge du visage.* — Gonflement des joues, avec douleur lancinante. — Tiraillement, douleur vive, sensation de meurtrissure, *pression et sensation brûlante aux pommettes.* — °Erysipèle flegmoneux à la face, principalement aux paupières, au nez et à l'oreille (gauche). — Rudesse et rougeur de la peau du visage. — *Éruptions boutonneuses au visage* et au front. — °Dartre pruriante et humide sur tout le visage, principalement au-dessus du nez, autour des yeux et aux paupières ; petites vésicules blanches en groupes, et formant des croûtes. — *Ephélides et pores noirs au visage, principalement au nez, aux lèvres et au menton. — Lèvres sèches, rudes et gercées. — Sensation *brûlante et chaleur continuelle des lèvres.* —·°Taches hépatiques à la lèvre supérieure. — Tremblement et tressaillement des lèvres. — *Gonflement des lèvres.* — Ulcères croûteux sur la partie rouge de la lèvre. — Eruption dartreuse au coin de la bouche. — Eruption douloureuse autour du menton. — Douleurs vives, lancinantes et tractives, et *gonflement douloureux aux mâchoires.* — *Gonflement des glandes sous-maxillaires*, avec douleur au toucher et élancements.

Dents. — Grande sensibilité des dents. — Tressaillement, secousses, *douleurs vives ou tractives*, ¯élancements, *douleurs pulsatives*, ¯térébration et sensation brûlante, *tant dans les dents cariées* ¯que dans celles qui sont saines. — *Les maux de dents s'étendent souvent jusqu'aux oreilles ou jusque dans la tête, et sont quelquefois accompagnés de congestion de sang à la tête avec frissons et envie de dormir, ou de gonflement de la joue. — *Apparition ou aggravation des maux de dents, *principalement le soir*, ¯la nuit, ou *au grand air*, ainsi que par un courant d'air, *par l'eau froide*, en mangeant ou en mâchant, *et quelquefois aussi en prenant quelque chose de chaud. — Mucosités brunâtres

aux dents. — *Vacillement douloureux, *allongement, agacement
et saignement facile des dents. — Saignement, *sensation de décollement et *gonflement des gencives*, quelquefois *avec douleurs
pulsatives*. — °Tumeur dure, arrondie, aux gencives, avec écoulement de pus et de sang.

Bouche. — Sécheresse, chaleur et sensation brûlante dans la bouche, quelquefois le matin avec langue humide. — *Accumulation
de salive dans la bouche; salive sanguinolente, ou salée, ou acide,
ou amère. — Odeur fétide*, quelquefois acide, de la bouche, principalement *le matin*, ou le soir, ou *après le repas*. — Vésicules,
ampoules et *aphthes dans la bouche et sur la langue,* ¯quelquefois
avec brûlement ou avec douleur d'excoriation en mangeant. —
Exfoliation de la peau dans la bouche. — Sensation brûlante et
démangeaison sur la langue. — *Langue sèche, rude et gercée,
°couleur rouge de cinabre; ou *chargée d'un enduit blanc*, ou couverte de mucosités brunâtres, épaisses et visqueuses. — Bredouillement en parlant. — Accumulation de mucosités d'un goût salé,
dans la bouche.

Gorge. — Grattement, âpreté et *sécheresse dans la gorge*. — *Pression comme par un tampon* ou *par une tumeur dans la gorge*,
quelquefois avec difficulté d'avaler. — Sensation dans la gorge,
comme si une boule y remontait. — *Contraction et *sensation
douloureuse de rétrécissement de la gorge, en avalant*. — Douleur
d'excoriation, sensation brûlante et *élancements dans la gorge*,
principalement en avalant à vide, comme si l'on avalait un morceau
de viande. — Sensation comme s'il y avait un cheveu dans la gorge,
avec goût empyreumatique. — Mal à la gorge, avec gonflement des
glandes du cou.

Appétit. — *Mauvais goût de la bouche*, le plus souvent *acide*, amer
ou *putride et douceâtre*, ou fade, principalement *le matin*, en s'é-
veillant. — *Goût amer ou trop salé, ou insipidité des aliments.—
*Absence complète d'appétit, et *dégoût des aliments*, principalement *de la viande, du pain de seigle,* ¯de la graisse et du lait. —
Répugnance pour les choses sucrées ou acides, ou grand désir de
ces choses, avec manque d'appétit. — *Soif continuelle, même la
nuit, souvent avec désir de bière. — °Désir (chez les ivrognes) de
boire du vin. — *Appétit excessif et *accès de boulimie*, quelquefois
avec mal à la tête, lassitude et besoin de se coucher. — Grande
faiblesse de la digestion, principalement pour la viande, la graisse,
le lait, les acides et les farineux, aliments qui quelquefois font
beaucoup souffrir. — °Les aliments sucrés aggravent les douleurs
de l'estomac et du ventre. — Le lait produit des renvois aigres, un
goût acide dans la bouche et même des vomissements. — La bière
a un arrière-goût très-prolongé et fait bouillonner le sang. —

*Après le repas, oppression ds poitrine, nausées, pression et crampes dans l'estomac, coliques, ballonnement du ventre et flatuosités, vomissement, grande fatigue, frissonnement, embarras et mal à la tête, chaleur du visage, sensation brûlante dans les mains, écoulement d'eau par la bouche et beaucoup d'autres souffrances.

Estomac. — *Rapports continuels, principalement à vide, ou avec goût des aliments, *ou acides et brûlants, ou amers, ou fétides, ¯avec goût d'œufs pourris, *principalement après le repas, ou la nuit. — *Renvois avortés. — *Régurgitation des aliments et des boissons, souvent avec goût acide. — *Pyrosis, ¯souvent avec brûlement et fourmillement dans la poitrine. — °Hoquet. — *Nausées, ¯quelquefois jusqu'à la défaillance, avec tremblement, faiblesse et rapports fréquents, principalement *après le repas, ¯le matin, la nuit, ou °en allant en voiture. — *Ecoulement d'eau par la bouche, comme des pituites, principalement le matin ou après le repas, °quelquefois avec pression et fouillement dans le ventre. — *Vomiturition et vomissements, tant des aliments que de matières acides ou amères, ¯ou noirâtres, *ou sanguinolentes, etc., ¯principalement le matin; le soir, *après le repas, ¯ou la nuit, et quelquefois avec nausées, douleurs à l'estomac et sueur froide au visage. — Pesanteur et plénitude, ou pression et compression, ou bien douleurs contractives et crampoïdes, ou fouillement et ¯élancements dans l'estomac et la région précordiale, *principalement après le repas, la nuit, ¯ou le matin, *souvent avec nausées et vomissement, anxiété et ballonnement du ventre. — Sensation de froid, ou chaleur et sensation brûlante dans l'estomac.— Grande sensibilité de la région de l'estomac, au toucher. — Gonflement de la région précordiale. — Pulsation dans le creux de l'estomac. — Gonflement du creux de l'estomac.

Ventre. — Sensibilité douloureuse des hypochondres, comme s'il y avait une plaie intérieure. ·- Tiraillement, *pression, tension et élancements dans la région du foie et de la rate, *gonflement et dureté de la région du foie, °et de celle de la rate. — Plénitude, *pesanteur, tension et pression comme par une pierre, dans le ventre, et principalement à l'épigastre et aux hypochondres. — Grosseur et dureté du ventre. — Tranchées, ou *sensation de déchirement, ou douleurs contractives et crampoïdes dans le ventre. — *Elancements dans le ventre, principalement du côté gauche, en marchant ou en respirant profondément. — °Les maux de ventre affectent en général le côté gauche de préférence, où ils s'étendent jusqu'à l'estomac et jusqu'à la poitrine et le dos, avec gène de la respiration, nausées, anxiété et humeur hypochondriaque. — *Maux de ventre, principalement la nuit, ou après avoir bu ou mangé, °ou bien périodiques, aggravation par des aliments sucrés; *soulagement en se tenant courbé. — Mouvement et fouillement dans le ventre, ou sensation comme si quelque chose poussait en dehors. — Douleurs de contusion et de meurtrissure dans les téguments du ventre. — *Sensibilité douloureuse du ventre au toucher, comme si en dedans tout était à vif ou en une large plaie. — *Ballonnement du ventre avec *douleurs pressives par des flatuosités incarcérées*, principalement du côté gauche. — *Borborygmes et grondement dans le ventre.* — Sortie fréquente de vents d'une odeur très-fétide. — *Gonflement douloureux et même suppuration des glandes inguinales. — *Sortie violente des hernies,* °avec incarcération.

Selles. — *Constipation* et *selles dures, ⁻noueuses* et *insuffisantes.* — *Envie fréquente et souvent inutile, d'aller à la selle,* principalement *la nuit,* et quelquefois avec pression sur le rectum et la vessie, et douleur à l'anus. — Envie urgente d'aller à la selle. — *Diarrhées avec évacuations fréquentes,* principalement *la nuit,* et souvent *avec colique, ténesme, ⁻ballonnement du ventre, dyspnée,* frissonnement et faiblesse au point de s'évanouir. — *Evacuations muqueuses* ou aqueuses, ou écumeuses, ou acides, ⁻ou d'odeur putride, ou de matières non digérées. — *Selles blanchâtres, verdâtres,* décolorées, ou d'un rouge brunâtre. — *Selles involontaires.* — *Selles avec *mucosités, sang,* °et matières purulentes. — Sortie de mucosités, même avec des selles dures. — Sortie de lombrics, d'ascarides, et même de morceaux de ténia, du rectum. — *Chute du rectum,* principalement pendant des selles. — Douleurs vives et pressives, *prurit, élancement* et *brûlement à l'anus et dans le rectum,* même hors le temps des selles. — *Hémorrhoïdes* qui sortent, *suintent et saignent. — Ecorchure et gonflement de l'anus.

Urines. — °Urines supprimées ou très-rares. — *Envie d'uriner fréquente* et quelquefois très-urgente. — *Urines fréquentes, abondantes* et aqueuses, partant quelquefois avec beaucoup de force, *même la nuit.* — Emission involontaire des urines, principalement en toussant ou en expulsant des vents. — *Pissement au lit.* — °Urines rouges avec sédiment, ⁻ou bien blanchâtres, ou troubles, ou foncées. — Pellicule huileuse sur les urines. — Urines fétides. — Sédiment farineux, blanchâtre, ou épais, ou rougeâtre, dans les urines. — °Evacuation douloureuse de quelques gouttes d'urine sanguinolentes avec beaucoup d'efforts. — *Sortie de sang et de mucosités avec les urines. — Prurit, douleurs vives, *élancements* et sensation *brûlante dans l'urèthre,* principalement en urinant. — Rougeur et inflammation de l'orifice de l'urèthre, et douleur comme au début d'une gonorrhée. — *Ecoulement de mucosités par l'urèthre. — Elancements dans la vessie. — Jet d'urine mince et intermittent. — Douleurs crampoïdes aux reins et jusque dans les aines. — °*Gonorrhée invétérée, avec odeur comme du fromage fort.*

Parties viriles. — °Sueurs fétides aux parties. — *Ecorchure entre les cuisses et aux aines*, principalement en marchant. — Elancements dans la verge et le gland. — Prépuce roide, dur comme du cuir, avec sécrétion abondante d'un smegma fétide. — Inflammation, *gonflement et phimosis du prépuce*, avec crevasses profondes, brûlement et rougeur. — Ulcère profond au gland et au prépuce avec bords élevés. — Pression, tension et élancements dans les testicules et les cordons spermatiques. — Gonflement et épaississement de l'épididyme. — °Excoriation et suintement du scrotum. — Exaltation de l'appétit vénérien, et irritation voluptueuse des parties, souvent sans érection. — *Faiblesse des fonctions génitales*, ⁻souvent avec froid glacial, couleur bleuâtre du gland, du prépuce et de la verge, et rétraction du prépuce. — *Impuissance.* — Testicules relâchés et descendus. — Pollutions fréquentes, même pendant la méridienne. — Sperme aqueux. — *Sortie de liqueur prostatique*, principalement en urinant et pendant les selles. — °(Induration du testicule.)

Règles. — *Pression sur les parties.* — °Excoriation, prurit et sensation brûlante aux parties. — Inflammation des lèvres. — *Règles trop hâtives* ⁻et *trop abondantes* ou *trop faibles*, ou *entièrement supprimées*, avec *coliques, spasmes abdominaux, mal à la tête, maux de reins*, pression à l'estomac, congestion à la tête et hémorrhagie nasale, agitation et même accès d'épilepsie. — *Avant les règles, mal à la tête*, prurit aux parties, ⁻coliques spasmodiques, inquiétude, toux, mal aux dents, pyrosis, épistaxis, flueurs blanches et souffrances asthmatiques. — Après les règles, prurit au nez. — *Sang des règles trop pâle ou d'une odeur acide.* — *Flueurs blanches*, quelquefois corrosives, ⁻rongeantes et jaunâtres, précédées de coliques. — *Excoriation et prurit aux mamelons.* — *Gerçures aux mamelons*, avec *sensation brûlante*, saignement facile et ulcération. — °Glandes mammaires engorgées et enflammées. — Inflammation érysipélateuse au sein.

Larynx. — Catarrhe avec coryza fluent, toux, douleur dans la poitrine, comme si elle était à vif, et frissonnement. — *Enrouement, âpreté et grattement dans la gorge*, avec accumulation de mucosités dans la poitrine. — Douleur d'excoriation et *fourmillement ou chatouillement au larynx*, avec besoin de tousser. — *Voix rauque et sourde*, ou entièrement *éteinte*, principalement par un temps froid et humide. — *Sensation comme si le larynx était gonflé ou qu'il y eût quelque corps étranger. — *Toux sèche*, quelquefois fatigante et ébranlante, *avec vomiturition*, vomissement et constriction crampoïde de la poitrine, généralement *le soir*, où *la nuit, dans la position couchée*, ou le matin, ou après le repas. — **Toux humide*, avec *expectoration abondante de mucosités épaisses, blanchâtres* ou jaunâtres, comme celles d'un vieux coryza. — °*Crachats fétides, d'un jaune verdâtre* ou comme du pus, et d'un goût salé et douceâtre, en toussant. — °*Toux fébrile, avec *crachement de sang.* — **En toussant, douleur d'excoriation* ou *élancements dans la poitrine*, douleurs de meurtrissure ou élancements dans la tête, mal au ventre, obscurité devant les yeux, douleurs dans les hanches et aux reins. — La respiration et la conversation provoquent quelquefois la toux.

Poitrine. — *Haleine courte, ¯étouffements fréquents, **gêne de la respiration, dyspnée* et *accès de suffocation*, principalement *la nuit en étant couché* et même *pendant le sommeil*, ainsi que, quelquefois, en parlant ou en se promenant au grand air. — Impossibilité de respirer profondément, avec sensation comme si la poitrine était contractée. — Respiration fréquente, courte ou sibilante. — °*Ronflement* et *râle muqueux dans la poitrine.* — En respirant, élancements dans le dos et le sacrum. — °Sensation douloureuse dans la poitrine, comme si quelque chose tombait contre les parois antérieures en se retournant dans le lit.—°Gêne douloureuse *dans le côté gauche de la poitrine*, avec angoisse et impossibilité de se coucher sur le côté affecté. — *Pesanteur, *plénitude*, et *pression comme par une pierre, dans la poitrine et le sternum*, principalement *le matin*, °ainsi qu'en toussant, en éternuant et en bâillant. — Douleur en toussant et en éternuant, comme si la poitrine allait éclater. — **Spasmes périodiques de la poitrine*, avec sensation de constriction, douleurs crampoïdes, °haleine courte, couleur bleuâtre du visage et impossibilité de parler. — Pulsations dans la poitrine et le sternum. — **Faiblesse de la poitrine*, sensible surtout en parlant, °avec grande fatigue des poumons après avoir parlé ou chanté. — **Élancements dans la poitrine ou le sternum, ou jusque dans le dos, ou dans le côté gauche*, principalement en toussant, en respirant profondément et en levant les bras. — *Il semble que les douleurs de la poitrine affectent le côté gauche de préférence. — Sensation de froid, ou **brûlement dans la poitrine*, quelquefois jusqu'au visage. — Élancements et coups dans la région du cœur. — *Forte congestion de sang vers la poitrine* et le cœur, quelquefois avec bouillonnement dans la poitrine, malaise, défaillance, et tremblement des bras.— Sensation de vide, dans la région du cœur, ou pression et sensation comme si le cœur n'avait pas assez de place. — **Battement de cœur fréquent*, quelquefois même *visible* et avec anxiété, principalement en montant.

Tronc. — *Douleur de meurtrissure au thorax*, au toucher. — *Faiblesse et *douleurs de luxation ou de meurtrissure aux reins* et dans le dos, principalement en marchant et en se levant de son siége. — *Douleur dans le dos après un travail manuel. — *Elancements aux reins, dans le dos* et les omoplates, quelquefois avec gêne de la respiration. — *Douleurs vives et rhumatismales, *tiraillement, tension, et roideur dans les reins*, le dos et la nuque. — Pincement et sensation brûlante entre les omoplates. — °Distorsion de la colonne vertébrale. — Dartre à la nuque. — Gonflement et inflammation des glandes de la nuque et de celles du cou. — Sueur fétide des aisselles. — Gonflement et suppuration des glandes axillaires.

Bras. — Pression sur les épaules, comme par un poids. — *Tressaillement des épaules, des mains et des doigts. — *Tiraillement, *douleurs vives et élancements dans les articulations* et les muscles des bras, des mains et des doigts, ainsi que *dans les épaules*, et principalement *la nuit*, au lit. — Crampes nocturnes aux bras. — *Fourmillement aux bras, et aux doigts. — *Gonflement des bras, °quelquefois avec *chaleur*, dureté et douleurs lancinantes ou tensives. — Exostose au bras. — Verrues au bras, *ou miliaire pruriante, ⁻ou taches rouges, brûlantes, apparaissant après les lotions. — Vésicules purulentes dans le pli du coude. — *Faiblesse paralytique des bras et des mains. — Craquement au coude. — *Gonflement des mains et des pouces. — Roideur et douleur de luxation dans les articulations des mains et des doigts. — *Tremblement des mains, principalement en s'occupant de travaux fins. — Contraction involontaire des mains, comme pour saisir quelque chose. — Froid aux mains et aux doigts. — *Sueur aux mains, et entre les doigts. — Eruption de petits boutons rouges aux mains et aux doigts, avec prurit. — °Verrues aux doigts. — Desquamation, sécheresse et *gerçure de la peau des mains*. — Crampes et tressaillement dans les doigts. — Raccourcissement des tendons des mains et des doigts. — *Gonflement volumineux et luisant des doigts. — *Doigts morts. — °Nodosités aux doigts. — Envies aux ongles. — Engelures aux doigts, avec prurit à la chaleur. — °Gonflement et inflammation du bout des doigts, avec ulcération sous-cutanée et douleurs nocturnes térébrantes et pulsatives.

Jambes. — Douleur d'ulcération sous-cutanée aux fesses, et aux tubérosités sciatiques, principalement au toucher et en restant longtemps assis. — Tumeurs purulentes et douloureuses aux fesses. — Douleur de luxation et de meurtrissure à la hanche, au moindre mouvement, *avec élancements à chaque pas* — °Mal à la hanche, avec raccourcissement de la jambe. — *Douleurs vives et tractives aux jambes*, principalement *la nuit*, au lit. — *Pesanteur *des jambes*, quelquefois, avec tension dans les cuisses et les genoux, principalement la nuit. — Taches rouges, suintantes et douloureuses à la face interne des cuisses. — *Tension dans les jarrets, comme par raccourcissement des tendons.* — °*Gonflement volumineux et luisant du genou*, avec roideur et courbure. — *Craquement, *tiraillement, douleurs vives et *élancements dans les genoux.* — Dartres aux jarrets. — *Agitation dans les jambes et les pieds. — Torpeur et engourdissement des jambes. — Fatigue douloureuse et *faiblesse paralytique des jambes*, principalement *des genoux*, qui fléchissent fréquemment. — *Taches rouges et miliaire pruriante aux jambes. — °Gonflement transparent des jambes. — °Erysipèle à la jambe et au pied. — *Taches bleuâtres et veines gonflées ou variqueuses aux jambes. — Douleur aux mollets en marchant. — *Crampes aux mollets et à la plante des pieds*, principalement *la nuit.* — Sensibilité douloureuse de la plante des pieds en marchant. — Luxation facile du pied en marchant. — Roideur et douleur de luxation au cou-de-pied. — *Fourmillement dans les jambes et les mollets. — °*Ulcères brûlants et invétérés aux jambes ou aux pieds.* — Dartre à la malléole. — *Elancements dans les pieds.* — *Froid aux pieds*, principalement le soir au lit, ou *sensation brûlante*, principalement à la plante des pieds. — *Sueur des pieds, qui sont froids.* — Gonflement des pieds, surtout aux malléoles. — *Engelures aux pieds et aux orteils. — Vésicules rongeantes à la plante des pieds. — Ulcère au cou-de-pied. — Crampes et contraction des orteils. — °Froid et roideur des orteils. — *Fourmillement au bout des orteils. — *Gonflement volumineux et luisant des orteils.*—Vésicules ulcérées et rongeantes aux orteils. — Cors avec douleurs pressives ou lancinantes.

SULFURIS ACIDUM.

SULF-AC. — Acide sulfurique. — Hahnemann. — *Hist. nat. et prép.* Voy. Pharmac. homœop. — *Doses usitées :* 5, 20, 30. — *Durée d'action :* 4 à 5 semaines, dans des affections chroniques.

Antidote : Puls.

Comparer avec : Ammon. *arn.* con. *dig.* mur-ac. nitr-ac. phos-ac. *puls.* rut. sulf. — C'est surtout après *arn.*, que sulf-ac. est efficace, lorsqu'il est d'ailleurs indiqué. — Après l'acide sulfurique, convient quelquefois : *Puls.*

CLINIQUE. — Se laissant guider par l'*ensemble des symptômes*, on verra les cas où l'on pourra consulter ce médicament contre : — Écorchures ; Suites fâcheuses de lésions mécaniques, blessures, contusions, etc.; Fièvres typhoïdes; Ophthalmies chroniques; Aphthes des enfants; Hémoptysie, etc., etc.

☞ *Voy. la note*, page 15.

SYMPTOMES GÉNÉRAUX. — Déchirement dans tout le corps, et même à la face. — Crampes dans les membres. — Douleurs sensibles pendant le sommeil. — *Douleurs qui augmentent, puis disparaissent subitement*, généralement comme par une pression sourde. — Souffrances ictériques. — Soubresauts des tendons. — Apparition ou exacerbation des symptômes, le matin ou le soir. — On semble se trouver plus mal au grand air. — Le côté gauche semble être plus particulièrement affecté. — Lassitude dans tout le corps, avec sensation de tremblement.

Peau. — Prurit sur tout le corps. — Taches rouges, pruriantes à la peau, *ou petites taches rouges, livides et bleuâtres, comme par ecchymose. — °Excoriation de la peau, même avec ulcération semblable à la gangrène. — Furoncles. — Rongement dans les ulcères. — Engelures. — Cors aux pieds, avec déchirements et élancements. — Verrues.

Sommeil. — *Sommeil tardif* et réveil de bonne heure. — Insomnie par surexcitation morale. — Tressaillements pendant le sommeil. — Rêves anxieux. — Tressaillement des doigts pendant le sommeil.

Fièvre. — Prédominance de la sensation de chaleur. — Pouls petit, faible. — Sueur au moindre mouvement. — Sueur matutinale, abondante.

Moral. — Abattement mélancolique. — Besoin de pleurer. — Appréhensions anxieuses et méfiance. — Agitation, précipitation et impatience. — Humeur irritable, fatigue nerveuse, et disposition à s'effrayer. — *Morosité* chagrine et éloignement pour la conversation. — Dégoût de la vie. — Sérieux, alternant avec humeur par trop bouffonne. — Distraction excessive. — Esprit obtus.

Tête. — Tête entreprise d'un seul côté, comme si elle contenait de la fumée. — Vertige, en étant assis, se dissipant au grand air. — *Maux de tête, qui augmentent d'abord, puis disparaissent subitement.* — Sensation de faiblesse dans la tête. — Céphalalgie, comme si le cerveau était déchiré. — Maux de tête pressifs. — Sensation de pesanteur et de plénitude dans le cerveau, comme si la tête allait éclater. — Sensation de constriction dans la tête. — *Secousses et coups dans la tête. — Maux de tête avec lancinations* sourdes ou tractions et déchirements. — *Sensation de vacillement du cerveau.* — Sensation d'ulcération à l'extérieur de la tête. — Prurit et éruption au cuir chevelu. — Grisonnement et chute des cheveux.

Yeux. — Pression brûlante dans les yeux, au grand air, ou en fixant les yeux sur un objet, dans l'appartement. — Tension dans les paupières, le matin. — Cuisson, sensation brûlante dans les yeux, et *larmoiement*, surtout en lisant. — Yeux rouges, avec photophobie. — *Inflammations chroniques des yeux.* — Difficulté d'ouvrir les paupières. — Myopie.

Oreilles. — Déchirement dans les oreilles. — Dureté de l'ouïe, comme s'il y avait un bandeau sur les oreilles. — Sonnerie devant les oreilles. — *Bourdonnement d'oreilles*, le soir.

Nez. — Epistaxis, le soir. — *Coryza sec, avec perte de l'odorat.* — Ecoulement d'eau par le nez, avec obturation d'une narine.

Visage. — Pâleur du visage. — Douleur de contusion dans les pommettes. — Déchirement dans les os de la face. — Sensation de gonflement du visage, et comme s'il était enduit de blanc d'œuf desséché. — Lèvres gercées et qui s'exfolient. — Douleur d'excoriation aux commissures des lèvres. — Inflammation et *gonflement des glandes sous-maxillaires.*

Dents. — *Odontalgie*, plus violente *le soir, au lit*, aggravée par le froid, soulagée par la chaleur, généralement avec déchirement, creusement ou rongement. — *Dents émoussées.* — Gonflement et saignement facile des gencives. — Ulcères aux gencives.

Bouche et Gorge. — *Aphthes dans la bouche.* — Sensation de sécheresse dans la bouche. — Langue sèche. — *Salivation abondante.* — Crachement de sang. — Mal de gorge, pendant la déglutition, avec douleur lancinante, surtout le soir. — *Apreté dans la gorge.*

Appétit. — Goût putride. — Le pain a un goût amer, et pèse sur l'estomac. — Boulimie, avec grondement et borborygmes dans le ventre. — Appétence pour les fruits (les prunes). — Après le repas, agitation, tranchées et fouillement dans le ventre; ou fort ballonnement de l'estomac. — Immédiatement après des aliments chauds, sueur froide. — Lassitude et flatuosités, après avoir pris du lait. — Toutes les boissons refroidissent l'estomac, si l'on y ajoute des spiritueux.

Estomac. — *Renvois à vide ou amers.* — Régurgitations acides, amères, ou salées, ou bien douceâtres. — *Pyrosis.* — Nausées dans l'estomac, avec frisson. — *Vomissements d'eau* d'abord, puis des aliments. — Sensibilité très-douloureuse de la région de l'estomac. — Plénitude et pression dans l'estomac. — *Serrement dans l'estomac, le soir*, comme par un refroidissement. — Contraction dans l'estomac et le scrobicule. — Tranchées autour de l'estomac. — Sensation de froid ou brûlement dans l'estomac.

Ventre. — *Élancements à la rate.* — Élancements dans la région hépatique. — Élancement dans les lombes. — *Coliques abdomi-*

nales comme les douleurs d'enfantement, jusque dans les hanches et les reins. — Mouvements, *tranchées et pincements dans le ventre*, quelquefois *la nuit*. — Sensation de chaleur dans la région ombilicale. — Tressaillement dans toute l'étendue du bas-ventre, surtout à la superficie. — Battement, déchirements et élancements dans les aines. — Cuisson dans la région de l'aine. — *Hernie inguinale très-saillante*. — *Hernies incarcérées du côté gauche*, surtout chez les individus d'un tempérament *mélancolique et phlegmatique*. — Colique flatulente dans le bas-ventre, avec *grondement et borborygmes*, et sensation comme si une descente allait avoir lieu.

Selles. — *Ténesme.* — Selles retardées, dures, noueuses et noires. — Selles d'un moule très-volumineux. — *Relâchement chronique du ventre.* — *Selles diarrhéiques de la consistance de la bouillie, ou verdâtres, aqueuses.* — Diarrhée, seulement de mucosités écumeuses, avec sensation brûlante dans le rectum. — Évacuations de mucosités striées de sang. — Selles comme hachées (chez les enfants). — *Selles d'odeur putride très-fétides.* — Écoulement de sang pendant la selle. — Congestion sanguine au rectum. — Boutons hémorrhoïdaux de l'anus avec élancements, sensation brûlante, prurit et suintement.

Urines. — *Diminution de la sécrétion des urines*, avec sensation brûlante, en urinant. — Émission d'urine, la nuit. — Urine aqueuse, comme si elle contenait de la terre. — Sédiment muqueux, dans les urines. — Sédiment comme du sang dans les urines, qui sont recouvertes d'une pellicule fine. — Douleurs dans la vessie, quand le besoin d'uriner n'est pas immédiatement satisfait.

Parties génitales. — Forte chaleur des parties génitales et des testicules. — Écoulement de sperme, sans sensation voluptueuse. — Forte disposition au coït, par irritation des parties génitales externes (chez la femme). — *Règles trop hâtives et trop abondantes.* — °Règles de trop longue durée. — Métrorrhagie. — Avant les règles, cauchemar. — Pendant les règles, lancinations dans le ventre et le vagin. — *Stérilité*, avec règles trop hâtives et trop abondantes. — *Leucorrhée* âcre ou brûlante, ou comme du lait. — Écoulement de mucosités sanguinolentes par le vagin.

Larynx. — *Enrouement*, avec sécheresse et *âpreté dans la gorge et le larynx.* — Douleur dans le larynx, avec parole embarrassée, comme si les parties étaient trop peu souples. — *Toux provoquée par le grand air.* — *Toux sèche*, courte, haletante, quelquefois le matin, après le lever. — Toux grasse, avec expectoration muqueuse. — *Toux avec crachement de sang.* — Après la toux, renvois ou régurgitation des aliments.

Poitrine. — *Dyspnée.* — Grande faiblesse de la poitrine, avec parole difficile. — Pression dans le côté gauche de la poitrine et dans le scrobicule. — *Lancinations dans la poitrine.* — Battement de cœur. — Lancinations à travers le cœur.

Tronc. — Sensation d'excoriation et de brisement dans le dos et les reins. — Traction dans le dos et les reins. — Furoncles au dos. — Roideur du dos, le matin. — Sensibilité douloureuse et gonflement des glandes axillaires.

Bras. — Pesanteur des bras. — Contractions crampoïdes, paralytiques, dans les bras. — Élancements dans l'articulation de l'épaule, en levant le bras. — Douleur tensive dans l'articulation des coudes. — Taches bleuâtres sur les avant-bras, comme par ecchymose. — Crampes dans les mains. — Secousses et coups dans les os de la main, en écrivant. — Éruptions sur les mains et entre les doigts. — Lancinations dans les articulations des doigts. — Engelures aux doigts.

Jambes. — Pesanteur des jambes. — Torpeur et engourdissement des jambes. — Besoin d'étendre et d'étirer les jambes. — Déchirement dans les varices des jambes. — Faiblesse douloureuse des genoux, avec lancinations sourdes, secousses et coups dans ces parties. — Taches rouges, pruriantes sur le tibia. — Roideur des malléoles. — Froid aux pieds. — Gonflement des pieds. — Déchirement et lancinations dans les cors aux pieds

---

TABACUM.

TAB. — Tabac. — Hartlaub et Trinks. — *Hist. nat. et prép.* Voy. Pharmac. homœop. — *Dose usitée :* 30. — *Durée d'action ?*
Antidotes : Camph. ipec. n-vom. — *On l'emploie comme antidote de :* Cicc. stram.
Comparer avec : Acon. ars. *bell.* cham. *cin.* cocc. con. hell. hyos. *ipec. n-vom. op. stram. veratr.*

SYMPTOMES GÉNÉRAUX. — Douleurs pressives, avec agitation dans tout le corps, et sueur anxieuse. — *Crampes et fourmillement dans les membres. — Amaigrissement excessif. — Faiblesse paralytique et douloureuse des membres. — Tremblement des membres.* — Grande lassitude générale. — Tressaillements dans tout le corps, avec pulsation et battement de cœur. — On se trouve mieux au grand air. — *°Convulsions générales avec perte de connaissance.*

Peau. — Prurit à la peau, comme par des piqûres de puces. —

Éruption de boutons pruriants, ou de vésicules, avec sérosité jaunâtre et auréole rouge.

Sommeil. — *Forte envie de dormir,* surtout après le repas et vers le soir, avec bâillements fréquents. — Sommeil tardif le soir, et difficulté de se réveiller, le matin. — Sommeil agité la nuit, avec frayeur. — Cauchemar, en dormant.

Fièvre. — *Froid et frisson,* quelquefois avec claquement de dents. — Accès fréquent d'horripilation, quelquefois avec chaleur fugace. — Horripilation permanente, depuis le matin jusqu'au soir. — Sueur nocturne.

Moral. — **Mélancolie sombre.* — *Angoisse et inquiétude,* généralement après midi, soulagées par des pleurs. — *Agitation qui pousse de côté et d'autre.* — Éloignement pour le travail et la conversation. — Surexcitation et gaieté exaltée, avec chants, danse et grande loquacité. — Affluence d'idées confuses.

Tête. — *Vacuité et embarras dans la tête.* — Étourdissement. — *Vertige, souvent au point de faire perdre connaissance,* avec nausées et douleurs dans la tête et les yeux. — *Céphalalgie avec nausées* et vertiges. — *Pesanteur excessive de la tête.* — Maux de tête pressifs, surtout au-dessus des yeux, au vertex et dans les tempes. — Élancements dans la tête. — *Congestion de sang à la tête,* avec *chaleur intérieure* et battement dans les tempes. — *Amélioration des maux de tête au grand air.* — Sensation brûlante et fourmillement à l'extérieur de la tête. — Tremblement de la tête.

Yeux. — Douleur dans les yeux, comme après avoir beaucoup pleuré. — *Pression dans les yeux,* jusque dans le fond des orbites. — Sensation comme si on avait un cheveu dans l'œil. — Cuisson dans les yeux. — *Chaleur et sensation brûlante dans les yeux,* avec rougeur. — *Contraction des paupières.* — Perte de la vue en regardant fixement quelque chose de blanc. — *Trouble de la vue, le soir, comme à travers un voile.* — Scintillement et points noirs devant les yeux. — Photophobie.

Oreilles et Nez. — *Élancements dans les oreilles,* surtout au grand air, et en entendant de la musique. — Chaleur brûlante et rougeur des oreilles. — Tumeur dure, rougeâtre, derrière l'oreille, avec élancements. — Sensation brûlante et fourmillement dans le nez. — *Diminution de l'odorat,* qui cependant est très-sensible à l'odeur du vin. — Éternument fréquent. — Sécheresse et obturation du nez.

Visage. — **Pâleur mortelle du visage* (pendant les nausées). — *Chaleur ardente de la face,* avec rougeur, *quelquefois d'une seule joue,* et pâleur de l'autre. — Taches rouges à la face. — Déchirements dans les os du visage. — Tubérosités granulées sur les joues. — Amaigrissement du visage. — Lèvres sèches, brûlantes, âpres et gercées. — Éruption aux commissures des lèvres. — Lancinations dans l'articulation de la mâchoire, en riant.

Dents. — *Odontalgie, avec douleurs tractives et déchirantes.* — Lancinations dans les dents cariées, en mâchant. — Douleur tractive dans les gencives.

Bouche et Gorge.—Sécheresse de la bouche et de la langue, avec forte soif. — Gonflement des glandes sous la langue. — Parole faible, entrecoupée. — Lecture traînante, monotone. — Apreté, sécheresse et grattement dans la gorge, comme par un corps étranger. — *Accumulation de mucosités visqueuses dans la gorge.*

Appétit. — Goût fade et pâteux, ou amer et aigre. — Goût acide de tous les aliments. — Goût acidulé de l'eau, comme si elle contenait du vin. — Absence de soif et *horreur de l'eau.* — Absence de faim et d'appétit. — Faim continuelle, avec nausées, si on ne la satisfait pas.

Estomac. — *Renvois fréquents,* à vide et bruyants. — Renvois aigres, brûlants. — Pyrosis. — *Hoquet* spasmodique. — *Nausées fréquentes,* surtout pendant le mouvement, *souvent au point de s'évanouir,* avec *pâleur mortelle du visage,* se dissipant généralement au grand air. — Nausées, avec envie de vomir, sensation de froid dans l'estomac, ou pincements dans le ventre. — *Vomissement d'eau seulement,* avec reflets jaunes et verdâtres devant les yeux. — *Vomissements de sérosités acides, souvent mêlées de mucosités.* — *Les vomissements sont renouvelés par le plus léger mouvement.* — *Choléra asiatique avec vomissement, diarrhée, accès de défaillance et convulsions générales.* — Pression à l'estomac. — *Crampes d'estomac,* serrantes, contractives, quelquefois après le repas, accompagnées souvent de nausées et d'accumulation de salive dans la bouche. — *Élancements dans le scrobicule,* jusqu'au travers du dos. — Laxité et sensation de froid ou de brûlement dans l'estomac.

Ventre. — Douleur hépatique, en pressant sur la partie. — Pression dans la région hépatique, comme par un corps pesant. — *Élancements dans la région hépatique* — Élancement dans l'hypochondre gauche. — Grande sensibilité du ventre au plus léger contact. — Ballonnement douloureux du ventre. — Maux de ventre pressifs, surtout dans la région ombilicale, avec rétraction crampoïde de cette partie. — Déchirements nocturnes dans le ventre. — Pincements et *borborygmes dans le ventre.*

Selles. — Constipation. — Ténesme fréquent. — Selles molles de la consistance de la bouillie, même la nuit. — *Diarrhées violentes,* fétides, ou *vert* jaunâtre, même la nuit, accompagnées et suivies de *ténesme violent et de sensation brûlante à l'anus.* — °*Selles* *cholériques, décolorées,* avec vomissements de la même manière, défaillances dans les intervalles. — **Selles involontaires.*

Urines. — Urines rouge jaunâtre et plus abondantes. — Inflammation de l'orifice de l'urèthre. — *°Coliques néphrétiques, causées par la gravelle.*

Parties génitales. — Érections fréquentes. — Écoulement de liqueur prostatique. — Règles en retard et plus abondantes. — Leucorrhée comme de l'eau sanguinolente.

Larynx. — *Toux sèche, provoquée par un chatouillement dans la gorge,* le matin et vers le soir. — *Toux avec hoquet,* au point de suffoquer.

Poitrine. — *Oppression de poitrine,* avec angoisse. — Constriction de poitrine. — Pression sur la poitrine et le sternum. — *Élancements dans la poitrine et les côtés de la poitrine,* quelquefois *en respirant.* — Douleur d'excoriation dans la poitrine pendant le repas. — *Battements de cœur,* en étant couché du côté gauche. — Boutons pruriants sur la poitrine.

Tronc. — Douleurs contractives aux reins, surtout après la selle. — Amaigrissement du dos. — Éruption rouge, pruriante, au dos. — Roideur du cou.

Bras. — *Faiblesse douloureuse des mains* et des bras, *qui sont comme paralysés.* — Besoin continuel de s'étirer les bras. — Élancements et tractions dans les épaules. — Taches rouges, brûlantes au toucher, sur l'épaule. — Tension dans le bras, surtout dans le coude. — Douleur et *élancements dans le bras,* qui ne permettent ni de s'en servir, ni de l'étendre. — *Tremblement des mains.* — Sueur froide aux mains. — Crampes et fourmillement dans les doigts. — Gonflement des doigts. — Boutons pruriants aux doigts.

Jambes. — Douleur brûlante dans le genou et la plante des pieds. — Élancement dans le genou et le jarret. — Fléchissement des genoux, en marchant. — Crampe et fourmillement dans les yeux et jusque dans les orteils. — Tension dans la jambe, en marchant, depuis le genou jusque dans le pied. — Tremblement et *faiblesse paralytique des pieds.*

TARAXACUM.

TAR. — Pissenlit, Dent-de-lion. — HAHNEMANN. — *Hist. nat. et prép.* Voy. Pharm. homœop. — *Doses usitées :* 0, 30. — *Durée d'action : ?*
ANTIDOTE : Camph. ?
COMPARER AVEC : Con. kal. n-vom. puls. spig. valer.

CLINIQUE. — On a recommandé ce médicament contre les *Affections gastriques* et une sorte de *Céphalalgie*. Le médecin homœopathe, en étudiant les symptômes suivants, verra dans quels cas il pourra faire usage de ce médicament.

SYMPTOMES GÉNÉRAUX. — Sensibilité douloureuse de tous les membres, surtout au toucher et dans une fausse position. — Sensation de faiblesse et de malaise dans tout le corps, avec besoin continuel d'être assis ou couché. — Presque tous les symptômes paraissent en étant assis et se dissipent par la marche. — *Forte envie de dormir, le jour,* avec bâillements fréquents. — Sommeil avec affluence de rêves, la nuit, réveil fréquent et jactation. — Frisson, avec maux de tête pressifs. — Chaleur générale, surtout à la face et aux mains, sans soif. — Sueur générale la nuit, au commencement du sommeil. — Irrésolution et répugnance pour le travail. — Loquacité et envie de rire.

Tête. — Vertige, avec étourdissement et chancellement, en marchant en plein air. — Mal de tête, comme par contraction ou expansion du cerveau. — Pesanteur et *pression dans la tête.* — Lancinations dans le front et les tempes. — *Douleurs de tête violentes, sensibles seulement en se tenant debout et en marchant.* — Tension du cuir chevelu.

Yeux et Oreilles. — Douleur dans les yeux, comme si un grain de sable s'était introduit dans l'angle interne. — Sensation brûlante et élancements brûlants dans les yeux. — Inflammation des yeux, avec larmoiement et photophobie. — Agglutination nocturne des paupières. — Élancements dans les oreilles. — Dureté de l'ouïe, le soir.

Visage et Dents. — Boutons purulents à la face, aux joues, aux ailes du nez et aux commissures des lèvres. — Sensation de chaleur et rougeur de la face. — Élancements et pression dans les joues. — Lèvre supérieure gercée. — Odontalgie, avec douleur tractive dans les dents cariées, jusque dans les sourcils. — Coups pressifs dans les dents. — Il sort du sang acide par les dents cariées. — *Émoussement des dents.*

Bouche et Gorge. — Accumulation de salive acidulée dans la bouche. — *Langue chargée d'un enduit blanc, avec exfoliation.* — Langue sèche, chargée d'un enduit brun, le matin, au réveil. — Mal de gorge, avec douleur pressive, comme par un gonflement intérieur. — Sécheresse, élancements et mucosités amères dans la gorge. — *Renâclement de mucosités acides.*

Appétit. — *Goût amer dans la bouche,* avec goût normal des aliments. — *Goût salé,* ou *acide, des aliments,* principalement du beurre et de la viande. — Le tabac à fumer est désagréable, donne des pyrosis et coupe la respiration. — *Forte disposition frileuse après avoir bu ou mangé.*

Estomac. — Renvois amers. — Renvois à vide, surtout après avoir bu. — *Nausées comme après des aliments trop gras,* avec anxiété et maux de tête pressifs, améliorées au grand air.

Ventre. — Pincements dans le ventre. — *Élancements pressifs dans le ventre et les côtés du ventre, à gauche* principalement. — Grondements et mouvements dans le ventre, comme si des vessies y éclataient.

Selles et Urines. — Selles, plusieurs fois par jour, et cependant ne s'évacuant qu'avec effort. — Selles de la consistance de la bouillie, suivies de ténesme. — Prurit voluptueux au périnée. — *Envie fréquente d'uriner, avec émission abondante.*

Parties génitales. — Douleur dans les testicules. — Érections permanentes. — Pollutions fréquentes.

Poitrine. — Pression à la poitrine. — *Élancements dans la poitrine et les côtés de la poitrine.* — Tressaillement dans les muscles des côtes.

Tronc. — Douleurs pressives aux reins. — Élancements pressifs et tensifs dans le dos et les reins, en étant couché, avec étouffement de la respiration. — Gargouillement et gonflement dans les omoplates et les épaules, avec frisson général. — Tressaillements pressifs, et élancements dans les muscles du cou et de la nuque.

Bras. — Battement pulsatif et tressaillement dans les épaules et le bras. — Tressaillement des muscles dans les bras. — Élancements dans les bras et les coudes. — Tractions et déchirements dans l'avant-bras et le poignet. — Éruption boutonneuse aux mains et aux doigts. — Froid glacial du bout des doigts.

Jambes. — Élancements dans les cuisses, les genoux, les mollets, la plante des pieds et les orteils. — Sensation brûlante dans les genoux, les jambes et les orteils. — Sueur abondante entre les orteils.

TARTARUS EMETICUS.

TART. — Tartre émétique. — *Archives de* STAPF. — *Hist. nat. et prép.* Voy. Pharmac. homœop. — *Dose usitée :* 30. — *Durée d'action :* 3 à 5 semaines dans quelques cas de maladies chroniques.

ANTIDOTES : Cocc. ipec. puls. — On l'emploie comme antidote de : *Sep.*

COMPARER AVEC : Ant. asa. baryt. cham. cocc. ign. *ipec.* nitr-ac. n-vom. *puls. sep.* veratr. — C'est surtout après *puls.* ou *baryt.,* que le tartre émétique est efficace, lorsqu'il est d'ailleurs indiqué. — Après le tartre émétique, conviennent quelquefois : *Baryt. ipec. puls. sep.*

CLINIQUE. — Se laissant guider par l'*ensemble des symptômes*. on verra les cas où l'on pourra consulter ce médicament contre : — Fièvres rhumatismales; Varioloïdes; Affections gastriques et bilieuses; Asphyxie des nouveau-nés; Coqueluche; Croup, etc., etc.

☞ *Voy. la note*, page 15.

SYMPTOMES GÉNÉRAUX. — *Déchirement et tractions* arthritiques et rhumatismales *dans les membres*, avec sensation de brisement. — Contraction des membres. — Tressaillement des muscles. — *Tressaillements convulsifs et crampes.* — Attaques d'épilepsie. — *Tremblement des membres.* — Élancements dans les varices. — *Exacerbation des symptômes en s'asseyant*, ou bien en étant assis et en se levant de son siège. — Pesanteur générale de tous les membres, et grande paresse. — Pulsations violentes dans tout le corps. — Grande débilité, faiblesse et lassitude excessive. — L'enfant veut constamment être porté. — *Accès d'évanouissement.* — Sensibilité excessive de tout le corps. — Dès qu'on touche l'enfant, il pousse des cris perçants.

Peau. — Prurit à la peau. — Boutons pruriants et *éruption miliaire.* — Éruptions comme la gale. — *Éruption de pustules, semblables aux varioloïdes, avec auréole rouge, se recouvrant ensuite d'une croûte et laissant une cicatrice. — Prurit autour d'anciens ulcères.

Sommeil. — *Forte envie de dormir, le jour*, avec pandiculations et bâillements fréquents. — °*Somnolence invincible avec sommeil profond et engourdissement.* — Le matin, il semble qu'on n'a pas assez dormi. — Sommeil tardif et insomnie nocturne. — *Sommeil léger avec affluence de rêves fantastiques.* — Paroles fréquentes pendant le sommeil. — Cris pendant le sommeil, avec yeux fixes et tremblement des membres. — *Secousses et coups pendant le sommeil*, qui font tressaillir tantôt un seul membre, tantôt tout le corps. — On est couché sur le dos, en dormant, la main gauche passée sous la tête.

Frisson. — *Prédominance de frisson et de froid.* — Frisson avec pâleur excessive du visage, et tremblement de tout le corps. — *Chaleur ardente de tout le corps*, principalement dans la tête et le visage, augmentée par le moindre mouvement. — *Pouls accéléré*, faible ou plein. — *Fièvre avec absence de soif* et somnolence excessive. — *Sueurs abondantes, fréquentes*, et quelquefois *froides.* Sueur des parties affectées. — Sueur nocturne, abondante.

Moral. — Inquiétude et agitation, avec battement de cœur et tremblement. — Appréhensions anxieuses pour l'avenir (le soir). — *Découragement et désespoir.* — Manie du suicide. — *Gaieté douce*, le jour seulement.

Tête. — Hébétude, confusion et *embarras dans la tête*, qui est *comme engourdie*, avec envie de dormir. — Accès de vertige, avec scintillement devant les yeux, et étourdissement en marchant. — Émoussement de tous les sens. — Maux de tête, avec battement de cœur et vertige. — Pesanteur de la tête, surtout dans l'occiput. — Douleur de tête semi-latérale. — *Douleurs pressives dans la tête, avec tension compressive comme si le cerveau s'était contracté en masse dure*, souvent avec étourdissement jusque dans la racine du nez, quelquefois *le soir*, et *la nuit*. — Traction, déchirement et fouillement dans la tête. — *Douleurs lancinantes dans la tête*, quelquefois s'étendant jusque dans les yeux, avec besoin de les fermer. — Térébration dans le front. — Battement dans une moitié du front. — *Tremblement chronique de la tête.*

Yeux. — *Yeux fatigués*, et qui ont besoin de sommeil et d'être fermés fortement. — Douleur de meurtrissure dans le globe de l'œil, au toucher. — *Pression sur les yeux.* — Élancements, sensation brûlante et cuisson dans les angles internes des yeux, avec rougeur de la conjonctive. — Yeux troubles, noyés. — *Amaurose commençante.* — Vue trouble, avec *scintillement devant les yeux*, surtout en se levant de son siége.

Oreilles et Nez. — Bourdonnement d'oreilles. — *Violent coryza fluent*, avec éternument fréquent, narines ulcérées, frissons et perte de l'odorat et du goût.

Face et Dents. — *Visage pâle et hâve*, ou rouge et bouffi, avec expression anxieuse. — Pression sourde, tractive, à la pommette. — Tressaillement convulsif des muscles de la face. — Lèvres arides et qui s'exfolient. — Lèvres gercées. — Odontalgie avec douleurs très-violentes, le matin.

Bouche. — Accumulation abondante de salive dans la bouche. — Langue humide, nette, ou chargée d'un enduit brun. — Aphonie.

Appétit. — Insipidité des aliments. — Goût salé dans la bouche. — *Goût amer dans la bouche. — Soif d'eau froide. — Appétit modéré, avec soif ardente. — *Appétit prononcé*, avec prompt dégoût dès qu'on a pris quelques aliments. — Boulimie, en se promenant au grand air. — *Désir excessif d'acides*, ou de fruits crus (des pommes). — *Dégoût pour tous les aliments*, surtout le lait. — Chaque bouchée produit une sensation douloureuse, jusque dans l'estomac.

Estomac. — *Renvois à vide.* — Renvois sanglotants. — *Renvois avec goût d'œufs pourris*, la nuit. — Régurgitations de sérosités âcres, ou salées, ou bien acidulées. — Régurgitations du lait, après en avoir pris. — *Nausées, continuelles* quelquefois, *avec envie de vomir, angoisse*, pression dans le scrobicule et mal à la

tête, soulagées en expulsant des flatuosités par le haut et le bas.
— *Vomiturition violente*, avec écoulement abondant de salive,
sueur au front et lassitude dans les jambes, ou bien *avec diarrhée et débilité excessive. — *Vomissement abondant, avec efforts
violents*, douleurs dans l'estomac et le ventre, tremblement du
corps, besoin de se replier sur soi-même, frissons, et forte envie
de dormir. — *Vomissement muqueux*, avec diarrhée muqueuse.
— Vomissement aigre des aliments. — *Vomissement de matières
aigres et amères, surtout la nuit. — Sensibilité excessive de l'estomac; la plus petite bouchée cause une sensation douloureuse.
— *Mal à l'estomac, comme par surcharge.* — Malaise et vacuité
dans l'estomac. — *Pression dans l'estomac et le scrobicule*, surtout après le repas. — Battements violents et pulsations dans la
région de l'estomac. — Élancements dans le creux de l'estomac.

Ventre. — *Douleurs abdominales, avec grande agitation morale* et
physique, et éloignement pour toute espèce de travail. — Malaise
dans l'épigastre et l'hypogastre, qui oblige à se coucher et à
s'étendre. — Plénitude et *pression dans le ventre, comme s'il
contenait des pierres*, surtout *en se tenant courbé en étant assis.*
— Coliques crampoïdes, dans le ventre, avec contraction violente
des paupières, et besoin invincible de dormir. — Douleurs incisives dans le ventre, comme si les intestins étaient coupés. —
Pulsations dans le ventre. — Production abondante de flatuosités, avec grondement, borborygmes et pincements dans le
ventre.

Selles. — Constipation, alternant avec diarrhée. — *Selles de la consistance de la bouillie.* — *Diarrhées muqueuses*, ou jaunes, brun
clair, ou bien aqueuses, précédées souvent de tranchées et de
mouvements dans le ventre. — *Selles sanguinolentes.* — Évacuations involontaires. — Pendant la selle, battement de cœur. —
Chatouillement excessivement brûlant, depuis le rectum jusque
dans le gland. — Lancinations dans le rectum.

Urines, Règles. — *Émission d'urine, très-abondante et pénible*,
avec tension dans le périnée, sensation brûlante dans l'urèthre,
et *écoulement peu abondant, et sanguinolent* vers la fin, avec
douleurs violentes dans la vessie. — Besoin d'uriner, la nuit,
avec soif ardente et émission peu abondante. — Émission involontaire des urines. — *Urine rouge, enflammée*, qui forme, en
reposant, des filaments rouges de sang. — *Urine brune foncée*,
âcre, trouble. — Pression et tension sur la vessie. — Élancements dans l'urèthre et la partie inférieure de la vessie. — Menstruation d'un sang aqueux. — Éruption boutonneuse aux parties
génitales.

Larynx. — Catarrhe, avec irritation qui provoque la toux, *accu-*

mulation abondante de mucosités, et *râle muqueux dans la poitrine.* — Enrouement. — Sensibilité douloureuse du larynx, au toucher. — Toux provoquée par un fort chatouillement dans la trachée-artère. — L'enfant tousse, lorsqu'il se fâche. — *Accès de toux, avec étouffement suffocant de la respiration* (toux suffocante). — Toux, avec chaleur et moiteur des mains, et sueur à la tête, principalement au front. — *Toux, avec vomissement des aliments*, après le repas. — *Toux creuse, avec râle muqueux dans la poitrine.* — *Toux avec expectoration de mucosités blanchâtres* ou *jaune-citron*, quelquefois *la nuit seulement*, principalement après minuit.

Poitrine. — **Étouffement de la respiration* fréquemment, surtout le soir ou le matin, au lit, *au point de suffoquer.* — Haleine courte. — Respiration difficile. — *°Paralysie des poumons.* — **Oppression de poitrine*, anxieuse, avec sensation de chaleur qui remonte au cœur. — **Râle muqueux dans la poitrine, en respirant.* — Douleur d'excoriation dans la poitrine, surtout au côté gauche, par accès. — Douleur rhumatismale dans le côté gauche de la poitrine. — Sensation brûlante dans la poitrine, qui remonte dans la gorge. — **Inflammation des poumons, avec symptômes bilieux et gastriques, signes d'hépatisation et expectoration jaunâtre.* — *Battement de cœur, visible et anxieux*, quelquefois pendant la selle. — Fouillement tournoyant et coups dans la région du cœur, la nuit, ne cédant que lorsque la sueur commence à s'établir. — Éruption miliaire sur la poitrine.

Tronc. — *Douleur au dos et aux reins, en étant assis*, comme par fatigue. — Douleur rhumatismale dans le dos. — Faiblesse des muscles du cou, qui ne permet pas de tenir la tête droite. — Éruption miliaire à la nuque.

Bras. — Craquement dans les articulations de l'épaule, avec *déchirement dans les bras* et jusque dans les mains. — Pesanteur excessive des bras. — Tressaillement des muscles dans les bras et les mains. — Éruption miliaire aux bras. — Boutons pruriants sur les bras et les poignets. — Taches rouges sur les mains, comme de piqûres de puces. — *Tremblement des mains.* — Mains froides. — Froid glacial du bout des doigts. — Bouts des doigts morts, secs et durs. — Taches jaune foncé, sur les doigts. — Distorsion des doigts.

Jambes. — Pesanteur et douleurs rhumatismales dans les hanches et les jambes. — Faiblesse douloureuse dans l'articulation du genou, le matin, au lit. — Tension des tendons du jarret et du cou-de-pied, en marchant. — Crampe dans le mollet. — Froid aux pieds. — Engourdissement des pieds, chaque fois que l'on s'assied.

TEUCRIUM MARUM VERUM.

TEUCR. — Germandrée maritime. — *Archives de* STAPF. — *Hist. nat. et prép.* Voy.
Pharmac. homœop. — *Doses usitées :* 0, 30. — *Durée d'action :* 2 à 3 semaines,
dans quelques cas de maladies chroniques.
ANTIDOTES : Camphora.
COMPARER AVEC : Con. ign. magn-arct.

CLINIQUE. — Se laissant guider par l'*ensemble des symptômes,*
on verra les cas où l'on pourra *consulter* ce médicament contre : —
Polypes au nez et quelques affections par suite d'*Ascarides.*

SYMPTOMES GÉNÉRAUX. — Déchirement dans les membres,
mais surtout dans les articulations. — Tressaillement des muscles.
— *Grande irritabilité et surexcitabilité nerveuse,* avec tremblement et étourdissement. — Chancellement en marchant ; on met
les pieds l'un sur l'autre. — Engourdissement et fourmillement
dans les membres. — Besoin d'exercice en plein air. — Elancements pruriants à diverses parties.

Sommeil. — Sommeil tardif, le soir. — Sommeil non réparateur
et difficulté de se réveiller, le matin. — *Sommeil agité la nuit,
par surexcitation* excessive, avec rêves vifs et sursauts fréquents.

Fièvre. — Frissons et grelottement, souvent avec froid glacial,
aux mains, et bâillement fréquent. — Chaleur augmentée, le
soir.

Moral. — *Irritabilité* et *disposition à se fâcher,* avec une telle impressionnabilité qu'on se sent beaucoup fatigué en ne faisant
qu'entendre parler. — Morosité. — Paresse et éloignement excessif pour le travail. — *Forte surexcitation morale* et loquacité.
— *Envie irrésistible de chanter.*

Tête. — Céphalalgie, avec douleur sourde, crampoïde. — *Douleurs
pressives dans la tête,* principalement *dans les yeux, dans le
front et les tempes.* — Déchirement par accès dans le côté droit
de la tête.

Yeux. — Douleur dans les yeux, avec pression comme si un grain
de sable s'y était introduit. — *Cuisson dans les yeux,* surtout dans
les angles internes, avec rougeur de la conjonctive. — Yeux
rouges, enflammés. — Yeux larmoyants avec aspect comme si
on avait pleuré.

Oreilles. — Otalgie. — Elancements et déchirements dans les oreilles. — Sifflement dans les oreilles en parlant, ou en produisant un son quelconque. — Eruption de dartres écailleuses au lobe de l'oreille.

Nez. — Sensation d'obturation dans le nez. — Fourmillement dans le nez. — Éternument fréquent, avec fourmillement dans le nez. — *Obturation du nez.* — Coryza fluent au grand air.

Visage. — Teint maladif, pâle, avec yeux caves — Chaleur fugace au visage, sans rougeur. — Déchirement pressif dans les os des joues, jusque dans les dents.

Dents. — *Odontalgie, avec douleur déchirante*, dans les racines des dents et les gencives. — Douleur dans les dents et les gencives, pendant la mastication.

Bouche et Gorge. — Bouche pâteuse. — *Cuisson et grattement au fond du gosier* et à la racine de la langue. — Mal de gorge, avec douleur lancinante et déglutition gênée. — Pression ou traction et déchirement dans la gorge. — Besoin fréquent de renâcler et *renâclement abondant de mucosités* d'un goût de moisi.

Appétit. — Goût amer dans le gosier, après le dîner. — Appétit plus prononcé. — *Sensation de faim*, comme si les aliments ne rassasiaient pas, empêchant de s'endormir — Après avoir bu de l'eau, tranchées et nausées avec envie de vomir.

Estomac. — Régurgitation des aliments, avec goût amer. — Hoquet pénible en mangeant, avec coups violents dans le scrobicule. — *Mal d'estomac, comme par vacuité*, avec gargouillement. — Fadeur dans le creux de l'estomac. — Pression et oppression anxieuse dans le scrobicule.

Ventre. — Coliques avec tractions déchirantes sous les hypochondres — *Incarcération de flatuosités*, avec tiraillement, pincement et gargouillement dans le ventre. — Pression dans le ventre. — Pression vers l'anneau inguinal. — *Expulsion abondante de flatuosités*, avec odeur d'œufs pourris.

Selles. — Selle abondante, de la consistance de la bouillie, et fétide. — *Expulsions d'ascarides.* — *Prurit et fourmillement fréquent à l'anus*, souvent après les selles

Urines. — *Sécrétion d'urine plus abondante et aqueuse.* — Sensation pénible d'excoriation et de cuisson à la partie supérieure de l'urèthre. — Sensation brûlante pendant et après l'émission des urines. — Diminution de l'appétit vénérien.

Poitrine. — Poitrine chargée, avec sensation de sécheresse dans la trachée-artère. — Toux sèche, provoquée par un chatouillement dans la trachée-artère, comme si on avait respiré de la poussière — Pression serrante dans la partie inférieure de la poitrine, avec malaise anxieux.

Extrémités. — Traction rhumatismale et tension dans le dos. — Pesanteur douloureuse dans les bras et les avant-bras. — Tressaillement des muscles des bras. — *Déchirement tractif dans les os et les articulations* des bras, *des mains* et des doigts. — Pulsations douloureuses et tiraillement dans l'index. — Tressaillement des muscles dans les jambes. — *Déchirements dans les articulations et les os* des jambes, *des pieds* et des orteils. — Douleur dans le gros orteil, comme si l'ongle entrait dans les chairs.

THERIDION CURASSAVICUM.

THER. — Théridion de Curaçao. — HERING. — *Hist. nat. et prép.* Voy. Pharmac. homœop. — *Dose usitée :* 30. — *Durée d'action : ?*
ANTIDOTES : ?
COMPARER AVEC : Calc. lyc., médicaments après lesquels le théridion est principalement efficace, lorsqu'il est d'ailleurs indiqué.

CLINIQUE. — Se laissant guider par l'*ensemble des symptômes*, on verra les cas où l'on pourra consulter ce médicament contre : — *Mal de mer; Affections gastriques*, etc., etc.

SYMPTOMES GÉNÉRAUX. — *Grande faiblesse générale,* avec tremblement des membres. — Malaise excessif qui ne permet d'effectuer aucun travail. — *Forte envie de dormir*, et sommeil plein de rêves. — Sommeil profond, la nuit. — Frisson violent, avec pesanteur dans tous les membres. — Envie de dormir et besoin de se coucher après le déjeuner. — Découragement et manque de confiance en soi-même. — *Forte disposition à s'effrayer.* — Le temps passe trop vite. — *Crainte excessive du travail.* — Difficulté de méditer, et surtout de faire des comparaisons.

Tête. — Embarras de la tête, qui empêche de travailler. — Vertige fréquent, surtout en se baissant. — *Vertige avec nausées, au point de vomir.* — *Mal de tête dans le fond des orbites.* — Sensation comme s'il y avait un corps étranger dans la tête. — Céphalalgie frontale, violente, avec pulsation jusque dans l'occiput. — *Mal de tête à chaque mouvement que l'on fait.* — Pression tensive autour de la tête, comme par un cercle de fer, à la racine du nez, et au-dessus des oreilles. — Maux de tête le soir, avec grand accablement.

Yeux — Face. — *Scintillement devant les yeux,* par accès fréquents. — Bourdonnement d'oreilles. — *Bruissement dans les oreilles comme par une chute d'eau.* — Sensibilité excessive de l'ouïe, *vertige et nausées à chaque son un peu fort.* — Prurit violent derrière les oreilles. — Eternument fréquent et écoulement d'eau par le nez, sans coryza. — Mâchoire inférieure quelquefois immobile, surtout le matin, au réveil.

Bouche. — Ventre. — Bouche pâteuse, et comme brûlée. — *Tous les sons et le froid produisent une sensation douloureuse, au travers les dents.* — Appétence pour les acides, le vin, l'eau-de-vie et le tabac. — *Désir continuel d'aliments ou de boissons, sans savoir lesquels.* — *Nausées et vomissements*, la nuit, précédés de vertiges et *renouvelés par le plus léger mouvement* ou en fermant les yeux. — *Nausées provoquées par tous les sons un peu forts.*

Selles. — Parties génitales. — Constipation. — Selle peu abondante, de la consistance de la bouillie, avec besoin pressant. — Chute de l'anus, douloureux en étant assis. — *Sécrétion d'urine plus abondante.* — *Exaltation immodérée de l'appétit vénérien.* — Racornissement du scrotum.

Poitrine et Tronc. — *Lancinations violentes,* dans la partie supérieure de la poitrine. — Besoin de respirer profondément et de soupirer. — Prurit et nodosités aux fesses.

THUIA OCCIDENTALIS.

THUI. — Thuia du Canada. — HAHNEMANN. — *Hist. nat. et prép.* Voy. Pharmac. homœop. — *Doses usitées :* 0, 30. — *Durée d'action :* jusqu'à 5 semaines dans des affections chroniques.

ANTIDOTES : Camph. puls.? — On l'emploie comme antidote de : *Thea* et *merc.*

COMPARER AVEC : Asa. bry. cann. chin. cic. fer. led. lyc. mang. *merc. nitr-ac.* phos-ac. *puls.* sabin. selen. *staph.* — C'est surtout après *nitr-ac.*, que thuia est efficace, lorsqu'il est d'ailleurs indiqué. — Après thuia, conviennent quelquefois : *Nitr-ac. puls. staph.*

CLINIQUE. — Se laissant guider par l'*ensemble des symptômes*, on verra les cas où l'on pourra consulter ce médicament contre : — Affections rhumatismales et arthritiques ; Dartres syphilitiques et chancres opiniâtres ; *Affections sycotiques* (Condylomes) ; Verrues ; *Petite vérole* ; Fièvres intermittentes ; Ozène ? ; Prosopalgie ; *Grenouillette* ; Coliques par étranglement des intestins ; Gonorrhée ; Cancer de la matrice ? ; Verrues aux mains chez les onanistes ; etc., etc.

☞ *Voy. la note,* page 15.

SYMPTOMES GÉNÉRAUX. — *Elancements dans les membres* et *les articulations.* — Craquement dans les articulations, en étendant la partie — Gonflement des veines de la peau. — *Tressaillement de quelques membres et de quelques muscles. — Douleurs déchirantes et pulsatives, comme si les parties souffrantes étaient ulcérées. — *Gonflements inflammatoires avec rougeur.* — Souffrances après s'être échauffé, avoir bu du thé, ou mangé des aliments gras ou des oignons. — Tremblement de quelques membres. — *Engourdissement facile des membres*, surtout *la nuit*, en se réveillant. — *Les symptômes s'aggravent généralement au réveil, ou après midi, ou la nuit vers trois heures du matin*; ils empêchent de s'endormir, le soir. — *Beaucoup de symptômes s'aggravent dans le repos, et par la chaleur, surtout celle du lit; ils s'améliorent par le mouvement, le froid et la transpiration.* — *Beaucoup de symptômes semblent se manifester principalement du côté gauche.* — Roideur et pesanteur générale dans tout le corps, surtout dans les épaules et les cuisses. — Faiblesse physique, avec plénitude des facultés morales. — Tressaillement fréquent de la partie supérieure du corps. — Bouillonnement violent du sang, le soir, avec pulsation dans toutes les artères, aggravé par le mouvement, soulagé en étant assis. — Crainte du mouvement. — *Les symptômes ont le plus souvent un caractère local, paraissant par attaques, se remplaçant par des souffrances dans d'autres parties, apparaissant et disparaissant subitement.*

Peau. — Sensibilité douloureuse de la peau. — *Elancements pruriants à la peau*, surtout le soir et la nuit. — Boutons purulents, comme dans la variole. — Condylomes. — Furoncles. — Engelures. — Taches brunes ou rouges, marbrées sur la peau. — *La plupart des souffrances cutanées sont soulagées par le toucher.*

Sommeil. — Forte envie de dormir, le soir. — *Sommeil tardif*, à cause d'agitation et de chaleur sèche. — Insomnie nocturne, avec agitation et froid du corps. — *Sommeil non réparateur, la nuit.* — Dès qu'on s'endort, *rêves pénibles, anxieux*, de dangers et de mort, ou bien avec sursauts et cris, surtout *en étant couché du côte gauche.* — *Rêves lascifs, sans émission de sperme*, avec érections douloureuses au réveil.

Fièvre. — Frisson avec bâillement, après minuit. — Frisson tous les matins, sans soif. — Frisson grelottant avec froid intérieur et extérieur (et soif), suivi immédiatement de sueur. — Frisson tous les soirs (à 6 heures), avec chaleur extérieure, sécheresse de la bouche et soif. — *Chaleur *le soir, à la face* surtout. — Sueur au commencement du sommeil.

Moral. — *Accablement moral.* — Appréhensions anxieuses sur l'avenir. — *Agitation* qui rend toute chose pénible et répugnante.

— *On est très-pensif*, pour la moindre bagatelle. — Dégoût de la vie. — Humeur morose et maussade. — *Lenteur de la parole* et de la réflexion ; *on cherche les mots en parlant.* — Incapacité de réfléchir.

Tête. — Vacuité de la tête, comme dans l'ivresse, surtout le matin, avec nausées. — Faiblesse et embarras de la tête, comme par *torpeur ou paralysie du cerveau.* — Vertige comme si on était balancé. — *Vertige en se levant de son siége et en étant couché,* ou bien en regardant en l'air. — *Maux de tête le matin,* comme après s'être baissé ou après un sommeil trop profond, avec rougeur de la face. — Céphalalgie sourde, étourdissante. — Céphalalgie aggravée en se baissant, soulagée en renversant la tête. — *Pesanteur de la tête,* surtout *le matin, au réveil, dans l'occiput,* avec mauvaise humeur et éloignement pour la conversation. —Céphalalgie comme si le front allait s'échapper, avec frisson intérieur, soulagée par la marche au grand air. — *Maux de tête pressifs,* avec secousses dans le front et les tempes. — Maux de tête compressifs, surtout dans les tempes. — *Douleur dans la tête, comme si un clou était enfoncé dans le vertex.* — Déchirement semi-latéral, dans le sinciput et la face, jusque dans les pommettes, principalement le matin et le soir. — Tressaillement déchirant dans l'occiput. — Lancinations à travers le cerveau. — *Congestion de sang à la tête.* — Pulsation dans les tempes. — *Sensibilité excessivement douloureuse du côté gauche de la tête,* et même des cheveux, la nuit, en étant couché, et au toucher. — Traction pressive dans les muscles des tempes, surtout pendant la mastication. — Elancements dans les tempes. — *Gonflement des veines, aux tempes.* — Prurit et rongement au cuir chevelu.

Yeux. — *Pression dans les yeux,* et cuisson comme si un grain de sable s'y était introduit. — Déchirement dans les sourcils. — Elancements dans les yeux, à une vive clarté et à l'air vif. — *Sensation brûlante dans les yeux.* — *Sclérotique enflammée, rouge de sang.* — *Gonflement inflammatoire des paupières,* avec dureté. — Nodosités rouges et douloureuses sur les bords des paupières. — Boutons purulents et pruriants entre les sourcils. — °*Condylomes dans les sourcils.* — Sensation de chaleur et de sécheresse dans les angles externes des yeux. — Larmoiement, surtout de l'œil gauche, pendant la marche au grand air. — Agglutination nocturne des paupières. — *Obscurcissement de la vue* en lisant, avec sensation de sommeil. — Vue trouble, comme à travers un voile. — *Myopie.* — Points noirs, voltigeants, devant les yeux.

Oreilles. — *Otalgie,* avec compression serrante et *élancements violents,* surtout le soir. — *Douleur crampoïde à l'oreille extérieure.* — Martellement et *déchirement dans l'oreille,* le soir, au lit, avec émission fréquente d'urine, et froid aux jambes et aux pieds. — Douleur pressive derrière les oreilles.

Nez. — Gonflement des ailes du nez, avec dureté et tension. — Tension tractive dans les os du nez. — *Croûtes douloureuses dans le nez.* — Mouchement de sang. — *Epistaxis* fréquentes, surtout après s'être échauffé. — *Coryza sec,* qui devient fluent, en plein air, avec maux de tête continuels. — Coryza fluent, avec toux et enrouement. — Ecoulement verdâtre et fétide par le nez.

Visage. — *Chaleur du visage,* quelquefois seulement fugace, ou bien avec rougeur ardente. — Sueur à la face. — Eruption faciale, croûteuse, pruriante. — Nodosités rouges et douloureuses aux tempes. — *Douleur faciale térébrante et fouillante, dans les pommettes,* soulagée par le toucher. — *Tressaillement des lèvres.* — Éruption boutonneuse aux lèvres et au menton. — Élancements dans la mâchoire inférieure, qui semblent ressortir par les oreilles. — Gonflement des glandes sous-maxillaires.

Dents. — Odontalgie, après avoir bu du thé, avec douleur pressive jusque dans la mâchoire. — Odontalgie avec tiraillements aigus, surtout pendant la mastication. — *Rongement dans les dents* (cariées), avec sensibilité douloureuse de tout le côté de la tête, fortement aggravé par le contact des choses froides ou la mastication. — Gencives gonflées, avec douleur d'excoriation.

Bouche. — *Aphthes dans la bouche.* — Fort gonflement des glandes salivaires, avec salive plus abondante dans la bouche. — *Salive sanguinolente* ou amère. — Douleur d'excoriation au bout de la langue, au toucher. — Gonflement de la langue, douloureux au toucher. — °*Grenouillette* des deux côtés de la langue, transparente, rouge bleuâtre, grise et comme gélatineuse. — *Parole lente.*

Gorge. — Apreté et grattement dans la gorge. — Pression et *douleur d'excoriation dans la gorge* et le palais, *pendant la déglutition.* — Besoin d'avaler. — Élancements depuis le gosier jusque dans les oreilles. — Gonflement des amygdales et de la gorge. — °Ulcères dans la gorge et la bouche, comme des chancres. — Renâclement de mucosités couleur rouge de sang.

Appétit. — *Goût fade* et douceâtre *dans la bouche,* le soir et après le repas. — Goût amer du pain. — Les aliments ne semblent jamais assez salés. — *Soif* seulement *la nuit et le matin.* — Appétence pour les boissons et les aliments froids. — *Satiété prompte* en mangeant. — Incommodités après avoir mangé des aliments gras ou des oignons. — Après le repas, grande paresse, ou abattement avec angoisse, et battement de cœur, ou fort ballonnement et souffrances par des flatuosités.

Estomac. — *Renvois des aliments,* après le repas. — *Renvois amers,* ou putrides. — Renvois rances, surtout après les aliments gras. — Nausées et malaise dans la région de l'estomac. — Vomissement de sérosités acidulées et d'aliments. — Crampes d'estomac, avec exacerbation excessive vers le soir. — Pression dans le scrobicule après le repas, avec douleur au toucher. — Battement dans le scrobicule. — Angoisse dans le creux de l'estomac qui monte jusque dans la tête.

Ventre. — Pression douloureuse dans la région hépatique.— *Pression dans la région des reins*. — *Ballonnement du ventre*, souvent avec douleurs contractives et crampoïdes. — Tension constrictive dans le ventre. — *Douleurs* pressives *dans le bas-ventre*, surtout vers le côté (avant la selle). — Sensation de quelque chose de vivant dans le bas-ventre. — °*Douleur dans le ventre comme par étranglement des intestins*. — Grondement et borborygmes dans le ventre. — *Induration dans le bas-ventre*. — Douleur déprimante dans les aines. — Traction dans les aines en marchant et en étant debout, avec élancements le long des cuisses, en s'asseyant. — *Gonflement douloureux des glandes de l'aine*, quelquefois avec traction jusque dans le genou.

Selles. — *Constipation qui dure plusieurs jours*, quelquefois après des pollutions. — *Ténesme avec roideur de la verge. — *Évacuation difficile d'une selle* dure, volumineuse et enduite de sang. — Ecoulement de sang pendant la selle. — *Contraction douloureuse de l'anus*, pendant la selle. — Sensation brûlante à l'anus et entre les fesses. — °*Condylomes à l'anus*. — Déchirements le long du rectum. — °*Fistule du rectum*.

Urines. — *Besoin fréquent d'uriner, avec émission abondante* d'une urine aqueuse, même la nuit. — Sédiment nuageux dans l'urine. — Urine sanguinolente. — Suintement d'urine prolongé, après avoir uriné. — *Sensation comme si une goutte coulait dans l'urèthre*, après et hors le temps de l'émission des urines. — *Sensation brûlante dans l'urèthre*, surtout le matin et dans la journée, comme aussi après et *pendant l'émission des urines*. — Elancements dans l'urèthre, pendant et hors le temps de l'émission des urines. — Cuisson dans les parties sexuelles de la femme, pendant l'émission des urines. — *Prurit dans l'urèthre*. — *Ecoulement jaunâtre par l'urèthre, avec verge cordée.

Parties génitales. — Sueur abondante aux parties génitales, surtout au scrotum. — *Gonorrhée bâtarde*. — *Condylomes sur le gland et le prépuce, humides, pruriants*, et suppurant surtout à la lune croissante. — *Ulcères comme des chancres au prépuce. — Gonflement du prépuce. — Elancements dans le scrotum, la verge et le long du cordon spermatique, jusqu'à l'ombilic. — Traction dans les testicules, avec rétraction de l'un deux (le gauche). —

Érections douloureuses, continuelles, surtout *la nuit et le matin*, avec lancinations dans l'urèthre. — *Pollutions*, avec sensation de rétrécissement de l'urèthre. — Ecoulement de liqueur prostatique. — Ecoulement abondant et aqueux par la verge.

Règles. — Prurit et cuisson brûlants, comme par excoriation, aux parties génitales. — Pression sur les parties génitales. — Douleur contractive et crampoïde dans les parties génitales, jusque dans le bas-ventre. — Gonflement et excoriation des lèvres. — °*Verrues à l'orifice de la matrice*, avec élancements et sensation brûlante en urinant. — Menstruation trop peu abondante. — Leucorrhée.

Larynx. — *Enrouement*, comme par contraction du larynx. — °*Catarrhes bronchiques opiniâtres.* — Elancement et *fourmillement dans la trachée-artère.* — Toux, le matin, provoquée par un chatouillement dans la trachée-artère. — *Toux provoquée par un échauffement.* — *Expectoration de petits globules gris, jaunes ou verts, en toussant.* — *Toux, avec expectoration de mucosités jaunes*, et douleurs dans le scrobicule, l'après-midi.

Poitrine. — Gêne de la respiration, avec forte soif d'eau et grande anxiété. — Dyspnée, avec besoin de respirer profondément. — Oppression tantôt du côté gauche de la poitrine, tantôt de l'hypochondre gauche, avec irritation qui provoque la toux. — *Douleur de poitrine, comme par quelque adhérence intérieure.* — Pression sur la poitrine, quelquefois après le repas. — Agitation et sensation de gonflement dans la poitrine. — *Lancinations dans la poitrine*, surtout *après avoir bu froid.* — Bouillonnement de sang dans la poitrine, et *battements de cœur violents et sensibles à l'ouïe*, surtout *en montant un escalier.* — *Battement de cœur, avec nausées.* — *Sensibilité douloureuse de la région du cœur.* — Couleur bleue de la peau, autour des clavicules.

Tronc. — Douleur de brisement et roideur aux reins, dans le dos et la nuque, surtout le matin, après s'être levé. — Tractions dans le dos et aux reins, en étant assis. — Térébration dans le dos. — Pulsation dans l'épine dorsale. — *Furoncles au dos.* — Inquiétudes dans la nuque, le cou et la poitrine. — *Tension de la peau de la nuque en remuant la tête.* — Gonflement des glandes du cou. — *Gonflement des veines du cou.* — *Sueur abondante sous les aisselles.*—Taches brunes sous les bras, comme des taches de naissance.

Bras. — *Battement dans l'articulation de l'épaule.* — *Douleur d'ulcération, déchirante, pulsative, depuis l'épaule* jusqu'au bout des doigts. — Douleur de luxation dans l'épaule et le bras, avec craquement. — *Traction fouillante dans les bras, comme dans l'os ou le périoste.* — *Tressaillement involontaire des bras, le jour.* — La nuit, sensation de froid, au bras. — *Lancinations dans les bras et les articulations.* — Craquement dans l'articulation du coude, en étendant les bras. — Tache rouge marbré à l'avant-bras. — Tremblement des bras et des mains, en écrivant. — Sensation de sécheresse de la peau des mains. — *Sueur aux mains.* — *Veines gonflées aux mains.* — °*Verrues aux mains.* — Froideur, *torpeur et pâleur du bout des doigts et des doigts,* s'étendant quelquefois jusqu'à l'avant-bras. — Fourmillement et élancements dans le bout des doigts. — *Gonflement rouge et douloureux du bout des doigts.* — *Les douleurs dans les bras s'aggravent en les laissant pendre ou à la chaleur; elles s'améliorent par le mouvement, le froid et après la transpiration,

Jambes. — Traction dans les jambes. — *Elancements dans les jambes et les articulations.* — Grande faiblesse et *lassitude dans les jambes,* surtout en montant un escalier. — Pesanteur et roideur des jambes, en marchant. — Sueur abondante aux cuisses et aux parties génitales. — Prurit aux cuisses. — Eruption boutonneuse aux fesses, aux cuisses et aux genoux. — Ulcères aux cuisses. — Craquement dans les articulations des genoux et des pieds, en les étendant. — Pustules suppurantes aux genoux. — Nodosités ₍blanches, avec prurit violent aux orteils. — *Gonflement inflammatoire et rouge du bout des orteils,* ou du cou-de-pied, avec douleur et tension en s'appuyant sur le pied et pendant le mouvement. — Taches rouge marbré sur le cou-de-pied. — Sueur aux pieds, principalement aux orteils. — *Engelures* aux orteils.

VALERIANA OFFICINALIS.

VALER. — Valériane officinale. — *Archives de* STAPF. — *Hist. nat. et prép.* Voy. Pharmac. homœop. — *Doses usitées :* 12, 30. — *Durée d'action :* 3 à 10 jours dans quelques cas.
ANTIDOTES : Camph, coff.
COMPARER AVEC : Arn. *bell.* cham. cocc. coff. con. ign. *merc.* n-vom. plat. puls. *stann.*

CLINIQUE. — On a employé ce médicament contre quelques cas de *Fièvre intermittente,* ainsi que contre des *Céphalalgies* et des *Coliques* chez des personnes *hystériques.*

SYMPTOMES GÉNÉRAUX. — *Déchirement rhumatismal dans les membres,* généralement en dehors des articulations, *principalement dans le repos,* après le mouvement, et le plus souvent *soulagé par le mouvement,* ou transformé par la marche en d'autres sensations et à d'autres parties. — *Douleurs tressaillantes et ébranlantes, apparaissant subitement et par accès.* — Douleurs qui se manifestent lorsqu'on reste longtemps dans une position quelconque, et s'améliorent lorsqu'on en change. — Traction et tressaillement aux membres, comme si c'était dans les os. — Douleur de paralysie dans les membres, vers la fin d'une promenade. — Souffrances périodiques, réapparaissant après 2, 3 mois. — Attaques d'épilepsie. — Torpeur paralytique dans les membres. — La plupart des symptômes se manifestent le soir et après le dîner. — *Surexcitation et irritabilité maladives*, générales, avec lassitude dans les membres, grande gaieté et apparence de vigueur. — Courbature, surtout dans les membres inférieurs, le matin, après s'être levé. — Eruptions de petites nodosités, d'abord rouges et confluentes, puis blanches et dures,

Sommeil. — *Insomnie.* — Sommeil agité, avec jactation et rêves anxieux et confus.

Fièvre. — *Frisson, avec chaleur continue*, après un court frisson, accompagné d'*embarras de la tête et de soif.* — Pouls accéléré. — *Sueur fréquente*, surtout à la face et au front (souvent apparaissant subitement, et se dissipant promptement).

Moral. — *Sensation anxieuse, hypochondriaque*, comme si tout ce qui environne était désert, déplaisant ou inconnu. — *Surexcitation joyeuse, tremblante.* — Peur, le soir. — Désespoir. — *Apparition alternative des symptômes moraux les plus opposés.*—*Mobilité excessive des idées.*—Hallucinations et erreurs du sentiment général.

Tête. — Tête embarrassée, comme par l'ivresse. — Ivresse et étourdissement, avec absence d'idées. — *Tournoiement dans la tête en se penchant en avant.* — *Céphalalgie apparaissant subitement ou par accès.* — *Céphalalgie pressive ou avec lancinations pressives, surtout dans le front, vers les orbites*, alternant souvent avec embarras et étourdissement dans la tête. — Douleur tractive *d'un* côté de la tête, par un courant d'air. — Contraction étourdissante dans la tête, comme par un coup violent sur le vertex. — Sensation de froid glacial, à la partie supérieure de la tête, par la pression du chapeau.

Yeux. — Yeux abattus, comme après une débauche nocturne, surtout après le repas. — Pression, sensation brûlante et *cuisson dans les yeux.* — Rougeur et *douleur d'excoriation au bord des paupières.* — Gonflement et sensibilité douloureuse des paupières. — *Myopie.* — Clarté et *lueur devant les yeux*, dans l'obscurité, de manière que les objets deviennent presque reconnaissables. — Étincelles devant les yeux.

Oreilles — Dents. — Otalgie, avec traction crampoïde. — Tressaillement dans les oreilles. — Tintement et sonneries dans les oreilles. — Douleur faciale, avec traction crampoïde dans les os des joues. — Rougeur et chaleur des joues, au grand air. —

Vésicules blanches sur la joue et la lèvre supérieure, douloureuses au toucher. — Odontalgie, avec douleur lancinante.

Appétit. — *Goût dans la bouche* (et odeur devant le nez), *comme de suif fétide.* — Goût amer sur le bout de la langue, en la passant sur les lèvres, après le repas. — Goût fade et muqueux de la bouche, le matin, après le réveil. — Boulimie, avec nausées.

Estomac. — *Renvois avec goût d'œufs pourris*, le matin au réveil. — Renvois fréquents, à vide, ou rances et brûlants. — *Nausées, avec envie de vomir*, et sensation comme s'il y avait un fil depuis le gosier jusque dans le ventre, avec accumulation abondante de salive. — Nausées, avec évanouissement, lèvres blanches et froideur du corps. — *Vomissement* de bile et de mucosités, avec violent frisson grelottant. — Vomissement nocturne. — Faiblesse de l'estomac et de la digestion. — *Pression dans le scrobicule*, apparaissant subitement, et se dissipant promptement par un gargouillement dans le ventre.

Ventre. — Douleurs dans la région hépatique et l'épigastre, au toucher. — Secousses douloureuses dans l'hypochondre droit. — Lancinations dans la région des reins, en s'asseyant. — *Ventre ballonné* et dur. — Forte sensation d'expansion dans le ventre, comme s'il allait éclater. — Propension à rétracter le ventre. — *Crampes abdominales*, généralement *le soir, au lit*, ou après le dîner, ne se laissant soulager par aucune position. — Coliques par des hémorrhoïdes. — Tranchées et pincements douloureux dans le ventre, en le rétractant. — *Maux de ventre, le soir*, du côté gauche, comme par ulcération sous-cutanée. — Traction, pression et *douleurs de meurtrissure dans le bas-ventre*, les aines et les muscles abdominaux, comme après un refroidissement, ou un tour de reins. — Douleurs fouillantes dans le ventre.

Selles — Urines. — *Selles diarrhéiques.* — Selles verdâtres, de la consistance de la bouillie, mêlées de sang. — Térébrations douloureuses dans le rectum. — Écoulement de sang par l'anus. — *Ascarides du rectum.* — *Émission d'urine, abondante et fréquente.*

Poitrine. — Gêne de la respiration et angoisse sur la poitrine. — Oppression de la respiration, avec pression sur la partie inférieure de la poitrine. — *Lancination dans la poitrine*, quelquefois *du côté gauche* (dans la région du cœur), en inspirant. — Éruption de petites nodosités dures sur la poitrine.

Tronc. — Douleur tractive aux reins et dans le dos. — *Douleur dans la région des lombes, comme après avoir pris un refroidissement ou s'être donné un tour de reins.* — Douleurs rhumatismales dans les omoplates.

Bras. — Tractions crampoïdes et tressaillements, ou bien déchirement dans les bras. — Douleur paralytique dans les articulations de l'épaule et du coude, vers la fin d'une promenade. — Eruption de petites nodosités dures sur les bras. — Tremblement des mains, en écrivant. — Secousses douloureuses à travers la main.

Jambes. — Douleur brûlante dans les hanches, le soir, au lit. — Traction crampoïde et tressaillement dans les cuisses. — Grande pesanteur et lassitude dans les jambes, mais surtout dans les mollets. — Douleur de brisement dans les cuisses et le tibia. — Douleur paralytique dans les genoux, vers la fin d'une promenade. — Douleur tensive dans les mollets. — Déchirements dans les mollets, surtout en croisant les jambes. — Traction dans les articulations des pieds, en s'asseyant. — Douleur de luxation dans les articulations du pied et les malléoles. — *Douleurs* et élancements *dans les talons*, surtout en étant assis. — Déchirements dans la plante des pieds et sur les orteils.

VERATRUM ALBUM.

VERAT. — Hellébore blanc. — Hahnemann. — *Hist. nat. et prép.* Voy. Pharmac. homœop. — *Doses usitées :* 12, 30. — *Durée d'action :* 2 à 3 semaines dans quelques affections chroniques.

Antidotes : Acon. camph. chin. coff. — *On l'emploie comme antidote de :* Ars. chin. fer.

Comparer avec : *Acon. ars. arn.* bry. camph. caps. caus. *chin.* cic. *coff.* coloc. *cupr. dros. fer.* hell. *hyos.* ign. *ipec.* laur. lyc. magn m. *merc.* mez. *op.* phos. *phos-ac.* puls. rhus. rut. sabad. sec. *sep.* sil. *spig. stram.* sulf. tart. zinc. — C'est surtout après : *Ars. chin. cupr. phos-ac.*, que veratrum est efficace, lorsqu'il est d'ailleurs indiqué. — Après veratrum, conviennent quelquefois : *Ars. arn. chin. cupr. ipec.*

CLINIQUE. — Se laissant guider par l'*ensemble des symptômes*, on verra les cas où l'on pourra consulter ce médicament contre : — Affections chroniques par l'abus du quinquina; Suites fâcheuses d'une peur, d'une frayeur ou d'une contrariété avec colère; Souffrances rhumatismales; Spasmes hystériques; Faiblesse physique et nerveuse, par suite de fortes maladies aiguës; Éruptions galeuses; Fièvres gastriques; Fièvres intermittentes; Manie; Migraine; Céphalalgie nerveuse, chez des jeunes filles hystériques et de jeunes femmes; Amblyopie amaurotique; Odontalgies rhumatismales et autres; Faim canine, même à la suite de maladies aiguës (dans la convalescence); *Choléra sporadique ou asiatique;* Dyspepsie avec vomissement des aliments; Hématémèse; Diarrhées de différentes natures, même celles produites par des boissons froides, lorsqu'on s'est échauffé; Constipation opiniâtre; Dysménie des jeunes filles; Vomissement et autres souffrances gastriques des femmes enceintes; Nymphomanie des femmes en couche; Fièvre puerpérale; Hernies des enfants à force de crier; Coqueluche; Grippe; etc., etc.

☞ *Voy. la note*, page 15.

SYMPTOMES GÉNÉRAUX. — °*Accès de douleurs, qui provoquent chaque fois*, pendant un court espace de temps, *le délire et la démence.* — Douleur tractive dans les membres, surtout en marchant beaucoup. — *Douleur pressive de brisement dans les membres*, les muscles et les os. — *Douleur paralytique dans les membres*, comme après une grande fatigue ou un grand épuisement. — Déchirement dans les muscles extenseurs, en étant assis. — °*Douleurs dans les membres, auxquels la chaleur du lit est insupportable*, qui se soulagent en se levant, *et se dissipent complétement en se promenant*, apparaissant généralement vers 4 à 5 heures du matin. — °Douleurs dans les membres, aggravées au printemps, en automne, par un mauvais temps, le froid et l'humidité. — Douleurs aggravées en entendant parler. — Relâchement des muscles. — Engourdissement des membres. — Roideur des membres, principalement le matin et après une promenade. — *Tremblement des membres.* — Elancements dans les membres, comme par des étincelles électriques. — Accès de crampes et *mouvements convulsifs des membres.* — °Accès de spasmes avec serrement des mâchoires, perte des sens et du mouvement, et tressaillement convulsif des yeux et des paupières; avant l'accès, angoisse, découragement et désespoir. — (Attaques d'épilepsie). — Spasmes toniques, quelquefois avec contraction de la paume des mains et de la plante des pieds. — *Plusieurs symptômes sont renouvelés lorsqu'on se lève et apaisés lorsqu'on se couche. — *Prostration des forces, subite, générale et paralytique.* — *Faiblesse excessive, chronique*, qui ne permet ni d'être assis, ni de rester couché, ou bien provoquée par le moindre mouvement. — Marche chancelante. — *Accès d'évanouissement*, quelquefois même au moindre mouvement. — *Amaigrissement général.* — Fourmillement dans tout le corps, jusqu'au bout des doigts et des orteils. — On est affecté par le grand air.

Peau. — Eruptions miliaires, qui démangent à la chaleur et brûlent après avoir gratté. — Eruptions urticaires. — *Éruptions sèches, ressemblant à la gale*, avec prurit nocturne. — Dartres sèches — Desquamation de l'épiderme. — *Peau flasque et sans élasticité.* — °Couleur blanchâtre de la peau.

Sommeil. — *Engourdissement somnolent, ou coma vigil*, avec connaissance incomplète, sursauts avec effroi et yeux à demi ouverts ou fermés d'un seul côté. — *Insomnie nocturne, avec forte angoisse.* — Sommeil par trop profond. — Sommeil, avec bras passés sur la tête. — *Rêves anxieux.* — Gémissement pendant le sommeil.

Fièvre. — *Froid général de tout le corps, et sueurs froides visqueuses.* surtout au front. — Horripilation et frisson, avec soif d'eau froide. — Horripilation et chair de poule, après avoir bu. — °*Fièvre avec froid extérieur seulement.* — °Violent *frisson* grelottant (suivi de chaleur et de soif peu forte), *puis sueur,* qui se transforme bientôt en froid. — °*Frisson,* d'abord *avec forte soif,* suivi de frisson alternant avec chaleur, puis *chaleur permanente avec soif.* — *Fièvre, avec chaleur intérieure seulement, et urine foncée; ou °avec vomissement et diarrhée, ou avec constipation; °pendant le frisson, vertige, nausées et douleurs aux reins et dans le dos. — *Pendant la chaleur, assoupissement continuel, ou délire *avec rougeur de la face. — °*Fièvre avant minuit* et le matin, quotidienne, tierce ou quarte. — °*Pouls lent* et presque éteint, ou petit, accéléré et intermittent. — *Sueur facile à provoquer le jour,* par le moindre mouvement.

Moral. — Abattement mélancolique, tristesse et besoin de pleurer. — Affliction inconsolable, avec hurlements et cris pour des malheurs imaginaires. — *Angoisse excessive et inquiétude, avec appréhensions et trouble de conscience,* surtout *la nuit* ou le matin, souvent aussi chaque fois qu'on se lève de son siége ou du lit. — *Forte disposition à s'effrayer,* et *caractère peureux.* — *Angoisse mortelle. — *Découragement et désespoir. — *Agitation affairée; on se donne beaucoup de mouvement,* avec grande disposition au travail. — *Disposition à se fâcher,* pour la moindre chose, souvent suivie d'anxiété et de battement de cœur. — *Grande disposition au silence,* avec injures à la moindre provocation. — Disposition à s'entretenir des fautes d'autrui. — Gaieté immodérée et loquacité. — *Fureur,* avec envie de mordre, de tout déchirer et de s'enfuir. — Perte de la mémoire. — *Absence d'idées.* — Perte de sens. — *Aliénation mentale et démence;* avec chant, sifflement, rire, besoin de courir de côté et d'autre, idées et actions extravagantes et orgueilleuses, ou bien encore avec disposition à se dire atteint d'affections qui n'ont pas la moindre vraisemblance et sont tout à fait fictives. — *Accès d'aliénation érotique ou religieuse. — *Délires violents.

Tête. — Embarras dans la tête, comme si, au dedans, tout était mouvant, surtout le matin. — Emoussement de tous les sens. — *Vertige tournoyant.* — Ivresse et étourdissement. — *Accès de maux de tête, avec pâleur du visage, nausées et vomissements.* —

Maux de tête, avec roideur douloureuse de la nuque. — Mal de tête avec flux d'urine. — Maux de tête par accès, comme si *le cerve u était meurtri ou déchiré.* — *Céphalalgie pressive,* souvent dans le vertex, *ou bien semi latérale,* avec douleur d'estomac. — Douleur constrictive dans la tête (et le gosier). — Douleur incisive au vertex. — Ebranlement dans la tête, avec tressaillement dans les b as et pâleur des doigts. — Forte congestion de sang à la tête, en se baissant. — *Maux de tête pulsatifs.* — *Douleur brûlante dans le cerveau.* — Sensation de froid et de chaleur à l'extérieur de la tête, avec *sensibilité douloureuse des cheveux.* — *Froid au vertex,* comme s'il y avait là un morceau de glace. — *Sueur froide au front.*

Yeux. — *Douleur dans les yeux,* comme si le globe était meurtri. — *Déchirement douloureux, ou compression dans les yeux.* — *Ardeur* permanente *dans les yeux.* — Rougeur des yeux. — *Inflammation douloureuse des yeux, surtout de l'œil droit,* et parfois avec maux de tête violents, et insomnie nocturne. — Yeux ternes, troubles, jaunâtres. — Couleur bleue des yeux. — Yeux noyés et comme recouverts de blanc d œuf. — *Sécheresse excessive des paupières.* — *Larmoiement abondant,* souvent avec ardeur, douleurs incisives et sensation de sécheresse dans les yeux. — Agglutination des paupières, pendant le sommeil — *Paralysie des paupières.* — Yeux convulsés, proéminents. — *Pupilles fortement contractées ou dilatées* d'une manière sensible. — Perte de la vue. — Diplopie. — *Cécité nocturne.* — Étincelles et taches noires devant les yeux, surtout en se levant de son siége ou du lit.

Oreilles. — Elancements dans les oreilles. — Pression et étreintes dans les oreilles. — Sensation de froid alternant avec chaleur dans les oreilles. — *Surdité,* comme par obturation des oreilles. — Bruissement dans les oreilles, surtout en se levant de son siége.

Nez. — *Froid glacial du nez.* — Inflammation et douleur d'ulcération dans l'intérieur du nez. — Douleur contractive et déprimante dans l'os du nez. — Epistaxis nocturne, ou par une seule narine. — Odeur de fumier, devant le nez. — *Sensation de sécheresse* pénible *dans le nez.* — Eternument violent et fréquent. — Coryza.

Visage. — *Face pâle, froide, hippocratique, hâve, avec nez effilé,* et cercle bleu autour des yeux. — Visage bleuâtre. — °Couleur jaunâtre de la face. — °Rougeur de l'une des joues, avec pâleur de l'autre. — *Rougeur et pâleur alternatives de la face.* — Rougeur de la face lorsqu'on est couché, pâleur en se redressant. — *Chaleur brûlante, rougeur foncée et sueur du visage.* — °*Sueur* *froide à la face.* — *Douleurs faciales*, tractives et tensives, d'un seul côté et s'étendant jusqu'à l'oreille. — Tressaillement et pincements dans les muscles de la face. — Pustules à la face, vers la fin avec douleur d'excoriation au toucher. — Couperose à la face. — Eruption miliaire sur les joues. — Bouffissure de la face. — *Lèvres sèches, noirâtres et gercées.* — Eruption aux commissures des lèvres. — Couperose autour de la bouche et du menton. — *Crampe de la mâchoire.* — Douleur et gonflement des glandes sous-maxillaires.

Dents. — Odontalgie, avec maux de tête et face rouge, bouffie. — *Odontalgie* (quelquefois pulsative) *avec gonflement du visage, sueur froide au front, nausées et vomissements*, courbature et froid de tout le corps, prostration des forces jusqu'à la défaillance, chaleur intérieure et soif inextinguible. — Pression et sensation de pesanteur excessive dans les dents, avec tiraillement pendant la mastication, même des aliments mous. — *Grincement des dents.* — Vacillement des dents.

Bouche. — *Bouche sèche* et pâteuse. — *Salivation*, avec nausées, ou avec goût âcre ou salé. — *Écume à la bouche.* — Sensation de froid ou *brûlement dans la bouche et sur la langue.* — Inflammation de l'intérieur de la bouche. — °*Langue sèche, noirâtre, fendillée*, ou rouge et enflée. — °Langue chargée d'un enduit jaune. — Bégayement. — *Perte de la parole.* — Sensation de torpeur et grande sécheresse au palais.

Gorge. — *Mal de gorge, avec douleur constrictive* d'étranglement, surtout pendant la déglutition. — *Rétrécissement du gosier* comme par un gonflement pressif. — Gonflement du gosier avec péril de suffocation. — Sensation de froid ou *brûlement dans l'arrière-bouche et le gosier.* — Sécheresse dans la gorge, qui ne peut être apaisée par aucune boisson. — Apreté et grattement dans la gorge.

Appétit. — *Insipidité* de la salive *dans la bouche.* — *Goût amer, bilieux, dans la bouche.* — *Goût putride dans la bouche*, comme du fumier, herbacé. — Goût frais ou piquant dans la bouche et la gorge. — *Soif inextinguible, avec désir de boissons froides* principalement. — Appétit et désir d'aliments, même dans l'intervalle des vomissements et des évacuations alvines. — Faim ardente et voracité. — *Boulimie.* — *Désir ardent et continuel d'acides et de choses fraîches* (des fruits). — Répugnance pour les aliments chauds. — °*Pour peu qu'on ait mangé, vomissement immédiat et diarrhée.* — °*En mangeant, nausées avec faim et pression à l'estomac.* — °*Après le repas, hoquet, envie de vomir et régurgitation de sérosités amères.*

Estomac. — Renvois avec goût des aliments. — *Renvois violents,* *à vide*, même après le repas. — *Renvois amers* ou aigres. — Hoquet fréquent et violent. — *Nausées violentes, avec envie de vomir, souvent au point de s'évanouir* et généralement *avec forte soif*. — **Nausées fréquentes ou continuelles*, même le matin. — Ecoulement d'eau par la bouche, comme par pituites. — **Vomissement violent, avec nausées continuelles, grand épuisement* et *besoin de se coucher*, précédé de mains froides avec horripilation sur tout le corps, accompagné de chaleur générale et suivi de bouillonnement de sang et de chaleur aux mains. — **Vomissement des aliments.* — **Vomissement amer ou aigre.* — **Vomissement d'écume et de mucosités vert* jaunâtre ou blanches. — Vomissement de mucosités, la nuit. — *Vomissement de bile noire et de sang.* — **Vomissement* continuel, *avec diarrhée* et pression dans le scrobicule. — **La moindre goutte de liquide et le plus léger mouvement provoquent les vomissements.* — En vomissant, contraction douloureuse du ventre. — Douleur d'estomac, avec faim et soif ardente. — **Sensibilité excessive de la région de l'estomac et du scrobicule.* — **Angoisse excessive au creux de l'estomac.* — Vacuité et malaise dans l'estomac. — Crampe d'estomac. — *Pression dans le scrobicule*, s'étendant quelquefois jusque dans le sternum, les hypochondres et le bas-ventre, surtout après le repas. — **Sensation brûlante dans le creux de l'estomac.* — Inflammation de l'estomac.

Ventre. — Coliques dans la région ombilicale. — *°Grande sensibilité douloureuse du ventre, au toucher.* — Maux de ventre nocturnes, avec insomnie. — Gonflement du ventre. — °Ventre dur et ballonné. — Tension dans les hypochondres et la région ombilicale. — **Crampes abdominales, et coliques.* — Maux de ventre pressifs, tractifs, le soir, en marchant. — *Tranchées comme avec des couteaux*, accompagnées de diarrhée et de soif avec diurèse. — **Sensation brûlante dans toute l'étendue du ventre*, comme par des charbons ardents — Douleur de meurtrissure dans les entrailles. — Inflammation des intestins. — *Hernie inguinale.* — **Colique flatulente*, avec gargouillement bruyant et borborygmes dans le ventre. — Plus les flatuosités tardent à être expulsées, plus elles sortent difficilement. — Expulsion violente de vents par le haut et le bas.

Selles. — **Constipation*, quelquefois *opiniâtre*, le plus souvent par inactivité du rectum, et souvent accompagnée de chaleur et de maux de tête. — Resserrement du ventre. — Selles dures et d'un moule trop volumineux. — **Diarrhées violentes et douloureuses, ou tout à fait indolores*, souvent avec tension du ventre, précédées et suivies de *tranchées*. — Diarrhée de matières âcres, avec sensation brûlante à l'anus. — Diarrhées nocturnes. —

*Selles diarrhéiques, noirâtres, verdâtres, brunâtres. — Selles diarrhéiques sanguinolentes. — Évacuation inaperçue d'une selle liquide, en exp isant un vent. — *Pen lant la selle, grande lassitude, frisson avec horripilation, pâleur du visage, sueur froide au front et anxiété, avec crainte d'apoplexie. — Sensation brûlante à l'anus, pendant la selle. — Douleur d'ex oriation à l'anus. — Pression vers l'anus, avec hémorrhoïdes aveugles. — Symptômes vermineux.

Urines. — Rétention d'urine. — Envie d'uriner, pendant que la vessie est vide, comme si l'urèthre était étranglé derrière le gland. — Urine plus rare, jaune et déjà trouble lorsqu'on l'émet. — *Flux d'urine*, avec faim et soif ardente, maux de tête, nausées avec envie de vomir, coliques, dureté des selles et coryza. — *Écoulement involontaire des urines.* — Urine âcre. — *Urine foncée ou verdâtre.* – Douleur pressive dans la vessie et *sensation brûlante en urinant.*

Parties génitales. — Sensibilité excessive des parties génitales. — Excoriation du prépuce. — Tractions dans les testicules. — *Règles trop hâtives et trop abondantes.* — *Suppression des règles.* — Avant les règles, *maux de tête*, vertige, épistaxis et sueur nocturne. — °Au début des règles, diarrhée, nausées et frissons. — Pendant les règles, maux de tête, le matin, avec nausées et envie de vomir, bourdonnement d'oreilles, soif ardente et douleurs dans tous les membres. — Vers la fin des règles, grincement des dents et visage bleuâtre. — °Règles supprimées, avec délire.

Larynx. — °*Spasmes du larynx.* — Poitrine chargée de mucosités, avec âpreté et grattement dans la gorge. — *Toux provoquée par un chatouillement, profondément dans les bronches*, avec expectoration facile, ou bien sèche. — *Toux violente, avec rapports continuels, comme si on allait vomir.* — *Toux, le soir*, avec salivation. — *Toux sèche*, ardente, généralement *le soir* et le matin. — *Toux avec douleur dans le côté*, faiblesse et gêne de la respiration. — *Toux creuse, profonde*, comme venant du ventre, avec douleurs incisives dans l'abdomen. — *En toussant, lancinations vers l'anneau inguinal. — *Toux, semblable à la coqueluche, avec vomissement. — *En entrant dans un appartement chaud, toux avec expectoration jaunâtre*, suivie de douleur de meurtrissure dans la poitrine. — Toux, avec expectoration abondante.

Poitrine. — *Étouffement de la respiration*, fréquemment, au point de suffoquer, produite généralement par une *constriction spasmodique de la gorge ou de la poitrine.* — Haleine courte, au moindre mouvement. — *Dyspnée et gêne de la respiration*, même en étant assis. — *Poitrine très-oppressée*, avec douleur dans le côté, en respirant. — *Pression à la poitrine*, surtout *dans la région du sternum*, et principalement après avoir bu ou mangé. — Sensation de plénitude dans la poitrine, qui force à des renvois continuels. — Serrement dans la poitrine, surtout après avoir bu. — *Crampe de poitrine, avec constriction douloureuse.* — Contraction spasmodique des muscles de la poitrine. — Douleur incisive dans la poitrine. — Élancements par accès dans la poitrine, avec étouffement de la respiration. — *Battement de cœur violent, qui soulève les côtes*, avec étouffement et *accès d'angoisse de cœur excessive.*

Tronc. — *Douleur de brisement aux reins et dans le dos, avec pression tractive, surtout en se baissant et en se redressant.* — Serrement entre les omoplates. — Roideur rhumatismale de la nuque, avec vertige, lorsqu'on la bouge. — *Faiblesse paralytique des muscles du cou;* ils ne peuvent plus supporter la tête.

Bras. — *Douleur de brisement paralytique dans les bras*, depuis l'articulation de l'épaule jusque dans le poignet. — Tressaillement dans les bras. — Froideur ou sensation de plénitude et de gonflement dans les bras. — Sensation continuelle d'engourdissement des bras — Tremblement des bras, en saisissant un objet. — Ebranlements dans le coude, comme par des étincelles électriques. — Dartre sèche à la main. — Fourmillement dans les mains et les doigts. — Engourdissement et pâlissement des doigts — *Froid glacial des mains.*—*Tiraillement et crampes dans les doigts.*

Jambes. — Paralysie dans l'articulation coxo-fémorale, avec gêne, en marchant. — *Douleur de brisement paralytique dans les jambes.* — Déchirement arthritique, et tractions dans les jambes et les pieds. — Sensation continuelle d'engourdissement des jambes. — Tension des tendons du jarret, comme s'ils étaient trop courts. — Douleur de brisement dans les genoux, en descendant les escaliers. — Ebranlements dans le genou, comme par des étincelles électriques. — Pesanteur excessive et douloureuse dans les genoux, les jambes et les pieds, avec marche difficile. — *Crampes violentes dans les mollets et les pieds.* — Gonflement rapide des pieds. — *Froid glacial des pieds* — Tremblement des pieds, avec froid, comme s'il y circulait de l'eau froide. *Élancements dans les (gros) orteils.*—Goutte douloureuse aux pieds. — Lancinations et douleur d'excoriation dans les cors aux pieds.

VERBASCUM.

VERB. — Bouillon-blanc. —HAHNEMANN.. — *Hist. nat. et prép.* Voy. Pharmac. homœop. — — *Dose usitée :* 30. — *Durée d'action :* 4 à 5 jours.

Antidote : Camph.
Comparer avec : Plat. stann.

***

CLINIQUE. — On verra les cas où ce médicament pourra être consulté contre des *Toux catarrhales*, surtout *chez les enfants*, seule affection dans laquelle on l'ait jusqu'ici employé.

***

SYMPTOMES GÉNÉRAUX. — Paresse générale et envie de dormir, le matin, après le lever. — *Pandiculation* et bâillements fréquents. — *Déchirements*, quelquefois lancinants, à diverses parties. — Chancellement en marchant. — *Forte envie de dormir après le repas.* — Sommeil agité, la nuit, avec jactation. — Sommeil peu prolongé, la nuit, seulement jusqu'à 4 heures du matin, avec rêves anxieux, épouvantables, de guerres et de cadavres. — *Froid de tout le corps*, sensible même à l'extérieur, aux mains et aux pieds. — Horripilation, surtout d'*un* côté du corps, comme si on était inondé d'eau froide. — Apathie. — Morosité, mauvaise humeur et caractère irascible. — Gaieté, avec rire. — Surexcitation morale, * avec images voluptueuses. — Faiblesse de la mémoire. — Distraction. — Affluence d'idées et d'imaginations.

Tête. — Hébétude et embarras dans la tête. — *Accès de vertige*, comme par une pression dans la tête, ou bien en pressant sur *une* joue. — Mal de tête, comme si tout allait sortir par le front. — *Maux de tête pressifs, étourdissants*, principalement *dans le front*, ou semi-latéraux, et principalement en passant de la chaleur au froid. — Pesanteur de la tête, avec douleur sourde. — Pincement dans les tempes. — Elancement étourdissant dans les tempes. — Résonnement dans la tête, en marchant.

Yeux — Oreilles. — Douleurs dans les yeux, comme par contraction des oreilles, avec ardeur dans les yeux. — Vue trouble, comme à travers un voile. — *Déchirement dans les oreilles*, quelquefois en mangeant, avec lancinations. — Sensation comme si l'oreille se rétractait. — *Surdité*, comme si quelque chose obstruait l'oreille. — Sensation d'obturation des oreilles, en lisant à haute voix.

Face et Dents. — *Névralgie faciale*, généralement avec douleurs *étourdissantes*, *pressives* ou *tensives*, principalement dans les *pommettes* en partant de l'*articulation de la mâchoire*, aggravée en serrant les dents et par la pression extérieure. — Elancements dans les pommettes, avec pression sourde. — Forte tension dans les téguments du menton et des muscles masticateurs. — Odontalgie avec douleur déchirante, dans les dents molaires.

Bouche — Appétit. — Accumulation abondante de salive salée dans la bouche. — Langue jaune brunâtre, chargée de mucosités visqueuses, le matin et après le dîner. — Goût fade, avec haleine fétide. — Faim sans appétence pour les aliments, qui répugnent. — Soif inextinguible.

Estomac. — Régurgitation de sérosités insipides. — *Renvois à vide*, ou bien amers, avec envie de vomir. — Hoquet fréquent. — Pression à l'estomac. — Sensation de vacuité dans le creux de l'estomac, qui se dissipe par des gargouillements. — Gargouillements fréquents, sous les côtes du côté gauche. — Tranchées et élancements dans l'hypochondre gauche.

Ventre. — Ballonnement du ventre. — *Pression forte* et douloureuse, *sur l'ombilic, comme par une pierre,* soulagée en se courbant. — Constriction crampoïde du bas-ventre, vers la région ombilicale. — Maux de ventre qui s'étendent profondément vers le bas, avec envie d'aller à la selle et contraction spasmodique de l'anus. — Pincements et tranchées dans le ventre. — *Élancements dans le ventre,* principalement dans la région ombilicale, quelquefois déchirants, et se dirigeant vers le bas. — Sensation comme si les intestins étaient adhérents à la région ombilicale et qu'on les arrachât.

Selles et Urines. — Selles supprimées. — Selles dures, comme des crottes de mouton, avec efforts. — *Besoin fréquent d'uriner, avec émission abondante.* — Pollutions.

Larynx. — °Sensation d'obturation du larynx et du nez, avec *enrouement* en lisant à haute voix. — °*Catarrhe, avec enrouement et poitrine chargée.* — °*Toux,* surtout *le soir* et *la nuit, en dormant,* généralement *âpre* et *sèche,* ou *creuse* et *sourde.*

Poitrine et Tronc. — *Élancements dans la poitrine,* quelquefois avec oppression et étouffement de la respiration. — Tension dans la poitrine, avec lancinations dans la région du cœur, le soir, après s'être couché. — Lancinations dans le dos et les omoplates. — Nodosité rouge près du cartilage xiphoïde, douloureuse en pressant dessus.

Extrémités. — Déchirement à l'épaule, dans le dos de la main et le coude. — Pression crampoïde dans l'avant-bras, la main et le pouce. — *Élancements* déchirants *dans la main et les doigts.* — Douleur tensive dans le poignet. — Douleur de luxation dans l'articulation de la main. — Douleur paralytique dans les articulations des doigts. — Pesanteur excessive et lassitude dans les jambes et les pieds, surtout en montant les escaliers. — Pression crampoïde dans les cuisses, les jambes et la plante des pieds. — Tremblement des genoux. — Lancinations sourdes dans la rotule, les os du pied et les orteils. — Déchirement le long des jambes.

VIOLA ODORATA.

VIOL-OD. — Violette de mars. — *Archives de* Stapf. — *Hist. et prép.* Voy. Pharmac.
homœop. — *Doses usitées :* 9 à 30° — *Durée d'action :* 2 à 4 jours.
Antidote : Camph.

CLINIQUE. — Jusqu'ici on n'a encore employé ce médicament
que contre des souffrances *hystériques*.

SYMPTOMES GÉNÉRAUX. — Relâchement de tous les muscles.
— Douleurs tractives dans les membres. — Douleur de brisement
dans toutes les articulations, le matin, au réveil. — Tremblement
des membres. — Brûlement et chaleur fugace à diverses parties.
— Les souffrances sont douces, mais cependant très-distinctes et
les mêmes dans toutes les positions. — Bâillement tous les matins, avec larmoiement. — On est couché sur le dos, la nuit pendant le sommeil, la main gauche passée sous la tête et les genoux
pliés. — Horripilation fébrile. — Sueur nocturne. — Mélancolie
sombre et tristesse. — *Humeur hystérique, avec pleurs continuels,
sans qu'on sache pourquoi.* — Éloignement pour la conversation.
— *Faiblesse excessive de la mémoire,* et oubli. — *Grande affluence
d'idées mobiles et incomplètes.* — Perspicacité remarquable et forte
activité du cerveau. — *Prédominance de l'intelligence sur le sentiment et le cœur.*

Tête. — Embarras sourd et douloureux dans la tête. — *Vertige
tournoyant,* même en étant assis. — Céphalalgie, parfois avec
crampes dans les yeux, et cercles lumineux devant la vue. — Pesanteur de la tête avec sensation de faiblesse dans les muscles de
la nuque. — Congestion de sang à la tête, avec picotements dans
le sinciput. — *Tension dans les téguments de la tête,* s'étendant
jusque dans la face, le nez et les oreilles, forçant souvent à froncer
les sourcils. — Ardeur dans le front.

Yeux. - Crampe des paupières. — *Les yeux se ferment,* comme
par une sensation de sommeil dans les yeux et les paupières. —
Pesanteur des paupières. — Sensation comme si le globe de l'œil
était comprimé. — Ardeur et sensation brûlante dans les yeux. —
Myopie. — Flammes devant les yeux.

Oreilles. — *Élancements dans les oreilles.* — Aversion pour toute
espèce de musique, principalement pour le violon. — Bruissement
et tintement devant les oreilles.

Nez. — Selles. — Torpeur au bout du nez, comme s'il avait reçu
un coup. — Douleur faciale, avec pression tractive aux pommettes.

— *Tension dans les téguments de la face*, surtout au-dessous des yeux. — Déchirements dans la mâchoire inférieure. se dirigeant vers l'oreille. — Odontalgie, avec douleur déchirante dans les dents inférieures. — Constipation avec envie inutile d'aller à la selle. — Pollutions, suivies de maux de tête.

Larynx. — Extrém'tés. — Respiration difficile et à peine sensible, avec expiration douloureuse, angoisse excessive et battement de cœur violent. — Haleine courte. — *Forte oppression de poitrine et dyspnée*, avec pression sur la poitrne, comme par une pierre. — Tension dans les muscles du cou. — Douleur tractive dans l'articulation du coude et le dos de la main. — Douleur pressive dans le poignet.

VIOLA TRICOLOR.

VIOL-TR. — *Pensée.* — *Archives de* STAPF. — *Hist. nat. et prép.* Voy. Pharmac. homœop. — *Doses usitées :* 9, 30. — *Durée d'action :* 8 à 15 jours. ANTIDOTE : Camph.

CLINIQUE. — Jusqu'ici on n'a employé ce médicament que contre quelques cas de *Croûtes de lait.*

SYMPTOMES GÉNÉRAUX. — Accablement, quelquefois comme si on n'avait pas assez dormi. — Douleurs lancinantes dans les membres. — Éruption miliaire sur tout le corps, avec sensation lancinante, rongeante. — *Envie de dormir l'après-midi.* — Sommeil agité, avec réveil fréquent. — Sommeil tardif par affluence d'idées, avec difficulté de se réveiller, le matin. — *Rêves vifs et érotiques.* — Tressaillement des mains et rétraction des pouces, en dormant, avec rougeur de la face et chaleur sèche générale. — Disposition frileuse et froid au grand air. — Sueurs nocturnes. — Tristesse sur ses affaires domestiques. — Précipitation, comme par une angoisse interne, avec sensation de grande faiblesse. — Envie de pleurer, *mauvaise humeur, morosité*, avec éloignement pour la conversation. — Forte susceptibilité, et humeur querelleuse. — Désobéissance. — Éloignement pour le travail.

Tête. — Tête entreprise et embarrassée. — Vertige et étourdissement en marchant. — Céphalalgie, depuis la racine du nez jusque dans le cerveau, se dissipant en plein air. — Pesanteur de la tête, qui la tire en arrière, principalement en se redressant, soulagée en se baissant. — *Céphalalgie pressive*, surtout dans le front et les tempes. — Élancements dans l'occiput. jour et nuit. — Ébranlement du cerveau, en marchant.

Yeux. — Douleur dans les yeux, comme si un corps dur se trouvait entre la paupière supérieure et le globe de l'œil. — Cuisson et élancements incisifs et pruriants dans l'œil. — *Contraction et occlusion des paupières*, avec envie de dormir. — (Myopie.)

Face. — Chaleur de la face, la nuit; au lit, quelquefois semi-latérale, à la joue sur laquelle on n'est pas couché. — Peau épaisse et dure à la face. — *Croûtes à la face, avec prurit brûlant, surtout la nuit, et suintement d'un pus jaune et visqueux. — *Tension dans les téguments de la face et du front.* — Mal de gorge, le soir. — Langue chargée de mucosités blanchâtres, avec goût amer. — Accumulation de salive dans la bouche, avec sensation de sécheresse.

Estomac. — Perte de l'appétit et insipidité des aliments. — Après le repas, chaleur générale, surtout à la face (avec sueur), oppression de poitrine et forte angoisse qui ne permet pas de rester en place. — Nausées et vomituritions.

Ventre. — *Maux de ventre, avec douleurs incisives*, au point de pousser des cris, avec besoin d'aller à la selle et expulsion abondante de vents et de grosses masses de mucosités. — Élancements dans le ventre. — Élancements pressifs dans le diaphragme.

Selles. — Selles avec évacuation de mucosités et abondance de vents. — *Selles molles, comme hachées.* — Selle dure. — Besoin très-pressant d'aller à la selle.

Urines et Parties génitales. — *Besoin d'uriner, avec émission abondante.* — Ténesme de la vessie. — Urine brûlante. — *Urine fétide; comme celle des chats.* — Urine très-trouble. — Lancinations dans l'urèthre. — Élancements et pression dans la verge, se dirigeant vers le gland. — Sensation brûlante dans le gland. — Prurit et gonflement du prépuce. — Érections. — Pollutions. — Leucorrhée.

Poitrine. — Extrémités. — Élancements dans la poitrine. — Oppression et lancinations dans la région du cœur, en se tenant courbé lorsqu'on est assis. — Angoisse au cœur, en étant couché, avec palpitations de cœur. — Douleur crampoïde et contraction, avec pincement dans les omoplates. — Gonflement des glandes du cou. — Lancinations dans les articulations de l'épaule, les coudes, les avant-bras et les doigts. — Douleur de brisement dans les cuisses, le matin, au réveil. — Fléchissement des genoux en marchant, avec traction dans les mollets et les cuisses. — Tressaillement des muscles dans les mollets. — Élancements dans les rotules, le tibia et les pieds.

ZINCUM.

ZINC. — Zinc. — HAHNEMANN. — *Hist. nat. et prép.* Voy. Pharmac. homœop. — *Dose usitée :* 30. — *Durée d'action :* 30 à 40 jours dans les affections chroniques.
ANTIDOTES : Camph. hep. ign. — Le zinc est l'antidote de : *bar-c.* — Le *vin*, ainsi que *cham.* et *n-vom.*, aggrave les souffrances.
COMPARER AVEC : Ant. arn. bell. canth. *carb-veg. hep. ign.* plumb. puls. sep. stram. sulf.

CLINIQUE. — Étant indiqué par l'ensemble des symptômes, ce médicament pourra quelquefois être utile dans l'un ou l'autre cas des affections suivantes : — Luxations spontanées; Paralysies; Dartres; Amblyopie amaurotique; Gonflement inflammatoire du nez; Coliques venteuses; Gravelle et calculs rénaux??; Orchite?; Disposition à l'avortement, avec varices aux parties?; Nymphomanie des femmes en couche? *Hydrocéphale des enfants; Scarlatine.*

☞ *Voy. la note,* page 15.

SYMPTOMES GÉNÉRAUX. — *Déchirement dans les membres, aggravé toutes les fois que l'on s'échauffe ou qu'on se donne de l'exercice.* — Déchirement tractif dans la cavité des os, avec douleur tellement forte que les membres n'ont aucun soutien. — *Douleur d'excoriation.* — Douleur crampoïde et crampe dans les membres. — Frémissement visible et tressaillement à diverses parties des muscles. — Fourmillement dans les membres. — Varices. — Douleurs qui semblent quelquefois être entre cuir et chair. — *Les symptômes sont aggravés* extraordinairement par la camomille, la noix vomique et le vin, substances qui les provoquent aussi, particulièrement l'agitation nocturne et la constipation. — *La plupart des symptômes se manifestent après le dîner et vers le soir.* — **Insensibilité générale du corps.* — *°Sensation de froid dans les os.* — Pulsation violente dans tout le corps. — *Tremblement violent de tout le* corps, particulièrement après toute émotion morale. — *Pesanteur, lassitude et faiblesse excessive,* principalement *en marchant ou le matin au réveil.* — *°Répugnance pour le mouvement.*

Peau. — Prurit dans les articulations. — Prurit avec lancinations violentes, surtout le soir au lit, se dissipant immédiatement au toucher. — Fourmillement entre cuir et chair. — Éruptions chroniques. — **Dartres et ulcères dartreux.* — **Ganglions,* engelures et disposition des parties externes à se geler. — **Rhagades.* — Petits furoncles. — *°Éruptions opiniâtres.* — *°Affections hydropiques*

avec douleurs néphrétiques. — °*Scarlatine avec affections cérébrales.*

Sommeil. — *Sommeil le jour et envie continuelle de dormir,* surtout *le matin,* ou après le repas, ⁻*avec besoin de bâiller.* — Sommeil tardif. — Sommeil agité, avec réveil fréquent. — *Sommeil
non réparateur.* — *Rêves fantastiques,* effrayants, agités, ou dégoûtants et épouvantables, avec paroles et cris pendant le sommeil.
— Froid excessif aux pieds, la nuit. — Secousses dans le corps,
pendant le sommeil, et sursauts fréquents.

Fièvre. — Horripilation fébrile le long du dos. — Frissonnement
continuel, avec accroissement de chaleur intérieure. — *Horripilation fébrile,* avec chaleur fugace ; *tremblement violent des membres ;* haleine courte et chaude, et pulsation dans tout le corps.
— *Disposition à transpirer le jour.* — *Sueurs nocturnes.

Moral. — Humeur hypochondriaque. — *Pensées de mort, comme
si la fin était prochaine.* — Peur de voleurs ou de spectres
effrayants. — *Humeur chagrine, maussade,* avec *éloignement pour
la conversation, surtout le soir.* — On est fortement affecté par la
conversation ou un bruit quelconque. — Irascibilité et impatience.
— *Disposition à l'emportement,* et grand malaise lorsqu'on s'y
abandonne. — *Aversion pour le travail.* — *Humeur variable,*
avec tristesse vers midi et joie le soir, et *vice versâ.* — *Faiblesse
de la mémoire.* — *Oubli.* — Absence d'idées. — Conception difficile. — Idées incohérentes.

Tête. — Embarras et obnubilation continuelle dans la tête — *Vertige,* dans la profondeur du cerveau, principalement *dans l'occiput,* au point de faire tomber de côté. — Vertige, comme si le
siége chancelait, le matin, en se redressant au lit. — Vertige
étourdissant, avec obscurcissement de la vue et faiblesse générale.
— Céphalalgie, la nuit ou le soir après s'être couché. — Maux de
tête après avoir bu du vin. — Accès de céphalalgie, avec nausées
et vomissement. — *Céphalalgie pressive,* principalement *le matin
et dans le front,* avec embarras, ou bien dans les tempes et l'occiput. — Térébration compressive ou pression expansive dans la
tête. — *Traction dans l'occiput* et le front. — Élancements et *déchirement dans la tête,* surtout *dans les côtés,* les tempes, le front
et l'occiput, *aggravés après le dîner.* — °Douleur d'excoriation
dans la tête. — Douleurs pulsatives dans la tête. — °Bourdonne-
ment dans la tête. — Les maux de tête sont soulagés au grand air
et aggravés dans l'appartement. — Prurit et *sensation d'excoriation au cuir chevelu,* ou bien *douleur d'ulcération. — Sensation
comme si les cheveux se hérissaient. — *Calvitie.

Yeux. — Douleur dans les yeux, le soir, après s'être couché ou avoir
bu du vin.— *Pression sur les yeux,* ou sensation, comme s'ils étaient

enfoncés dans la tête. — Déchirement pressif et lancinant dans les yeux. — Prurit, cuisson et *sensation d'excoriation dans les yeux,* les paupières et *les angles* internes. — Brûlement et inflammation des yeux et des paupières. — Rougeur et inflammation de l'angle interne des yeux, avec suppuration. — °Sécheresse des yeux. — °*Chute* et *paralysie des paupières supérieures.* — Pupilles contractées. — Flocons lumineux devant les yeux, en regardant en l'air.

Oreilles. — *Otalgie, avec lancinations déchirantes,* et gonflement extérieur, surtout chez les enfants. — Ecoulement de pus fétide par les oreilles. — *Bourdonnement d'oreilles.

Nez. — *Douleur d'excoriation* dans l'intérieur *du nez.* — Pression pénible à la racine du nez, comme un serrement. — *Gonflement du nez,* intérieur et extérieur. *quelquefois aussi d'un seul côté,* avec perte de l'odorat. — Obturation du nez. — Coryza fluent, avec enrouement et sensation brûlante dans la poitrine.

Face. — Teint pâle, terreux. — Air sombre, égaré. — Déchirement et *douleur* de brisement *dans les os de la face.* — Gerçure des lèvres et des commissures des lèvres, avec ulcération intérieure. — Mucosités épaisses, visqueuses sur les lèvres. — Eruption pruriante et rougeur au menton.

Dents. — Odontalgie pendant la mastication. — *Odontalgie déchirante,* lancinante ou tractive, surtout dans les dents molaires. — *Douleur d'excoriation aux dents.* — °Vacillement des dents. — Saignement abondant des dents et *des gencives. — Gencives blanches, gonflées, avec douleur d'excoriation.— Ulcères aux gencives.

Bouche. — Ulcères dans la bouche, petits, jaunes, à la face interne des joues. — Fourmillement à la face interne des joues et *sécrétion abondante de salive,* avec goût métallique. — Vésicules sur la langue.

Gorge. — Déchirements tractifs dans le fond du gosier, plus souvent hors que pendant le temps de la déglutition à vide. — Sensation de rétrécissement et *crampe dans l'œsophage,* à la région de la fossette du cou. — Sécheresse et âpreté dans le palais et la gorge, avec cuisson et grattement. — *Douleur d'excoriation dans la gorge.* — *Accumulation abondante de mucosités dans la gorge.* — °*Dartres blanchâtres dans la gorge, après des gonorrhées.*

Appétit. — Goût de sang dans la bouche. — *Goût salé dans la bouche.* — Forte soif. — Diminution de l'appétit. — Faim vive et *voracité insatiable.* — Répugnance pour la viande (le veau), les douceurs, le poisson, les aliments cuits et chauds. — Après avoir mangé du pain, pression de l'estomac, avec nausées. — Après le repas, humeur hypochondriaque, avec pression sous les fausses côtes, étouffement, griffement dans le ventre, et plénitude, pression, ou brûlement de l'estomac.

Estomac. — Renvois avec douleur pressive dans la poitrine. — *Renvois aigres*, après le repas, surtout *après avoir pris du lait.* — *Pyrosis, après des choses sucrées.* — Hoquet, surtout après le déjeuner. — Nausées, avec vomiturition et vomissements de mucosités amères, renouvelés par le plus léger mouvement. — Vomissement de sang. — Pression à l'estomac. — Sensation pénible au cardia et le long de l'œsophage. — Serrement et pression dans le scrobicule. — Déchirement et élancements dans le scrobicule. — *Sensation brûlante dans l'estomac.*

Ventre. — *Douleurs crampoïdes dans les hypochondres*, alternant avec oppression de poitrine. — *Forte pression dans les hypochondres* et les côtés du ventre, aggravée par le mouvement et la marche. — Serrement, pression et élancement dans la région hépatique. — *Elancements dans la région de la rate.* — Pression, *élancements et douleurs d'excoriation dans la région des reins.* — Maux de ventre, le soir, après s'être couché. — *Forte pression et tension dans le ventre* (et les côtés), avec ballonnement. — Sensation de malaise produite par une pression sur les parois intérieures du tronc, comme provenant des nerfs, sans flatuosités. — Douleur crampoïde dans la région ombilicale. — Serrement dans le ventre. — Tranchées et pincements dans le ventre, avec diarrhée. — Déchirements et élancements dans le ventre. — *Accumulation abondante 'de flatuosités, avec grondement et borborygmes dans le ventre, surtout après le repas. — *Coliques flatulentes*, surtout le soir. — Expulsion fréquente de vents chauds et putrides.— *Hernie inguinale.*

Selles. — *Constipation.* — Selles dures, sèches, insuffisantes, évacuées souvent avec efforts violents. — *Selles diarrhéiques*, molles, de la consistance de la bouillie, ou liquides, et souvent avec écoulement d'un sang rouge vif. — °Evacuation involontaire. — Pendant et après la selle, maux de ventre. — Déchirements, élancements, brûlement, *sensation d'excoriation et prurit violent à l'anus.* — *Fourmillement à l'anus*, comme par des vers.

Urines. — °Rétention d'urine, en commençant à uriner. — Forte pression de l'urine sur la vessie. — Emission d'urine douloureuse. — *°Emission d'urine involontaire, °surtout en marchant*, en toussant ou en éternuant. — Emission fréquente d'une urine jaune clair, qui dépose ensuite un sédiment blanc, floconneux. — En reposant, l'urine devient trouble, bourbeuse. — Urine sanguinolente.— Sensation brûlante pendant et après l'émission de l'urine. — *Douleurs incisives à l'orifice de l'urèthre.— Ecoulement de sang par l'urèthre.*

Parties génitales. — *Testicules rétractés, gonflés et douloureux. — Traction dans les testicules et le long du cordon spermatique.

— *Douleur d'excoriation au scrotum.* — Racornissement du scrotum et horripilation à cette partie. — Forte excitation au coït, avec *éjaculation trop prompte. — *Erections permanentes, la nuit.* — Ecoulement de liqueur prostatique.

Règles. — *Sensibilité excessive des parties génitales.* — Sensation comme si tout se portait vers les parties génitales. — Suppression des lochies. — °*Règles* trop hâtives ou *supprimées.* — — Retard des règles. — °A l'apparition des règles, coliques spasmodiques. — °Pendant les règles, ballonnement du ventre, tranchées et pression vers le ventre et les reins, avec grande pesanteur et lassitude dans les jambes. — *Leucorrhée d'un mucus épais,* quelquefois précédée de maux de ventre. — Douleur d'excoriation aux mamelons. — Suppression du lait.

Larynx. — *Apreté et sécheresse dans la gorge* et la poitrine, surtout le matin et après le dîner. — Expulsion d'un sang noir, en renâclant. — *Toux sèche,* même la nuit, avec lancinations et douleur dans la poitrine, comme si elle allait se briser. — Toux avec expectoration de mucosités visqueuses, suivie d'une sensation de froid et d'excoriation dans la poitrine, comme si elle était à vif.— *Toux, avec expectoration de sang,* sensation brûlante et douleur d'excoriation dans la poitrine.

Poitrine. — Gène de la respiration et *oppression avec douleur pressive dans la poitrine,* surtout le soir. — *Dyspnée spasmodique.* — Haleine courte, par des flatuosités, après le repas. — *Poitrine chargée de mucosités.—Pression à la poitrine.* — Douleur tensive au sternum. — Déchirement dans la poitrine. — *Elancements* dans la poitrine, surtout *dans la région du cœur.* — Sensation brûlante dans la poitrine. — *Battement de cœur,* avec et sans angoisse. — °Mouvements irréguliers du cœur. — °Secousses au cœur et intermittence des battements *avec étouffement.*

Tronc. — *Douleur aux reins,* surtout en marchant et en s'asseyant. — Sensation de faiblesse paralytique dans le dos et aux reins. — *Douleurs* rhumatismales *dans le dos.* — Dartre pruriante au dos. — Tension et élancements dans et entre les omoplates. — *Déchirements* lancinants, roideur et tension dans la nuque et le cou.

Bras. — *Traction* rhumatismale et *déchirement* lancinant *dans les épaules, les bras,* les coudes, les articulations de la main, les mains et les doigts. — °Sensation douloureuse de paralysie dans les bras. — Furoncle au bras. — *Pâlissement et paralysie des mains.* — Faiblesse et *tremblement des mains,* en écrivant. — °Taches dartreuses, râpeuses et pruriantes aux mains. — *Peau sèche, avec rhagades aux mains. — Gerçures entre les doigts. — °Engourdissement des doigts, le matin en se levant.

Jambes. — Tractions rhumatismales et *déchirement dans les jambes*, les genoux, les articulations du pied et les pieds. — Varices aux cuisses et aux jambes. - Douleur tensive dans les genoux. — Douleurs nocturnes dans les genoux. — Sensation comme si le sang ne circulait pas dans les jambes. — Traction et roideur tensive dans les mollets, en marchant. — Fourmillement dans les mollets. — Inflammation érys-pélate se et gonflement du tendon d'Achille. —°Roideur de l'articulation du pied, après avoir été assis. — Douleur de luxation dans les articulations du pied et des orteils. — Sensation brûlante dans les pieds. — Gonflement inflammatoire des pieds. — Faiblesse et tremblement des pieds. — Paralysie des pieds. — *Engelures douloureuses aux pieds. — Prurit, chaleur, rougeur et gonflement des orteils, comme s'ils étaient gelés. — Lancinations pulsatives dans les orteils.

MAGNES ARTIFICIALIS.

MGS. — Aimant artificiel. — Hahnemann. — *Hist. nat. et prép.* Voy. Pharmac. homœop. — *Emploi :* Le malade touche le pôle Nord ou le pôle Sud *pendant une minute,* du bout du doigt. — *Durée d'action :* 10 à 14 jours dans quelques cas de maladies chroniques.
Antidotes : Ign. zinc. et le *pôle opposé.*

A — MAGNETIS POLI AMBO.

MGS. — Les deux pôles de l'aimant, sans distinction.

SYMPTOMES GÉNÉRAUX. — Sensation brûlante dans les membres et les articulations. — Lancinations brûlantes dans les parties charnues. — Douleurs de luxation dans les membres. — *Douleur de brisement dans les articulations,* surtout le soir et le matin au lit, et principalement pendant le mouvement. — *Lancinations brûlantes à travers* toutes les parties du corps, dans différentes directions. — Horripilation qui traverse tout le corps. — *Ebranlement dans le corps,* avec frayeur ou secousses qui le font fléchir et se redresser violemment, quelquefois avec perte de connaissance. —Tendance de toutes les anciennes plaies à saigner de nouveau. — Ulcères douloureux, comme de nouvelles plaies. — Petits furoncles. — Petites pustules, avec douleur lancinante tractive.
Sommeil. — Sommeil agité, avec paroles, ronflement et jactation continuelle. — Veilles depuis 3 heures du matin; on tombe dans

une *somnolence engourdissante vers le lever du soleil*. — On est couché sur le dos, la main sur l'occiput, les jambes écartées et la bouche à moitié ouverte, avec respiration ronflante. — Rêves érotiques, lascifs. — Tressaillement du corps, avant de s'endormir.— Après le réveil, le matin, maux de tête, avec douleur de brisement dans toutes les articulations, qui force à changer constamment la position des membres. — La nuit et le matin au lit, chaleur sèche, avec besoin de se découvrir.

Moral. — Précipitation affairée. — Distraction. — Irrésolution. — Inadvertance. — Disposition à la colère et à l'emportement.

Tête. — Vertige, surtout le soir, après s'être couché, comme si on allait tomber, ou bien comme une secousse dans la tête. — Vertige avec chancellement en marchant; il semble que les objets se balancent devant les yeux. — Maux de tête par tension de la mémoire et de la réflexion. — Douleur de meurtrissure dans la tête, le matin, au réveil. — Maux de tête fouillants, étourdissants, se dissipant immédiatement par des mouvements de flatuosités. — *Céphalalgie, comme si on enfonçait un clou*, ou comme par une plaie, surtout après s'être fâché. — Déchirement tressaillant dans la tête, apparaissant par intervalles. — Bourdonnement dans la tête.

Yeux. — **Nez.** — *Prurit aux yeux*, surtout aux paupières. — Pupilles dilatées. — Scintillement de lueurs blanchâtres, en dehors du rayon visuel, au crépuscule. — Étincelles devant les yeux. — Bourdonnement d'oreilles. — Diminution de l'ouïe. — Aberration de l'odorat; on sent une odeur de fumée ou de moisi.

Face. — Sueur à la face, sans chaleur, le matin. — Déchirement tressaillant dans la mâchoire supérieure. — Forte lancination brûlante dans les muscles de la face, le soir. — Gonflement des lèvres, le soir, avec salivation. — Petits boutons, avec douleur de plaie sur les lèvres.

Dents. — Odontalgie, après avoir bu froid, ou par le contact de l'air froid. — Odontalgie pressive, tressaillante, par secousses isolées. — Odontalgie dans les dents cariées, avec gonflement des gencives.

Appétit. — Haleine fétide. — Goût métallique dans la bouche. — Insipidité du tabac et de la bière. — Goût de moisi de diverses choses. — Satiété prompte. — Faim prononcée le soir.

Estomac. — Renvois avortés. — Renvois avec odeur et goût de râclure de corne. — Régurgitation d'aigreurs, en se baissant. — *Pression à l'estomac*, avec crampes se dirigeant vers les parties supérieures, agitation qui ne permet de rester nulle part, pesanteur de la langue, pâleur du visage et froid du corps.

Ventre. — Pression et plénitude anxieuse dans le ventre, surtout pendant une tension d'esprit. — Grondements bruyants et borborygmes dans le ventre. — Production abondante de flatuosités. — Colique flatulente. — Expulsion de flatuosités, avec pression douloureuse.

Selles. — Constipation, comme par rétrécissement du rectum. — Diarrhée sans douleur, avec flatuosités. — Douleur hémorrhoïdale, cuisante à l'anus, après la selle, avec constriction dans le rectum. — Hémorrhoïdes aveugles. — *Chute du rectum.

Parties génitales. — Sensation brûlante dans la région des vésicules spermatiques, qui excite au coït. — Défaut d'intensité de l'appétit vénérien et répugnance pour le coït. — Erection, sans pensées érotiques. — Rétraction du prépuce derrière le gland. — Gonflement de l'épididyme, avec douleur pendant le mouvement et au toucher. — Règles trop hâtives, trop abondantes et de trop longue durée.

Poitrine. — Quintes de *toux sèche*, la nuit. — Toux crampoïde, surtout après minuit, en veillant ou en réfléchissant. — Dyspnée nocturne, provoquée par des mucosités dans la trachée-artère, qui, le matin, se détachent facilement. — Lancinations brûlantes, insupportables, dans les muscles de la poitrine.

Tronc et Extrémités. — Tressaillement dans l'épine dorsale, comme par quelque chose de vivant. — Sensibilité douloureuse de l'articulation du sacrum, le matin, au lit, en étant couché sur le côté, ou le jour, en se courbant. — Douleur de luxation dans l'articulation de l'épaule, ou comme le soubresaut d'un tendon, au poignet. — Douleurs tractives dans les articulations et les muscles des bras, souvent depuis la tête jusque dans les doigts. — Tressaillement déchirant dans les muscles du bras, après avoir séjourné au froid. — Taches rouges dans la paume des mains, comme des vésicules. — Accès de crampes dans les mollets et les orteils, le matin, après le réveil. — Lancinations brûlantes dans les talons et les cors aux pieds.

B. — MAGNETIS POLUS ARCTICUS.

MGS-ARC.— Pôle Nord de l'aimant.— *Hist. nat. et prép.* Voy. Pharmac. homœop., p. 341.

ANTIDOTES : Mgs-aus. ign. zinc.

CLINIQUE. — On a jusqu'ici employé ce remède contre : — *Surexcitation nerveuse; Odontalgie nerveuse* et Prodromes d'une hernie inguinale.

SYMPTOMES GÉNÉRAUX. — Grande lassitude et courbature dans tout le corps, avec abattement, surtout le matin et en plein air, comme quand il fait un temps étouffant. — Sensation tractive dans le périoste de tous les os, comme au début d'une fièvre intermittente. — Lancinations fouillantes qui sont d'autant plus douloureuses qu'elles sont plus profondes, à diverses parties du corps. — Secousses lancinantes, battement, tremblement, froid et sensation comme si le sang se portait vers les parties touchées par l'aimant. — *Surexcitation, avec tremblement, agitation inquiète dans les membres, et grande faiblesse nerveuse.* — Fourmillement et prurit lancinant à la peau. — Sensation brûlante ou déchirement brûlant dans les dartres. — *Panaris.*

Sommeil. — Bâillements violents, spasmodiques, avec douleur dans l'articulation maxillaire, comme si elle allait se luxer. — **Forte envie de dormir le jour. — Somnolence.* — Sommeil profond, la nuit, pendant lequel on est généralement couché sur le dos. — Affluence de rêves vifs (quelquefois lascifs) et chants, pendant le sommeil. — Réveil, le soir, après qu'on s'est endormi, par une secousse violente dans la tête et les muscles du cou. — Jactation pendant le sommeil, avec chaleur pénible et besoin de se découvrir, sans soif. — Le matin, réveil incomplet, avec pleine conscience de soi-même, mémoire vive, grande affluence d'idées et réflexions sur un sujet important.

Fièvre. — Sensation de froid ou fraîcheur sur tout le corps. — *Disposition frileuse.* — Fraîcheur dans les mains, avec sueur fraîche à ces parties et sur tout le corps. — Horripilation suivie de chaleur de courte durée et de gonflement des veines des mains. — Sensation de chaleur sur tout le corps avec mains froides et froid aux extrémités inférieures.

Moral. — Maussaderie et envie de pleurer, *avec frisson.* — *Caractère doux, soumis.* — Paresse, comme si on avait perdu la faculté de se mouvoir, en étant assis. — Irrésolution, suivie d'une prompte exécution de ce qu'on a enfin résolu. — On parle haut, tout seul, pendant ses occupations. — Humeur changeante. — *Hésitation anxieuse et caractère inquiet.* — Perte des sens. — Perte des idées. — Faiblesse de la mémoire. — On se trompe facilement en écrivant.

Tête. — Vertige, comme par ivresse, avec chancellement en se promenant en plein air et manque de solidité en se tenant debout. — Tiraillement semi-latéral avec vertige, depuis le milieu de la tête jusque vers les oreilles, comme le balancier d'une pendule. — Céphalalgie en levant et en remuant les yeux. — Céphalalgie déprimante, comme par un fardeau. — Céphalalgie comme si le cerveau allait éclater. — Tension des téguments de la tête, comme s'ils étaient trop adhérents au crâne.

Yeux. — Yeux proéminents et fixes. — *Froid glacial des yeux* (faibles). — Mouvements inquiets des yeux. — Lancinations, prurit et traction tressaillante dans les paupières, avec larmoiement. — Sensation de sécheresse douloureuse des paupières, le matin, au réveil.

Oreilles et Nez. — Bruissement dans les oreilles, et chaleur intérieure, comme par de l'eau bouillante. — Surdité comme si on avait un bandeau sur l'oreille. — Aberration de l'odorat, comme si l'on sentait des œufs pourris, ou du plâtre frais et de la poussière. — Épistaxis, précédée de céphalalgie pressive dans le front. — Rougeur et chaleur du bout du nez, suivie de taches rouges, chaudes et fortement circonscrites, sur les joues.

Face. — Pâleur du visage. — Tension à la face. — Serrement douloureux dans l'articulation des mâchoires, avec sensation pendant le mouvement, comme si elles étaient luxées. — *Gonflement d'une seule joue.* — Trismus.

Dents. — *Odontalgie dans les dents cariées*, par intervalle, comme si on les arrachait. — *Douleurs dans les dents cariées avec gencives gonflées et douloureuses au toucher.* — *Douleurs dans les dents (cariées), augmentées après le repas, et à la chaleur, soulagées au grand air et en marchant.* — *Odontalgie, avec joues rouges, chaudes, gonflées. — *Odontalgie avec secousses qui traversent le périoste de la mâchoire*, ou avec douleurs tractives, pressives, ou bien déchirantes, fouillantes, ou brûlantes, lancinantes. — Dents incisives agacées, en respirant par la bouche. — Torpeur et insensibilité des gencives après la cessation des maux de dents.

Estomac. — Perte du goût. — Goût acidulé dans la bouche. — Goût amer du tabac. — Renvois à vide, fréquents. — *Pyrosis* continuelle, surtout après le souper. — Voracité le soir.

Ventre. — Production abondante et incarcération de flatuosités. — Colique flatulente, pressive. — Secousses dans l'abdomen, comme si quelque chose y tombait, ou coups partant du ventre et remontant dans la poitrine et jusque dans la gorge. — *Ballonnement du ventre.* — *Pression et térébration vers l'anneau inguinal, comme pour une descente, avec relâchement de l'anneau inguinal.

Selles — Règles. — *Resserrement opiniâtre du ventre* et constipation. — Selle dure, d'un moule volumineux, difficile à évacuer, souvent précédée de douleurs tractives, dyssentériques, dans le bas-ventre. — Sécrétion plus abondante d'urine. — Urine forcée. — *Érections immodérées*, avec *pollutions fréquentes*. — Excitation au coït. — *Règles trop faibles.* — Suppression des règles.

Larynx. — Toux suffocante, sèche, asthmatique, aggravée par la marche en plein air. — *Toux spasmodique, ébranlante, le soir, en s'endormant,* empêchant de dormir. — Toux spasmodique, suffocante, vers minuit, produite par une irritation dans les bronches, ébranlant la tête et tout le corps, et provoquant la chaleur jusqu'à ce qu'il s'ensuive une sueur générale, avec cessation de la toux. — Besoin continuel de tousser, le soir, qui ne se peut dissiper qu'en retenant la toux.

Tronc — Extrémités. — Douleurs de brisement dans le dos, en se renversant. — Craquement dans les vertèbres cervicales pendant le mouvement. — Inflammation du dos de la main, avec douleur pulsative. — Pesanteur dans les bras, les mains et les doigts. — Douleur de brisement dans l'articulation coxo-fémorale et les membres inférieurs. — Grande lassitude dans les membres inférieurs; on dirait qu'ils vont se briser en marchant. — Douleur d'excoriation dans les orteils et les cors aux pieds.

C. — MAGNETIS POLUS AUSTRALIS.

MGS-AUS. — Pôle Sud de l'aimant. — *Hist. nat. et prép.* Voy. Pharm. homœop., ANTIDOTES : Mgs-arc. ign. zinc.

CLINIQUE. — On a jusqu'ici employé ce remède contre : — État paralytique du col de la vessie; Impuissance; Varices des femmes enceintes et Panaris.

SYMPTOMES GÉNÉRAUX. — Tractions dans les doigts, les articulations des doigts et des pieds et les malléoles. — Douleurs lancinantes, pulsatives dans les racines des ongles, comme si elles allaient entrer en suppuration. — Douleurs avec pincements ou lancinations brûlantes, à diverses parties du corps. — Douleur de brisement dans les membres et leurs articulations, comme si on était couché sur des cailloux. — Disposition à prendre des refroidissements. — Disposition du nez, des orteils, des mains et des pieds à se geler par un froid peu intense. — Lassitude subite en se promenant, avec anxiété et chaleur, ou besoin subit de dormir.

Sommeil. — Forte envie de dormir, le soir et le matin; on ferme les yeux, sans pouvoir s'endormir. — Insomnie, avec surexcitation avant minuit. — Rêves confus, effrayants. — Rêves prolongés sur un même sujet, avec fatigue de la méditation. — Expiration lente, bruyante, ronflante, avant minuit; après minuit, il en est de même de l'inspiration. — On est couché sur le dos pendant la nuit. — Le matin, congestion sanguine à la tête, qui force à être couché la tête haute.

Fièvre. — Horreur excessive du grand air, lequel pénètre jusqu'à la moelle des os, lors même qu'il fait chaud, avec mauvaise humeur et envie de pleurer. — Horripilation, avec obscurcissement devant les yeux, tremblement et jactation des membres, sans frisson, suivi de chaleur à la tête et à la face.

Moral. — *Morosité et mauvaise humeur, avec éloignement pour la conversation. — Éloignement pour la société et les visages riants. — *Emportement et colère.* — Instabilité des idées.

Tête et Gorge. — Vertige, comme par ivresse, avec chancellement en marchant. — Pesanteur, fourmillement et fouillement dans la tête. — Secousses dans la tête, quelquefois avec déchirement. — Sécheresse et cuisson aux paupières, surtout en les remuant, et principalement le soir et le matin. — Larmoiement. — Amblyopie. — Odontalgie déchirante, tressaillante, aggravée par les choses chaudes. — Accumulation de salive aqueuse dans la bouche. — Parole embarrassée, comme par gonflement de la langue. — Sensation brûlante dans le gosier.

Estomac. — Goût métallique, tantôt douceâtre, tantôt acidulé, sur et sous la langue. — Goût trop peu prononcé de tous les aliments. — Indifférence excessive pour les aliments, les boissons et le tabac à fumer. — Boulimie à midi et le soir, quelquefois pendant les frissons fébriles. — Pression dans le scrobicule pendant une tension d'esprit.

Ventre. — Pincement dans le ventre par un courant d'air. — Borborygmes bruyants et grondement dans le ventre. — Colique flatulente, pressive, avec pincements et ballonnement du ventre. — Sensation de dilatation de l'anneau inguinal, comme pour une descente, avec sensibilité douloureuse de cette partie, chaque fois que l'on tousse.

Selles. — *Selles molles*, diarrhéiques, précédées de tranchées. — Évacuation d'une selle liquide, avec sensation comme si on allait expulser un vent. — Rétrécissement et constriction douloureuse du rectum et de l'anus, qui ne permettent pas d'expulser un vent.

Urines. — *Émission involontaire des urines par paralysie du sphincter de la vessie*, surtout la nuit. — Émission d'urine goutte à goutte, avec torpeur de l'urèthre. — Jet d'urine très-faible. — *Émission fréquente d'urine, la nuit.

Parties génitales. — Forte disposition des parties génitales à l'éjaculation. — *Impuissance, avec disparition subite de toute *jouissance au moment de la plus forte exaltation.* — Douleur dans la verge, comme si quelques fibres se déchiraient ou étaient arrachées. — Rétraction douloureuse des testicules, la nuit. — Gonflement des testicules, avec secousses déchirantes et sensation d'étranglement dans ces parties. — *Règles trop hâtives et trop abondantes.* — Métrorrhagie.

Poitrine. — Toux et coryza, avec expectoration de mucosités verdâtres et haleine courte. — Quintes de toux fétide, la nuit, en dormant. — Besoin de respirer profondément, comme des soupirs, avec déglutition involontaire. — Oppression de poitrine, comme si la respiration était tremblante et qu'elle produisit une impression de fraîcheur. — Pression tractive des deux côtés du sternum, avec angoisse de conscience qui ne permet de rester nulle part. — *Battement de cœur violent.* — Battements au cœur; il semble que ce ne soit pas le cœur même qui batte.

Tronc. — Douleur pressive, brûlante dans les reins, pendant le repos et le mouvement. — Douleur de brisement et de luxation dans les jointures du sacrum et des vertèbres lombaires.

Bras. — Fourmillement le long du bras, comme de légères secousses. — Tressaillement douloureux et prompt le long du bras. — Pesanteur et lassitude dans les bras. — Gargouillement le long des bras et des veines du bras. — Fourmillement et battement dans le bout des doigts. — *Panaris.

Jambes. — Battement tressaillant dans les tendons du jarret, avec contraction des jambes, surtout pendant le mouvement. — Déchirement pressif dans les rotules. — Battement dans les muscles des pieds, après avoir marché. — Fléchissement des genoux pendant le mouvement. — Luxation facile de l'articulation du pied, en faisant un faux pas. — Sensibilité et douleur de plaie, à l'ongle du gros orteil. — *Les ongles des orteils entrent dans les chairs. — °Varices.

FIN DE LA PREMIÈRE PARTIE.

TABLE ALPHABÉTIQUE

DES INDICATIONS CLINIQUES LES PLUS IMPORTANTES.

A

Abcès. hep. lach. merc. phos. sulf. sil.
— chauds ou inflammatoires. merc. bell.
cham. puls. phosph.
— froids ou chroniques. hep. sil. sulf.
calc.
Abstinence sexuelle (mal par l'). con.
Accès nerveux. n-vom. sep. carb-vg.
natr-m. sil. plat. sulf.
Accouchement laborieux. puls. sec. cham.
coff. n-vom. op.
— adhérence du placenta (avec). puls
sec. plat.
— douleurs absentes (avec). puls. sec. op.
— — vaines. coff. n-vom.
— douleurs consécutives trop fortes
cham. coff. arn.
— métrorrhagie. croc. plat. chin. sabin.
— spasmes, convulsions. hyosc. ign. bell.
cham,
Acide hydrocyanique (mal par l'). coff.
ipec. n-vom.
— nitrique. hep.
— phosphorique. coff. lach.
— sébacique. bry. phos-ac. ars. kreos.
— sulfurique. puls.
Acides (mal par l'usage des). acon. lach.
n-vom. sep. staph.
— diarrhée. staph. bry. n-vom. ant.
— exanthèmes. bell. rhus.
— fièvre. lach. bell.
Acné. bell. carb-vg. hep. sulf. led.
— indurée. bell. carb-vg.
— ivrognes (chez les). carb-vg. led. sulf.
— jeunes gens (chez les). bell. carb-vg.
sulf.
— libertins (chez les). carb-vg. calc.
phos-ac. sulf.
— ponctuée. sulf. dros. selen.

Acné rosacée. carb-an. calc. rhus. ruta.
verat.
— vermiforme. natr. selen. nit-ac. sulf.
Adipsie. voy. Soif nulle.
Aérophobie. camph. caus. cocc. coff. n-
vom. sulf.
Affliction (suites d'une). ign. phos-ac.
Agés (maux des sujets). ambr. aur. baryt.
con. op. sec.
Agilité du corps augmentée. coff. stram.
Agitation nerveuse. acon. coff. n-vom.
cham. ars.
Aigreurs. puls. n-vom. calc. chin. sulf.
phosph. phos-ac.
Air chaud (mal par l'). carb-veg. ant.
bry. puls. sulf. lyc.
— courant (par l'). acon. bell. chin.
sulf.
— froid (par l'). ars. veratr. merc. dulc.
rhus.
— libre (par l'). camph. n-vom. cocc.
sulf. caus. coff.
— du soir (par l'). merc. sulf. carb-vg.
nitr-ac.
Aisselles affectées. calc. hep. sil. sulf.
carb-an. lyc. sep.
— dartres. sep. lyc. carb-an.
— excoriation. mez. ars. carb-vg. zinc.
— glandes engorgées. sulf. calc. sil. hep.
staph. carb-an.
— prurit. phosph. spig. anac. carb-an.
sep. nitr-ac.
— sueur. sep. hep. sulf. lach. petr. kal.
nitr-ac. thui.
Alcalis (mal par l'usage des). nitr-ac. sulf-
ac.
Alcooliques (mal par les boissons). acon.
op. ars. n-vom. calc. sulf. lach.
Aliénation mentale. bell. hyos. op. stram.
veratr-ass. cupr. n-vom.

Aliénation mentale : chagrin (à la suit-
d'un) ign. phos-ac. staph plat. ars
— contrarieté (après une). n-vom. staph
lach.
— émotion morale (après une). bell.
hyos. n-vom. plat.
— excès d'etude (après des). lach. plat
stram. n-vom. op. sulf.
— femmes (chez les). acon. bell. plat.
puls. stram. veratr.
— — enceintes (chez les). puls. bell.
acon. stram veratr.
— — en c·uches (chez les). plat. bell.
puls. veratr.
— frayeur (après une). op ign.
— ivrognes (chez les). n-vom. op. ars.
bell. calc hyos. lach. stram.
— orgueil (par l'). plat lyc.
— règles en desordres (par les). acon.
bell. puls. plat.
— rel gieuses (avec des idées). lach. sulf.
veratr aur. puls.
Aliments (souffrances par les) ars calc.
carb-veg. chin. hep. n-vom. sulf.
— chauds (par les). bry. phosph. puls.
bell. carb-veg. cham.
— crus (par les). ruta. puls veratr lyc
— flatulents (par les). bry. cycl. petr
calc. lyc. puls. sep.
— froids (par les). ars. lyc. n-vom. rhus.
con. sulf. veratr.
— gras (par les). puls. carb-vg. cycl.
ferr. tarax. ars. sulf.
— indigestes (par les). puls. caus. bry.
lyc. ant. iod.
Alopécie. *voy.* Cheveux (chute des).
Alun (mal par l'usage de l'). puls. veratr.
Amaigrissement. ars. chin. graph. calc.
phosph. sulf.
— enfants (chez les). n-vom. sulf. calc.
baryt. ars.
— face (de la). calc. chin. sulf.
— partiel. plumb sulf. bry. graph.
— parties malades (des). bry. puls. carb-
veg.
Amandes amères (mal par les). coff. op.
ipec. n-vom.
Amaurose. bell. calc. phosph. sulph. sep.
sil. cin. hyos.
— commençante. bell. chin. hyos. phosph.
sil. sulf.
— congestive. bell. merc. phosph. sil.
sulf.
— paralytique. caus. chin. phos-ac.
plumb. sec.

Amblyopie ou vue faible. bell. calc. hyos.
ruta.
— abdominales (avec souffrances). calc.
chin. lyc. n-vom.
— arthritique bell. merc. puls. sulf.
— céphalalgies (par de fréquentes). bell.
bry. hep n-vom. sep.
— cœur. affecté (par le). aur. con. lach.
puls. spig.
— congestive. bell. hyos. op. n-vom.
phosph.
— coups sur la tête (à la suite de). arn.
con rhus.
— eruption répercutée (après une). sulf.
caus. merc hep. sil.
— fa blesse (par). chin. caus. op. phos-
ac sec
— gastrique. ant. caps. n-vom.
— hemorrhagies supprimees (après des).
bell lyc. n-vom.
— ivrognes (chez les). chin. calc. n-vom.
op. sulf.
— mercure (par l'abus du). sulf. hep.
nitr-ac. sil.
— névroses frequentes (après des). bell.
hyos. caus op.
— oreilles et ouïe souffrantes (avec). cic.
nit-ac. phosph. puls.
— paralytique. aur. bell. chin. phosph.
puls s.l.
— pertes débilitantes (après des). chin.
cin. calc. n-vom.
— poitrinaires chez les). calc. sulf. n-
vom.
— refroidissement (après un). dulc. bell.
merc. puls.
— règles en désordre (par les). lyc. puls.
sep bell.
— rhumatismale (par cause). merc. puls.
sulf. cham.
— scrofuleuse. bell. dulc. merc. sulf.
— suppuration supprimée (après une).
chin. lyc. puls. sil.
— travaux fins (par suite de). bell. ruta.
— ulcère répercuté (à la suite d'un).
chin. lyc. puls. sil. ars. caus.
Amenorrhée. *voy.* Règles dérangées.
Ammoniaque (mal par l'usage de l'). bell.
hep. nitr-sp.
Amour malheureux (mal par un). ign.
phos-ac. hyos. aur. ign. staph.
Amygdales affectées. bell. aur. merc.
hep. lach. kal. ign.
— gonflement. bell. merc. hep. lach.
dulc. ign.
— hypertrophie. staph. nitr-ac. bell. aur.

Amygdales : induration. ign. dulc. cham.
— inflammation. bell. acon. merc. hep. lach. kal. ign.
— suppuration. bell. hep. lach. merc. sulf.
— ulcération. merc. bell. lach. lyc. thui.
Amygdalite. voy. Amygdales.
Anasarque. ars. bell. kal. chin. lyc. sulf.
Anémie. chin. fer. sulf. n-vom. ars. con. calc.
Anévrysmes. carb-vg. lach. lyc. puls. guai. sulf.
Angine. acon. bell. merc. lach. sulf. dulc. coff.
— aiguë. acon. merc. bell. dulc. coff. puls. ign. cham.
— catarrhale. cham. merc. puls. dulc. hep. bell. sulf.
— chronique. sulf. hep. lach. lyc. carb-vg. baryt. alum. amm.
— couenneuse. bell. ars. baryt. sulf-ac. lyc. chin.
— fle gmoneuse. bell. merc. lach. hep. dulc.
— gangréneuse. ars. lach. amm. sulf-ac. carb-vg.
— membraneuse. brom. merc. bell. sulf-ac. lyc. chin.
— mercurielle. bell. lach. hep. lyc. sulf. nitr-ac.
— muqueuse. bell. puls. sulf. merc. chin.
— palatine. acon. coff. merc. bell. lach.
— pharyngée. merc. bell. canth. lach. hep.
— refroidissement (à la suite d'un) acon. merc. dulc. bell.
— rougeole (à la suite de la). carb-vg. puls. merc. ars.
— scarlatineuse. bell. sulf. ars. merc.
— syphilitique. merc. lyc. aur. nitr-ac. thui.
— tonsillaire. bell. merc. hep. lach. kal. ign.
— traumatique. arn. acon. merc. cic. bell.
— ulcération (avec). merc. lach. bell. lyc. nitr-ac.
— uvulaire. coff. acon. merc. bell. lach.
— variolique. merc. bell. sulf.
Anthrax. ars. lach. sil. bell. chin.
Anorexie. voy. Appétit perdu.
Anus affecté. n-vom. sulf. calc. ign. acon. merc.
— dartres. natr-m. petr.

Anus : douleur. ign. n-vom.
— écoulement muqueux. phosph. merc. sep. graph.
— éruption. calc. kal. lyc.
— excoriation. sulf. hep. merc. carb-an. sep. carb-vg.
— fistule. calc. sil. sulf. caus.
— gonflement. hep. n-vom. sulf. graph.
— paralysie. hyos. bell. acon. laur.
— rhagades. agn. graph. ign. sulf. cham.
— prurit. acon. sulf. merc. calc. nitr-ac. thui. zinc. baryt.
— suintement. carb-an. nitr-ac carb-veg. baryt.
— ténesme. merc. sulf. n-vom. caps. ars. rhab.
Anxiété, angoisse. ars. bell. n-vom. acon. cham. merc.
Anthropophobie. ambr. hyos. puls. baryt.
Aphonie. voy. Voix perdue.
Apoplexie. bell. acon. arn. op. n-vom. lach. puls.
— âgés (chez les sujets). op. con. arn. merc.
— congestive. bell. lach. arn. op. n-vom. acon.
— gastrique. ipec. n-vom. puls.
— ivrognes (chez les). n-vom. op. lach. puls. coff.
— nerveuse. bell. hyos. camph. laur. coff. stram.
— semi-latérale (hémiplégie). cocc. lach. bell. n-vom.
— séreuse. arn. ipec. chin. dig. merc. sulf.
Appétit altéré. sulf. n-vom. ant. chin. sil. rhus. sep. cycl.
— perdu, nul. sulf. n-vom. chin. sep. cycl. sil. puls. rhus.
— perdu, avec faim. op. natr-m. rhus. bry. hell.
— perdu, avec soif. natr-m. n-vom. nitr. phosph. sil.
— variable, capricieux. natr-m. bry. chin. ign.
— vorace. chin. veratr. cin. merc. sep. mur-ac.
Apprehensions. calc. acon. coff. bry. rhus. hyos.
Appuyant (mal en s'). sulf. nitr-ac. coloc. arn. cycl. hep.
— un membre (mal en). con. arn. sil. kal. bell. rhus. cin.
Arraché (douleur comme si quelque chose fût). rhus. plumb. n-vom. coloc. hep.

Arsenic (mal par l'usage de l'). ipec. n-vom. chin. veratr. hep.

Arthrite. acon. sulf. lyc. arn. bell. sass. n-vom. bry.

— aiguë. acon. puls. ant. n-vom. bell. ferr. bry.

— bons vivants (chez les). ant. calc. iod. puls. sulf. lyc.

— chronique. lyc. sulf. sass. caus. ant. puls.

— eau (chez les ouvriers dans l'). calc. puls. sass. sulf.

— estomac (dans l'). n-vom. ant. lyc. puls.

— intestinale. bell. n-vom. ant. sulf. puls. lyc.

— noueuse. calc. lyc. graph. ant.

— spiritueuses (par l'abus des boissons). n-vom. calc. sulf. acon.

— tête (dans la). sep. puls. coloc. n-vom bell.

— vague, erratique. puls. n-vom. arn. mang. sulf. ac.

— yeux (dans les). acon. bell. merc. coloc. spig.

Arthrocace. coloc. phos-ac. calc. sil. sulf. merc. bry. rhus.

Articulations affectées. acon. sulf. arn. rhus. bry. merc. caus. cham. chin.

— craquement. cocc. sulf. ant. petr. caps. nitr-ac.

— deboîtement facile. rhus. agn. sulf. carb-veg. ruta. lyc. n-vom. nitr-ac.

— douleurs. acon. arn. sulf. rhus. bry. merc. caus. chin.

— excoriation. sulf. cham. ign. mang. calc. puls. merc. lyc.

— gonflement. acon. bry. sulf. lyc. sass. rhus. n-vom. bell.

— inflammation. acon. sulf. arn. rhus. bry. merc. chin. caus. cham.

— rhagades. mang.

— roideur. rhus. lach. sep. cham. graph. sulf. rhod.

— sécheresse. puls. n-vom. canth. lyc. phos-ac. croc.

Ascarides. *voy.* Vers intestinaux.

Ascite. aps. ars. sulf. chin. kal. hell. merc.

Aspirant (mal en). acon. squill. bry. sabin. rhus. kal. merc.

Asseyant (mal en s'). coff. valer. spong. agn. hell. samb. ipec.

Asphyxie. chin. op. arn. bell. lach.

— congélation (par suite de). bry. acon. carb-vg. ars.

Asphyxie : coups sur la tête (à la suite de). arn. chin. lach.

— foudroyés (chez les). n-vom.

— gaz (par l'inspiration des). op. acon. bell.

— nouveaux nés (chez les). tart. op. chin.

— noyés (chez les). lach.

— pendus (chez les). op. arn.

Assis (mal en étant). puls. asa. rhus. sep. plat. dulc. lyc. con.

Asthme. acon. sulf. ars. cupr. puls. ipec.

— accès même (pendant l'). camph. ipec. op. mosch.

— âgés (chez les sujets). op. lach. camph. aur. con.

— arsenic (par la vapeur de l'). ipec. n-vom. cupr. merc.

— catarrhal. tart. camph. ars. ipec. n-vom. puls.

— chronique. sulf. calc. nitr-ac. kal. ars. n-vom.

— congestif. acon. bell. n-vom. sulf. merc. aur. phosph.

— convulsif. cupr. kal. n-vom. sulf. lach. stram.

— cuivre (par la vapeur du). hep. ipec. ars. merc.

— émotion (à la suite d'une). ign. n-vom. cham. acon. staph.

— enfants (chez les). acon. bell. ipec. mosch. n-vom. samb.

— femmes (chez les). puls. cocc. cupr. bell. merc. n-vom.

— flatulent. carb-vg. n-vom. sulf. chin. cham. op.

— hystérique. ign. n-vom. mosch. coff. bell.

— Millar (de). samb. acon. ipec.

— muqueux. chin. puls. ars. dulc. sep. stram. sulf.

— nerveux. cupr. kal. n-vom. sulf. lach. stram.

— refroidissement (après un). dulc. ipec. acon bell. bry. puls.

— sculpteurs (des). calc. sil. sulf. hep ars. ipec.

— soufre (par la vapeur du). puls.

— spasmodique. *voy.* Asthme convulsif.

— thymique. acon. ipec. spong. bell. merc. tart.

— Wigand (de). acon. samb. bell. ipec. ars.

Atrophie. ars. calc. sulf. chin. iod. n-vom. phosph.

Atrophie : enfants (des). n-vom. sulf. calc.
ars. chin cin.
— parties malades (des). bry. phosph.
plumb.
Attouchement (mal par l'). hep. chin.
bell. bry. n-vom.
Automne (souffrances d'). rhus. dulc.
veratr. merc. chin.
Avidité. puls. ars. bry. lyc. calc.
Avortement. sabin. plat. sec. bell. cham.
ipec.

B

Bâillements. hep. rhus. n-vom. lyc. ign.
bry.
— avortés. lyc. lach.
— crampoïdes. hep. ign. rhus. plat.
— pendiculations (avec). n-vom. plat.
bry. puls.
— violents. hep. rhus. ign. n-vom.
plat.
Bains. comme cause. rhus. ant. carb-vg.
sass. sulf.
— froids. ars. dulc. puls. sass. sulf. ant
calc.
— mer (de). ars rhus. sep.
— pieds (de). rhus. puls. sil. cupr. nitr-
ac. merc
Baissant (mal en se). n-vom. bell. acon.
bry. hep puls.
Balanite ou inflammation du gland. merc.
nitr-ac. thui. sulf sep.
Balbutiement et Bégayement. bell. euphr.
caus. stram. aur. sulf. acon op.
Battement dans le corps. carb-vg. phos.
sil. puls sep.
— douloureux : douleur pulsative. acon.
bell. ferr. ign. cham. sep.
Bégayement. voy. Balbutiement.
Beurre (mal par l'usage du). carb-vg.
puls. ars. chin. hep.
Bière (mal par l'usage de la). n-vom.
sulf. bell. puls.
Bile, affections bilieuses. acon. cham. n-
vom. merc. bry.
Blennorrhagie. voy. Gonorrhée.
Blépharite. bell. acon. ars. cham. hep.
n-vom. puls. sulf. ign. sep.
— aiguë. acon. bell. merc. cham. hep.
puls. n-vom.
— bord des paupières (au). bell. puls.
hep. merc. cham.
— chronique. ant. ars. calc. chin. sulf.
— conjonctive (à la). acon. ars. bell.
merc. puls.
— extérieure. acon. bell. hep. sulf.

Blépharite : orgelets (avec). puls. staph.
calc. ferr amm.
Blondes (affections des personnes). bell.
caps. cocc. hyos. lyc. merc. sil. sulf.
Boissons, comme cause. ars. chin. ferr.
natr. sil. veratr.
Borborygmes. veratr. chin. carb-vg.
ign. natr. puls sep. sulf.
Bouche affectée. merc. n-vom. carb-vg.
ars. bor sulf-ac. sulf.
— aphtes en dedans. bor. sulf-ac. merc.
n vom. sulf.
— convulsée, contractée, tirée. bell.
hyosc. caus. cham. op.
— — de bleu. veratr. cin. cupr.
— cerclée de jaune. n-vom. sep.
— écumeuse. bell. hyos. ign. camph.
stram. veratr.
— enflammée en dedans. acon. merc.
lach. bell n-vom. canth.
— entr'ouverte, spasmodiquement. bell.
op. puls. ars. hyosc. acon.
— excoriée en dedans merc. n-vom.
lach. phos carb-veg. sil
— fétide. merc. arn. ars. bell. rhus.
sil. sulf.
— fermée par la crampe. bell. camph.
lach merc. op. verat.
— gonflée en dedans. merc. n-vom.
bell. lach. amm. sep.
— sèche en dedans acon. bell. ars.
hyosc. merc. n-vom.
— ulcérée en dedans. merc. nitr-ac. op.
bell. hep. iod. n-vom.
Bouillonnement de sang. acon. bell.
merc. fer. hep. phos. sep. sulf.
Boulimie chin. cin. hyos. iod. sabad.
spig. sulf.
Bourdonnement d'oreille. voy. Oreilles
bourdonnantes.
Boutons (éruptions de). bell. merc. acon.
ant. nitr-ac. sep.
Bras affectés. lach. lyc. ign. phos. puls.
Brisure (douleur de). arn. bry. chin.
hep. n-vom. rhus. veratr.
Bronchite. acon. merc. bell. bry. spong.
phos. n-vom. puls. cham.
— âgées (chez les personnes). carb-vg.
con. baryt. hyosc. sulf.
— catarrhale ou Catarrhe bronchique.
merc. n-vom. puls. cham. rhus. sulf.
— coryza (avec). merc. puls. sulf.
dulc. ars. lach. bell. hep.
— enfants (chez les). acon. cham. tart.
ipec. sulf.

Bronchite : enrouement (avec). dulc.
carb-vg. merc. cham. suif.
— épidemique ou grippe. merc. bell.
n-vom. bry. acon. caus. rhus. hep.
ars. phosph
— gras (chez les sujets). calc. ipec.
— inflammatoire. acon. bell. bry. phos.
spong.
— muqueuse, avec expectoration. puls.
merc. suif. tart. dulc. carb-veg.
— rougeole (à la suite de la). dros. carb-
vg. bry. cham.
— scrofuleux (chez les sujets). bell. calc.
hep. suif.
— sèche, avec toux sèche. n-vom. bry.
cham. bell. ign. suif. acon.
— spasmodique, avec toux convulsive.
ipec. carb-vg. bell. n-vom. cin.
dros.
— suffocante, avec accès de suffocation.
ars. ipec. op. carb-vg. chin. lach.
Bruit (mal par le). arn. n-vom. bry.
bell. cham. ign. coff. spig. veratr.
Brûlement, douleurs brûlantes. ars. carb-
veg. canth. caus. merc. phos.
Brûlures. canth. ars. caus. kreos. carb-
veg. phos.
Brunes (affections des personnes). bry.
acon. nitr-ac. n-vom. ars.
Bu (mal après avoir). ars. fer. chin.
natr. sil. veratr.
Bubons scrofuleux. sil. hep. aur. merc.
suif. nitr-ac.
— syphilitiques. merc. nitr-ac. carb-an.
aur. carb-vg.
Bulles (éruptions de). dulc. caus. canth.
graph. rhus. ars.
Buvant (mal en). aur. bell. lach. merc.
sil. cupr.
— vite (mal en). sil. ars. n-vom. nitr-
ac. suif.
Buveurs (maladies des). voy. Ivrognes.

C

Café (mal par l'abus du). n-vom. cham.
ign. merc. canth.
— agitation nerveuse. n-vom. cham.
acon.
— céphalalgie. n-vom. cham.
— coliques. cham. n-vom. ign. bell.
coloc.
— Gastralgie. cham. n-vom. cocc.
— hernie (douleur de). n-vom. cham.
— insomnie. n-vom. acon.

Café (mal par le): odontalgie. cham.
n-vom. ign. bell. cocc. merc.
Calculs. sil. sass. lyc. suif. calc.
— biliares. calc. hep. lach. sil. suif.
— rénaux. lyc. sass. calc. phos. sil.
zinc. cann.
— vesicaux. sas. cann. lyc. calc. ant.
phos. rut.
Callosités de la peau. ant. sep. dulc. suif.
graph.
Camomille (mal par l'abus de la). puls.
ign. n-vom. coc. acon. coff.
— agitation nerveuse. acon. n-vom.
coff.
— coliques. n-vom. coloc. borax.
— convulsions. ign. cocc.
— diarrhée. puls.
— douleurs. acon. coff.
— excoriations. puls. ign.
— fièvre. acon. coff.
— gastralgie. n-vom. ign.
— métralgie. cocc.
— nausées. puls. n-vom.
— surexcitation nerveuse. acon. coff. n-
vom.
Camphre (mal par l'abus du). coff. op.
Cancer. ars. kreos. graph. bell. cann.
sil. suif.
— de l'estomac, de l'utérus, etc. voy.
Estomac, Utérus, etc.
Cantharides (suite de l'abus des). camph.
Carcinome. voy. Cancer.
Cardialgie. voy. Gastralgie.
Cardite. voy. Cœur (inflammation du).
Carie des os. sil. calc. lyc. merc. phos-
ac. suif. asa.
Carottes (indigestion par les). calc. lyc.
Carphologie. rhus. hyosc. bell. op. phos.
phos-ac.
Carreau des enfants. n-vom. suif. calc.
cin. ars.
Carus. voy. Sommeil comateux.
Catalepsie. plat. cham. ipec. stram. acon.
bell. hyosc. mosch. veratr. cic.
Cataracte. puls. sil. amm. con. suif. phos.
magn.
Catarrhe bronchique. voy. Bronchite catarrhale.
— nasal. voy. Coryza.
— fébrile. voy. Fièvre catarrhale.
— pulmonaire. voy. Bronchite catarrhale.
— suffocant. voy. Orthopnée paralytique.
— vésical. voy. Cystite catarrhale.
Cauchemar. acon. n-vom. op. suif. puls.
sil.

Céphalalgie. n-vom. bell. acon. bry. coff. puls. merc. sulf.

— arthritique. coloc. bell. n-vom. bry. ipec. sep.

— bain (à la suite d'un). ant. calc. puls.

— boissons froides (par les). acon. bell. ars. natr. puls.

— café (par l'abus du). n-vom. cham. ign. bell.

— catarrhale. sulf. n-vom. acon. chin. cin. merc.

— chaleur (par l'effet de la). acon. carb-vg. bell. bry. sil.

— chagrin (par un). ign. staph. phos-ac.

— colère (par une). cham. n-vom. bry.

— congestive. acon. bell. bry. lach. op. sulf. n-vom. arn.

— contrariété (par une). cham. bry. n-vom. ign.

— coups sur la tête (par des). arn. cic. con. bry.

— courant d'air (par un). acon. chin. bell. n-vom. coloc.

— commotion du cerveau (par une). cic. con. bry. bell. hyosc.

— débauche (par une). carb-vg. n-vom. puls. cocc. bry.

— efforts corporels (par des). rhus. arn. calc.

— émotion morale (par une). ign. n-vom. cham. coff. bry. op.

— enfants (chez les). bell. cham. acon. coff. ign.

— excès d'étude (par des). n-vom. sulf. calc. lach.

— femmes (chez les). puls. cham. acon. bell. plat. chin.

— hystérique. ign. acon. sep. plat. mosch.

— gastrique. puls. n-vom. ipec. ant. arn. bry.

— indigestion (par une). puls. rhus. n-vom. ipec. sulf.

— mercurielle. hep. nitr-ac. aur. carb-vg. chin. sulf.

— métallique (par un poison). sulf. hep. carb-vg. chin. puls.

— migraine. seneg. spig. sep. n-vom. puls. coloc.

— nerveuse. coff. n-vom. ign. cham. acon.

— refroidissement (par un). dulc. bell. acon. merc. puls. coff. n-vom.

— rhumatismale. puls. merc. acon. sulf. chin.

Céphalalgie : sensibles (che. les sujets). coff. acon. ign. n-vom. cham.

— spiritueuses (par l'abus des boissons). carb-vg. n-vom. calc. puls. sulf.

— tabac à fumer (par le). puls. n-vom. acon. ant. ign.

— temps (par le mauvais). dulc. carb-veg. bry. rhus. rhod.

— tour de reins (par un). rhus. arn. calc. sil. natr. bry.

— veilles prolongées (par des). n-vom. cocc puls. bry. calc. chin. sulf.

Cerveau affecté. bell. hyosc. acon. bry. zinc. camph.

— congestion. voy. Apoplexie.

— hydropisie. voy. Hydrocéphale.

— inflammation. voy. Méningite.

Chagrin (suites d'un). ign. staph. phos-ac. caus. lach.

Chaleur (mal par la). acon. carb-vg. ars. aur. rhus.

— de l'air. carb-veg. ant. bry. lyc. puls. sulf.

— de la chambre. acon. arn. natr-m. phos. puls. sulf.

— du feu. merc. ant. bry.

— du lit. ars. merc. sulf. bell. carb-vg. cham.

Champignons (mal par les). carb-vg. coff. puls. acon. n-vom.

Chancre. voy. Syphilis.

Chant (mal par le). carb-vg. phosph. amm. dros. hep. stann. sulf.

Charbon (mal par la vapeur du). bell. op. amm. arn.

Chaude pisse. voy. Gonorrhée.

Chenilles venimeuses (mal par les). rhus. acon. bell.

Cheveux affectés. bell. borax. graph. hep. kal. lyc. natr-m. sulf.

— céphalalgies (après de fréquentes). hep. nitr-ac. calc. sil. sulf.

— chagrin (par suite d'un). ign. phos-ac. staph.

— (chute des). hep. kal. sulf. calc. graph. natr-m.

— — aux côtés. graph. phos. kal. zinc.

— — sur le devant. ars. natr-m. phos.

— — à l'occiput. carb-vg. phos. sil. petr.

— — derrière les oreilles. phos.

— — par plaques. canth. iod. phos.

— — aux tempes. calc. kal. lyc. natr-m.

— — au vertex. baryt. lyc. graph. sep. zinc.

Cheveux affectés : endolorissement. ars.
chin. carb-vg. n-vom. ferr.
— entortillement. lyc. phos-ac. bor.
natr-m.
— faiblesse (par cause de). ars. chin.
ferr. carb-vg. veratr.
— flaccidite. phos-ac.
— gras (cheveux). bry. plumb.
— grisonnants. phos-ac. staph. lyc. ars.
— (hérissement des). arn. canth. zinc.
— maladies graves (à la suite de). lyc.
hep. sil.
— mercure (par l'abus du). hep. nitr-ac.
carb-vg. kal. iod.
— (sécheresse des). kal. calc. phos-ac.
— sueurs (après de fréquentes). merc.
chin. ferr.
— visqueux (cheveux). chin.
Chlore (mal par l'usage du). puls.
Chlorose. sulf. calc. ferr. puls. con.
crotal. sep.
Choléra. veratr. ars. ipec. camph. sec.
phos-ac.
— asiatique. voy. ci-dessus.
— asphyctique. ars. veratr. camph.
carb-vg.
— céphalalgie (avec). camph. bell.
veratr.
— crampes prédominantes.camph.cupr.
sec. veratr.
— crampes des mollets. camph. cupr.
veratr.
— cyanose. camph. veratr. kal. iod.
carb-vg.
— diarrhée prédominante. veratr. ars.
sec. ipec.
— faiblesse à la suite. chin. veratr. ars.
carb-vg. ferr.
— sporadique. dulc. cham. ipec.
— typhoïdes (avec symptômes). hyos.
bry. rhus. cocc. phos-ac.
— vertiges (avec). camph. bell. n-vom.
op.
— vomissements prédominants. ipec.
veratr. ars.
Cholorose ou accidents cholériques isolés.
veratr. ipec. cham. carb-vg. acon.
ars. camph.
— angoisse et peur. ars. veratr. calc.
acon. ign.
— coliques. cham. veratr. coloc.
camph. cupr.
— diarrhée. veratr. ipec. phos-ac. ars.
sec. phos.
— dyspepsie. veratr. n-vom. puls. ipec.
ign.

Cholorose : fièvre. acon. bell.
— gastricisme. veratr. ipec. n-vom.
carb-vg.
— nausées. carb-vg. n-vom. ipec.
puls. veratr.
— respiration gênée. carb-vg. chin.
acon.
— vomissements. ipec. veratr. carb-vg.
n-vom.
Cholérine. veratr. ars. sec. phos-ac. ipec.
cupr. phos.
Chorée. lyc. cupr. bell. caus. n-vom.
ign. zinc.
Choucroute (mal par la). bry. petr. calc.
lyc. puls. chin. phosph.
Choux (mal par les). bry. lyc. petr.
chin. puls. cupr. sep.
Chute de l'anus. voy. Anus (chute).
Chute (mal à la suite d'une). arn. cic.
bry. con. puls. rhus.
— des cheveux. voy. Cheveux (chute).
— de la matrice. voy. Matrice (chute).
— des paupières. voy. Paupières (chute).
— des ongles. voy. Ongles (chute).
Clairvoyance magnétique spontanée.phos.
acon. bry. sil.
Claudication spontanée. coloc. rhus.
bry. sulf. calc. sil. lyc.
Cœlialgie. ars. n-vom.
Cœur affecté. acon. puls. spig. calc. kal.
natr-m. sep. sulf.
— anevrysme. carb-vg. lach. zinc.
calc. caus. guai.
— battements. palpitations. acon. puls.
spig. iod. lyc. natr-m. sulf.
— battement accéléré. tart. sulf. zinc
ars.
— — en désharmonie avec le pouls.
spig. kal. dig. natr-m.
— — trop fort. chin. dig. tart. sabin.
— — intermittent. natr-m. kal. sep.
chin. ars.
— — irrégulier. spig. natr-m ars.arn.
— — tremblottant. spig. ars. calc.
— hypertrophie. brom. ars. kal. iod.
spong.
— inflammation. acon. puls. bry.cann.
caus. lach.
— polype (du). calc. staph. lach.
— spasme. dig. camph. ars. cham. puls.
caus.
— rhumatisme. acon. lach. arn. bry.
kal. caus. puls. spig.
Coït (mal par rapport au). natr-m. kal.
lyc. sep. con.

Coït : éjaculation sans énergie. cal. phos
con. natr-m.
— — insuffisante. agar.
— — trop lente calc. lach. lyc.
— — manquant tout à fait. kal. lach.
lyc. calad.
— — trop prompte. phos. zinc.
— faiblesse à la suite. kal. petr. agar.
calc. lyc sep.
— impossible. *voy.* Impuissance.
— (répugnance pour le) kal. lyc. phos.
— sans jouissance. anac. calad. plat.
— souffrances après. agar. calc. kal.
sep. natr. n-vom.
Colchique (mal par l'abus du). cocc. n-
vom. puls.
Colère (suites d'une). cham. n-vom. bry.
coloc. staph.
Colériques (tempéraments). n-vom. phos.
cham. bry. caus. sulf.
Coliques. cham. coloc. bell. puls.
acon. chin. sulf. rhus. rhab. cocc.
veratr.
— bain (à la suite d'un). n-vom. puls.
— colère (à la suite d'une). cham. coloc.
sulf.
— coup sur le ventre (à la suite d'un).
arn. bry. rhus.
— enfants (chez les). cham. rhab. bell.
acon. calc.
— femmes enceintes (chez les). cham.
puls. bell. sep. sulf.
— femmes en couches (chez les). arn
cham. puls. hyos. sep. veratr.
— flatulentes. carb-vg. cham. chin.
bell. n-vom. sulf.
— hémorrhoïdales. n-vom. sulf. puls.
carb-vg. petr.
— hypochondriaques (chez les sujets).
n-vom. sulf. calc. natr. chin.
— hystériques (chez les femmes). cocc.
ign. n-vom. magn-m.
— indigestion (par une). puls. bell. n-
vom. carb-veg. bry. sulf.
— indignation (à la suite d'une). cham.
coloc. sulf.
— inflammations. acon. bell. hyosc.
merc. ars. puls.
— mensuelles ou pendant les règles.
cham. bell. cocc. puls. sec. n-vom.
— miséréré (de). op. n-vom. plumb.
thui.
— néphrétiques. puls. lyc. sass. bell.
nux.
— refroidissement (par suite d'un). cham.
n-vom. merc. puls. coloc. chin.

Coliques : saburrales. puls. n-vom. bell.
bry. su f.
— saturnines (par le plomb). op. bell.
cham. plat. alum.
— spasmodiques. cham. coloc. bell.
cocc. puls. n-vom.
— tour de reins (à la suite d'un). rhus.
bry. arn. carb-vg. lach.
— utérines. cham cocc. ign. n-vom.
— vermineuses. merc. con. sulf. cic.
Coma. *voy.* Sommeil comateux.
Commotion du cerveau. cic. arn. bry.
merc. sulf.
Condylomes. nitr-ac. thui. lyc. phos-ac.
sass.
— fendillés, choux-fleurs. thui. nitr-ac.
lyc.
— plates. thui. nitr-ac. sass.
— à queue. lyc.
Congélation (suites d'une). ars. bry.
carb-vg. acon. hyos. lach. puls.
Congestion. acon. arn. n-vom. bell. bry.
op. merc. sulf.
— à la tête. acon. arn. bell. bry. op.
n-vom. merc.
— à la poitrine. acon. bell. n-vom.
phos. sulf.
— au ventre. n-vom. sulf. puls. carb-
vg. ars. caps.
Constipation. n-vom. veratr. bry. op.
sep. lyc. lach. alum.
— accidentelle. n-vom. veratr. op. bry.
plumb.
— chronique ou habituelle. n-vom. sulf.
bry. calc. lyc. sep.
— enfants à la mamelle (chez les). n-
vom. op. bry. lyc.
— femmes enceintes (chez les). n-vom.
sep. bry. op. lyc.
— femmes en couche (chez les). n-vom.
op. bry. plat. ant.
— ivrognes (chez les). n-vom. lach. op.
calc. sulf.
— plomb (par l'abus du). op. plat.
alum.
— purgations fréquentes (par les). op.
n-vom. lach. ant. rut.
— sédentaires (chez les sujets). n-vom.
sulf. bry. plat. lyc.
— vieillards (chez les). op. ant. phos.
bry. sulf. lach.
— voyage (en). plat. alum. op.
— hémorrhoïdes (par des). n-vom. sulf.
Contact (mal par le). *voy.* Attouchement.
Contractions crampoïdes. calc. lyc. sulf.
caus coloc. rhus.

Constrictions spasmodiques. bell. ign. alum. plumb. n-vom. rhus.

Contractives (douleurs). *voy.* Douleurs contractives.

Contrariété (suite d'une). ign. acon. cham. bry. coloc. staph. n-vom.

Contusions. arn. euphr. con. puls. sulf-ac.

Conversation (mal par la). arn. ars. cocc. ign. n-vom. sulf.

— des autres (mal par la). ars. veratr.

Convulsions. bell. op. hyosc. cic. cupr. ign. ipec. stram. veratr.

Coqueluche. cin. dros. ipec. carb-veg. n-vom. puls. veratr. acon.

— période catarrhale. acon. dulc. ipec. puls. n-vom.

— — spasmodique. cin. dros. carb-veg. kal. veratr.

— — de décroissance. puls. arn. carb-veg. dulc. hep.

Cordon spermatique affecté. puls. n-vom. spong.

Cornée affectée. nitr-ac. cann. euphr. hep. merc.

— obscurcissement. euphr. cann. magn. puls. sulf.

— pellicule dessus. lach. euphr. magn. caic.

— pustules. merc. kal. bry.

— taies. cann. euphr. hep. nitr-ac.

— ulcères. ars. calc. bell. arg-n.

Corrosifs (mal par l'abus des agents). puls. kal. sulf.

Cors aux pieds. arn. ant. calc. lyc. nitr-ac. sep. sil. sulf.

Coryza. bell. cham. merc. puls. sulf. hep. n-vom. ars. amm. dulc. lach. euphr.

— aigu. merc. bell. hep. puls.

— commençant. n-vom. hep. amm. calc.

— chronique. hep. sil. sulf. calc. puls. graph. natr.

— épidémique. merc. bell. hep. dulc.

— fébrile. merc. spig. acon. puls. n-vom.

— fluent. merc. puls. euphr. ars. bell. hep. ipec.

— fréquent, habituel. sil. sulf. calc. graph. natr. puls.

— nouveaux nés (chez les). n-vom. sil. amm.

— ordinaire, simple. merc. bell. hep.

— sec, avec obturation du nez. n-vom. amm. lach. sulf. calc.

— supprimé. ars. chin. puls. bell. n-vom. bry. sulf.

Coryza supprimé, avec bronchite. acon. n-vom. bry.

— — avec poitrine affectée. ipec. ars. bry. n-vom.

— — avec tête affectée. n-vom. chin. acon. bell. cham. sil. sulf.

— — avec yeux affectés. euphr. bell. puls. lach. ign. n-vom.

Couché (désir de rester). n-vom. ars. ferr. chin. cham.

Couché (mal en étant). puls. rhus. sep. ars. caps. dros. natr-m.

— sur le côté (mal en étant). acon. bry. phos. sil.

— sur le côté droit. merc. caus. kal. puls. n-vom.

— — gauche. lyc. phos. sep.

— — malade. acon. bry. phos. sil.

— — sain. arn. bry. calc. cham. puls. rhus.

— sur le dos. ign. n-vom. acon. caus. phos.

Couché la tête basse (mal en étant). ars. puls. chin. hep. spig. nitr.

Couches laborieuses. bell. bry. puls. calc. cham. n-vom.

— cheveux (chute des). calc. natr-m. sulf. lyc.

— coliques. cham. bry. puls. sep. arn. bell.

— constipation. n-vom. bry. ant. plat. sep.

— convulsions. plat. bell. hyosc. ign. cham. cic.

— diarrhée. rhab. ant. hyosc. dulc.

— fièvre de lait. acon. coff. bell. bry.

— — puerpérale. bry. n-vom. rhus. merc. acon. bell. cham. hyosc.

— lait dérangé. *voy.* Lait.

— insomnie. coff. acon. bell. hyosc. n-vom. ign. op.

— lochies dérangées. *voy.* Lochies.

— mamelles affectées. *voy.* Mamelles et Mamelons.

— moral affecté. plat. bell. puls. veratr. zinc.

— nymphomanie. plat. phos. hyos. stram. veratr.

— sueurs fréquentes. acon. bry. chin. sulf.

— tumeur blanche. rhus. bell. arn. calc. sil. sulf.

— ventre gros. sep. coloc.

Couperose. carb-an. ars. calc. kreos. rhus. ruta. veratr.

Coup (mal à la suite d'un). arn. puls. sulf-ac. cic. con.

Courant d'air (mal par un). bell. acon. chin. sulf. cham.

Courbant (mal en se). bell. n-vom. puls. bry. acon. hep. sep. spig.

Course (suites d'une). sil. sulf. aur. natr-m.

Couvrant la tête (mal en se). carb-vcg. sulf.

Coxalgie. rhus. coloc. calc. bry. puls. bell. caus. sulf.

Coxarthrocace. phos-ac. sulf. coloc. calc. sil. hep. rhus.

Crachats. *voy.* Expectoration.

Crachement de sang. *voy.* Hémoptysie.

Crampes. cham. camph. bell. cupr. op. ign. n-vom. veratr.

— de matrice, de poitrine, des paupières, etc. *voy.* Matrice, Poitrine, etc.

Crâne (souffrances des os du). acon. merc. phos. nitr-ac. phos-ac.

Crapauds (mal par le venin des). carb-veg. ars. nitr. sep.

Crépuscule (mal dans le). calc. puls. ars.

Creux de l'estomac affecté. bry. ars. cupr. phos. veratr. n-vom.

— ballonnement. n-vom. ars. bell. calc. lyc.

— dartres. ars.

— douleur. ars. n-vom. veratr. bry. calc.

— gonflement. sulf. calc. hep. lyc. natr-m. petr.

— sensibilité au contact. bry. n-vom. calc. lyc. sulf. hep.

Cris. bell. cham. caus. acon. coff. lyc. sil.

Croissance (mal par la). phos-ac. sulf. guai. m-aus.

Croix (douleurs se manifestanten). mang. puls. calc. nitr-ac. sil.

Croup. acon. spong. hep. phos. lach. ars. cupr. mosch. tartr.

— période inflammatoire. acon. dros. spong.

— période exsudative. spong. phosph. ars.

— prodromes. acon. hep. dros. spong. cham. cin.

— période de décroissance. hep. phos. carb-vg. dros.

Croûtes (éruption de) sulf. calc. ars. rhus. graph. dulc.

Croûte de lait. rhus. ars. carb-an. sulf. calc.

Cuir chevelu affecté. carb-an. hep. ars. chin. rhus. calc.

— croûtes. sulf. rhus. hep. ars. calc. lyc.

— écailles. alum. phosph. staph. mez. oleand.

— endolorissement. chin. hep. merc. n-vom. staph. sulf.

— froid (sensation de). sulf. calc. veratr. sep.

— gonflement. rhus. ars. bell. merc. graph.

— prurit. alum. sulf. sep. staph. calc. graph. merc.

— sensibilité douloureuse. chin. n-vom. spig. ars. merc. sulf.

— sueur. cham. chin. bry. merc. puls. bell. calc. kal. sil.

— tension. merc. nitr-ac. ars. caus. lach. spig.

Cyanose. hydr-ac. dig. laur. veratr. camph. lach. cupr. acon.

Cuivre (mal par l'usage du). hep. n-vom. bell. ipec.

Cystite. con. canth. puls. n-vom. acon. dig.

— catarrhale ou catarrhe vésical. dulc. puls. sulf. n-vom. ant.

— du col de la vessie. cann. canth. n-vom. puls.

— hémorrhoïdale. puls. n-vom. sulf. borax.

Cystoplégie. ars. bell. laur. dulc. hyosc.

D

Danses. bell. stram. cic. hyosc. acon. plat.

Dartres. sulf. calc. clem. con. dulc. graph. lyc. merc. rhus. sep. oleand.

— annulaires. sep. natr. natr-m.

— blanches. ars. graph. lyc. zinc.

— brunes. lyc. natr.

— furfuracées. ars. bry. calc. sulf. kreos.

— gercées. sep. sulf. calc. puls. rhus. cycl. graph. hep. lach. lyc.

— grises. ambr. sulf.

— jaunâtres. cic. sulf. dulc. lyc. cupr. merc. sep.

— pruriantes. clem. calc. ars. merc. sulf. rhus. sep.

— rongeantes. ars. lyc. sep. calc. graph. sulf.

— rouges. graph. rhus. puls. sulf. clem.

Dartres : sèches. bry. calc. ars. veratr.
staph. rhus. sep. sil.
— suintantes. merc. sulf. calc. clem.
dulc. graph. sep.
— suppurantes. sulf. merc. cic. clem.
rhus. sep.
— squammeuses. dulc. calc. ars. phos.
sulf.
Débilité. *voy*. Faiblesse.
Déchirement, *voy*. Douleur déchirante.
Debout (souffrances en étant). bry. aur.
cocc. caps. phos-ac. plat. puls.
Découvrant (mal en se). acon. merc.
ars. cocc. hep. n-vom.
Découvrant la tête (mal en). iod. lyc.
acon. calc. ferr. puls. spig. veratr.
Découvrant un membre (en). hep. sil
rhus. squill. stront.
Défaillance, évanouissement. acon. ign.
n-vom. op. camph. carb-veg. cham.
— chute (à la suite d'une). arn.
— douleur (à la moindre). hep. n-mosch.
— — (par la violence de la). acon.
cham.
— émotions morales (après des). ign.
acon. coff. op. cham. veratr.
— efforts intellectuels (après des). n-
vom. lach.
— frayeur (après une). ign. op. veratr.
coff.
— ivrognes (chez les). carb-veg. op.
acon.
— joie (après un excès de). coff. op.
— mercure (après l'abus du). hep. lach.
op.
— mouvement (au moindre). arn. acon.
veratr.
— pertes débilitantes (à la suite de).
carb-veg. chin. veratr. n-vom.
— vertiges (avec). acon. bell. n-vom.
bry. ars.
Déglutition douloureuse. bell. merc
lach. hep. puls. sulf.
— des aliments. merc. bell. cham. hep.
sulf.
— des boissons. bell. merc. lach. canth.
phos.
— de la salive. merc. bell. bry. cocc
hep. merc.
Déglutition gênée, empêchée. bell. hyosc.
merc. lach. canth. stram.
— des aliments. alum. baryt. cham. hep.
n-vom. sulf. sil.
— des boissons. bell. lach. merc. aur.
sil.
Déglutition involontaire, besoin d'avaler.

bell. cham. ign. lach. merc. n-vom.
Déjeuner (mal après le). cham. n-vom.
phosph. bry. calc. caus. natr. natr-m.
Dégoût. *voy*. Répugnance.
Délires. bell. acon. bry. hyosc. op. stram
n-vom. lach. sulf.
— anxieux. op. stram. bell. hyosc. sil.
puls.
— fantastiques. bell. stram. sulf. hyosc.
op.
— furibonds. bell. bry. op acon. coloc.
— gais. acon. bell. op. sulf. veratr.
— loquaces. bell. stram. rhus. veratr.
lach. op.
— mussitants. bell. hyos. stram. n-vom.
op.
— tristes. puls. acon. bell.
— nocturnes. acon. bell. bry. rhab.
puls. arn. sulf.
Démangeaison, *voy*. Prurit.
Dentition laborieuse. cham. merc. sulf.
acon. calc.
— agitation nerveuse. acon. coff. cham.
bell.
— constipation. n-vom. bry. magn-m.
— diarrhée. merc. sulf. cham. ipec.
calc. ars.
— fièvre. acon. cham. n-vom. coff.
— insomnie. coff. acon. cham. bor.
— spasmes et convulsions. bell. cin.
ign. cham. calc.
— toux. cham. cin. n-vom.
Dents affectées. cham. merc. n-vom.
staph. bell. acon.
— agacement. merc. dulc. phos-ac.
sulf. sulf-ac. mez. nitr-ac. staph.
— allongement. cham. bry arn. bell.
sulf. hyosc.
— carie. staph. croc. sep. phos. plumb.
mez.
— douleurs. *voy*. Odontalgie.
— ébrèchement. staph. lach. euphorb.
bell. plumb. borax.
— exfoliation. staph. arg-n. lach.
— fétidité. calc. graph. kal. plumb.
rhus.
— grincement. ars. bell. hyosc. lyc.
stram. veratr.
— jaunissement. phos-ac. nitr-ac. lyc.
iod.
— noircissement. staph. merc. sep.
plumb. squill.
— saignement. carb-vg. merc. sulf.
ant. phos. phos-ac.
— suppuration, fistules. calc. sil. sulf.
caus. staph. natr-m.

Dents : vacillement. cham. merc. staph. puls. amm. bry. caus.

Dents canines (mal aux). calc. n-vom. sep. sulf-ac. rhus.

— cariées (mal aux). cham. ant. staph. merc. n-vom.

— incisives (mal aux). sulf. sep. rhus. natr-m. m-arc.

— inférieures affectées. cham. bell. staph. m-arc.

— molaires id. staph. cham. chin. bry. natr.

— supérieures id. acon. bell. chin. sep. aur. carb-vg.

Descendant (mal en). acon. ars. aur. bry. petr. sulf.

Désespoir. acon. calc. veratr. ign. lach. puls. sulf. valer.

Déshabillant (mal en se) ars. dros. n-vom. rhus. oleand. puls. cocc. spong.

Désir d'acides. acon. sulf. arn. ars. chin. puls. veratr.

— air libre (d'). stram. rhus. croc. n-vom. magn. plat.

— aliments gras (d'). n-vom. nitr-ac.

— amers (d'aliments). dig. natr-m. sulf.

— bière (de). sulf. acon. cocc. merc. n-vom. puls.

— café (de). ang. ars. bry. carb-veg. con. aur.

— chaux, craie (de). nitr-ac. n-vom. calc. hep. ign.

— charbons (de). cic. con.

— eau de vie (d'). lach. sulf. hep. ars. chin.

— farineux (de). sabad.

— friandises (de). chin. ipec. calc. natr. petr. rhus.

— fritures (de). plumb.

— froids (d'aliments). sulf-ac. veratr. puls. ign. tart.

— fromage (de). arg.

— grasses (de choses). n-vom. nitr-ac.

— lait (de). sabad. merc. sil. staph. ars. rhus.

— légumes (de). alum. magn.

— liquides (d'aliments). bry. merc. staph. sulf. ferr.

— pain (de). puls. ars. bell. natr. natr-m. plumb.

— rafraichissantes (de choses). puls. rhab. cocc. caus.

— succulents (d'aliments). phos-ac.

— viande (de). sulf. heli. magn.

— viande fumée (de). caus.

Désir : vin (de). calc. staph. acon. bry. hep. lach. sulf.

Diabète sucré. phos-ac. merc. nitr-ac. phosph. sulf. natr-m. aur. baryt.

Diarrhée. veratr. cham. puls. merc. chin. ars. dulc. ferr. ipec. rhab. sec.

— acides (après l'usage des). staph. bry. n-vom. ant.

— affaiblies (chez les personnes). chin. ferr. phos-ac. phos.

— âgées (chez les personnes). ars. bry. phos. sec. ant.

— alternant avec constipation. ant. phos. bry. lach. n-vom.

— automnale. merc. ars. sulf. carb-vg. chin.

— bilieuse. ars. cham. merc. puls. chin.

— bu froid (pour avoir). ars. carb-vg. puls. n-mosch.

— chagrin (à la suite d'un). staph. phos-ac. ign.

— colère (à la suite d'une). cham. n-vom. coloc.

— coliques (avec). cham. coloc. merc. ars. rhus. bry. sulf. chin. rhab.

— débauche (après une). carb-vg. n-vom.

— débilitante. chin. ipec. veratr. phos. phos-ac.

— dentition (pendant la). merc. sulf. cham. ars. calc. cocc. ferr.

— émotion (à la suite d'une). cham. coloc. acon. coff.

— enfants (chez les). cham. merc. ipec. sulf. rhab.

— été (en). ars. dulc. bry. merc. carb-vg.

— exanthème (à la suite d'un). ipec. ars. merc. puls. sulf.

— femmes enceintes (chez les). sep. sulf. ant. phos.

— femmes en couche (chez les). rhab. ant. dulc. hyosc.

— frayeur (à la suite d'une). veratr. op. ant. acon. coff.

— frissons (avec). puls. merc. sulf.

— fruits (par l'usage des). puls. ars. chin. lach.

— indolore. ars. chin. puls. veratr. phos-ac. ferr.

— indigestion (par suite d'une). coloc. staph.

— joie excessive (après une). coff. acon. op. veratr. puls.

Diarrhée : lait (par l'usage du). sulf. lyc. bry. natr.
— lientérique. chin. ferr. bry. ars. phos. phos-ac.
— matutinale. bry. ars. n-vom.
— mercurielle. hep. nitr-ac. carb-vg. chin. sulf.
— muqueuse. puls. merc. sulf. chin caps.
— nausées (avec). ipec. veratr. ars. cham. puls. merc.
— nocturne. cham. ars. merc. chin. puls. ferr. sulf.
— opiniâtre. sulf. graph. phos. calc. kreos. nitr-ac.
— phthisiques (chez les sujets). phos. calc. chin. ferr.
— printanière. dulc. merc. carb-vg sulf. ars. bry.
— refroidissement (à la suite d'un). dulc merc. bry. cham.
— repas (après chaque). chin. ferr. coloc. ars. lach.
— scrofuleuse. sulf. calc. sil. lyc. ars. sep.
— séreuse, aqueuse. merc. ferr. phos-ac. phos. ars. chin. ipec. puls. sec.
— soif (avec). ars. cham. chin. ferr. dulc.
— soir (chaque). puls. merc. sulf. dulc. veratr.
— stercorale. ars. puls. cham. rhab. sulf.
— tabac (après l'usage du). puls. cham.
— temps humide (par un). lach. rhod.
— vomissement (avec). ipec. veratr. ars. cupr. puls. camph. bell. rhab.
Digestion faible, laborieuse. voy. dyspepsie.
Diplopie. bell. cic. hyosc. natr-m. puls. sulf.
Distension (sensation de). ign. bell. n-vom. spig. bry. merc.
Dos affecté. calc. puls. sulf. sep. lach. petr. sil.
— courbé. puls. sulf. n-vom. calc. sil rhus. staph.
Douleurs arthritiques. acon. sulf. colch puls. n-vom. ant. arn. hep. chin.
— battantes. voy. Pulsation.
— brisure (de). hep. bry. arn. chin. n-vom. rhus. veratr.
— brûlantes. ars. carb-vg. caus. merc. n-vom.
— changeant de place. puls. mang. sulf. chin. arn. rhod.

Douleurs : contusives. arn. con. ruta. cic. cin. puls.
— déchirantes. chin. merc. puls. bry. carb-vg. calc. sulf.
— distensives. voy. Distension.
— écartelantes. bell. merc. bry. ign. n-vom. sulf. sil.
— étourdissantes. cham. n-vom. oleand. cocc. plat.
— excoriation (d'). hep. ign. canth. arg.
— fouillantes. cocc. puls. colch.
— griffe (de). calc. lyc. graph. caus. carb-vg. ign. n-vom. phos. puls. sil.
— laucinantes. acon. bry. nitr-ac. merc. sil.
— crampoïdes. calc. coloc. plat. ign. carb-veg. oleand.
— contractives. alum. bell. ign. plumb. chin. graph.
— martelantes. aur.
— meurtrissure (de). con. arn. bry. n-vom. rhus. nitr-ac. sulf.
— luxations (de). rhus. arn. bry. amm. colch puls.
— paralysantes. chin. n-vom. carb-vg. cocc. staph.
— pressives. chin. n-vom. oleand. ign. arn.
— raclantes. asa. phos-ac. puls. rhus.
— rongeantes. dros. mez. ruta. alum. canth.
— sécatives, incisives. bell. canth. hyosc. coloc.
— serrantes. calc. carb-vg. coloc. ign. oleand.
— sourdes. n-vom. plat. oleand. rhus. sulf.
— tensives. bry. caus. asa. bell. n-vom. puls.
— térébrantes. bell. hep. merc. puls. sep. spig.
— tiraillantes. arn. bry. cham. chin. merc.
— tressaillantes. chin. colch. n-vom. puls.
— ulcération (d'). amm. bry. ign. puls. sil. cham.
Dysécée. puls. bell. caus. phosph. calc. sulf.
— amygdales hypertrophiées (par les). staph. aur. nitr-ac.
— catarrhale. cham. puls. merc. bell. hep. ars.
— congestive. aur. bell. merc. phos. puls. sil.

Dysécée : écoulement supprimé (à la suite d'un). hep. lach. led. bell. merc. puls.

— éruptions répercutées (à la suite d'). sulf. ant. caus. graph. lach.

— exanthème (à la suite d'un). bell. puls. sulf. men.

— éruption répercutée (après une). sulf. bry. caus. lach.

— femmes enceintes (chez les). sep. ipec. n-vom. sulf. natr. calc. chin. staph.

— fièvres intermittentes (après les). puls. puls. calc. sulf. n-vom. carb-vg.

— mercure (après l'abus du). staph. nitr-ac. asa. hep. aur. sulf. petr.

— nerveuse. phosph. arn. phos-ac. veratr. caus. petr.

— petite vérole (à la suite de la). sulf. merc.

— quinquina (après l'abus du). puls. calc. sulf. n-vom. carb-vg. hep.

— refroidissement (à la suite d'un). puls. merc. bell. ars. led. caus. sulf.

— rhumatismale. puls. merc. caus. bell. sulf. lach. ars. hep. cham. calc.

— rougeole (à la suite de la). carb-vg. puls. men.

— scarlatine (après la). hep. bell.

Dyspepsie. sulf. hep. puls. n-vom. lach. bry. calc. merc. carb-vg. arn. chin.

— âgés (chez les sujets). baryt. cic. n-vom. chin. ant.

— bons vivants (chez les). puls. n-vom. ipec. ant. ars. sulf.

— café (par l'abus du). n-vom. ign. cocc. merc. sulf. cham. puls. rhus.

— coup sur l'épigastre (après un). arv. bry. rhus. puls. con.

— émotions morales (après des). phos-ac. staph. coloc. n-vom. chin. cham.

— enfants (chez les). n-vom. sulf. calc. lyc. puls. baryt. ipec. merc.

— études forcées (par suite d'). n-vom. arn. sulf. calc. puls. lach. cocc.

— hystériques (chez les personnes). ign. sep. puls. con. bell. n-mosch.

— pertes débilitantes (par des). chin. carb-vg. sulf. n-vom.

— sédentaires (chez les sujets). n-vom. sulf. calc. sep.

— spiritueuses (par l'abus des boissons). n-vom. carb-vg. sulf. lach. puls.

— tabac (par l'abus du). puls. sulf. n-vom.

— thé de Chine (par l'abus du). ferr. thui.

Dyspepsie : veilles prolongées (après des). cocc. n-vom. carb-vg. puls.

Dysphagie, voy. déglutition difficile.

Dyssenterie. merc. sulf. ars. rhus. acon. puls. chin.

— bu froid (après avoir). bry.

— marécageux (dans les endroits). chin.

— nuits froides en été (par les). acon. bry. cham. merc. n-vom.

— putride. ars. carb-vg. n-vom. chin.

— rhumatismale. cham.

Dysurie. n-vom. puls. cann. canth. dulc. sass. lyc. zinc.

E

Eau comme boisson (mal par l'). natr-m. chin. merc. puls.

— de vie (par l'usage de l'). n-vom. op. ign. ars. lach. sulf.

Ecchymoses. sulf-ac. bry. n-vom. arn. con. puls. sulf.

Eclampsie. bell. cham. ign. caus. n-vom. plat.

— enfants (des). cham. bell. n-vom. cic. cin.

— femmes enceintes (des). plat. bell. hyosc. cham. cic.

— femmes en couche (des). plat. cham. bell. n-vom. sulf.

Écorchures. arn. sulf-ac. puls.

— malades alités (des). arn. sulf-ac.

Echauffement (mal par un). acon. carb-vg. ant. bry. bell.

Ecrivant (mal en). sil. aur. calc. sep. ign. kal. natr-m.

Ecthyma. sulf. mere. ars. kreos. rhus. tart.

Eczéma. bell. dulc. merc. acon. phos. ars. sulf.

— âgées (des personnes). aur. phos. staph. sulf.

— aigu. acon. bell. dulc. petr. phos.

— chronique. clem. dulc. merc. phos. sulf.

— fébrile. acon. bell. dulc.

— enfants (des). acon. bell. dulc. phos. sulf.

— impétigineux. bell. merc. rhus. carb-vg. dulc. sulf.

— rouge. ars. aur. dulc. merc. sulf.

— simple. dulc. ars. petr. sulf. phos.

Effort (suite fâcheuse d'un). rhus. arn. cocc. sulf. calc. ruta. sil. acon. lyc.

Efforts intellectuels. *voy.* Études forcées.

Effronterie. op. ign. acon. merc. sulf.
alum.

Elancement. *voy.* Douleurs lancinantes.

Embarras gastrique. *voy.* Gastricisme.

Echardes (douleurs comme par des).
nitr-ac. hep. carb-vg. cic.

Emotions morales (suites fâcheuses des).
ign. acon. cham. staph. coff. coloc.
n-vom.

— aliénation. plat. bell. hyosc. op.
stram. lach.

angoisse. bell. acon. cham. merc.
plat.

— congestion à la tête. bell. acon. coff.
n-vom. op.

— convulsions. bell. ign. cham. hyosc.
op. samb.

— défaillance. veratr. coff. op. cham.
ign.

— diarrhée. veratr. cham. puls.

— gastricisme. cham. coloc. puls. bry.
n-vom. ign.

— insomnie. coff. acon. staph. merc.

— moral affecté. bell. aur. ign. phos-ac.
plat. staph.

— vertiges. bell. merc. n-vom. op.

— vomissements. n-vom. op. puis.
ign.

Encéphalite. *voy.* Méningite.

Enfants (affections des). acon. bell.
cham. merc. sulf. calc. hep. ipec.

— *voy.* aussi Nourrissons.

Enfantement. *voy.* Accouchement.

Enflure. *voy* Gonflement.

Engelures. bell. puls. sulf. ars. n-vom.
carb.-an. nitr-ac. phos. lyc. petr.

— bleues. arn. bell. kal. puls.

— douloureuses. bell. sulf. puls. n-vom.
nitr-ac. petr.

— enflammées. cham. puls. sulf. aris.
nitr-ac.

Engourdissement des membres. puls.
croc. rhus. chin.

Enrouement. carb-vg. dulc. dros. mang.
phos. spong.

Entéralgie. *voy.* Coliques.

Entérite. acon. merc. hyosc. ars. bell.
lach.

— arthritique. bell. n-vom. sulf. merc.

Entorses. rhus. arn. amm. bry. calc.
ruta. lyc.

Envies des femmes enceintes. sep. ign.
ipec. con. puls.

— aux ongles. rhus. calc. sulf. lyc.

Epaississement de la peau. ant. dulc.
graph. rhus. sep. sil.

Ephélides. con. sep. sulf. hyosc. lyc.
nitr-ac. ant.

— hépatiques. ant. lyc. sulf. laur.
merc. sep.

— solaires. lyc. sulf. puls. ant. natr.
calc.

Epigastre affecté. n-vom. bry. cham.
cocc. sulf.

Epilepsie. bell. calc. sulf. cupr. n-vom.
ign. op. caus. sil.

Epistaxis. acon. chin. bry. arn. croc.
bell.

Erections. canth. graph. n-vom. phos
natr-m. puls. sil.

— absentes. con. lyc. kal. graph. caus.
hep.

— courtes (trop). con. calc.

— douloureuses. con. n-vom. canth.
thui. merc. puls.

— faibles (trop). baryt. hep. lyc.
selen. sulf.

— fortes (trop). zinc. puls. canth. phos.
sabin.

— fréquentes (trop). natr-m. n-vom.
phos. puls. con.

Eréthisme nerveux. acon. cham. n-vom.
merc. coff.

Eructations. *voy.* Rapports.

Eruptions. acon. bell. calc. clem. graph.
sulf. merc. puls. rhus. sep.

— blanchâtres. ars. bry. puls. sulf.
valer.

— brûlantes. ars. carb-vg. sulf. merc.
hep. caus. caps. kreos.

— bulleuses. canth. dulc. graph. rhus.
sep. caus.

— douloureuses. bell. ars. hep. lach.
lyc. phos. merc.

— dures. ant. aur. rhus. spig. valer.

— enflure (avec). bell. rhus. hep. sulf.

— excoriation (avec douleur d'). hep.
graph. puls. sulf.

— fines. carb-veg. graph. hep. phos-ac.
natr-m. ars.

— furfuracées. bry. ars. sulf. calc. sil.
kreos.

— gercées. graph. lyc. sep. rhus.

— granuleuses. ars. carb-vg. hep.
graph.

— grappes (en forme de). calc. rhus.
veratr. staph.

— groupes (en). calc. rhus. phos. veratr. phos-ac.

Éruptions humides. merc. sulf. rhus. calc. cic. sep.
— indolentes. hell. hyos. stram. cocc.
— jaunâtres. merc. cic. nitr-ac. sep.
— noirâtres. ars. rhus. bell. lach. sil. sec. mur-ac.
— plates. bell. lach. phos ac. sep.
— pruriteuses. sulf. acon. ars. merc. sep. calc.
— pustuleuses. ant. cic. ars. dulc. puls sulf. rhus.
— rongeantes. caus. sulf. ars. sil. petr. graph. cham.
— sèches. calc. baryt. bry. merc. staph. sep. sil. veratr.
— suintantes. calc. cic. clem. merc. rhus. sep. sulf.
— squammeuses. ars. calc. dulc. phos. sep. sil. sulf.
— suppurantes. rhus. sulf. hep. merc. cic. clem.
— ulcération (avec douleur d'). cham. puls. rhus. sil. merc.
Érysipèle. bell. acon. lach. rhus. merc.
— flegmoneux. bell. rhus. merc. lach. puls. acon.
— gangréneux. ars. carb-vg. lach. bell. sil. chin.
— œdémateux. sulf. ars. rhus. chin. hell. merc.
— simple. acon. bell. hep. lach.
Érythème. acon. cham. ign. graph. hep. puls. merc.
— enfants (des). cham. puls. ign. acon. sulf.
— femmes (chez les). graph. sep. carb-veg. caus. sulf.
— fesses (entre les). carb-vg. cham. sulf. caus. hep. graph. lyc. calc. natr-m.
Esquinancie. voy. angine.
Essera. voy. urticaire.
Éternuant (mal en). acon. hep. rhus. bell. ars. sil. kal.
Éternument fréquent. kal. con. sil. arn. calc. rhus.
Étranglement des intestins. voy. hernie étranglée.
Estomac affecté. n-vom. puls. hep. lach. sulf. ars. phos.
— cancer (de l'). phos. lyc. ipec. n-vom ars. baryt.
— dérangement. voy. Indigestion.
— douleurs. voy. Gastralgie.
— faiblesse. voy. Dyspepsie.
— gangrène. sec. ars.
— inflammation. voy. gastrite.

Étain (mal par l'usage de l'). cham. puls. hep. carb-vg. ign.
Études forcées (mal par des). n-vom. lach. calc. sulf. aur.
Évacuation. voy. Selles.
Évanouissement. voy. Défaillance.
Exanthèmes. voy. Éruptions.
Excès sexuels (suites fâcheuses d'). phos-ac. staph. con. calc. n-vom. cin.
Excoriations. cham. graph. ign. puls. sep. sulf.
— enfants (des). acon. cham. ign. sulf. puls.
Excroissances. thui. staph. nitr-ac. ant. calc. lyc.
Exostoses. merc. aur. phos. sil. phos-ac. calc.
Expectorations par la toux. puls. hep. lyc. tart. sil. kal.
— amère. puls. cham. n-vom. merc. ars. bry.
— aqueuse. merc. lach. carb-vg. ars. ferr. sulf.
— blanchâtre. puls. sulf. carb-vg. lyc. sep.
— difficile. chin. sulf. ars. lach. seneg. sep.
— douceâtre. calc. phos. stann. kal. puls. sulf.
— écumeuse. ars. ferr. puls. lach. sil. phos.
— épaisse. puls. sulf. acon. ruta. calc. bell.
— facile. arg. kreos. sang. veratr.
— fétide. puls. calc. sil. natr. sulf. caps. graph.
— floconneuse. sulf. stann. agar. phos.
— fréquente. puls. sulf. dulc. sep. squill. stann.
— gélatineuse. laur. dig. arg. baryt. ferr. chin.
— grisâtre. ambr. ars. lyc. sep. ars. dros.
— herbacé (d'un goût). phos-ac.
— impossible. caus. arn. sep. ambr. kal.
— jaunâtre. puls. sulf. dros. lyc. bry. carb-vg.
— moisi (d'un goût de). borax.
— muqueuse. puls. sulf. chin. dulc. ars. seneg.
— — avec du sang. bry. chin. ferr. acon. ars. bell.
— noirâtre. chin. lyc. n-vom. rhus.

Expectoration putride. puls. stann. graph. carb-vg. arn. cham.

— purulente. calc. sulf. kal. sil. lyc. nitr-ac.

— rhume (comme d'un vieux). puls. bell. sulf. ign. n-vom.

— roussâtre. bry. squill.

— salé (d'un goût). lyc. puls. ars. phos. natr.

— sanguinolente. acon. ipec. ferr. sulf-ac. arn. bry. lyc. phos. puls.

— transparente. sil. ars. ferr. seneg.

— verdâtre. magn. puls. ars. carb-vg. lyc. sulf.

— visqueuse. sil. kal. chin.

Extension d'un membre (mal par l'). bell. n-vom. spig.

Extase. agar. stram. acon.

F

Face affectée. bell. acon. cham. phos. plat. puls. rhus.

— amaigrie. calc. ferr. selen. mez.

— bleuâtre. acon. bell. op. veratr. ars. cham.

— bouffie. hyos. n-vom. acon. ars. chin. op. phosph.

— boutonneuse. bell. carb-vg. ars. calc. veratr.

— brûlante. cham. acon. ars. bell. bry. plat. veratr.

— brunâtre. bell. op. daph. hyos. nitr-ac. sep. sulf.

— chaude. acon. merc. sulf. chin. cocc. arn.

— convulsée. ars. bell. cham. sec. stram. n-vom.

— couperosée. carb-an. calc. rhus. ruta. ars. veratr.

— croûteuse. rhus. dulc. ars. graph. calc. merc.

— (dartres à la). dulc. natr-m. rhus. carb-vg. sep. merc. bry.

— décomposée. ars. camph. chin. op. phos-ac. rhus. spig. stram. veratr.

— douloureuse. voy. Prosopalgie.

— éphélidée. ant. lyc. sulf. calc. dulc. graph.

— (érysipèle à la). bell. crotal. lach. rhus. puls. sep.

— froide. camph. hyos. veratr.

— gonflée. bell. arn. merc. lach. lyc. sulf. phosph.

— grisâtre. ars. ferr. chin. lyc. merc. n-vom.

Face hâve, creuse. ars. chin. veratr. n-vom. stann. sec.

— hippocratique. ars. phosph. chin. phos-ac. veratr. sec. carb-vg. n-vom.

— jaune. acon. chin. ferr. spig. sep. ars. n-vom. bell. bry.

— — autour du nez. sep.

— — autour de la bouche. n-vom. sep.

— — autour des yeux. nitr-ac. spig. n-vom.

— luisante, graisseuse. magn. natr-m. selen.

— noirâtre. chin. ars.

— noirs (avec pores). sulf. natr. nitr-ac. dros. dig.

— pâle. puls. merc. ars. carb-vg. chin. sep. sulf.

— — alternant avec rougeur. acon. ign. croc. cham. bell. n-vom.

— paralysée. caus. graph. op.

— pruriteuse. calc. cocc. lyc. natr-m. alum. chel.

— (réseaux veineux à la). plat.

— ridée. calc. op. sulf. lyc. sep.

— rouge. acon. bell. n-vom. hyos. merc. bry. op.

— rugueuse. graph. sulf. ars. rhus. sep.

— sale (d'un teint). lach. sec. ars. chin. ferr.

— suante. carb-vg. ign. merc. n-vom. puls. rhus. veratr.

— tachetée. ars. ferr. rhus. sulf. calc. merc. sil. natr.

— — de bleu. ferr. ars. veratr.

— — de jaune. sep. ferr. natr. coleh. n-vom.

— — de rouge. sulf. samb. ferr. bell. bry. lyc. sabad.

— — de sales (taches). plumb. lach. sec.

— terreuse. ars. chin. ferr. n-vom. merc. lyc.

— verruqueuse. caus. dulc. calc. sep.

Faiblesse. ars. chin. phos-ac. carb-vg. ipec. veratr. staph. sulf.

— conversation (par la moindre). sulf. calc. natr-m. stann.

— croissance (par la). phos-ac. sulf.

— efforts (à la suite de grands). calc. sulf. cocc. petr. sep.

— — (aux moindres). cocc. sep. sulf.

— enfants (chez les). calc. sulf. sil. n-vom. lyc. baryt.

— excès sexuels (après des). phos-ac. daph. calc. chin. sulf. sil. n-vom.

Faiblesse hystérique. ign. cham. mosch. sep. natr-m. phosph.

— maladies graves (après des). chin. veratr. hep. sil. sulf.

— masturbation (à la suite de la). sulf. n-vom. cin. phos-ac. staph.

— mouvement (au moindre). veratr. cocc. staph. stann.

— nerveuse. n-vom. phos-ac. m-arc. calc. sulf. acon. ign. cham.

— opiniâtre. chin. veratr. hep. phos-ac. natr.

— orage (pendant un). sil. petr. phosph. natr. nitr-ac.

— pertes débilitantes (après des). chin. ipec. n-vom. sulf. phos-ac.

— sénile. baryt. con. ambr. op. sec. aur.

— subite. ars. ipec. veratr. phosph. carb-vg. cham. ign.

— veilles prolongées (après des). n-vom. puls. carb-vg. cocc. natr.

— voiture (en allant en). cocc. petr. sep.

Faim maladive. chin. lyc. n-vom. puls. sulf.

— canine. cin. chin. hyos. sulf. sabad. spig.

— repas (après le). calc. cin. lyc. chin. merc. lach.

Fatigue corporelle (mal par la). arn. rhus. cann. chin.

— intellectuelle (mal par la). n-vom. calc. lach. natr-m. sulf. arn.

Femmes (maladies des). bell. acon. puls. sep. plat. con. valer. n-vom.

— *voy.* aussi : Grossesse, accouchement, couches, etc.

Fer (mal par l'usage du). puls. chin. ars. ipec. veratr. hep.

Fièvre. acon. bell. bry. ipec. cham. merc. n-vom. puls. sulf.

— bilieuse. acon. cham. bry. n-vom. puls. chin. cocc.

— catarrhale. bell. n-vom. puls. cham. merc. acon. dulc.

— cérébrale. acon. bell. bry. cupr. hyos. arn. rhus.

— comateuse. puls. tart. op. acon. bell. hyos. ant.

— dentition (de). acon. cham. n-vom. sil. sulf. calc.

— enfants (chez les). acon. bell. n-vom. bry cham.

— gastrique. ipec. puls. n-vom. ant. sulf. tart. bry.

— hectique. ars. phosph. sulf. calc. ipec. chin. cocc.

Fièvre inflammatoire. acon. bell. bry. merc. hyos. n-vom.

— intermittente. chin. ipec. n-vom. puls. sulf. ars.

— jaune. acon. bry. merc. crotal. lach.

— lait (de). acon. coff. bell. rhus.

— lente. ars. cocc. phos-ac. ipec. camph. chin.

— matutinale. bell. n-vom. bry. calc. lach.

— muqueuse. bell. puls. chin. rhus. merc. sulf.

— nerveuse. bry. hyos. rhus. ars. mur-ac. natr-m.

— nocturne. cham. ars. bell. rhus. merc. sulf.

— puerpérale. acon. bell. n-vom. cham. rhus. merc. coloc. hyos.

— putride. ars. chin. rhus. bry. merc. carb-vg. phos-ac. nitr-ac.

— rhumatismale. acon. puls. bell. cham. bry. merc. n-vom.

— traumatique. arn. acon. bry. puls. rhus.

— typhoïde. bell. hyos. bry. rhus. ars. op. sulf. nitr-ac. phos-ac. merc.

— vermineuse. acon. merc. cin. sulf. sil. cic. hyos.

— vespertine. puls. bell. ars. bry. arn. lach.

Fistules. calc. sil. phosph. sulf. puls. caus. ant. carb-vg.

— anale. calc. ign. sulf. sil. caus.

— dentaire. calc. sulf. caus. sil. staph. natr-m.

— lacrymale. calc. bell. chel. arg-n. puls. bell. sulf.

— urinaire. calc. sulf.

Flatuosités. chin. carb-vg. phosph. graph. cham. bell. ign. cocc. n-vom.

— accumulées. chin. lyc. carb-vg. n-vom. cocc. puls. merc. arn. graph.

— acide (d'odeur). natr-m. natr. sulf. calc. arn.

— bruyantes en sortant. merc. caus. lach. squill. zinc.

— chaudes en sortant. cham. acon. staph. phosph. zinc.

— fétides (très-). chin. carb-vg. sulf. puls. arn.

— fréquentes. carb-vg. chin. phosph. graph.

— froides en sortant. con.

— incarcérées carb-vg. chin. graph. lach. n-vom. sulf.

Flatuosités inodores. bell. carb-vg. lyc. ambr. coff. plat.

Fléchissant la partie malade (mal en). calc. ign. arn. chin. bry. bell. n-vom.

— la tête (en). calc. spong. cic. rhus. arn.

Flueurs blanches. puls. sulf. merc. sep. calc. alum. con. cocc.

— âcres. cham. puls. sulf. sep. phosph. kreos. ars. merc. mez.

— aqueuses. puls. graph. carb-vg. sulf. alum. amm.

— blanches. calc. puls. sil. merc. kreos. ferr. sep.

— blanc d'œuf (comme du). borax. plat. amm-m. petr. bovis. mez.

— bleuâtres. ambr.

— brûlantes. carb-an. calc. puls. sulf-ac. alum. kreos. amm. con. fluor-ac.

— brunâtres. cocc. nitr-ac. amm-m.

— corrosives. sulf. sep. ars. phosph. con. cham. puls. sulf. merc. mez.

— épaisses. puls. sep. carb-vg. con. ars. borax. natr-m. magn-m. natr.

— fétides. n-vom. kreos. natr. sep. nitr-ac.

— jaunes. sep. n-vom. stann. sulf. ars. kreos.

— laiteuses. puls. calc. sil. con. sep. lyc.

— muqueuses. puls. lach. con. stann natr. sass. sep. carb-vg. merc. cocc.

— nocturnes. ambr. caus. natr-m.

— pruriteuses. calc. sulf. sep. merc. chin. cham.

— puriformes. calc. merc. ign. sep. cocc. con.

— putrides. natr. sep. nitr-ac. kreos.

— règles (avant les). calc. lach. carb-vg. chin. phosph. puls. graph. sulf.

— — (après les). alum. puls. sabin. ruta. cocc. sil. graph. sulf. merc.

— — (pendant les). alum. puls. chin. cocc. lach. graph.

— roidissant le linge. sabin. alum. nitr. sep.

— rongeantes. kreos. ars. sulf. cham. sep. puls. phosph. ruta.

— roussâtres. cocc. sep. sabin. calc. alum. lyc.

— sanguinolentes. chin. cocc. sep. calc. carb-vg. con.

— séreuses. puls. graph. alum. carb-vg. amm. sulf.

— transparentes. stann. sulf-ac. alum. natr-m.

Flueurs blanches, sortant en urinant. carb-vg. sil. amm-m. calc.

— verdâtres. sep. carb-vg. merc. lach. natr-m.

— visqueuses. acon. phosph. tart.

Foie affecté. n-vom. lach. lyc. aur. natr. sulf. magn-m. calc. caps. chin. merc.

— douloureux. n-vom. merc. chin. bry. bell. lach. acon. aur. lyc.

— dur, induration. calc. n-vom. sulf. chin. lyc. merc. ars.

— enflammé. acon. n-vom. bell. sulf. merc. lach. lyc. aur. magn-m.

— engorgé. calc. n-vom. chin. sulf. merc. ars. magn-m. caps. n-mosch.

Fongus, fongosités. ant. sulf. sil. staph. ars. kreos.

— articulaire. ant. bry. sil. sulf. iod. staph. con.

— hématode. ars. carb-vg. carb-an. phosph. sep. sil.

— médullaire. carb-an. phosph. thui. bell. sil. sulf.

Foulures. arn. rhus. ruta. bry. calc. lyc. amm. puls.

Fractures des os. calc. sulf. sil. lyc. ruta. nitr-ac.

Frayeur (suites d'une). ign. op acon. coff. bell. veratr. lach.

Frissons. merc. puls. caps. chin. veratr. ars. n-vom. ipec. bry. lyc. nitr-ac.

— accompagnés de chaleur. acon. n-vom. bell. puls. ars. rhus. merc. cham. ign.

— alternant avec chaleur. chin. n-vom. merc. ars. bry. calc. sulf. bell.

— précédés de chaleur. bell. caps. bry. puls. n-vom. sep. lyc. staph.

— suivis de chaleur. acon. n-vom. bell. puls. arn. sulf. spig. rhus.

— partiels. bell. puls. cham. n-vom. acon. lach.

— soif (avec). bry. natr-m. cin. calc veratr. acon. chin. arn.

— — (sans). puls. ars. n-vom. chin. daph. rhus. spig. sabad.

— avec sueur. puls. lyc. sulf. sabad. n-vom. ars. calc.

— suivis de sueur. bry. rhus. caus. lyc. carb-an. caps. sabad. veratr. natr-m.

Froid (mal par le). ars. dulc. camph. rhus. n-vom. rhod. hep. sil. cham.

Fromage (mal par l'usage du). coloc.

— gâté (par le). bry. ars. rhus. phos-ac.

Frottement (mal par le). puls. con. sil. sep. caps. caus. merc. ars.

Frottement (soulagement par le). calc. phosph. natr. sulf. **arn**. ant. merc. puls.

Fruits (mal par l'usage des). puls. ars. bry. chin. veratr. sep. magn-m.

Fureur. bell. stram. hyos. veratr. canth. op. ars.

Furoncles. arn. bell. hep. sil. lyc. phosph. sulf. lach.

— grands. n-vom. sil. lyc. hep. nitr-ac. hyos. bell.

— petits. arn. bell. sulf. lyc. magn. natr-m.

G

Gaieté folle. coff. croc. op. stram. veratr. bell. natr-m. lach. plat.

Gale. sulf. merc. caus. carb-vg. sep. selen. hep. lyc.

— grosse, pustuleuse. sulf. lyc. caus. clem. rhus. kreos. merc. sep.

— miliaire. sulf. carb-vg. merc. caus. sep. lach. natr.

— répercutée. sulf. merc. caus. ambr. sep.

— saignante. merc. sulf. calc. dulc. arg-n.

— sèche. sulf. merc. carb-vg. hep. caus. lach. sep. veratr.

— suintante. sulf. merc. caus. kreos. carb-vg. sep.

Ganglions. arn. sil. phosph. plumb. phos-ac. zinc.

Gangrène. ars. sil. sec. squill. sulf. chin. acon. bell.

— humide. chin. bell.

— inflammatoire. sabin. sec. ars. bell. acon. mur-ac.

— sphacèle. ars. sec. plumb. lach. sil. asa. euphorb. squill. sulf-ac. sulf.

Gastralgie. n-vom. cocc. carb-vg. ign. puls. bell. sulf.

— café (par l'usage du). cham. n-vom. ign. cocc.

— camomille (par l'usage de la). puls. n-vom. ign. bell.

— émotion (après une). cham. coloc. n-vom. staph. cocc.

— hypochondriaques (chez les sujets). n-vom. sulf. grat. cocc.

— hystériques (chez les femmes). ign. n-vom. cocc. calc. magn.

— indigestion (par une). puls. n-vom. bry. ant.

— ivrognes (chez les). n-vom. carb-vg. sulf. calc. lach.

Gastralgie, pertes débilitantes (à la suite de). chin. carb-veg. n-vom. cocc. sulf.

— règles dérangées (par suite des). puls. cocc. lyc. calc. cham. n-vom.

— — trop faibles (par suite des). puls. cocc.

— — trop fortes (par suite des). calc. lyc.

— sel de cuisine (par l'abus du). carb-vg. nitr-sp.

Gastricisme, gastrose. puls. n-vom. ipec. ant. bry. cham.

— acides (par l'usage des). acon. hep. ars. carb-vg. lach. sulf.

— café (par l'abus du). n-vom. cham. ign. cocc. merc.

— chagrin (à la suite d'un). ign. staph. phos-ac. lach.

— camomille (par l'usage de la). puls. n-vom. ign. bell.

— colère (à la suite d'une). cham. n-vom. bry. coloc.

— coup sur l'estomac (à la suite d'un). arn. bry. rhus.

— échauffement (à la suite d'un). bry. sil.

— effort corporel (après un). arn. rhus. bry. puls.

— enfants (chez les). cham. bry. ipec. merc. puls. n-vom.

— émotion (après une). cham. ign. coloc. acon. bry.

— étude forcée (à la suite d'une). n-vom. sulf. arn. puls.

— fruits (par l'usage des). ars. puls. carb-veg.

— glaces (par l'usage des). ars. puls.

— indigestion (à la suite d'une). puls. ipec. ant. n-vom. arn.

— mercure (par l'abus du). carb-vg. sur. chin. sulf. hep.

— pertes débilitantes (à la suite de). chin. carb-vg. ruta. calc.

— refroidissement (à la suite d'un). cocc. ipec. puls. cham. ars.

— spiritueuses (par l'abus des boissons). n-vom. ars. carb-vg. lach. op.

— tabac (par l'usage du). puls. n-vom. ipec. ign. staph.

— tour de reins (à la suite d'un). rhus. bry. arn. puls.

— veilles prolongées (à la suite de). cocc. puls. arn. n-vom. sulf.

Gargouillement dans le ventre. chin. veratr. carb-vg. puls. sulf.

Gastrite. acon. ars. bry. puls. n-vom.
ipec. bell. hyos.
— aiguë. acon. bry. arn. puls. ipec.
n-vom. bell.
— chronique. n-vom. sulf. hep. lach.
calc. lyc.
— rhumatismale. acon. bell. n-vom. bry.
Gastro-entérite. *voy.* ci-dessus Gastrite.
Gastrose. *voy.* Gastricisme.
Gaz délétères (mal par les). bell. op.
sulf-ac. amm.
Gencives affectées. merc. sulf. staph.
n-vom. bell. cham. carb-vg. caps.
— blanches. merc. staph. carb-an.
nitr-ac.
— bleuâtres. cin. lach. oleand. sabad.
— décollées. carb-vg. merc. natr. phosph.
rhus. sep.
— enflammées. n-vom. sulf. hep.
natr-m. sèp. amm.
— excoriées. carb-vg. sep. sil. chin.
nitr-ac.
— fétides. graph. calc. rhus.
— fistuleuses. calc. caus. sulf. sil. staph.
natr-m.
— fongueuses. staph. sulf. carb-vg.
merc. nitr-ac.
— gonflées. acon. n-vom. merc. staph.
sulf. phos-ac.
— (nodosités aux). staph. calc. caus.
phos-ac. thui. natr.
— pâles. merc. staph. carb-an. nitr-ac.
aur. plumb. zinc.
— rouges. hep. n-vom. sulf. amm. natr-m.
sep.
— saignant facilement. carb-vg. sulf.
merc. calc. nitr-ac. sil.
— scorbutiques. merc. n-vom. carb-vg.
sulf. staph. caps.
— suppurantes. merc. sulf. carb-vg.
staph. caus. natr-m.
— ulcérées. merc. staph. calc. carb-vg.
sulf-ac. natr-m. lyc.
— vésicules (couvertes de). bell. mez.
Genou affecté. bry. sulf. rhus. sil. sep.
puls. n-vom.
— enflammé. sulf. bry. n-vom. arn.
calc. lyc.
— gonflé. iod. calc. lyc. sulf. sil. n-vom.
— hydropique. sulf. calc. iod. sil. merc
con. dig.
Genoux (mal en étant à). sulf. bry. phos-
ac.
Gerçures. rhus. cham. sulf. merc. calc.
lyc. hep.

Glandes affectées. bell. merc. sulf. iod.
con. lyc. hep. sil. amm. calc.
— douloureuses. cham. merc. phosph.
bell. chin. sulf. calc.
— dures. cham. con. iod. spong. sil.
sulf.
— enflammées. merc. bell. phosph. sil.
cham. hep.
— engorgées. merc. bell. sulf. hep. iod.
con. dulc.
— squirrheuses. cham. bell. iod. lyc.
clem. con. sil. phosph.
— suppurantes. sil. hep. merc. bell.
sulf. dulc. lyc. nitr-ac.
— ulcérées. sil. phosph. ars. bell. lach.
hep. con. sulf. canth.
Glaucôme. phosph.
Glossite. merc. acon. bell. lach. arn.
Glossoplégie. caus. bell. hyos. dulc.
graph. lach.
Goître. iod. spong. calc. lyc. amm.
natr.
Gonflement. cham. bell. merc. bry. sulf.
hep. puls.
— blanc, tumeur blanche. bry. lyc. puls.
ars. rhus. ant. sulf. sabin. sil.
— bleuâtre. cham. bell. lach. ars. arn.
sil. puls. con.
— dur. bry. rhus. phosph. puls. sulf.
carb-an. cham. calc.
— froid, tumeur froide. con. merc. ars.
sulf. cocc. squill. rhod.
— inflammatoire. acon. merc. bell. bry.
hep. puls. ars. sulf. sil.
— luisant. bry. sulf. rhus. arn. merc.
ars. sabin.
— mélanotique, hématode. carb-an. ars.
sil. phosph. carb-veg. sulf. nitr-ac.
— œdémateux. ars. sulf. puls. bry. squill.
ant. chin. hell. lyc. kal.
— pâle. bry. lyc. rhus. arn. iod. puls.
lach. ars. merc. calc.
— purulent. bell. hep. merc. sil. phosph.
lach. sulf. calc. lyc.
— rouge. acon. merc. bell. bry. hep.
puls. ars. sulf. sil.
— spongieux. lach. sil. ars. sulf. carb-an.
phosph. ant.
— squirrheux. con. bell. iod. lyc. clem.
cham. sil. phosph.
— variqueux. carb-an. ars. sil. phosph.
carb-vg. sulf. nitr-ac. lach.
Gonorrhée. cann. merc. sulf. canth.
caps. nitr-ac.
— aiguë. cann. canth.

Gonorrhée. bâtarde. sep. merc. nitr-ac.
thui. sulf. n-vom.

— chronique. merc. sulf. cann. caps.
nitr-ac. thui.

Gorge affectée. bell. merc. acon. dulc.
hep. lach. baryt. brom.

— douloureuse. acon. bell. ign. merc.
dulc. n-vom. hep. lach.

— convulsée, spasmes du gosier. bell.
stram. lach. n-vom. ign. veratr.

— enflammée. acon. bell. merc. dulc.
brom. hep. lach. baryt.

— excoriée. alum. merc. lach. nitr-ac.
arg. graph. caps. brom. carb-vg.

— gonflée. bell. lach. merc. hep. sulf.
cham. coff. n-vom. ign.

— paralysée. caus. cupr. sil. laur. lach.
ars. bell.

— rétrécie par des spasmes. bell. stram.
n-vom. caps. veratr. ign.

— sèche. merc. bell. acon. sulf. n-vom.
ign. cham.

Goût altéré. puls. rhus. chin. sulf. acon.
veratr. bell. n-vom. bry. cham.

— acide. puls. bell. sulf. n-vom. chin.
calc. tarax. phosph. merc. cham.

— amer. puls. bry. n-vom. cham. sep.
merc. sulf. acon. lyc. arn.

— douceâtre. puls. phosph. sabad. plumb.
squill. acon. stann. alum.

— émoussé. puls. ant. n-vom. canth.
bell. phosph. lyc. sil. calc. caus.

— empyreumatique. puls. sulf. squill.
chin.

— fade, aqueux. chin. ign. bry. staph.
ant. puls. bell. caps. natr-m.

— graisseux. puls. caus. valer. asa. lyc.
alum. mang. rhus. caus. sil. sang.

— herbacé. n-vom. phos-ac. sass. puls.
veratr. stann.

— métallique. rhus. cupr. n-vom. calc.
cocc. lach. merc.

— nauséabond. puls. merc. sabad. sep.
bry. n-vom. ars. calc. iod.

— putride. arn. puls. merc. n-vom. sulf.
bell. acon. arn. coff. cham.

— salé. puls. merc. sep. ars. phosph.
carb-vg. sulf. con. rhus. n-vom.

— terreux. puls. phosph. cann. n-mosch.
chin. ign. hep. ipec.

Goutte. voy. Arthrite.

Gravelle. puls. sass. lyc. zinc. calc.
cann. n-vom. sil.

Grenouillette. thui. staph. merc. ambr.
calc.

Grippe. merc. n-vom. bell. bry. ars.
camph.

Grossesse laborieuse. sep. n-vom. puls.
veratr. acon. bry.

— boulimie (avec). sep. n-vom. petr.
natr-m. magn-m. cin.

— céphalalgie (avec). bell. n-vom. puls.
cocc. veratr. plat. bry.

— coliques (avec). cham. n-vom. puls.
bell. sep. bry. arn.

— constipation (avec). bry. n-vom. sep.
lyc. n-vom. alum.

— convulsions (avec). cham. ign. bell.
cic. hyos. cocc. ipec.

— diarrhée (avec). sulf. ant. sep. phosph.
dulc. petr. hyos.

— dyspepsie (avec). n-vom. puls. ipec.
con. sulf. ferr. natr-m.

— dysurie (avec). puls. cocc. phos-ac.
n-vom. sulf. con.

— gastricisme (avec). ipec. n-vom. sulf.
con. puls. petr. sep.

— moral affecté (avec). puls. bell. plat.
acon. stram. veratr.

— nausées (avec). ipec. n-vom. sulf. con.
puls. petr. sep.

— odontalgie (avec). sep. cham. bell.
puls. magn. staph.

— taches sales à la face (avec). sep. con.
ferr. nitr-ac.

— toux (avec). sep. puls. bell. n-vom.

— varices (avec). puls. carb-vg. lyc.

— vomissements (avec). ipec. n-vom.
sulf. con. sep. ferr. puls.

H

Helminthiase. acon. sulf. cin. merc.
spig. cic. sabad. ferr. hyos. sil. n-vom.

— amaigrissement (avec). cin. sulf. spig.
graph. lyc. calc.

— ascarides (par des). acon. sulf. merc.
ferr. ign. n-vom. calc. phosph. graph.

— boulimie (avec). spig. cin. sulf. sabad.
chin. lyc. graph.

— coliques (avec). spig. cic. merc. cin.
acon. sulf.

— convulsions (avec). cic. hyos.

— diarrhée (avec). merc. cin. spig. acon.

— fièvre (avec). acon. merc. cin. bell.
sil. lach. spig. ferr. ign.

— lombrics (par des). cin. merc. acon.
cic. sabad. spig. sulf.

— lune (à la pleine). sil.

— scrofuleux (chez les sujets). sil.

Helminthiase. ver solitaire (par le). sulf.
merc. sabad. graph. cil. calc. puls.
carb-vg.

Hematémèse. ipec. arn. phosph. ferr.
sulf. acon. sep. chin. puls.

Hématurie. cann. canth. puls. arn. ipec.
merc. sulf.

Héméralopie. bell. merc. veratr. stram.
hyos. puls.

Hémiopie. lyc. sep. aur. calc. caus.
mur-ac.

Hémiplégie. cocc. caus. bell. lach. graph.
plumb. rhus. n-vom.

Hémoptysie. phosph. cham. acon. arn.
ferr. ipec. sulf-ac.

— femmes en couches (chez les). acon.
puls. ipec. arn. chin. hyos. sulf.

— hémorrhoïdes supprimées (à la suite
d'). cham. acon. phosph. sulf.

— masturbation (à la suite de la). sulf.
carb-vg. phosph. chin. n-vom.

— phthisiques (chez les personnes). acon.
sulf-ac. sulf. arn. phosph. cham.

— règles dérangées (à la suite de). puls.
bry. acon. sulf. sep. con. ferr.

Hémorrhagies. chin. croc. acon. ipec.
phosph. bell. arn. sulf-ac. lach.

— actives. bell. acon. ferr. hyos. croc.
puls. cham.

— passives. chin. carb-vg. phos-ac. sec.
ferr. puls. ipec. arn.

Hémorrhoïdes. n-vom. sulf. puls. carb-
veg. calc. ars. mur-ac. phosph. sep.

— bleuâtres. carb-vg. mur-ac.

— coliques (avec). sulf. n-vom. puls.
carb-vg.

— douloureuses. ars. carb-vg. n-vom.
cham. natr-m.

— enflammées. puls. n-vom. ars. sulf.
mur-ac. acon.

— gercées. cham. caus.

— gonflées. n-vom. puls. carb-veg. calc.
carb-an. sulf.

— muqueuses. borax. sulf. puls. carb-
veg. caps. merc.

— opiniâtres. n-vom. sulf. carb-vg.
calc. caus. lach.

— pruriantes. acon. sulf. n-vom.

— rectum (dans le). n-vom. calc. caus.
coloc. lach. lyc.

— saignantes. acon. bell. phosph. ipec.
sulf. puls.

— sortantes. calc. sep. caus. puls. sulf.
hep. phosph.

— suintantes. sulf. sulf-ac. sep. caus.
natr-m.

Hémorrhoïdes supprimées. n-vom. sulf.
puls. carb-vg. calc.

— ulcérées. puls. cham. n-vom.

Hépatite. n-vom. acon. cham. bry. bell
merc. puls.

— aiguë. acon. merc. bell. n-vom. sulf.
lach.

— chronique. n-vom. sulf. lyc. aur.
magn-m. lach.

Hernies. n-vom. sulf. sulf-ac. veratr
cocc. sil.

— enfants (chez les). n-vom. aur. veratr.
cocc. nitr-ac.

— incarcérées. acon. sulf. n-vom. sulf-
ac. op. lach.

— inguinales. n-vom. cocc. aur. sil.
cham. amm-m.

— ombilicales. n-vom.

— scrotales. n-vom. magn-m.

Herpès. merc. bell. rhus. acon. dulc.
hep. sulf.

— annulaire. sep. clem. natr. natr-m.

— face (de la), des lèvres. bell. rhus.
merc. hep.

— furfuracé. bry. ars. sulf. calc.
kreos.

— phlycténoïde. acon. bell. merc. ars.
clem.

— prépuce (du). sep. merc. nitr-ac.
hep. dulc. caus.

Hiver (affections d'). rhus. dulc. n-vom.
camph. ars. carb-vg. petr. veratr.

Hoquet. ign. puls. n-vom. acon. hyos.
stram. bell.

Horreur de l'air. bell. n-vom. camph.
coff. sulf. cocc.

— de se laver. sulf. calc. sass. nitr-ac.

— du mouvement. n-vom. caps. natr-m.
sulf. lach.

Humeur (mauvaise). merc. n-vom.
phosph. sulf. staph.

— variable. croce. ign. acon. plat.
bell. stram.

Hydrargyrose. nitr-ac. hep. chin. carb-
veg. sulf. aur. sil. lach. lyc. kal-hdr.

Hydrarthre. sulf. calc. iod. sil. merc.

Hydrocèle. iod. puls. sulf. sil. graph.
iod.

Hydrocéphale. acon. bell. bry. hell. arn.
ars.

— aiguë. bell. bry. hell. sulf. arn. lach.
merc. zinc. phosph.

— chronique. sulf. hell. ars. merc. dig.
lach. stram.

Hydrophobie. bell. canth. hyos. lach.
veratr. stram.

Hydropisie. aps. chin. bell. ars. kal. sulf.
dig. dulc. lyc.

Hydrothorax. carb-vg. kal bry. lach.
ars. merc.

Hypochondres sensibles. n-vom. kal. lyc.
calc. sulf. bry. hep. caus. carb-vg.

Hypochondrie. n-vom. sulf. natr. dulc.
lach. calc. con. ign. caus. cham.

Hystérie. ign. n-vom. puls. cin. aur.
calc. plat.

I

Ichthyose. coloc. hep. plumb.

Impétigo, *voy*. Dartres croûteuses.

Impuissance. ign. lyc. calad. con. cann.
sep. sulf.

Incontinence d'urine. puls. sulf. bell.
hyos. cin. sep. sil.

— enfants (chez les). puls. cin. bell. sulf
sep. sil.

Indigestion (suites d'une). puls. ipec. ant.
bry. sulf. tart. n-vom.

Indignation (suites d'une). staph. coloc.

Indurations. cham. lach. carb-vg. carb-
an. sil. sulf. con. clem.

Inflammations. acon. bry. bell. merc.
puls. sulf.

Insectes (piqûres des). arn. bell. acon.
ant. sep. calad.

Insensibilité. op. anac. carb-vg. carb-
an. phos-ac. sep. ars.

— morale. phos-ac. anac. op. ign. sep.
staph. ars.

— physique. carb-vg. op. chin. con.
sulph. phos-ac.

Insomnie. coff. bell. acon. hyos. n-vom.
puls. cham.

— avant minuit. n-vom. puls. bry.
lach. alum.

— après minuit. coff. hep. ars. n-vom.
nitr-ac. sil.

— avec somnolence. bell. hep. chin.
lach. merc. cham. phosph. puls. sulf.

Intermittentes (souffrances). chin. ars.
ipec. spig. n-vom. arn. caps.

Intertrigo. cham. puls. graph. arn. sulf.
sep. ign.

— aisselles (sous les). carb-vg. mes. ars.
zinc.

— enfants (chez les). cham. ign. sulf.
acon. puls. bell.

— fesses (entre les). sulf. carb-an. graph.
hep. merc.

— scrotum (au). sulf. petr. graph. arn.
natr

Intertrigo. vulve (à la). sep. graph. caus.
sulf. lyc. rhod. carb-vg.

Iode (mal par l'usage de l'). phosph. bell.
ars. sulf. chin.

Iris affectée. merc. nitr-ac. sulf.

Ischurie. con. op. canth. n-vom. puls.
bell. lyc.

— enfants (chez les). n-vom. puls.

Ivrognerie (mal par l'). carb-vg. n-vom.
op. ars. bell. sulf. lach. acon.

— (penchant à l'). lach. sulf-ac.

J

Jalousie (mal par la). ign. hyos. lach.
n-vom. puls.

Jambes affectées. merc. staph. sep. calc.
caus. chin.

— dartres. clem. ars. graph. lach. carb-
vg. petr. dulc. natr-m.

— engourdissement facile. sep. calc. ant.
alum.

— érysipèle. sulf. calc. borax. hep.

— faiblesse. sulf. alum. ruta. caus. n-
vom. stann. cycl. kal.

— froid. sep. nitr-ac. n-jugl. sulf. carb-
an. n-vom. lyc.

— gonflement. puls. bry. n-vom. lach.
sep. kal. dulc. lyc.

— inquiétudes. sulf. carb-vg. nitr-ac.
graph. caus. amm. phos. ars.

— paralysie. n-vom. cocc. bell. rhus.
bry.

— sueur. ars. hep. bry. euphorb.

— taches. natr. sulf. hyos. ant. calc.
phosph. lyc. zinc. stann.

— varices. puls. caus. coloc. ferr.
graph.

— ulcères. sulf. ars. sil. calc. sabin.
carb-vg. ruta. phos-ac. lyc. iach.

Jarret (dartres au). petr. carb-veg. natr-
m. dulc. graph. ars. kreos.

Jaunisse. merc. chin. acon. sulf. cham.
lach. n-vom. aur.

Joie immodérée (mal par une). coff. op.
croc. acon. caus.

Joues gonflées. arn. merc. bell. n-vom.
puls. sulf. lach. cham.

— rouges. acon. cham. merc. lyc. caps.
n-vom. phosph.

— — une seule rouge. cham. ign.

L

Lait (mal par l'usage du). bry. sulf. n-
vom. calc. lyc.

lait (mal par le). aigreurs. n-vom. sulf.
lyc. carb-vg. calc. chin.
— diarrhée. sulf. lyc. bry. sep. natr.
— flatulence. carb-vg. sulf-ac. con.
Lait des nourrices altéré. bell. merc.
cham. calc. puls. sil. sep.
— (déplacement du). puls. bry. bell.
dulc. rhus. acon.
— (écoulement du). calc. puls. bell. bry.
rhod. rhus.
— (manque de). calc. dulc. agn. zinc.
caus. puls.
— (mauvaise qualité). cin. sil. merc.
cham. n-vom.
Langue affectée. merc. ars. canth. puls.
caus. graph. lach. phos-ac. natr-m.
— blanche. puls. sep. n-vom. ars. sulf.
lach.
— bleue. dig. ars. mur-ac. sabad.
— brûlée par accident. ars. caus. puls.
merc. acon.
— chargée. ant. chin. merc. puls. n-
vom. sulf.
— — de blanc. chin. puls. merc. bell.
arn.
— — de gris. ambr. puls. tart. cupr.
arg.
— — de jaune. chin. bry. ipec. n-vom.
cham.
— — de mucosités. chin. merc. puls.
sulf. bell.
— — de noir. chin. merc. phosph.
— — de vert. magn. magn-m. rhod.
plumb.
— convulsée. cham. ign. lyc.
— enflammée. acon. merc. lach. arn.
— excoriée. merc. sil. n-vom. lach.
carb-vg.
— fendillée. bell. sulf. puls. cham. n-
vom. chin.
— froide. veratr. bell. laur.
— gonflée. ars. bell. lach. bell. kal.
hell.
— lourde. bell. mur-ac. colch. plumb.
carb-vg.
— noire. ars. chin. lach. n-vom. veratr.
— paralysée. caus. lach. bell. hyos.
dulc. graph. op. n-mosc. euphr.
— roide. lach. bell. lyc. calc. merc.
con.
— rouge. hyos. cham. rhus. bell. sulf.
— sèche. bell. rhus. sulf. hyos. cham.
ars.
— ulcérée. merc. natr-m. lyc. n-vom.
borax. sulf-ac. op.

Langue. vésicules (couverte de). hell. sulf.
carb-an. merc. natr.
Larynx affecté. acon. spong. hep. dros.
carb-vg. caus. phosph. iod.
— enflammé. acon. dros. phosph. spong.
carb-vg. caus. hep.
— ulcéré. carb-vg. phosph. arg. iod.
sulf. caus. lach. hep.
Larmoiement. acon. euphr. bell. puls.
sil. phosph. ars.
Lascivité. carb-vg. phosph. chin. calc.
canth. puls. sep. stram.
Lassitude. puls. veratr. chin. ars. rhus.
bry. arn.
Légumes (mal par les). bry. natr. bell.
veratr. ars. cupr.
Lèpre. sulf. sil. ars. hep. alum. graph.
natr. phosph.
Lésions mécaniques. arn. rhus. puls.
lach. sulf-ac. ruta. con. bry. sil. cic.
Léthargie. op. bell. camph. lach. puls.
tart. hyos.
Leucorrhée. roy. Flueurs blanches.
Levant du lit (mal en se). carb-vg. cocc.
con. ign. ars. acon. bry. bell. puls.
Levant de son siége (en se). puls. caps.
rhus. con. spig. phosph.
Lèvres affectées. bell. sulf. sep. rhus.
natr-m. bry. staph. n-vom. ign.
— bleues. ars. lyc. dig. cupr. arg-n.
phosph.
— brunâtres. ars. bry. op. staph. phosph.
chin.
— cancéreuses. ars. sulf. con. bell. sil.
clem.
— douloureuses. phos-ac. ign. ipec.
plat. sabad. bell.
— excoriées. ars. bell. canth. cham. lyc.
natr-m.
— exfoliées. cham. n-vom. puls. sep.
tart.
— gercées. carb-vg. ign. merc. natr-m.
verat.
— gonflées. bell. merc. ars. sulf. hep.
sil.
— — inférieure (l'). lach. sep. puls. lyc.
mur-ac.
— — supérieure (la). sulf. natr-m. merc.
natr. arg.
— noires. ars. chin. rhus. veratr. acon.
squill.
— pâles. caus. lyc. ferr. spig. calc.
sulf. con.
— renversées. bell. merc.
— saignantes. ign. merc. ars. carb-an.
bry.

Lèvres sèches. bell. merc. bry. rhus. chin. veratr. sulph. phosph. acon.

— ulcérées. bell. sil. sulf. merc. ars. sep. natr-m.

— vésicules (couvertes de). sulf. ars. bell. rhus. bry. sep.

Lichen. acon. lyc. sulf. cic. bry. natr-m.

Lientérie. chin. ferr. phosph. bry. ars. phos-ac. calc.

Lippitude. acon. euph. merc. puls. rhus. stram.

Lisant (mal en). sil. calc. sulf. bell. natr-m. cin. lyc. chin. ruta. n-vom.

— à haute voix (en). phosph. carb-vg. mang. par. nitr-ac. verb. cocc.

Lochies dérangées. sec. puls. plat. rhus. bell. carb-an.

— arrêtées. puls. n-vom. bell. coloc. sec. plat.

— fétides. carb-an. sec. bell.

— de trop longue durée. sec. plat. calc. rhus. puls.

Lombes (mal aux). puls. bry. n-vom. sulf. calc. acon.

Lombrics. acon. cin. merc. sabad. sulf. cic. spig.

Loupes. calc. nitr-ac. sulf. hep. graph. sabin.

Luette affectée. coff. bell. merc. n-vom. puls. carb-vg.

— allongée. coff. calc. croc. dulc. lyc. iod.

— enflammée. coff. acon. bell. merc. n-vom.

Lotions (mal par les). calc. puls. sulf. sass. nitr-ac. rhus.

Lumbago. puls. n-vom. sulf. dulc. lyc. bry. rhus.

Lumière (mal par l'effet de la). bell. merc. phosph. n-vom. acon. euphr.

— bougies (des). puls. euphr. sep. dros. merc.

— soleil (du). merc. bell. n-vom. phos-ac. sep. bry. ign.

Lumière (désir de la). acon. bell. stram.

Lune (mal à la nouvelle). sil. amm. alum.

— pleine (à la). alum. sil. calc. sulf. graph.

Lupus vorace. ars. graph. staph. sulf. sil. sep.

Luxations. arn. rhus. ruta. amm. agn. bry. calc.

M

Mâchant (mal en). calc. merc. bry. staph. n-vom. carb-vg. ars. sulf.

Mâchoires affectées. bell. zinc. staph. sil. plumb. canth. caus.

— articulation. rhus. bell. merc. ign. spong. cic. spig. colch.

— inférieure. bell. zinc. canth. staph. caus. plumb. sil. cham. puls. laur.

— os et périoste. sil. merc. aur.

— supérieure. zinc. amm. kreos. chin. carb-veg. bell. aur. phos. sulf-ac.

Mains affectées. calc. sulf. lyc. sep. n-vom. spig. bell. sil. bry. rhus. chin.

— brûlantes. phosph. canth. lach. stront. hep. sec. petr. n-vom. laur.

— dartreuses. dulc. zinc. ipec. sass. veratr. sep.

— gercées. sulf. petr. alum. zinc. lach. nitr-ac. calc. hep.

— engourdies facilement. lach. lyc. carb-vg. croc.

— froides. veratr. iod. sulf. lach. caus. chin.

— mortes de temps en temps. calc. con. lach. n-vom. cann.

— paralysées. ambr. cupr. arg. natr-m. ruta.

— suantes. sulph. calc. hep. sep. sil. carb-veg. puls.

Mal de mer. sulf. ars. cocc. petr. sep. sil. ther.

Mamelons affectés. cham. puls. ign. sulf. arn.

— excoriés. arn. sulf. puls. cham. ign.

— gercés. sulf. caus. graph.

Mamelles affectées. bell. dulc. con. iod. sil. phosph. puls.

— atrophiées. iod. con. nitr-ac.

— cancéreuses. con. sil. ars. clem. carb-an.

— enflammées. bell. bry. sulf. phosph. sil. merc.

— gonflées. bry. bell. merc. phosph. sulf. sil.

— nodosités (pleines de). dulc. con. carb-an. cham. sil.

— squirrheuses. con. cham. carb-an. phosph. clem. rhus. sil.

— suppurantes. sil. phosph. bell. lach. hep. sulf.

Manie ou fureur. bell. canth. stram. hyos. veratr.

Marasme. ars. chin. phos-ac. n-vom. sulf.

Marasme dorsal. n-vom. croc. staph. sulf. phosph. carb-vg. caus.
— sénile. chin. baryt. op. ambr. aur. sulf. phos. ars.
Marche (mal par la). arn. chin. sep. veratr. bell. carb-vg.
— accélérée (par la). sil. sulf. aur. natr-m. ars. calc.
— eau (près de l'). ferr. sulf. ang.
— pavé (sur le). con. hep. ant.
— vent (contre le). n-vom. bell. phosph. asar. chin. ars. puls. lyc.
Masturbation (mal par la). n-vom. con. sulf. staph. phos-ac. cocc. chin. cin.
— (penchant à la). merc. con. staph. sulf. phosph. carb-vg. con.
Matrice affectée. bell. puls. plat. sec. con. sep. sulf. n-vom. merc.
— cancéreuse. graph. kreos. carb-an. con. sep. sil. bell.
— douloureuse, hystéralgie. ign. cocc. n-vom. con. puls. cic. sep. magn-m.
— enflammée. merc. bell. n-vom. cham. acon. plat. sep. thui.
— polypes (affectée de). calc. staph. sep. thui. nitr-ac.
— putréfiée. putrescence, gangrène. sec.
— squirrheuse. con. carb-an. sil. bell. sep. graph. kreos.
Méchanceté. merc. arn. anac. n-vom. bry. ars. canth.
Méditation difficile. n-vom. calc. natr-m. staph. alum. hyos. op. bell. lach.
— (mal par la). n-vom. sulf. calc. lach. ign. aur. natr-m. puls. sep.
Mélancolie. bell. aur. hell. natr-m. lyc. puls. ars.
Mémoire affaiblie. lach. hyos. aur. staph. op. sulf.
Méningite. bell. bry. acon. hell. sulf. camph. hyos.
— soleil (par l'action du). camph. acon. bell. hyos.
Mentagre. cic. sil. sulf. ars. hep. graph. ant.
Mercure (mal par l'abus du). hep. nitr-ac. bell. sulf. chin. aur. lyc. lach.
— angine. lyc. bell. hep. lach. sulf. carb-vg. staph.
— bouche affectée. nitr-ac. sulf. dulc. op. carb-vg. staph. hep. aur.
— faiblesse. chin. carb-vg. hep. nitr-ac. lach. aur.
— glandes affectées. aur. nitr-ac. carb-vg. sil. dulc.
— hydropisie. chin. hell. sulf. dulc.

Mercure (mal par le). impressionnabilité au temps. carb-vg. chin.
— nerfs fatigués. hep. nitr-ac. aur. puls. carb-vg. cham.
— os affectés. phos-ac. aur. nitr-ac. sil. sulf. lyc.
— rhumatisme. chin. hep. carb-vg. sulf. puls. lach. bell. aur.
— salivation. nitr-ac. op. dulc. sulf. iod. hep. chin. carb-vg.
— ulcères. nitr-ac. hep. thui. lyc. sulf. aur. carb-vg. sil.
Métralgie. voy. Matrice douloureuse.
Métrite. voy. Matrice enflammée.
Métro-péritonite. merc. bell. cham. n-vom. plat. bry. acon. rhus.
Métrorrhagie. bell. chin. sabin. plat. croc. ferr. hyos.
Miel vénéneux (mal par le). coff. camph.
Migraine. sang. bell. coloc. sep. puls. n-vom. spig. bry.
Miliaire. acon. ipec. bry. merc. rhus cham. ars. sulf.
— enfants (des). acon. bry. ipec. bell. cham.
— pourprée. acon. coff. bell. sulf.
— scarlatineuse. sulf. dulc. acon. bry. coff.
Moelle épinière affectée. dulc. n-vom. cocc. rhus. sulf.
— atrophiée. n-vom. sulf. cocc. caus. staph. phosph.
— enflammée. dulc. caus. n-vom. lach. bry. cocc.
Môles. canth. merc.
Mollets (crampes dans les). cham. camph. veratr. sep. nitr-ac. sil. sec. calc.
Montant (mal en). calc. spong. bry. ars. cupr. spig. sep. merc. amm. nitr.
— escalier (un). merc. n-vom. rhus. petr. aur. acon.
— hauteur (sur une). calc. spig. oleand. sulf. acon.
Moral affecté. n-vom. bell. stram. veratr. aur. sulf. hyos. hell. staph. ign. puls. acon.
Morsures. sulf-ac. arn.
— venimeuses. seneg. lach. bell. amm. ars. arn.
Morve du cheval. ars. merc. sulf. sil. bell. bry. hep.
Mouillé (mal après avoir été). puls. calc. rhus. sep. sass. bell. n-mosch. bry.
Mouvement (mal par le). bry. chin. n-vom. arn. bell. lach.

Mouvement (horreur du). caps. n-vom, natr-m. sulf. lach.

Muqueuses (affections). puls. merc. sulf chin. fluor-ac. dulc. bell. hep. calc.

Musique (mal par la). phos-ac. calc. sep. natr. coff. n-vcm. kal.

Myélite. dulc. lach. n-vom. caus. bell ars. bry.

Myopie. carb-vg. con. phosph. phos-ac. lyc. nitr-ac. sulf-ac. ruta. sulf. puls.

N

Nævi. *voy.* Taches de naissance.

Narcotisme. coff. amm. carb-veg. puls. lach. bell. ars. calc. hell.

Narines affectées. calc. cham. lach. lyc. sulf. n-vom. bell. puls. sil. caus.

— bouchées. sil. calc. bry. n-vom. sulf. caus. con. amm. alum.

— croûteuses. merc. lyc. sulf. aur cham. lach. graph. calc. staph.

— douloureuses. hep. merc. cham. bell. n-vom. bry. phosph.

— excoriées. phosph. n-vom. fluor-ac. spig. ign. alum. graph. ant.

— ulcérées. merc. sulf. aur. staph calc. alum. puls. lyc. sil.

Nausées. ipec. n-vom. carb-veg. ant. tart. hep. natr-m. puls. bry.

— bu (après avoir). n-vom. puls. bry. natr-m. rhus.

— mangeant (en). puls. cocc. veratr. kal. carb-vg.

— mangé (après avoir). n-vom. sulf. puls. sil. natr-m.

— matin (le). n-vom. sil. graph. carb-veg. amm. veratr.

— voiture (en allant en). petr. cocc. sulf.

Navets (mal par l'usage des). puls. bry.

Néphralgie. puls. lyc. sass. canth. sulf. bell. n-vom. cann.

Néphrite. puls. bell. n-vom. canth. cann. lyc. sass.

Nerfs fatigués. n-vom. acon. cham. ign. coff. asar. merc. arn. cocc.

Névralgies. coff. acon. cham. n-vom. spig. coloc. veratr. merc.

Névroses. bell. stram. ign. n-vom. calc. sulf. caus. op. sil. hyos.

Nez affecté. aur. carb-vg. merc. bell. hep. phosph. bry. sil. alum.

— bouché. sil. calc. bry. n-vom. sulf. caus. con. amm. alum.

Nez cancéreux. sil. ars. sulf. calc. aur. sep. carb-an.

— carié. aur. merc. sil.

— croûteux au dehors. sulf. carb-vg. graph. baryt. sil. aur.

— dartres (affecté de). nitr-ac. spig.

— douloureux au toucher. hep. merc. bry. phosph. bell. cham. n-vom.

— enflammé. bell. aur. merc. sulf. ars.

— éphélides (couvert d'). sulf. phosph.

— éruptions (couvert d'). sulf. baryt. aur. graph. fluor-ac.

— froid. veratr. n-vom. arn. bell. plumb.

— furoncles (affecté de). carb-vg. arn. lyc.

— jaune. sep. n-vom.

— pesant. amm. merc. sil. stann.

— pores noirs (affecté de). sulf. nitr-ac. graph. sabin. dros.

— rouge. aur. calc. sulf. puls. ars. merc. hep.

— saignant. chin. acon. arn. croc. bell. puls.

Nostalgie. caps. ign. bell. phos-ac. hell.

Nourrissons (affections des). acon. bell. bry. cham. coff.

— aigreurs. rhab. cham. bell. sulf. calc.

— aphthes. sulf. merc. borax. sulf-ac. n-vom.

— asphyxie. tart. op. chin. acon.

— asthme. cham. ipec. samb. mosch. acon.

— atrophie. n-vom. sulf. calc. ars. baryt.

— bégaiement. sulf. bell. euphr. merc.

— claudication spontanée. merc. bell. calc. coloc. rhus.

— coliques. cham. rhab. ipec. cin. n-vom. mosch.

— constipation. n-vom. op. bry. sulf. veratr.

— convulsions. bell. ign. cham. ipec. op. cin.

— coryza. n-vom. samb. carb-veg. dulc. cham.

— cris. cham. bell. rhab. coff. borax. acon.

— croûte de lait. rhus. ars. sulf. dulc.

— dentition difficile. acon. merc. sulf. calc. bell. cham. cin.

— diarrhée. cham. rhab. bell. sulf. ipec. n-vom.

Nourrissons (chez les). éclampsie. bell.
ign. cham. merc. cin. coff.
— excoriations. cham. ign. puls. merc.
borax. carb-veg.
— faiblesse musculaire. calc. sulf. sil.
bell. caus. n-vom.
— fièvre. acon. coff. cham. merc. bell.
— gastricisme. ipec. puls. n-vom. cham.
bell.
— hernies. n-vom. sulf. aur. cham.
veratr.
— insomnie. coff. op. acon. cham. rhab.
bell.
— ischurie. camph. puls. acon.
— jaunisse. merc. chin. acon.
— miliaire. acon. cham. sulf. bry. ipec.
coff.
— ophthalmie. acon. merc. cham. dulc.
bell.
— vers intestinaux. cin. merc. sulf. acon.
sil. cic.
— vomissements. ipec. cin. sil.
Nuit (mal la). ars. merc. cham. sulf.
puls. chin. bell. hep. sil. ferr.
Nuque affectée. calc. n-vom. baryt.
rhus. staph. bell. puls. merc. bry.
— dartres. sep. lyc. petr. caus. sulf.
— douleurs. bell. n-vom. lyc. caus.
con. natr-m.
— glandes engorgées. calc. baryt. staph.
sil. petr.
— gonflement. bell. puls. baryt. sep.
calc.
— roideur. bell. sil. calc. sep. nitr-ac.
carb-vg.
— sueur. sulf. nitr-ac.
Nymphomanie. plat. phosph. hyos. veratr. stram.

O

Obésité. calc. ant. sulf. ars. puls. caps.
ferr.
Obscurité (mal dans l'). calc. stram. ars.
puls.
Odeurs (mal par les). sulf. acon. lyc.
ign. bell. phosph. n-vom. coff. aur.
— ail (de l'). sabad.
— bois (du). graph. carb-vg.
— café (du). sulf-ac.
— viande (de la). colch. ars.
Odeurs diverses devant le nez. bell. calc.
sulf. puls. n-vom. aur. veratr. nitr-ac.
— acides. bell. alum.
— aromatiques. ign. puls.
— douceâtres. nitr-ac. aur. sil. n-vom.

Odeurs empyreumatiques. n-vom. anac.
sulf. aur. graph. calc.
— poix (de). ars. con.
— pus (de). sulf. seneg.
— putrides. bell. phosph. aur. nitr-ac.
sep. calc. n-vom. graph. veratr.
— rhume (d'un vieux). puls. sulf. graph.
merc.
— sang (de). n-vom. amm. sil.
— soufre (de). n-vom. ars. graph. calc
plumb. anac.
— terreuses. veratr. calc. sulf. anac.
Odontalgie. cham. merc. puls. sulf.
acon. staph.
— arthritique. acon. puls. n-vom. sulf
chin.
— café (par l'abus du). cham. n-vom
ign. bell. merc.
— cariées (dans les dents). cham. merc.
staph. puls. sep. n-vom.
— congestive. acon. calc. bell. aur.
hyos. chin. cham.
— eau qu'on boit (par l'). cham. rhus.
amm. sil. spig.
— enfants (chez les). cham. merc. acon.
bell. sulf. calc.
— face (jusqu'à la). merc. n-vom. hyos.
rhus. spig.
— femmes (chez les). puls. bell. sep.
hyos. acon. cham.
— froid humide (par un). n-mosch. borax. puls. rhus. rhod. sulf.
— gencives enflées (avec). merc. bell.
n-vom. sulf. staph.
— glandes sous-maxillaires engorgées
(avec). cham. staph. merc. sep. n-
vom.
— grossesse (pendant la). sep. bell.
puls. staph. n-vom.
— hystérique. ign. sep. n-vom. aur.
— jeunes filles (chez les). acon. bell.
puls.
— joue enflée (avec). bell. merc. cham.
n-vom. staph. puls. arn. sulf.
— mangeant (en). bell. merc. bry.
staph. sulf.
— — chaud (en). bell. puls. bry.
sulf. cham.
— — froid (en). calc. merc. carb-veg.
cham.
— matin (le). ign. n-vom. merc. staph.
phosph
— mercure (par l'abus du). carb-veg.
nitr-ac. staph.
— nerveuse. coff. acon. hyos. bell. spig.
n-vom.

Odontalgie nocturne. cham. bell. merc. coff. sulf. puls.
— nourrices (chez les). carb-veg. chin.
— oreilles (jusqu'aux). puls. merc. bell. staph. cham. sulf.
— rangée de dents (dans toute une). merc. staph. cham. rhus.
— refroidissement (causée par un). dulc. bell. acon. merc. puls. n-vom. ign.
— règles (à l'époque des). carb-veg. cham. amm. sep. graph. calc.
— rhumatismale. chin. puls. merc. acon. sulf. n-vom.
— semi-latérale. puls. cham. n-vom. merc. rhus.
— sensibles (chez les sujets). coff. acon. cham. n-vom. ign.
— soir (le). puls. merc. sulf. bell. rhus. ign. bry.
— tabac (par la fumée du). ign. bry. spig. chin.
— tête (jusque dans la). merc. puls. bell. sulf. n-vom.
— yeux (jusqu'aux). spig. puls. calc. cham.
Odorat affecté. bell. sulf. n-vom. lyc. puls. natr-m. sil. sep. hep.
— émoussé. bell. puls. n-vom. sil. sulf. sep.
— sensible (trop). bell. sulf. n-vom. acon. lyc. hep.
OEdème. chin. bell. ars. sulf. kal. lyc. dig. bry.
OEil. voy. Yeux.
OEsophagite. cocc. carb-veg. lach. ars. canth. asa.
OEufs (mal par l'usage des). colch. ferr.
Oignons (mal par l'usage des). thui.
Ongles malades. sil. graph. hep. ant. merc. sulf. rhus.
— bleus. chin. n-vom. natr-m. dig. aur. sil.
— cassants. sil. alum. sulf. graph. sep. merc.
— côtelés. sabad.
— croissant lentement. ant.
— décolorés. graph. nitr-ac. sil. ant. ars. sulf.
— difformes. graph. sulf. sil. sep. ant. alum.
— douloureux. graph. caus. m-aus. merc. ant.
— entrant dans la chair. sulf. m-aus. graph. sil. teucr. colch.
— envies (affectés d'). sulf. natr-m. rhus. staph. merc. calc.

Ongles épaissis. graph. sil. sulf. calc. sep. alum. sabad. merc.
— exfoliés. graph. sulf. sil. alum. merc.
— jaunes. sep. sil. con. nitr-ac. merc. sulf.
— sensibles. ant. graph. caus. sulf. merc.
— tombants. graph. merc. ars. sep. sec. hell.
— ulcérés. hep. sil. merc. sulf. lach.
Oophorite. thui. plat. nitr-ac. merc. bell. sep.
Ophthalmie. bell. acon. merc. puls. euphr. ars. cham. calc. phosph. sulf.
— aiguë. acon. bell. merc. puls. cham. dulc.
— arthritique. acon. puls. sulf. bell. spig. calc.
— catarrhale. merc. puls. n-vom. acon. bell. ars. euphr.
— chronique. ars. sulf. hep. calc. phosph. euphr. nitr-ac.
— conjonctive affectée (avec). bell. ars. merc. sulf. puls.
— cornée affectée (avec). cann. nitr-ac. merc. hep. ars. lach.
— extérieure. hep. acon. sulf. bell. puls. merc.
— fatigué les yeux (pour avoir). bell. ruta.
— glandes de Meibomius affectées (avec). puls. bell. merc. sulf. ars.
— gonorrhéique. acon. puls. nitr-ac. merc. sulf.
— iris affecté (avec l'). merc. sulf. clem. seneg.
— mercurielle. nitr-ac. hep. sulf. lach. aur.
— nouveaux nés (chez les). sulf. euphr. merc. acon. puls. bell.
— palpébrale. acon. bell. sulf. puls. n-vom. hep.
— refroidissement (par suite d'un). dulc. cham. acon. ars.
— rhumatismale. acon. merc. sulf. puls. bry. ars.
— scrofuleuse. bell. merc. sulf. calc. n-vom.
— syphilitique. merc. nitr-ac. aur. thui. phosph.
— traumatique. arn. eon. acon. sulf. sil. calc. sulf-ac. hep. lach.
— travaux fins (causée par des). ruta. bell. carb-vg.

Opisthotonos. op. n-vom. bell. ipec. ang.

Opium (mal par l'usage de l'). coff. camph. ant. ipec. merc. bell.

Orage (mal par un temps d'). sil. sep. natr-m. bry.

Orbite des yeux douloureux. spig. bell. chin. hyos. plat. calc.

Orchite. merc. arn. aur. puls. spong. acon.

— gonorrhéique. merc. aur. puls. cham. nitr-ac. ign.

— oreillon (à la suite d'un). merc. carb-veg. puls.

— traumatique. arn. con.

Oreilles affectées. puls. merc. bell. cham. sulf. n-vom. calc. con.

— bouchées. calc. puls. merc. sil. nitr-ac. sulf.

— bourdonnantes. puls. acon. caus. aur. bell. lyc. sulf.

— cariées en dedans. nitr-ac. sil. aur. staph. asa.

— coulantes. puls. sulf. merc. caus. calc. carb-vg.

— douloureuses. voy. Otalgie.

— dartreuses. graph. sep. oleand. calc. lyc. sulf.

— enflammées. voy. Otite.

— excoriées. graph. merc. petr. sulf. calc. kal.

— fétides. graph. carb-veg. hep. aur. oleand.

— gonflées. puls. merc. sep. lyc. rhus. sil.

— rouges. puls. alum. ant. chin.

— sèches en dedans. graph. phosph. petr. lach. nitr-ac.

— suintantes, derrière. oleand. calc. lyc. graph.

— tintantes. chin. bell. puls. n-vom. calc.

— ulcérées. merc. puls. ruta. spong. kal. calc.

Orgueil. plat. lyc. stram. cupr. veratr.

Orteils affectés. arn. caus. graph. sulf. sabin. asa.

— douloureuses. acon. sulf. arn. calc. lyc. bry. ars. sabin.

— excoriées. graph. natr. carb-an. nitr-ac. mang.

— suantes. cycl. tarax. arn. clem.

Orthopnée paralytique. tart. ars. carb-veg. op. lach.

Os affectés. merc. calc. sulf. sil. asa. lyc. phosph. aur.

Os cariés. sulf. calc. merc. sil. phos-ac. lyc.

— déviés. calc. sulf. sil. puls. rhus. lyc.

— douloureux. chin. merc. sulf. nitr-ac. aur. phosph.

— enflammés. merc. chin. aur. sil. nitr-ac.

— formant lentement le calus. calc. sulf. sil. lyc.

— gonflés (exostose). merc. phosph. aur. calc. asa. phos-ac. sil. sulf. staph.

— nécrosés. sil. sulf. calc. sec. phosph. asa.

— ramollis. sulf. calc. sil. merc.

— ulcérés. sulf. calc. merc. sil. asa. lyc. phosph. aur.

Otalgie. puls. bell. merc. cham. sulf. n-vom.

— inflammatoire. bell. merc. puls. sulf.

— refroidissement (à la suite d'un). cham. puls. dulc. chin.

— rhumatismale. puls. bell. merc. chin. n-vom.

— nerveuse. bell. cham. n-vom. sulf. puls.

Otite. puls. merc. bell. sulf. n-vom.

— externe. puls. merc. bell. sulf.

— interne. puls. bell. sulf. merc. n-vom.

Otorrhée. puls. sulf. merc. calc. men. carb-vg.

— catarrhale. puls. sulf. merc. calc. hep. bell.

— exanthème (après un). men. merc. puls. bell.

— muqueuse. puls. merc. sulf. calc. nitr-ac.

— purulente. merc. sulf. hep. puls. asa. calc. sil.

— sanguinolente. puls. merc. graph. rhus. bry.

— scrofuleuse. merc. sulf. lyc. puls. hep.

— supprimée. puls. merc. bell. hep. bry. lach. n-vom.

— — suivie de céphalalgie. bell. bry.

— — suivie de glandes enflées. merc. puls. bell.

— — suivie d'orchite. merc. puls. aur. zinc. n-vom.

Ouïe affectée. puls. bell. merc. phosph. caus. sulf.

— aiguë (plus). phos-ac. bell. lyc. natr. bry.

Ouïe émoussée, faible. bell. caus. sil.
puls. phosph. sulf.
- sensible (trop). acon. coff. cham.
bell. n-vom.
Ovaires affectés. merc. lach. plat. thui.
nitr-ac. canth. bell. sep. chin.
Ozène. aur. merc. asa. calc. sulf. puls.
lyc.

P

Pain (mal par l'usage du). chin. sulf.
sep. merc. bry.
— de seigle. sep. bell. sulf. puls. chin.
rhus.
Palais affecté. merc. aur. n-vom. bell.
calc. lach.
— carié. aur. merc. lach. sil. calc.
— enflammé. n-vom. calc. merc. lach.
aur. chin.
— excorié. carb-vg. merc. nitr-ac.
lach. sulf.
— gonflé. n-vom. calc. chin. baryt.
Palpitations de cœur. acon. spig. puls.
sep. lyc. chin. natr-m. iod. phosph.
— congestives. acon. kal. phosph. chin.
sulf.
—contrariété (après une). ign. acon. bry.
spig.
— joie subite (après une). coff. acon.
veratr.
— nerveuse. coff. cocc. cham. n-vom.
puls. veratr.
— pertes débilitantes (après des). chin.
n-vom. sulf. phos-ac.
— peur (après une). coff. veratr. op.
— ulcères répercutés (à la suite d'). ars.
sulf. caus. lach. lyc.
Panaris. hep. sil. lach. sulf.
Paralysies. cocc. caus. rhus. n-vom.
bell. hyos.
— apoplectiques. bell. arn. vom. zinc.
stram.
— faiblesse (par suite de). chin. sulf. ferr.
cocc. rhus. n-vom.
- partielles. caus. sulf. cupr. sec. bell.
cocc.
- rhumatismales. ruta. ferr. baryt.
arn.
— semi-latérales, hémiplégies. cocc.
caps. lach. plumb. graph. bell.
— spasmes (à la suite de). cupr. sec.
caus. bell. n-vom.
— ulcères répercutés (après des). sulf.
caus. lach. rhus. bell. sil.
Parlant (mal en). ars. arn. sulf. n-vom.
cocc. ign.

Parlé (mal après avoir). sulf. arg. ign.
bell. cocc.
Parole affectée. bell. stram. euphr. caus.
merc. lach.
— bégayante. bell. stram. caus. euphr.
merc.
— difficile. euphr. stram. n-vom. dulc.
lach.
— embrouillée, indistincte. caus. lyc.
bry. lach. calc. sec.
— lente. ars. thui. sec.
— nasillarde. bell. lyc. phos-ac. lach.
sil.
— perdue. bell. hyos. caus. laur. lyc.
stram.
— précipitée. bell. lach. hep. merc.
ars.
Parotite. rhus. merc. carb-vg. kal.
aur. calc.
— scarlatineuse. calc. kal. nitr-ac. lyc.
Pâtisseries (mal par l'usage des). puls.
ipec. ant. kal.
Paupières affectées. acon. hep. bell.
euphr. ars. cham.
— agglutinées. merc. puls. n-vom. sulf.
ars. carb-vg.
— chute (affectées de). spig. sep. verat.
nitr-ac. bell. stram.
— crampes (affectées de). hyos. cham. sil.
bell. hep. croc.
— dartreuses. bry. sep. rhus. ars.
— enflammées. voy. Blépharite.
— fermées, occlusion. cham. bell. hyos.
croc. hep. stram.
— gonflées. acon. merc. sulf. bell. puls.
hep. nitr-ac. ars. cham.
— nodosités (affectées de). staph. calc.
rhus. bry. aur.
— paralysées. veratr. sep. spig. nitr-
ac. bell. stram. hyos.
— pesantes. cham. sep. n-vom. spong.
bell.
— rétrécies (les fentes). ant. canth. arn.
croc.
— roides. rhus. veratr. spig.
— rouges. acon. lyc. cham. bell. n-vom.
hep. merc. sulf.
— sèches. veratr. acon. rhus. m-aus.
Peau ardente, brûlante. ars. acon. bry.
bell. sil. phosph. lach. lyc.
— (atonie de la). con. phos-ac. kal.
anac. lyc. bry. sil. dulc. ipec.
— bleue. dig. veratr. lach. op. cupr.
bell. ars. carb-veg. phos-ac. sec.
— calleuse. sep. graph. ant. sil. ran.
borax. rhus. lach. sulf. amm.

Peau chaude. acon. bry. ars. bell. sil. lyc. phosph. lach.
— douloureuse. puls. rhus. graph. amm-m. phosph. kal. mang. hep.
— dure. sep. rhus. graph. ant. sil. dulc. lyc. chin. ars. thui. lach. kal.
— — parchemin (comme du). ars. sil. lyc. chin. squill. kal. phosph.
— élasticité (manque d'). veratr. cupr. rhus. bovis. ars. lach. dulc.
— flasque. calc. veratr. iod. cocc. lyc. chin. caps. sec. sulf. con.
— flétrie. sec. chin. veratr. phos-ac. ars. sil. ferr. sass. iod.
— froide. veratr. ipec. sulf. rhus. sep. camph. phos. carb-vg. samb. chin.
— graisseuse. natr-m. chin. merc. bry. selen. calc. magn-m. asar.
— insensible. sec. anac. oleand. ambr. phos-ac. lyc. sulf. plat. con. phosph.
— jaune. acon. merc. chin. sep. con. n-vom. sulf. aur. spig. bry. op. bell.
— noirâtre. sec. nitr-ac. spig. acon. rut. asa.
— œdémateuse. hell. ars. chin. ferr. ant. cupr. calc. caps. graph. bry. asa.
— pâle. sulf. calc. nitr-ac. ferr. puls. hell. cocc. plat. lyc. sep. kal. phosph.
— ridée. veratr. cupr. sec. ant. sep. lyc. stram. ambr. rhus. phos-ac. spig.
— roide. phosph. nitr-ac. plat. acon. caus. natr-m. stront. sep. n-vom.
— rouge. rhus. bell. merc. graph. puls. acon. n-vom. arn. phos-ac. lyc.
— rude. sep. calc. sulf. bell. rhus. iod. sass. graph. oleand. laur.
— sale. iod. ferr. phosph. merc. sec. bry.
— sèche. acon. sulf. bell. phosph. lyc. bry. kal. calc. dulc. chin. cham.
— suintante. rhus. carb-vg. lyc. graph. sep. kal. staph. petr. selen. lach.
— squammeuse, desquamation. mez. bell. amm. veratr. acon. staph. coloc.
— visqueuse. phosph. lyc. veratr. acon. phos-ac. bry. merc. cham. iod. ars.
— vulnérable. sil. cham. petr. nitr-ac. sulf. baryt. puls. borax. hep. asa.
Pemphigus. dulc. rhus. canth. ars. ran. hep. caus.
Péritonite. merc. acon. n-vom. bry. bell. hyos.
— puerpérale. n-vom. acon. merc. bell. cham. bry.
Pétéchies. bry. ars. rhus. phosph. hyos. n-vom.

Petite vérole. merc. sulf. ars. rhus. thui. bell.
— avant l'éruption. acon. coff. bell. rhus. bry. sulf.
— éruption (pendant l'). sulf. merc. bell. stram. thui.
— pustules confluentes (avec). sulf. merc.
— pustules noires (avec). ars. chin. sulf. carb-vg. lach. rhus.
— suppuration (pendant .a). sulf. merc. thui. puls. rhus.
— temps de la dessiccation (pendant e). hell. cham. puls. acon. sulf.
Peur (suite d'une). veratr. op. ign.
Pharynx affecté. bell. acon. hyos. lach. merc. coff. cocc. sulf. dulc.
— crampes (pris de). bell. stram. ign. n-vom. sulf. cocc.
— enflammé. acon. bell. merc. coff. sulf. dulc.
— paralysé. caus. cupr. sil. lach. laur.
Phimosis. merc. sulf. cann. thui. nitr-ac. sep.
Phosphore (mal par l'usage du). coff. n-vom. sulf. bell. alum.
Photophobie. bell. acon. con. hep. phosph. merc. sulf. cic.
Phthisie. sulf. calc. sil. lyc. phosph. kal. nitr-ac. hep.
— abdominale. calc. phosph. sulf. sec. nitr-ac.
— laryngée. carb-vg. lach. arg. spong. hep. mang. ars. iod.
— pulmonaire. calc. sulf. sil. kal. nitr-ac. lyc. hep. lach. puls.
Piano (mal par le jeu du). kal. natr. calc. sep. zinc.
Pieds affectés. puls. bry. sulf. caus. sep. lyc. sil. hep. graph.
— crampes (pris de). carb-vg. amm. calc. sep. coff. sil. n-vom. phosph.
— érysipèle (affectés d'). puls. dulc.
— froids. sulf. caus. sil. con. veratr. graph. plat. kal. phosph. lyc.
— gonflés. kal. ferr. sulf. ars. phosph. bry. sil. chin. phos-ac. led. sep.
— paralysés. oleand. chin. ars. plumb. phosph.
— suants. sil. carb-vg. sulf. calc. sep. lyc. hep. graph.
Pierre de la vessie. sass. lyc. cann. calc. phosph. ant.
Piqûres d'insectes. arn. bell. acon. ant. merc. sep.
Pissement au lit. cic. bell. puls. sulf. sep. sil.

Pituites de l'estomac. bry. carb-vg. sep. n-vom. sulf. sil. lyc. staph. mez.

Pityriasis. bry. ars. sulf. calc. sil. kreos. phosph. dulc.

Placenta adhérent. plat. sec. puls. bell.

Plaies. arn. sulf-ac. daph. puls. cham. sil. sulf.

— contusion (par). arn. con. sulf-ac. puls. euphr.

— échardes (par des) hep. nitr-ac.

— enflammées. cham. hep. sil. puls. sulf. petr.

— gangrenées. chin. ars. sil. bell. lach. carb-vg.

— guérissant difficilement. hep. cham. sil. petr. sulf. lach.

— incision (par). staph. arn. sulf. nat

— morsure (par). sulf-ac. arn.

— ouvrant de nouveau (s'). lach. phosph. carb-veg. sil.

— piqûre (par). arn. lach. sil. carb-vg. nitr-ac.

— saignant facilement. kreos. arn. phosph. chin. sulf-ac.

— suppurant beaucoup. merc. bell. sulf. hep. puls.

Pléthore. acon. sulf. bell. phosph. puls. n-vom. hyos. sabin. calc. hep.

Pleurésie. acon. bry. kal. squill. sulf. nitr. lach. merc.

— épanchement (avec). kal. merc. sulf. squill.

Pleurodynie. arn. n-vom. bry. acon. sulf. puls. chin.

Pleurs faciles. puls. cham. sulf. acon. plat. caus. nitr-m. sep.

— (mal en versant des). arn. hep. bell. stann.

Plique polonaise. lyc. fluor-ac. natr-m. borax.

Plomb (mal par l'usage du). alum. plat. op. cham.

Pneumonie. acon. bry. sulf. phosph. merc. chin. tart. squill. ars.

— adynamique. acon. merc. cham. n-vom. veratr. ars.

— bilieux (avec symptômes). tartr. cann.

— début (au). acon. bry. sulf. phosph. lyc.

— hépatisation (dans la période d'). sulf. phos. lach. lyc.

— splénisation (période de). acon. bry. phosph. sulf. chin. lach. sil.

— suppuration (avec). sulf. phosph. lyc. lach.

Pneumonie typhoïde, putride. rhus. bry. veratr. ars. op. arn. bell.

— vieillards (chez les). tart. chin. cann. op. veratr. ars.

Podagre. arn. acon. sulf. lyc. sass. puls. sabin.

Poils (chute des). sulf. kal. graph. phosph. natr-m. caus. calc. sil. rhus.

— favoris (aux). graph. natr-m. calc. ambr. sil. nitr-ac. plumb.

— moustaches (aux). kal. plumb. baryt.

— narines (aux). graph. caus. sil. calc.

— pubis (au). rhus. natr-m. natr. selen. bell. nitr-ac. bell

— sourcils (aux). kal. bell. selen. caus. par. plumb. bell.

— tout le corps (par). calc. natr-m. graph. sec. carb-vg sabin.

Poires (mal par l'usage des). veratr. borax. bry.

Poissons (mal par l'usage des). plumb. kal. carb-an.

— gâtés (par les). puls. carb-an. chin. ars.

Poitrine affectée. acon. bry. sulf. phosph. hep. kal. sil. spong. nitr-ac. puls.

— congestion (souffrant de). acon. bry. bell. phosph. sulf. n-vom.

— crampes (affectée de). camph. stram. cupr. n-vom. ipec. hyos. sulf. cocc. kal.

— douloureuse. *Voy.* Pleurodynie et pleurésie.

— enflammée. *Voy.* Pleurésie et pneumonie.

— froid intérieur (affectée de). ars. sulf. carb-an. graph. rhus.

— hydropique. *Voy.* Hydrothorax.

— oppressée. carb-vg. kal. acon. bell. ipec. ars. sulf. chin. kal. nitr.

— rhume (affectée de). *Voy.* Catarrhe bronchique.

— tuberculeuse. *Voy.* Phthisie.

Pollutions. con. phos-ac. puls. carb-vg. sulf. n-vom. sep. chin. phosph.

Polypes. staph. calc. lyc. puls. nitr-ac. phosph. thui.

Pommes de terre (mal par l'usage des). alum. veratr. sep. coloc. amm-m.

Porc (mal par la viande de). puls. colch. carb-vg. dros. sep. natr-m.

Positions en dormant :

— assise. sulf. ars. rhus. lyc. puls. chin. phosph. hep.

— côtés (sur les). phosph. baryt. colch. sulf caus. spig. merc. n-vom.

Positions en dormant. dos (sur le). rhus. bry. puls. n-vom. cycl. lyc. ign.

— jambes croisées (les). rhod.

— — écartées. puls. bell. rhus. plat. dulc. chin. cham.

— — fléchies. ambr. stann. viol od.

— — — (une seule. stann.)

— — retirées. puls. carb-vg. plat. stann. chin. cham. men. rhod.

— — roidies. cham. puls. plat. viol-od.

— mains au-dessus de la tête (les). puls. n-vom. plat. calc. coloc. veratr.

— — sous la tête. n-vom. ars. plat. coloc. bell. men. rhus. acon.

— — sur le ventre. colc.

— tête en arrière. bell. spong. cin. sep. cic. hyos. ign. hep.

— — en avant. staph. acon. cupr. cic. viol-od.

— — enfoncée. bell. spong. hep. arn. n-vom.

— — côté (de). cin. spong. tarax.

— ventre (sur le). stram. coloc. bell. cham. puls. ign.

Pouls altéré. acon. veratr. ars. bell. rhus. cupr. stram. sil. phosph.

— accéléré (très-). acon. phosph. bry. merc. bell. sulf.

— — plus que le battement du cœur. spig. acon. arn. rhus.

— dur. acon. bry. phosph. arn. sulf. bell. n-vom. ipec.

— grand. acon. phosph. sulf. bell. puls. hyos.

— inégal. natr-m. ars. nitr-ac. merc. con. stram. phos-ac. chin. dig.

— insensible. carb-vg. veratr. sil. acon. cupr. op. ars. tart.

— intermittent. natr-m. ars. phos-ac. chin. acon. sec. dig. sulf. bry. sep. kal.

— lent. stram. dig. veratr. bell. op. con. sec. cupr. puls. laur.

— — plus que le battement du cœur. dig. veratr. bell. laur.

— petit. acon. veratr. carb-vg. sil. cupr. stram. laur. chin. op. bell. merc.

— tremblant. spig. calc. rhus. ars. sep. bell. staph. cic. sabin. kreos.

Pourpre hémorrhagique. bry. rhus. arn. sulf-ac.

Presbyopie. calc. sulf. con. sil. dros. sep. hyos.

Priapisme. canth. natr-m. n-vom. sil. phosph. majoran.

Proctalgie. ign. n-vom.

Proctorrhée muqueuse. phosph. chin. merc. graph. sep. ant.

Prosopalgie. spig. n-vom. coloc. con. staph. dros. puls. kal. plat. stram.

— arthritique. caus. acon. bell. spig. n-vom.

— droit (du côté). con. bell.

— gauche (du côté). coloc. spig. graph. n-vom. staph. lach.

— inflammatoire. acon. merc. aur. staph. baryt.

— mercurielle. staph. bell. aur. puls. lach. spig.

— nerveuse. n-vom. spig. staph. coloc. stram. plat. chin.

— rhumatismale. chin. puls. merc. n-vom. bry. spig. bell. acon.

Prostate affectée. puls. con. thui. merc. phos-ac. iod. nitr-ac.

Prurigo. acon. sep. merc. calc. nitr-ac. con.

Prurit à la peau. acon. con. op. sulf. ambr. sil. aut. rhus. sep. merc.

— brûlant. ars. rhus. n-vom. sulf. cic.

— chaleur du lit (à la). n-vom. carb-vg. staph. cocc. sulf. thui. merc.

— déshabillant (en se). cocc. puls. con. sil. n-vom.

— nuit (la). ars. veratr. cham. puls. cocc.

— soir (le). rhus. amm-m. staph. n-vom. puls.

— sueur (pendant la). op. rhus. cham. ipec. con.

Psoïte. puls. rhus. sulf. bry. merc. arn. acon. bell. hep.

Psoriasis. sep. dulc. sulf. ars. phosph. calc.

Ptyalisme. vcy. Salivation.

Pupille affectée. bell. merc. calc. hyos. nitr-ac. spig. hyos. stram. hep.

— adhérente. nitr-ac. calc. sulf. graph. sil.

— contractée. veratr. cocc. sulf. arn. sil. cham. sep. chel.

— dilatée. stram. bell. spig. calc. op. hyos. nitr-ac. cin.

— immobile. op. bell. nitr-ac. cupr. stram. hyos. laur. baryt.

— inégale. merc. sulf. baryt.

Pus des ulcères altéré. sil. asa. ars. merc. rhus. sulf. chin. bell.

— abondant. hep. sulf. merc. puls. asa. sep. chin. sil.

— acide (d'odeur). hep. sulf. merc. sep. calc. graph.

Pus albumineux. puls. lyc. calc sulf. ars.
sil. amm. sep.

— aqueux. sil. merc. rhus. caus. sulf.
ars. staph. asa.

— blanchâtre, laiteux. puls. lyc. calc.
sulf. ars. sil. amm.

— brunâtre. sil. bry. carb-vg. ars. puls.
rhus.

— corrosif, âcre. sil. ars. rhus. caus.
merc. sep. nitr-ac.

— fétide. sulf. hep. phos-ac. ars. sil.
asa. sep. calc. merc. chin.

— — comme du fromage fort. hep.
sulf.

— gélatineux. sil. merc. ambr. sep. arg.
cham. arn.

— gris. caus. sil. merc. ambr. lyc.
sep. ars. chin. thui. carb-an.

— hareng (sentant le). graph.

— jaunâtre. puls. merc. sil. sep. ars.
carb-vg. staph. calc. phosph. caus.

— liquide, clair. merc. caus. sil. asa.
sulf. nitr-ac. rhus.

— noir (teignant en). sulf. chin. bry.
lyc.

— rare, manquant. sil. calc. merc. lach.
hep. bell. veratr. cupr.

— sanguinolent. merc. ars. hep. asa.
sil. carb-vg. puls. caus. nitr-ac. lyc.

— sanieux. sil. ars. rhus. carb-vg.
nitr-ac. merc. chin. asa. staph.

— vermineux, avec insectes. sil. sabad.
sulf. ars. merc. calc.

— vert (teignant en). sil. asa. puls.
caus. sep. merc. rhus. aur. n-vom.

— visqueux. sil. asa. con. ars. sep.
merc.

Pustules. tart. ars. thui. merc. sulf.
ant. bell. hep.

— noires. chin. ars.

Pyrosis. puls. n-vom. sulf. calc. sulf-ac.
caps.

Q

Quinquina (mal par l'abus du). ipec.
veratr. sulf. n-vom. puls. ars. merc.

R

Raccourcissement des muscles. caus. arn.
sep. amm-m. sulf. coloc. lach. natr-m.

Rachitisme. calc. bell. sulf. lyc. sil.
merc. puls. nitr-ac.

Rage. canth. bell. hyos. lach.

Rapports. bry. sulf. ant. n-vom. arn.
natr-m. veratr. cocc. sep. rhus. con.

Rapports âcres. merc. alum. asa. sulf.
hep. phos-ac. bell.

— aigres. puls. n-vom. sulf-ac. carb-vg.
sulf. phosph. calc. lyc. natr-m. graph.

— ail (odeur d'). asa.

— air (d'). n-vom. bry. sulf. carb-vg.
lach. caus. hep. con. arn. veratr.

— aliments (avec le goût des). puls. ant.
sil. carb-vg. phosph.

— amers. bry. arn. puls. ars. con.
graph. n-vom.

— avortés. con. caus. phosph. carb-vg.
sulf. ambr.

— bruyants. petr. con. sil. ant. puls.
caus. phosph. ambr. lach. kal.

— douceâtre (d'un goût). acon. sulf-ac.
merc. alum. dulc.

— douloureux. n-vom. cocc. phosph.
petr. sep. carb-an.

— fétides. sulf. cocc. bism.

— putride (d'un goût). puls. arn. coff.
ant. merc. n-vom.

— rances. thui. merc. asa. sulf. hep.
hell. puls.

— répugnants, nauséabonds. sep. natr-
m. cin.

— salé (d'un goût). staph. arn. tart.
sulf-ac.

Rasant (mal en se). carb-an. puls. calad.

Rate affectée. caps. arn. sulf. ars. sec.
chin. rhus. ign. asa. natr.

— douloureuse. natr-m. arn. natr. con.
amm-m. chin. sulf.

— dure, induration. sulf. caps. chin.
ars. n-mosch.

— enflammée. chin. bry. sulf. acon. n-
vom.

— engorgée. caps. ars. sulf. chin. n-
mosch. ign. n-vom.

Réchauffant au grand air (mal en se).
puls. bry. lyc. iod. spig. sabad.

— au lit (en se). cham. merc. dros. sulf.
sabin. veratr. thui. lyc.

Redressant (mal en se). acon. sulf. bell.
rhus. bry. op. n-vom.

Rectum douloureux. ign. caus. acon. n-
vom. con. merc. ars. sulf.

— sortant, chute. ign. sep. n-vom. sulf.
merc. ars.

Refroidissement (mal par un). dulc. acon.
n-vom. cham. puls. merc.

— céphalalgie. acon. n-vom. bell. dulc.

— coliques. cham. merc. bell.

— diarrhée. merc. veratr. dulc. puls.
sulf.

Refroidissement (par un). dysurie. puls. calc. dulc.
— fièvre. acon. coff. bell. merc. dulc.
— gastricisme. ipec. acon. n-vom. puls. bry.
— odontalgie. cham. dulc. acon. coff. merc.
— ophthalmie. acon. bell. merc.
— otalgie. puls. merc. bell.
— ouïe affectée. dulc. puls. acon. bell.
— prosopalgie. acon. merc. dulc. bell. n-vom.
— rhumatisme. puls. acon. merc. dulc.
— rhume de cerveau. merc. n-vom. dulc. acon. puls. bell. hep.
— — de poitrine. acon. bry. n-vom. puls. bell.
— sueurs abondantes. merc. cham.
— vue affectée. bell. dulc. merc.
Refroidissement des pieds (mal par un). sil. puls. cham.
Refroidissement de la tête (mal par un). sep. bell. puls. led.
Refroidissements faciles. dulc. baryt. sulf. calc. sep. carb-vg. sil. graph.
Regard fixe. op. stram. bell. phos-ac. hyos. ars.
Règles dérangées. puls. sep. sulf. cocc. graph. calc. bry. acon. phosph. n-vom.
— âcres. sulf. carb-vg.sil. amm. puls. kal.
— avançantes. n-vom. ipec. sep. calc. phosph. carb-vg.
— brunes. chin. bry.
— caillots (en forme de). cham. ipec. chin. bell. sabin.
— courte durée (de trop). puls. dulc. lach. baryt. amm.
— faibles (trop). puls. con. natr-m. graph. baryt. lach.
— fétides. bell. sil. carb-vg. bry. sabin. cham.
— foncées (trop). cham. puls. cocc. sulf. bell. n-vom.
— fortes (trop). calc. plat. ign. sec. lyc. sil. phosph. bell.
— longue durée (de trop). n-vom. lyc. sulf-ac. plat. phosph.
— pâles (trop). carb-vg. sulf. puls. graph. nitr-ac. ferr. calc. con.
— retardant. sulf. puls. sep. caus. natr-m. dulc.
— retardées chez les jeunes filles. puls. sulf. caus. sep. kal.
— supprimées. puls. bry. lyc. sulf. sep. con. acon. kal.

Règles avec souffrances. puls. bry. sulf. calc. sep. cocc. n-vom. graph.
— avant l'époque (souffrances). puls. calc. sulf. cupr. sep. lyc. verat. sec.
— au début de l'époque. hyos. sep. acon. puls. cham. plat. caus. phosph. lyc.
— pendant les règles. puls. graph. kal. hyos. cham. sulf. sep. n-vom. cocc.
— à la suite des règles. n-vom. borax. graph. kreos. stram. lyc. phosph.
Régurgitations. sulf. carb-vg. phosph. lach. n-vom. bry. cham. puls. con.
— aliments (des). phosph. bry. sulf. cham. puls. con.
— sanguinolentes. n-vom. sep.
Reins (maux de). n-vom. calc. sulf. rhus. puls. sep. caus.
— tour de reins (suite d'un). rhus. bry. puls. n-vom. calc. sulf. puls.
Reins, rognons, affectés. puls. lyc. sass. canth. n-vom. cann. zinc.
Repas (mal pendant le). carb-vg. phosph. sep. graph. puls. hep. natr-m. lyc.
— (mal à la suite du). sulf. ars. n-vom. calc. natr-m. carb-vg. hep. chin.
Repos (mal dans le). carb-vg. rhus. caps. dulc. aur. puls. con. valer. sabad.
Répugnance pour les aliments. puls. arn. n-vom. bry. ipec. chin.
— acides (pour les). sulf. bell. ferr. cocc. ign.
— bière ('pour la). chin. bell. n-vom. cham. cocc.
— bouillon (pour le). rhus. cham. arn. graph. ars. bell.
— café (pour le). n-vom. bry. phosph. calc. coff. cham. sulf-ac. lyc. natr-m.
— douceurs (pour les). sulf. caus. phosph. ars. merc. graph. nitr-ac.
— eau (pour l'). bell. stram. n-vom. bry. natr-m. lyc. chin. caus.
— eau-de-vie (pour l'). ign. merc.
— farineux (pour les). sabad. phosph. ars.
— fromage (pour le). chin. oleand.
— graisse (pour la). petr. bry. puls. carb-vg. natr-m. ang. sulf. ars. hep.
— lait (pour le). sep. calc. puls. guai. bry. sil. cin. sulf. bell. ign. carb-vg.
— liqueurs (pour les). bell. magn.
— pain (pour le). natr-m. con. sep. lyc. puls. n-vom. sulf. nitr-ac. phosph.
— pain de seigle (pour le). lyc. sulf. kal. puls. n-vom.
— poissons (pour les). zinc. graph.
— salaisons (pour les). selen. carb-vg.

Répugnance. solides (pour les aliments).
staph. ang. merc. ferr.
— viande (pour la). sulf. mur-ac. sil.
petr. sep. calc. rhus. carb-vg.
— vin (pour le). merc. sabad. rhus.
ign. sulf. lach.
Respirant (mal en). bry. acon. chin. kal.
ars. merc. nitr. bell. arn.
Respiration affectée. acon. sulf. puls. ars.
phosph. bry. ipec. bell.
— accélérée. acon. sulf. bell. sep. carb-
vg. phosph. cupr. lyc. ipec.
— bruyante. cham. spong. chin. samb.
ars. sulf. cin. stram. hep. phosph.
— courte. acon. ipec. sep. bell. carb-vg.
arn. bry. phosph.
— difficile. sulf. ars. phosph. bell. lach.
iod. kreos.
— haletante. ipec. bry. stram. bell.
cham. carb-an. phosph. arn. sil.
— inégale. bell. op. ang. cupr. puls.
cham. ign. cin. laur. iod.
— lente. bell. op. cupr. ign. ipec. hep.
laur. bry. n-vom.
— profonde. op. bry. ipec. lach. sil.
cupr. caps.
— râlante. hep. tart. lyc. cupr. hyos.
cham. ipec. chin. bell. stram.
— sibilante. samb. hep. spong. cupr.
lach.
— suspirieuse. sil. acon. stram. cocc.
op. bry. sec. ipec.
Rétrécissements. merc. cic. rhus. n-vom.
puls. bell. phosph. bry. petr.
Rêves. chin. sil. n-vom. puls. sulf.
phosph. lyc.
— agréables. n-vom. op. puls. acon.
magn-m. staph.
— animaux (d'). puls. sulf. arn. phosph.
bell. veratr. hyos.
— anxieux. chin. sil. bell. n-vom. sulf.
calc. acon.
— argent (d'). zinc. alum. magn. cycl.
— chutes (de). chin. thui.
— confus. chin. puls. croc. stann. natr.
— continuant après le réveil. ign. chin.
calc. natr-m.
— contrariants. cham. nitr-ac. chin. natr-
m. staph. caus. bry. n-vom.
— danses (de). ant. natr. alum. magn.
— eau (d'). sil. ars. merc. ferr. magn.
ign.
— érotiques. op. chin. staph. ign. n-vom.
sil.
— événements du jour (d'). n-vom. bry.
sil. rhus. puls.

Rêves fantastiques. sil. carb-vg. sulf.
con. petr. n-vom.
— feu (de). sulf. ars. hep. calc. spong.
natr. spig.
— fréquents. chin. sil. lyc. carb-vg.
puls. n-vom.
— guerre et soldats (de). hep. bry. amm-
m. ferr. spong. merc.
— maladies (de). n-vom. kal. calc. con.
amm. sep.
— malheur (de). puls. arn. phosph. ars.
n-vom. chin.
— morts, cadavres (de). phosph. anac.
phos-ac. thui. kal.
— orage (d'). spig. ars. arn.
— querelles (de). n-vom. bry. staph.
arn. phosph. cham.
— revenants, spectres (de). sil. carb-vg.
puls. ign. alum. kal.
— vermine (de). n-vom. alum. sil. amm.
phosph. kal.
— voleurs (de). merc. aur. sil. natr.
veratr. bell.
— voyages (de). op. lach. sil. sang.
magn-m. natr.
Rhagades. puls. calc. sulf. cham. merc.
lyc. hep. petr.
Rhubarbe (mal par l'usage de la). cham.
merc. bell. n-vom.
Rhumatisme. acon. puls. merc. rhus.
bry. colch. arn. n-vom. sulf.
Rhume de cerveau, *voyez* Coryza.
— de poitrine. *voyez* Catarrhe bronchique.
Rides à la face. lyc. calc. sep. stram
rhab. hell.
— au front. calc. lyc. hell. stram. sep.
rhus. sulf.
Rire (envie de). croc. phosph. acon.
hyos. bell. stram. con. plat. veratr.
— convulsif. con. aur. ign. calc. phosph.
alum. cupr. bell. croc. caus.
— (mal par le). bell. ars. stram. carb-
vg. phosph.
Roideur des muscles. sulf. cupr. sep.
caus. coloc.
Rougeole. puls. acon. sulf. bell. phosph.
ars. rhus.
— avant l'éruption. puls. acon. bry. sulf.
rhus. phosph.
— pendant l'éruption. puls. coff. acon.
sulf. bry. phosph.
— suite de l'éruption (à la). puls. ars.
coff. rhus. bry. phosph. dros.
— suppression, répercussion. puls. bry.
rhus. phosph. sulf.

Rupia. merc. ars. sulf. petr. sep. graph.

S

Safran (mal par l'usage du). puls. bell. op. acon.

Salivation. merc. op. chin. nitr-ac. sulf. hep.

Salive altérée. merc. sulf. hyos. puls. dig. bism. magn-m. sabin.

— aqueuse. puls. kreos. magn-m.

— augmentée. merc. bell. rhus. puls. phosph. sulf. n-vom. ant. sep. arg.

— blanche. spig. sabin. ran.

— brunâtre. bism.

— diminuée. bell. veratr. stram. n-mosch. sulf. phosph. sep. ars.

— écumeuse. sulf. bry. spig. canth. sabin.

— épaisse. n-mosch. bell. bism.

— fétide. merc. dig.

— filante. arg. veratr. bell. camph. nitr-ac.

— rougeâtre. sabin.

— sanguinolente. sulf. hyos. merc. n-vom. arn. nitr-ac.

— visqueuse. camph. arg. bry. bell. cann.

Salsepareille (mal par l'usage de la). merc. bell. sulf.

Sang des hémorrhagies altéré. puls. carb-veg. graph. croc. cham. bry.

— brunâtre. carb-veg. bry. rhus. calc. puls. con.

— coagulé. rhus. cham. bell. plat. ferr. arn.

— chaud. dulc.

— clair, rouge vif. bell. sabin. hyos. dulc. sec. arn. rhus. bry. phosph.

— corrosif, âcre. nitr. ars. sil. kal. sulf. arn. hep. amm. carb-veg.

— épais. sulf. croc. plat. cupr. puls. arn.

— fétide. sabin. bell. plat. carb-an. phosph. bry.

— foncé, noir. cham. n-vom. croc. sep. amm. puls. sulf.

— pâle. puls. carb-veg. graph. sulf. plat.

— visqueux. croc. cupr. magn. sec.

Sarcocèle. *voy.* Testicules gonflés.

Satyriasis. chin. plat. merc. sulf. natr-m. majoran.

Saucisses gâtées (mal par les). bry. phos-ac. ars. kreos.

Scarlatine. bell. sulf. amm. phosph. acon. merc.

Scarlatine gangréneuse. ars. carb-veg. amm. sulf. lach.

— lisse. bell. sulf. phosph. merc. amm. acon.

— miliaire. sulf. acon. dulc. bell. bry. coff.

— répercutée. phosph. bry. sulf. bell. phos-ac.

Sciatique. rhus. puls. bry. calc. sulf. coloc.

Scorbut. amm. staph. n-vom. sulf. merc. carb-veg. lach. natr-m.

Scrofules. sulf. calc. merc. hep. baryt. iod. bell. sil. amm. ars.

Scrotum affecté. sulf. petr. thui. rhus clem. calc. natr-m. carb-veg. sil.

— dartres (de). petr. calc. natr-m.

— prurit (de). petr. carb-vg. sil. graph. selen.

— sueur (de). sil. amm. sep. baryt. thui. ign. rhod. magn-m.

Seigle ergoté (mal par l'usage du) stram. bell. hyos. colch. solan-nigr.

Seins affectés. *voy.* Mamelles.

Sel de cuisine (mal par l'abus du). carb-veg. nitr-sp. calc. lyc. ars. dros.

Selles altérées. merc. sulf. puls. n-vom.

— acides. rhab. calc. sulf. graph. natr. merc.

— âcres. merc. ars. puls. sulf. cham. veratr.

— aqueuses. sec. ars. puls. ferr. chin. phos-ac. cham. calc. dulc.

— bilieuses. puls. ars. merc. cham. veratr. chin. bry. sulf.

— blanchâtres. merc. acon. sulf. chin. puls. hep. phosph. ars. veratr. ipec.

— bouillie (en forme de). sulf. bell. puls. phosph. chin. rhab. ipec. cham.

— brûlantes. ars. merc. lach. sulf.

— brunâtres. veratr. ars. sulf. chin. sec. arn.

— changeant de couleur. puls.

— crottes de mouton (en forme de). magn-m. sep. sulf. lach.

— difficiles. n-vom. alum. sil. chin. natr-m. sep. sulf. plumb. op.

— dures. n-vom. calc. sep. ant. op. baryt. lach. alum. sil. sulf.

— écumeuses. sulf. calc. merc. chin. rhus. coloc.

— fétides (très-). ars. sulf. carb-vg. sil. puls. calc. merc. chin. n-vom.

— fréquentes. *voy.* Diarrhée.

— grisâtres. merc. phos-ac. aur. rhab. dig. chin.

Selles hachées (comme). cham. rhus. puls. merc. lach.

— inaperçues. sulf. colch. veratr. ars. puls. phos-ac.

— insuffisantes. n-vom. calc. sulf. natr. alum. chin.

— involontaires. rhus. arn. sec. bell. hyos. chin. phosph. ars.

— jaunâtres. ipec. ars. merc. dulc. chin. puls. cham.

— liquides. *voy.* Diarrhée.

— mince (d'un moule trop'. mur-ac. graph. staph. caus. sep. merc.

— muqueuses. puls. chin. sulf. bell. phosph. merc.

— muqueuses et sanguinolentes. merc. sulf. ars. hep. rhus. puls. n-vom.

— noires. veratr. ars. merc. chin. squill. cupr.

— non digérées (de matières). chin. arn. sulf. bry. ferr. phosph.

— pâles (trop). carb-veg. lyc. hep.

— purulentes. merc. arn. lach. canth. nitr-ac. sil. sulf.

— putrides. sulf. ars. chin. carb-veg. n-vom. rhus. nitr-ac.

— rares. *voy.* Constipation.

— sanguinolentes. merc. sulf. puls. ars. rhus. ipec.

— verdâtres. merc. ars. puls. cham. veratr. ipec.

— volumineuses (trop).

Selles avec souffrances. merc. sulf. caps. ars. n-vom. rhab.

— avant l'évacuation. veratr. merc. tart. cham. puls. caps. rhus. dulc.

— pendant l'évacuation. veratr. ars. sulf. cham. merc. puls. caps. rhab.

— suite de l'évacuation (à la). caus. phosph. n-vom. veratr. ars. sulf. calc.

Sevrage (mal par le). puls. bell. calc. bry.

Société (mal en). sep. baryt. puls. natr. hyos. ambr.

Soir (mal le). puls. acon. sulf-ac. ars. sep. calc. merc. phosph.

— au lit (mal le). ars. hep. calc. sulf. bry. sep. carb-vg. rhus. graph. phosph.

Soleil (mal au). selen. camph. natr. aut. acon. bry.

Solitude (mal dans la). stram. phosph. lyc. sil. ars. dros.

Sommeil altéré. sil. chin. sulf. ars. rhus. bell. puls. baryt. n-vom. cham.

— agité. sulf. ars. sil. chin. rhus. bell. cham. rhab. puls. hep. phosph.

Sommeil anxieux. acon. veratr. cocc. phosph. op. lyc. dulc.

— léger (trop). merc. ars. sulf. cham. n-vom. ign.

— non réparateur. chin. sulf. bry. sep. con. sil. phosph.

— profond. op. bell. sulf. ign. tart. stram.

— soporeux, comateux. puls. op. aut. bell. n-vom. croc. tart.

— tardif, le soir. n-vom. ars. sulf. chin. phosph. carb-veg.

Sommeil avec souffrances. sulf. ars. stram. bell. sil. bry. puls. cham. op. hep.

— endormant (en s'). ars. sep. rhus. bry. puls. calc. phosph. carb-veg. merc.

— pendant le sommeil. bell. ars. sulf. stram. bry. sil. puls. op. hep. cham.

— suite du sommeil (à la). lach. carb-vg. sulf. calc. staph.

Somnambulisme. phosph. acon. sil. bry. sulf. op.

Somnolence. sulf. chin. bell. puls. hep. phos-ac. natr-m.

— matin (le). n-vom. colc. sulf. hep. phos-ac. natr-m.

— jour (pendant le). sulf. bell. op. chin. puls. hep. merc. croc.

— repas (après le). n-vom. sulf. chin. sil. phosph. lach.

— soir (le). sulf. bell. sil. ars. puls. n-vom.

Soubresauts des membres. bell. sil. ars. sep. kal. sulf. calc.

— des tendons. rhus. bell. puls. con. sulf-ac. hyos.

Soufre (mal par l'usage du). puls. merc. sil. n-vom. sep. chin. ars.

Spasmes. bell. stram. camph. n-vom. cupr. op. hyos. cic. ign.

— cloniques. bell. stram. ipec. cocc. veratr. hyos.

— internes. ign. cham. ipec. coloc. cupr. bell. n-vom. hyos. stram.

— toniques. op. camph. veratr. bell. sec. cupr. stram. ang.

Spermatorrhée. ferr. phos-ac. sulf. calc.

Sperme altéré. sulf. caus. sep. mur-ac. merc. selen.

Sphacèle. sec. chin. squill. lach. ars.

Splénalgie. arn. sulf. acon. chin. ars. ign.

Splénite. brv. sulf. chin. acon. ars. caps. n-vom

Squirrhe. con sil. sulf. clem. sep. hel. pet

Staphylôme. aps. calc. lyc. puls. sulf.

Stéatome. baryt. calc. iod. sabin. ant. sulf. hep.

Stérilité. merc. borax. phosph. cann. sulf. caus. natr-m.

Stomacace. n-vom. sulf-ac. carb-veg. merc. borax. ars.

— mercurielle. carb-veg. nitr-ac. hep. sulf. aur. staph.

— refroidissement (après un). dulc. n-vom. merc. carb-veg.

Strabisme. alum. hyos. bell. puls. men. sec.

Stramonium (mal par l'usage du). n-vom. coff. hyos. bell.

Strangurie. n-vom. puls. dulc. cann. sulf. merc. canth.

Strofulus. sulf. acon. bell. calc.

Sucre (mal par l'abus du). ign. merc. cham. selen. acon. zinc. natr. calc.

— (désir de). kal. amm. lyc. ipec.

— (répugnance pour le). caus. sulf. graph. phosph.

Sueur. merc. hep. chin. cham. op. samb. acon. sulf. natr. kal. nitr.

— acide (d'odeur). sulf. lyc. sep. nitr-ac. ars. sil.

— âcre. cham. ipec. con.

— affaiblissante. chin. merc. samb. bry. carb-an. nitr. phosph.

— amère (d'odeur). dig.

— anxiété (avec). ars. natr. n-vom. cham. caus. sulf. phosph. staph.

— chaude. op. cham. stram. phosph. bell. lach.

— colorant le linge. merc. ars. magn. bell. rhab. carb-an. graph. selen.

— facilement provoquée. sulf. hep. calc. sep. chin. natr. kal. lyc. sil.

— fétide. staph. baryt. puls. dulc. phosph. graph.

— froide. veratr. ars. sec. camph. ipec. chin. puls. bry. n-vom. hep. carb-vg.

— grasse. merc. bry. stram. chin. magn.

— gluante. phosph. cham. veratr. acon. lyc. ars. phos-ac.

— huileuse. voy. Sueur grasse.

— jaunâtre. merc. ars. rhab. bell. magn.

— mangeant (en). carb-veg. nitr-ac. carb-an. natr-m.

— matutinale. chin. bry. sep. n-vom. phosph. rhus. bry. puls. calc. stram.

— moisi (d'odeur de). stann. n-vom.

— nocturne. sulf. calc. sil. kal. stann. hep. phosph. puls. ars. sep. chin.

— parties affectées (aux). merc. ambr. tart. stront.

Sueur : parties couvertes (aux). bell.

— putride (d'odeur). stram. n-von. staph. carb-veg.

— roidissant le linge. merc. selen.

— sang (d'odeur de). lyc.

— sanguinolente. lach. n-mosch. crotal

— semi-latérale. puls. cocc. n-vom. bry. rhus. sulf.

— sommeil (pendant le). puls. cham. ferr. chin. ars.

— travail de tête (pendant un). sulf. graph. sep. borax.

— urine (d'odeur d'). coloc. nitr-ac. canth.

— visqueuse. phosph. cham. veratr. acon. lyc. ars. phos-ac.

Suintement de la peau. sulf. calc. petr. merc. graph. lyc.

Suppurations. hep. lach. puls. merc. sil. sulf. asa. cham. phosph. ars.

— bénignes. hep. sil. sulf. puls. merc. bell. phosph. calc. lach.

— copieuses (trop). sulf. asa. puls. merc. sep. sil. hep. chin. phosph. calc. ars.

— malignes. sil. asa. merc. phosph. hep. sulf. kreos. nitr-ac. carb-vg.

— supprimées, arrêtées. hep. lach. sil. merc. calc.

Surdité. voyez Dysécie.

Sursauts du corps. sulf. ars. kal. bell. sil. hep. sep. carb-vg. puls. cupr. op.

Sycose. thui. nitr-ac. lyc. phos-ac. sabin. sass.

Syncope. voyez Défaillance.

Syphilis. merc. nitr-ac. aur. carb-vg. carb-an. iod. lyc.

T

Tabac (mal par l'abus du). puls. n-vom. cocc. veratr.

Taches sur la peau. sep. con. sulf. bry. phosph. hyos. nitr-ac. ant. hep.

— blanches. sulf. sil. sep. ars. merc. alum. natr.

— bleues. ferr. sulf-ac. arn. phosph. bell. plat.

— brunes. sep. con. sulf. carb-vg. nitr-ac. hyos.

— cuivrées. nitr-ac. merc. phosph. con.

— écarlates. bell. merc. amm. phosph. ipec. euphorb.

— furfuracées. bry. sulf. ars. sil. calc. kreos. lyc.

— hépatiques. sulf. ant. lyc. laur. sep. merc. nitr-ac.

Taches jaunes. sep. con. sulf. arn.
phosph. ferr. petr.
— lépreuses. natr. sil. ars. sep.
— livides. ars. plumb. sec.
— marbrées. thui. carb-vg. natr-m. caus.
lyc. plat.
— naissance (de). carb-vg. sulf. calc.
thui. sulf-ac.
— noires. ars. chin. euphorb. bell.
— pourpres. bry. ars. con. rhus. sulf-
ac. arn.
— rosées. natr.
— rouges. sulf. arn. sulf-ac. bell. sabad.
ars. sep.
— rousseur (de). lyc. sulf. ant. puls. calc.
natr.
— sang (de). bry. sulf-ac. arn. rhus.
ars. n-vom.
— verdâtres. con. ars. sep. arn.
— vin (couleur de). sep.
— violettes. con. phosph.
Taies de la cornée. cann. cin. nitr-ac.
hep. bell. sil. euphr.
Tailleurs de pierre (maux des). sil. calc.
lyc. puls. natr. ipec. sulf. nitr-ac.
Talons ulcérés. sep. natr. ars. caus.
sil.
Tannes. carb-vg. bell. sulf. hep. n-vom.
calc. carb-an. ars.
Teigne. sulf. calc. baryt. lyc. ars. hep.
rhus. merc.
— amiantacée. ars. staph. rhus. carb-an.
merc.
— faveuse. ars. sulf. phosph. hep.
merc. baryt. calc. brom.
— furfuracée. ars. bry. alum. oleand.
mez. calc. sulf. kal. graph. rhus.
— humide. sulf. rhus. calc. ars. lyc.
hep. sep. staph. graph. merc.
— impétigineuse. sulf. calc. rhus. ars.
hep. phosph. merc.
— porrigineuse. sulf. calc. rhus. ars.
lyc. hep. staph. sep. graph. merc.
— sèche. sulf. baryt. calc. aur. ars.
graph. thui. lach. merc.
— serpigineuse. sulf. ars. calc. sep.
clem. sass. graph. dulc.
— squameuse. calc. sulf. graph. sep.
lyc. con. phos-ac. rhus. dulc.
Teint. voyez Face.
Télangiectasies. puls. carb-vg. sep. ars.
nitr-ac.
Tempête (mal par un temps de). sep.
con. sulf. sil. rhus.
Temps changeant (mal par le). calc. sulf.
arb-vg. sil. rhus.

Temps humide (par un). puls. veratr.
dulc. rhus. carb-vg.
— nébuleux (par un). rhus. mang. cham
n-mosch. chin. sep. rhod. merc. bry.
— sec (par un). caus. n-vom. heo. asar.
spong. acon. ipec. bry. sabad.
Ténesme de l'anus. merc. sulf. n-vom.
ars. rhab. caps. rhus. puls.
— de la vessie. puls. cann. n-vom. merc.
canth. dig.
Testicules affectés. puls. aur. nitr-ac.
merc. clem. arn. zinc. rhod.
— atrophiés. spong. iod.
— douloureux. sep. rhod. spong. phos-
ac. arn. phosph.
— durs, induration. clem. merc. rhod.
agn. spong.
— enflammés. merc. puls. aur. nitr-ac.
clem.
— gonflés. puls. aur. iod. clem. rho
arn.
Tétanos. op. camph. ipec. bell. sec. cic
ign. veratr.
Tête affectée. bell. verb. sil. n-vom. ign.
phosph. acon. sabin. natr-m. sabad.
— chaleur (de). arn. acon. sulf. bell.
sep. bry. sil.
— congestion (de). bell. acon. n-vom.
arn. sulf. bry. op. lach.
— croûtes (de). voy. Teigne.
— douleurs (de). voy. Céphalalgie.
— fatigue (de). voy. Méditation difficile.
— volumineuse (trop) chez les enfants.
calc. sulf. sil.
Thé de Chine (mal par l'usage du). chin.
thui. ferr. veratr. coff. selen. lach.
Tic douloureux. voy. Prosopalgie.
Tintement des oreilles. chin. n-vom. bell.
puls. calc. caus. sulf. con. petr.
Tour de reins (suites d'un). rhus. bry.
puls. n-vom. calc.
Toussant (mal en). n-vom. bry. phosph.
acon. dros. sulf. puls. caus.
— hypochondres douloureux. n-vom. bry.
dros. phosph. lach. lyc. sulf. op. hep.
— poitrine douloureuse. acon. phosph.
bry. puls. bell. sulf. carb-vg. kal. nitr.
— tête douloureuse. n-vom. bry. sulf.
natr-m. puls. bell.
— urines s'échappant. phosph. ....
natr-m. kreos. puls.
Toux. bell. acon. puls. bry. n-vom. ipec
carb-vg. veratr. sulf. sep. dros.
— aboyante. bell. acon. spong. hep.
nitr-ac. dros. phosph.

toux courte. acon. merc. chin. lach. coff. caus. phosph. bry.
— creuse. bell. spong. hep. dros. staph. nitr-ac.
— criarde. spong. chin. samb. cin. dros. acon.
— croassante. acon. ruta. lach.
— ébranlante. carb-vg. puls. merc. ign. stann. anac.
— expectorante. puls. bell. stann. bry. lyc. calc. kal. squill. sep. chin.
— — le matin. n-vom. bry. sep. carb-vg. phosph. calc.
— — la nuit. bell. tart. calc. sep. caus. lyc.
— — le soir. graph. arn. cin. stann. calc. staph.
— rauque. acon. stann. cin. spong. dros. n-vom. ign. hep.
— sèche. acon. n-vom. merc. bry. sep. phosph. coff. calc.
— sibilante. acon. spong. cin. kal. dros. phosph. kreos.
— spasmodique. calc. n-vom. carb-vg. ipec. puls. bry.
— suffocante. op. tart. cupr. ipec. chin. dros. cin. sil.
— violente. merc. n-vom. lach. puls. carb-vg. sulf.
— vomissement (avec). ipec. n-vom. carb-vg. dros. bry. puls. tart. sulf.
Transpiration (mal par la). merc. phosph. chin. ars. sep. hep.
— arrêtée (par une). cham. chin. dulc. acon. sulf. lach. sil. bry. bell. puls.
Travail corporel (par un). rhus. arn. sulf. bry. sil. cocc. lyc. acon.
— intellectuel (par un). n-vom. natr-m. calc. lach. bell. aur. sep. puls. sulf.
— manuel (par un). natr-m. sil. lach. amm-m. veratr. bovis. nitr-ac. kal.
Tremblement nerveux. ars. stram. bell. rhus. calc. sulf. cic. puls. op. iod.
— des mains. sulf. ars. phosph. kal. n-vom. hyos. anac.
Trismus. op. camph. veratr. bell. merc. lach. ign. hyos. plat. arn. sil.
Tristesse. ign. cocc. puls. aur. nitr-ac. calc. natr-m. bell. hell.
Tumeurs. voy. Gonflement.
Tympanite. chin. coloc. carb-vg. sulf. n-vom. lyc. phosph.
Typhus. bry. rhus. bell. chin. phos-ac. nitr-ac. op. merc. natr-m.
— connaissance perdue (avec). op. arn. natr-m. hyos. bell. bry. rhus.

Typhus, constipation (avec). bry. n-vom. op. natr-m. merc. puls.
— délire (avec). acon. bell. bry. op. puls. rhus. lach.
— diarrhée (avec). ars. rhus. merc. arn. nitr-ac. puls. n-mosch. phosph.
— dyssenterie (avec). rhus. ars. carb-vg. n-vom. rhus.
— évacuations involontaires (avec). arn. rhus. bell. bry. hyos.
— poitrine affectée (avec). rhus. bry. phosph.
— ulcérations intestinales (avec). nitr-ac. op. merc. rhus. ars.

U

Ulcères sulf. ars. puls. asa. sil. lach. merc. lyc. hep. nitr-ac. thui.
— arthritiques. bry. sulf. lyc. chin. bell. staph. calc. rhus. graph.
— atoniques. ars. sulf. sil. lach. calc. phos-ac. carb-vg. puls. lyc. graph.
— blancs. merc. sil. lach. sulf. ars. thui. nitr-ac. sabin.
— bleuâtres. ars. sil. asa. veratr. merc. aur. lach. hep. bell.
— bords élevés (à). merc. ars. sulf. hep. sil. puls. sep. petr.
— — dentelés (à). phos-ac. hep. sulf. lach. thui. merc. sil.
— — noirs (à). mur-ac. ars. sil. lach. asa. sulf. sec.
— boutons autour (avec). carb-vg. ars. lach. sulf. caus. sep.
— brûlants. ars. sulf. carb-vg. sil. merc. rhus. puls.
— calleux. lach. caus. sulf. petr. ars. asa. carb-vg. merc. bell. clem.
— carcinomateux. bell. sulf. ars. sil. con. kreos. graph.
— carieux. sil. asa. merc. lyc. calc. aur. sulf. ruta. phos-ac.
— croûteux. sulf. calc. sil. merc. ars. rhus. bell. sep.
— déchiquetés. phos-ac. hep. thui. merc. sil. sulf. lach. staph.
— douloureux. sil. hep. ars. graph. carb-vg. puls. kreos.
— durs. lach. caus. sulf. merc. sil. puls. lyc. carb-vg.
— enflammés. acon. sil. phosph. cham. ars. hep. lyc.
— fétides. ars. sil. merc. carb-vg. sec. chin. sep. asa.

Ulcères fistuleux. calc. sil. phosph.
ant. sulf. puls. carb-vg. caus.
— fongueux. merc. sil. clem. petr. lach.
ars. staph.
— froid (avec sensation de). sil. ars.
rhus. bry. merc.
— gangréneux. ars. sil. bell. sulf. chin.
lach. scc.
— gonflés. sil. merc. sep. rhus. sulf.
ars. puls. bell.
— grisâtres. sil. ars. merc. caus.
— herpétiques. sulf. calc. clem. lach.
graph. sil. merc. lyc. sep. rhus.
— indolents. phos-ac. ars. sep. carb-
vg. lach. cupr. puls. phosph.
insensibles. op. carb-vg. sulf. phos-
ac. lyc. ars.
— jaunes. cic. merc. sil. bell. puls.
— lardacés. merc. hep. sabin. sulf.
thui. nitr-ac.
— luxuriants. petr. cham. sulf. merc.
sil. ars. graph.
— mercuriels. sulf. hep. nitr-ac. sil.
asa. lyc. thui. bell. aur. lach. carb-vg.
noirs (qui deviennent). sil. lach. ars.
mur-ac. sulf.
— plats, superficiels. nitr-ac. lach. merc.
thui. ars.
— profonds. merc. bell. asa. lach.
— pruriteux. lyc. sil. ars. hep. puls.
rhus. phos-ac.
— putrides. sulf-ac. ars. sil. cycl. bell.
hep. mur-ac. merc.
— rongeants. phagédéniques. merc.
carb-vg. sil. ars. caus. sulf. nitr-ac.
— rouges autour. acon. sil. phosph.
cham. ars. hep. lyc. asa. merc. bell.
— saignant facilement. phosph. ars.
graph. hep. phos-ac. carb-vg. puls.
— sales au fond. merc. lach. nitr-ac.
thui. sabin.
— scorbutiques. sulf-ac. ars. sil. mur-
ac. amm. staph. sulf. merc. hep.
— scrofuleux. sil. ars. sulf. calc. merc.
lyc. carb-vg. asa. hep.
— suppurant beaucoup. sil. hep. merc.
chin. puls. cham. bell. asa. sulf.
— — peu. ars. hep. lach. sil. merc.
calc.
— syphilitiques. merc. nitr-ac. thui.
aur. lyc. carb-vg. sil. carb-an.
— tachetés. sulf-ac. arn. ipec. ars. lach.
con.
— variqueux. carb-vg. sulf. puls. ars.
lyc. caus. graph. lach.

Ulcères vermineux. sil. merc. sabad.
ars. calc
— verruqueux. ars. sil. petr.
Urèthre affecté. cann. canth. puls. sulf.
merc. caps. n vom.
— douloureux. cann. sulf. calc. merc.
arg-n. puls.
— enflammé. cann. merc. n-vom. canth.
puls. acon.
— rétréci. clem. petr. dulc. sulf. rhus.
n-vom.
Urinant (mal en). cann. merc. puls. n-
vom. sulf. calc. coloc.
— avant l'émission. puls. n-vom. borax. coloc. tart. arn. sulf. bry.
— début de l'émission (au). merc. canth.
clem. caus.
— durant l'émission. puls. cann. phos-
ac. canth. merc. lyc. thui. hep.
— fin de l'émission (à la). canth. sulf.
phosph. bry. petr.
— suite de l'émission (à la). thui. canth.
natr-m. coloc. hep. sulf. bell. staph.
Uriner (besoin d'). n-vom. acon. puls.
bry. sulf. caus. staph. n-vom. squill.
— besoin sans résultat. dig. canth. sass.
n-vom. puls. sulf. sep. caus. petr.
Urines altérées. puls. sulf. acon. n-vom.
phos-ac. carb-vg. sass. lyc. merc.
— abondantes (trop). puls. carb-vg.
phos-ac. merc. sulf. aur. spig. natr-m.
— acide (d'odeur). merc. ambr. petr.
calc. graph. nitr-ac.
— âcres. borax. merc. hep. caus.
phosph. calc. veratr.
— brûlantes. merc. acon. phosph. ars.
lyc. cann. dulc.
— chaudes. n-vom. acon. merc. ars.
hep. bry.
— dépôt (avec). sep. arn. puls. chin.
phos-ac. dulc. merc. lyc.
— — argileux. zinc. sulf. anac. sep.
sass. kal. ign. amm-m. canth.
— — blanchâtre. rhus. phosph. sulf.
sep. con. spig. hep. petr.
— — farineux. cal. natr-m. graph.
phos-ac. chin. tart. merc.
— — filandreux, floconneux. mez. zinc.
canth. seneg. sass. merc.
— — grisâtre. con. spong. hyos. man.
tart. led.
— — jaunâtre. zinc. cham. sulf-ac.
phosph. spong. sil. chin. cupr.
— — muqueux. puls. dulc. valer.
natr-m. sulf. ant. sulf-ac. aur.
— — nuageux. phos-ac. bry. thui.

nitr. seneg. merc. ambr. petr. caus.
Urines. dépôt purulent. clem. canth. puls.
lyc. sep. con. kal. cann. sulf.
— — rougeâtre. puls. canth. sep.
natr-m. valer. nitr-ac. chin. lyc. acon.
— — sablonneux. sass. lyc. zinc. ant.
sil. calc. ruta. phosph.
— — sanguinolent. canth. sep. puls.
phos-ac. zinc. lyc. dulc. sulf.
— écumantes. spong. chin. lach. seneg.
laur.
— émises trop fréquemment. merc. arg.
staph. caus. rhus. nitr. squill.
— — gouttes (par). sulf. calc. m-aus.
canth. petr. dulc. camph. arn.
— — interrompu (en jet). con. clem.
zinc. sulf. m-aus. dulc. op. caus.
— — involontairement. puls. caus. rhus.
sulf. bell. sil. dulc. sep. lyc.
— — nuit au lit (la). bell. sulf. rhus.
cin. sil. puls. sep. caus.
— — rarement (trop). canth. puls. arn.
stram. acon. n-vom. arn.
— fétides. dulc. puls. ars. phos-ac.
carb-vg. nitr-ac. natr. viol-tr.
— filandreuses. mez. zinc. canth. seneg.
sass. merc. cham. cann. nitr.
— foncées. acon. veratr. bell. tart. bry.
sep. colch. merc. carb-vg. sulf.
— froides. nitr-ac. agar.
— laiteuses. phos-ac. aur. merc. cin.
mur-ac. dulc. iod. carb-vg. hep.
— muqueuses. puls. dulc. valer. natr-m.
sulf. ant. sulf-ac. aur.
— nuageuses. phos-ac. bry. carb-vg.
thui. nitr. seneg. merc. ambr. petr.
— pâles. phos-ac. con. nitr. rhus. arn.
puls. bell. stram. ign. coloc.
— pellicule irisée (avec). puls. phosph.
calc. hep. iod. par. sulf.
— purulentes. clem. canth. puls. lyc.
con. sep. kal. cann. sulf.
— rares, peu copieuses. op. canth.
staph. colch. bell. ruta. graph. dig.
— retenues, rétention d'urine. stram.
arn. lyc. canth. ruta. acon. puls.
— sanguinolentes. puls. canth. sulf. ars.
sep. calc. sec. caps. phosph. ipec.
— troubles en sortant. cin. sabad. con.
merc. sep. cann. rhus. chin. puls.
— troubles (qui deviennent). bry. phos-
ac. cham. rhus. caus. valer. merc.
— verdâtres. camph. veratr. rhab. ruta.
kal. iod. sulf. aur. chin. ars.
— visqueuses. phos-ac. arg. cupr. canth.
kreos. dulc.

Urticaire. ipec. dulc. calc. rhus. hep.
ars. ant. puls.
Utérus. voy. Matrice.

V

Vagin affecté. sep. merc. con. sulf. bell.
ferr. lyc.
— chute (du). sep. merc. n-vom.
— enflammé. merc. puls. sep. sulf. lyc.
n-vom.
— sec (trop). lyc. bell. merc.
Vaisseaux sanguins affectés. phosph. arn.
sulf. ars. sep. carb-veg. puls. caus.
— enflammés. acon. cham. bell. puls.
sulf. sep.
— froid intérieur (de). lyc.
Valériane (mal par l'usage de la). cham.
n-vom. coff. sulf.
Varicelles. puls. tart. ant. merc. sulf.
bell. acou.
Varices. carb-veg. puls. arn. sulf. calc.
n-vom. ars. lyc.
— enflammées. puls. arn. sulf. ars.
spig. calc. sil. kreos. zinc. n-vom.
— ulcérées. lyc. sil. puls. ars. lach.
sulf. tart. kreos.
Variole. voy. Petite vérole.
Varioloïdes. rhus. sulf. bell. merc. ars
Veau (mal par la viande de). nitr. calc.
sep. caus. ipec.
Veilles prolongées (mal par les). cocc.
n-vom. selen. colch. puls. ambr.
Vent (mal par le). con. sulf. bry. sil.
carb-veg. lyc. lach. sep.
— est (d'). sil. acou. hep. caus. bry.
n-vom. carb-veg.
— nord (du). sep. caus. sil. hep. n-vom.
acon.
Ventre affecté. sulf. chin. sep. coloc.
puls. n-vom. plumb. cham. rhus. bell.
— ballonné. chin. carb-veg. sulf. coloc.
phosph. lyc. veratr. arn. puls. graph.
— douloureux, voy. Coliques.
— chaleur intérieure (de). sil. bell. n-
vom. ars. phosph. acon.
— congestion (de). sulf. n-vom. carb-
veg. ars. caps. puls.
— enflammé. voy. Entérite et Péritonite.
— froid intérieur (sensation de). sep.
veratr. ars. petr. calc. phosph. sec.
— gonflé. voy. Flatuosités et Ascite.
— gros, chez les femmes. sep. bell. n-
vom. calc. coloc. chin.
— sensible au toucher. n-vom. merc.
acon. puls. hyos. sulf. cham. bell.

Ventre, taches sur la peau. phosph. sep. sabad. bell. lach. canth.

Verge enflammée. cann. merc. canth. sulf. sep. n-vom. zinc.

Verrues. calc. natr. caus. rhus. sulf. dulc. thui. sep.

— anciennes. caus. rhus. sulf. nitr-ac. kal.

— bras (aux). calc. nitr-ac. caus. sulf. sep.

— calleuses. ant. thui. dulc. sulf. graph.

— crétiformes. thui. nitr-ac. phos-ac. natr. rhus.

— doigts (aux). thui. sep. sulf. lach.

— douloureuses. caus. thui. natr. sulf. nitr-ac. natr-m.

— enflammées. natr. caus. sulf. sil. thui. nitr-ac.

— face (à la). caus. sep. kal. dulc.

— grosses. caus. sep. natr. nitr-ac. dulc.

— mains (aux). thui. calc. sep. rhus. phosph. dulc. lyc. lach.

— nez (au). caus.

— paupières (aux). caus. thui. nitr-ac.

— pédiculées. sabin. thui. lyc. dulc

— petites. rhus. calc. thui. sep. sulf. sass. nitr-ac. dulc.

— plates. lach. dulc. calc.

— pruriteuses. thui. phosph. nitr-ac. calc. euphorb.

— saignant facilement. natr. thui. nitr-ac.

— sourcils (aux). caus.

— ulcérées. natr. caus. sil. calc. thui. ars. phosph.

— yeux (sous les). caus. sulf.

Vers intestinaux. voy. Helminthiase.

Vert-de-gris (mal par l'usage du). hep. n-vom. bell. ipec. chin.

Vertiges. acon. sulf. bell. n-vom. arn. puls. con. sil. phosph. caus. lach.

— congestifs. acon. n-vom. bell. op. arn. sulf. puls.

— estomac surchargé (par l'). puls. n-vom. ant. bell.

— nerfs fatigués (par les). n-vom. puls. arn. rhus. chin.

— ulcères répercutés (à la suite d'). sulf. calc. phosph. bell. lach. caus.

— voiture (en allant en). ferr. cocc. sulf. hep.

Vessie affectée. dulc. puls. canth. sulf. graph. n-vom. phos-ac. merc. calc.

— catarrhe (de). dulc. puls. sulf. n-vom. ant. phosph.

Vessie affectée. douleurs (de) cann. puls. n-vom. dulc. sulf.

— épaississement (d'). dulc.

— inflammation (d'). cann. puls. canth. n-vom. acon.

— — du col. cann. canth. dig. puls. n-vom. acon.

— paralysie (de). ars. bell. laur. dulc hyos.

— — du col. ars. hyos. dulc. lach. bell. acon. m-aus. cic.

— polype (de). calc. staph. puls. con. thui. merc. sil.

Vêtements (gêne par les). n-vom. bry. sulf. calc. lyc. hep. caus. spig.

Viande (mal par l'usage de la). colch. calc. puls. sil. sep. ferr.

— (répugnance pour la). sulf. puls. sil. lyc. sep. ign. rhus. merc. nitr-ac.

Vin (désir de). calc. acon. staph. bry. sulf. sep. sil.

— (mal par l'usage du). n-vom. coff. op. lach. zinc. calc. sil. lyc. puls. ant.

— (répugnance pour le). lach. ign. rhus. merc. fluor-ac.

Vin aigre (mal par l'usage du). ant. ars. sulf. ferr. sep.

— saturné (par le). op. sulf. bell. plat. n-vom. ars. alum. sulf-ac.

— soufré (par le). puls. merc. sep. ars. chin.

Violon (mal par le jeu du). kal. calc. viol-od.

Visage. voyez Face.

Visions fantastiques. bell. stram. veratr. hyos. op. merc. anac. sulf. sil. ars.

Visions physiologiques. bell. phosph. aur. sulf. calc. sil. sep.

— auréole autour de la flamme. puls. bell. sulf. ruta. phosph. cocc. sep.

— couleurs blanches. kal. amm. sulf. alum. phos-ac. bell. dig. cann. caus.

— — bleues. lyc. bell. stront. stram. zinc. sulf.

— — claires. bell. stront. puls. camph. n-vom. aur. valer. hyos. kal. borax.

— — diverses. phosph. bell. phos-ac. cic. stram. dig. nitr. kal.

— — foncées. stram. bell. sil. calc. sep. chin. phosph. con. nitr-ac. merc. cocc.

— — grises. phos. sil. stram. sep.

— — irisées. phos-ac. bell. phosph. con. stram. cic. nitr. kal. dig. sulf.

— — jaunes. sep. bell. dig. canth. stront. sil. kal. alum. suif. ars.

Visions physiologiques. couleurs noires.
phosph. sil. bell. stram. sep. magn.
— — rouges. sulf. bell. hyos. con. hep.
stront. croc. sabad. cann. spig. dig.
— — striées. sep. amm. natr-m. con.
puls. bell. phosph. amm-m.
— — vertes. phosph. dig. ruta. zinc.
sep. stront. sulf. merc.
— éclairs. spig. n-vom. natr. sec. kal.
croc. staph. bell. zinc.
— feu, flammes. spig. bell. kal. zinc.
aur. puls. n-vom. caus. natr-m. hyos.
— mouches volantes. stram. agar. sil.
bell. sep. calc. rhus. chin. phosph.
— objets doubles. hyos. veratr. sulf.
bell. sec. cic. puls. dig. natr-m. lyc.
— — éclairés (trop). hyos. valer. con.
n-vom. camph.
— — éloignés (trop). stann anac.
phosph. carb-an. sulf. n-mosch. natr-m.
— — grands (trop). phosph. hyos. natr-
m. euphorb. laur.
— — petits (trop). plat. stram. hyos.
— — rapprochés (trop). bovis. stram
cic.
— — voilés. phosph. calc. croc. caus.
sulf. bell. ruta. lyc. phos-ac. natr-m
— taches. phosph. sil. kal. amm-m. calc
sep. caus. merc. bell. aur.
Voile du palais affecté. acon. merc. coff.
lach. bell. sulf. phosph.
Voix altérée. dros. phosph. baryt. sulf.
chin. caus. iod. carb-vg.
— abolie, aphonie. phosph. carb-vg.
veratr. ant. spong. bell. puls. caus.
— aiguë. stram. cupr. stann.
— basse-taille (de). dros. chin. iod. par.
baryt. cham. arn. laur.
— creuse. veratr. spong. ipec. stann.
samb. led. dros. caus. tart. stram. sec.
— criarde. stram. cupr.
— enrouée. spong. carb-vg. phosph.
mang. veratr. dros. puls. calc. caus.
— faible. veratr. hep. canth. ang. staph.
ant. spong. cham. sec. chin.
— fausse. graph. spong. merc. caus.
dros. hyos. chin. nitr-ac. croc.
— nasillarde. staph. lach. merc. bell.
phos-ac. aur. bry. alum.
— rauque. phosph. sulf. caus. stann.
seneg. men. puls. n-vom.
— sibilante. phosph. bell.
— timbre (sans). dros. spong. hep. calad. ambr. chin. carb-an. samb. cin.
— tremblante. merc. acon. ign. ars.
anth.

Voix voilée. merc. camph. stann. caus.
spong. chin. selen. dros. mang. graph.
Vomir (envie de). voyez Nausées.
Vomissements. ipec. n-vom. ars. veratr.
puls. tart. ant. sulf. bry. sil. cham.
— acides, aigres. sulf. calc. phosph.
chin. n-vom. puls. cham. ferr. bell.
— aliments ingérés (des). n-vom. ars. sil.
phosph. bry. ferr. lyc. ipec. puls.
— amers, bilieux. ars. veratr. puls. ipec.
n-vom. cham. merc.
— boissons ingérées (des). ars. sil. veratr.
ipec. hyos. spong. cin. arn.
— fécales (de matières). op. sulf. bell.
bry. plumb.
— fétides. sep. ars. sulf. cupr. stann.
n-vom. op. phosph. veratr.
— muqueux. puls. dros. veratr. acon.
n-vom. ars. ipec. bell. ign. cham. hyos.
— noirs. n-vom. ars. veratr. phosph. lyc.
ipec. plumb. petr. sulf-ac.
— sang (de). arn. phosph. ipec. ferr.
sulf. acon. sep. chin. puls.
— vers (de). cin. acon. sabad. ferr. sec.
hyos. veratr. spig. sil.
Vomiturition. ipec. bell. veratr. arn.
n-vom. chin. tart. merc. asar.
Vue affectée. bell. ruta. sulf. phosph.
sil. con. amm. sep. calc. hyos.
— abolie. voyez Amaurose.
— confuse des lettres (en lisant). natr-m.
sil. graph. dros. chin. bell. lyc. hyos.
— — des objets. plat. con. stram.
graph. sil. lyc. iod. led.
— faible. chin. cin. bell. ruta. sulf.
phosph. sil. calc.
— obscurcissement fréquent.
— pâle, des objets. sil. dros.
— trouble. caus. phosph. sil. calc. sep.
cann. ruta. bell. puls. merc. stram.
Vulnérabilité de la peau. cham. petr. sil.
hep. sulf. staph. nitr-ac. alum. calc.

Y

Yeux affectés. bell. euphr. acon. puls.
merc. sulf. phosph. ars. hep. nitr-ac.
— agglutination (des). sulf. ars. puls. caus.
phosph. n-vom. cham. merc.
— caves. chin. veratr. ars. sec. staph.
phosph. ferr. phos-ac.
— cernés. chin. ars. veratr. staph.
phosph. phos-ac. sec.
— — de bleu. veratr. ars. chin. lac.
cham. n-vom. phos-ac. sulf.

Yeux cernés de jaune. nitr-ac. spig. n-vom.
— — de vert. veratr.
— chassieux. ant. sulf. graph. aur. euphr. sil.
— convulsés. cham. bell. op. hyos. stram. acon. cic.
— croûteux autour. merc. spong. sep.
— enflammés. *voyez* Ophthalmie et Blépharite.
— étincelants. bell. stram. hyos. acon. op. bry.
— fermés, occlusion. bell. stram. cham. sep. croc. hep. ars. hyos. phosph.
— fixes, regard fixe. hyos. ars. stram. bell. phos-ac. cic. op. sulf.
— froid (sensation de). plat. amm. lyc. con. kal. calc.
— gonflés. bell. sulf. acon. puls. bry rhus. calc. merc. euphr.

Yeux injectés. merc. acon. ign. bell. ars. ambr. sulf. lach. spig. phos-ac.
— jaunes. merc. chin. bell. ars. dig. cham. sulf. con.
— larmoyants. puls. euphr. sulf. acon. phosph. ars. hep. ant. bry. staph. calc.
— proéminents. hyos. acon. spong. bell. hep. arn. veratr. ars.
— rouges. acon. bell. merc. cham. ant sep. phosph. euphr. bry. puls. hep.
— suppurants. euphr. caus. nitr-ac. bell. merc. kreos. puls. hep. sulf.
— ternes. opr. bell. veratr. chin. merc. hyos. stram.

Z

Zona. rhus. graph. sulf. ars. puls. caus. merc. bry.

FIN DU TOME SECOND ET DE LA MATIÈRE MÉDICALE

PARIS. — IMP. SIMON RAÇON ET COMP., RUE D'ERFURTH, 1.